Wilhelm Prausnitz

Grundzüge der Hygiene

Wilhelm Prausnitz

Grundzüge der Hygiene

ISBN/EAN: 9783744669337

Hergestellt in Europa, USA, Kanada, Australien, Japan

Cover: Foto ©Andreas Hilbeck / pixelio.de

Weitere Bücher finden Sie auf **www.hansebooks.com**

Grundzüge

der

HYGIENE

von

Dr. W. Prausnitz

Privatdocent an der Universität und der technischen Hochschule
in München.

—■—

**Für Studirende an Universitäten und technischen Hochschulen,
Aerzte, Architekten und Ingenieure.**

Mit 137 Original-Abbildungen.

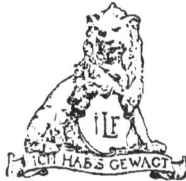

1892.
München und Leipzig.
Verlag von J. F. Lehmann.
Vertretung für die Schweiz:
E. Speidel, akad.-polytechn. Buchhandlung in Zürich.

Vorwort.

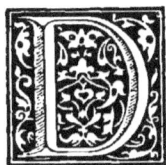

ER Aufforderung der Verlagsbuchhandlung, ein Buch zu verfassen, in welchem die gesammte wissenschaftliche Hygiene in möglichster Kürze bearbeitet sein sollte, bin ich erst nachgekommen, nachdem von mir autoritativer Seite das vorliegende Bedürfniss anerkannt wurde.

Ich habe versucht, das ganze Gebiet gleichmässig zu berücksichtigen und möchte wünschen, dass es mir gelungen ist, demjenigen, welcher hygienische (und bakteriologische) Vorlesungen und Curse gehört resp. besucht hat, Gelegenheit zu geben, das dort aufgenommene Bild zu vervollständigen, abzurunden und vorhandene Lücken auszufüllen.

Hygiene aus einem Buche allein zu »lernen«, ist nicht möglich. Besonders die hygienischen Untersuchungsmethoden müssen nicht nur gesehen, sondern auch einmal ausgeführt sein, wenn der mit experimentellen Untersuchungen nur wenig vertraute Studirende ein richtiges Verständniss gewinnen will.

Besondere Sorgfalt habe ich der Ausführung der Abbildungen zugewandt, welche zum bei weitem grössten Theil besonders hergestellt sind. Sie sind schematisch gehalten und geben nur das wieder, was für den betreffenden Apparat Gegenstand u. s. w. charakteristisch ist; alle überflüssigen Details sind weggelassen. Aus diesem Grunde habe ich darauf verzichtet, eine grössere Anzahl Clichés anderer Werke aufzunehmen.

Die Abbildungen der Mikroorganismen wurden fast ausschliesslich nach Originalpräparaten von Herrn Privatdocent Dr. Schmaus und mir vom Universitätszeichner Krapf in 1000facher Vergrösserung angefertigt.

Meinen Collegen, den Herren Dr. Cremer und Dr. Sittmann, sage ich für die freundliche Unterstützung bei Durchsicht der Correkturen aufrichtigen Dank.

Ich gebe das Büchlein mit dem Wunsche heraus, dass es auch ein Wenig dazu beitragen möge, Interesse und Verständniss für die wissenschaftliche Hygiene zu verbreiten.

München, im Dezember 1891.

Dr. W. Prausnitz.

Inhaltsverzeichniss.

	pag.
Einleitung	1
Mikroorganismen	11
Schimmelpilze	13
Sprosspilze	15
Spaltpilze	18
Mycetozoën und Protozoën	37
Die bakteriologischen Unter-	
suchungsmethoden	38
Luft	57
Chemische Zusammensetzung	57
Physikalische Eigenschaften	78
Witterung und Klima	111
Kleidung	117
Bäder	125
Boden	129
Physikalische Beschaffenheit	130
Das chemische Verhalten	136
Grundwasser	138
Die Mikroorganismen d. B.	
und dessen Beziehungen zu	
infektiösen Krankheiten	142
Wasser	147
Chemische und mikroskopisch-	
bakteriologische Wasserunter-	
suchung	151
Wasserversorgung	162
Eis	167
Künstliche Mineralwasser	168
Zusammenhang der Entsteh-	
ung und Verbreitung von	
Infektions-Krankheiten mit	
der Wasserversorgung	168
Wohnung	172
Strassen	179
Hausbau	184
Beziehen von Neubauten	198

	pag.
Wohnungsämter	201
Heizung	202
Lokalheizung	205
Centralheizung	211
Ventilation	223
Natürliche Ventilation	226
Künstliche Ventilation	236
Beleuchtung	243
Tageslicht	243
Künstliche Beleuchtung	249
Abfallstoffe	263
Leichenbestattung	293
Krankenhäuser	300
Schulhygiene	304
Ernährung	316
Nahrungsmittel	328
Genussmittel	363
Trunksucht	377
Gebrauchsgegenstände	380
Infektionskrankheiten	382
Entstehung und Verbreitung	382
Bekämpfung der Infektions-	
krankheiten	393
Tuberkulose	404
Malaria	407
Diphtherie	408
Cholera asiatica	409
Typhus abdominalis	412
Cholera nostras	413
Cholera infantum	414
Pocken	415
Wuthkrankheit	420
Syphilis und Gonorrhoe	421
Gewerbehygiene	423
Gewerbekrankheiten	434

Alphabetisches Sachregister.

Abbé's Beleuchtungsapparat . 38
Abdampfrückstand des Wassers 154
Abdeckerei 291
Abfallstoffe 263
Abstainers 378
Abyssinischer Brunnen . . . 166
Achorion Schönleinii 15
Actinomyces 15
Adipocire 296
Aërob 20
Aetzkalk 396
Agar-Agar 52
Albumin 319
Alkohol 320
Aluminosis 437
Amerikanischer Ofen 208
Ammoniak 74
Amylalkohol 376
Anaërob 20
Anaërobe Kulturen 54
Aneroidbarometer 96
Anilinfarbstoffe 40
Anilinwasserfarblösung . . . 41
Anis 363
Anisometropie 310
Anthracitkohle 208
Anthracosis 436
Anthrax 27
Anticyklone 111
Antimon 193
Apochromate 39
Approche 308

Arbeiterfamilienhäuser . . 426
Arbeiterschutz 432
Arbeiterwohnungen 425
Arbeitsräume 432
Arbeitszeit 432
Argandbrenner 256
Arrac 375
Arsenik 192
Arthrosporen 19
Aschencloset 272
Ascomyceten 13
Aspergillen 14
Asphalt 180
Aspirationssystem 236
Atmometer 67

Bacillen 26
Bacillus amylobacter 32
Bacillus lactis cyanogenes . . 32
Bacillus prodigiosus 31
Bacillus pyocyaneus 31
Bacillus subtilis 33
Backpulver 357
Bäder 125
Bakterien 18
Bakterium coli commune . . 33
Bakterium Termo 33
Bandwürmer 337
Barometer 93
Basidiomyceten 13
Bau 187
Baugesellschaften 425

Bauplan 185
Bauplatz 184
Bauzeit 190
Baumwolle 118
Baumwollenstaub 437
Bebauungsplan 173
Beggiatoa 36
Begräbnissplatz 295
Beizen 41
Beleuchtung 243
Bergkrankheit 92
Berliner Ofen 209
Bier 367
Bierhefepilze 16
Bierschenkapparate . . . 372
Bismarckbraun 40
Blasenwürmer 337
Blastomyceten 15
Blattern 415
Blei . . . . . 380 u. 439
Blindboden 194
Blutserum 50
Boden . . . . 129 u. 407
Bodenluft 137
Bodentemperatur 135
Bogenlicht 258
Bonekamp 375
Bordelle 422
Borsäure 397
Brandpilze . . . 14 u. 356
Branntwein 375
Brausebäder 126
Brechdurchfall 414
Brod 356
Brod (als Nährboden) . . 50
Brom 396
Brütofen 55
Brunnen 165
Butter 350

Cacao 365
Cadaverin 23
Calmenzone 96
Calorie 202
Capillardepression 93
Carbolsäure 396
Carbolsäurefuchsin 41
Carbonatronöfen 211

Carmin 41
Cellulose . . . 320 u. 352
Celsius 81
Cementdach 196
Centralheizung 211
Centrifugalventilator . . . 239
Cerealin 357
Cerealien 354
Chalicosis 437
Chamäleon Methode . . . 154
Chaptalisiren 373
Chlor 396
Chlorkalk 396
Chokolade 366
Cholera asiatica 409
Cholera infantum 414
Cholera nostras 413
Cholera Reaktion 35
Cholin 23
Cirrus 103
Circulationseiweiss . . . 338
Cilien 24
Cladothrix 36
Claviceps purpurea . . . 14
Closetanlagen 271
Clostridium butyricum . . 32
Coccidien 37
Cognac 375
Compensationsokulare . . 39
Conditoreiwaaren 358
Consumanstalten 428
Contagionisten 409
Contagiös 384
Couleur 372
Crenothrix 36
Creolin 397
Culturhefen 16
Cumulus 103
Cyklone 111
Cylinderofen 219
Cysticercus cellulosae . . 337
Cysticercus taeniae saginatae . 337

Dach 196
Dampfheizung 215
Dampfkochtopf 46
Dampfsterilisationsapparat . . 46
Darmkatarrh 414

Darrmalz	. . . . . .	368
Degenerationsformen	. . . .	19
Depression	. . . . 91 u.	111
Desinfektion	. . . . .	364
Desinfektionsanstalt	. . .	400
Desinfektionsmittel	. . .	394
Desodorisirung	. . . . .	133
Dextrin	. . . . . 320 u.	368
Diastase	. . . .	368
Differentialmanometer	. .	230
Diphenylamin	. . . . .	153
Diphtherie	. . . . 389 u.	408
Diphtheriebacillus	. . . .	29
Diplococcen	. . . . .	18
Diplococcus pneumoniae	. .	24
Discontinuirliche Sterilisation	.	47
Douchebäder	. . . . .	126
Dreiecksystem	. . . . .	174
Druck	. . . .	308
Druckluft	. . . . . .	239
Durchschuss	. . . . .	308
Echinococcus	. . . . .	337
Ectogen	. . . . . .	384
Eigenwärme	. . . . .	84
Einlochbrenner	. . . .	255
Einzelheizung	. . . .	205
Eis	. . . .	167
Eisenbau	. . . . . .	188
Eiweisskörper	. . . .	318
Eiweissschützer	. . . .	318
Endogen	. . . . . .	384
Endosporen	. . . . .	19
Entencholera	. . . .	31
Entfärbemittel	. . . .	42
Entflammungspunkt	. . .	252
Entzündungspunkt	. . .	252
Eosin	. . . .	40
Erdcloset	. . . . .	271
Erfrieren	. . . . . .	86
Erkältung	. . . . .	87
Ernährung	. . . . .	316
Erschöpfungshypothese	. .	390
Erysipel	. . . . . .	388
Eucalyptus	. . . . .	185
Exhaustoren	. . . . .	238
Esplosionsgefahr	. . .	251
Fabrikinspectoren	. . . .	441
Fachwerksbau	. . . . .	188
Faeces	. . . . . .	412
Fahnejelm'sches Glühlicht	. .	258
Fahrenheit	. . . . . .	81
Farben	. . . . . .	381
Farbenbild	. . . . .	38
Fasselsystem	. . . . .	270
Faulen des Holzes	. . .	195
Fäulniss	. . . . . .	21
Fäulnisserreger	. . . .	32
Favus	. . . . . .	15
Federwolke	. . . . .	103
Fehlboden	. . . . .	194
Fette	. . . . . .	319
Feuchtigkeit der Luft	. . .	61
Feuerbestattung	. . . .	298
Finnen	. . . . . .	337
Firstventilation	. . . . .	232
Fischschwanzbrenner	. . .	255
Fixpunkt	. . . . . .	80
Flachbrenner	. . . . .	253
Fledermausbrenner	. . .	255
Fleisch	. . . . .	330
Fleischbeschau	. . . .	338
Fleischkonserven	. . . .	333
Fleischwasserpeptongelatine	.	50
Flusswasser	. . . . .	163
Föhn	. . . . . .	62
Fraktionirte Sterilisation	. .	47
Freibank	. . . . .	339
Fresszellen	. . . . .	390
Fruchthyphen	. . . .	13
Fruchtträger	. . . .	13
Fuchsin	. . . . .	40
Fugenmörtel	. . . .	199
Füllboden	. . . . .	129
Fundamentalabstand	. . .	81
Fundamentalpunkt	. . .	80
Fundamente	. . . .	188
Fungi	. . . . . .	13
Fuselöle	. . . . .	376
Gährung	. . . .	21
Galgant	. . . . .	363
Gallisiren	. . . .	373
Galton's Kamin	. . . .	206
Gasheizung	. . . . .	210

Gasometer	254	Heizung		202
Gebrauchsgegenstände	380	Heizwerth		203
Gefässbarometer	93	Herpes tonsurans		15
Gefrierpunkt	80	Heubacillus		33
Geisselfäden	24	Hitzschlag	88 u.	113
Geisselfärbung	44	Hochdruckheizung		220
Gemässigte Zone	113	Höhenklima		115
Gemüse	359	Hog Cholera		389
Generatio aequivoca	20	Hohlobjektträger		39
Gentianaviolett	40	Holzbau		188
Genussmittel	321 u. 363	Holzdach		196
Gesammthärte	156	Holzpflaster		180
Geschirr	380	Hopfen		368
Gespinnstfasern	118	Hopfensurrogat		372
Getreidearten	354	Humanisirte Lymphe		418
Gewerbehygiene	423	Hundswuth		387
Gewürze	363	Hühnercholera		31
Gewürzmittel	321	Hülsenfrüchte		358
Gewürznelke	363	Hygrometer		67
Gleichstrom	262	Hyphen		13
Gliedsporen	19	Hypsometer		80
Glühlicht	258			
Glykogen	320	Jägerwäsche		122
Gonococcus	24	Immersionssystem		38
Gonorrhoe	421	Immunität		386
Graupeln	103	Impfkonserven		420
Gregarinen	37	Impfpustel		417
Grubensystem	267	Infectionskrankheiten		382
Grundwasser	138	Infusionsthierchen		11
Grünmalz	368	Infusorien		37
Gully	277	Infection		22
Gyps	374	Ingwer		363
Gyps-Dielen	189	Inhalationsimpfung		56
Haarhygrometer	66	Interlignage		308
Hagel	103	Intoxication		22
Haufenwolke	103	Intraperitoneale Infection		56
Haushaltungsschulen	428	Intravenöse Injection		56
Haushöhe	186	Involutionsformen		19
Hausschwamm	195	Jodoform		397
Hämatoxylin	41	Jodjodkaliumlösung		41
Härte des Wassers	156	Jodzinkstärkelösung		153
Häuserblock	176	Isobaren		90
Heberbarometer	94	Isothermen		80
Hefepilze	15			
Hefengeist	17	Kachelofen		209
Heisswasserheizung	220	Kadaver		291
Heizeffekt	203	Kaffee		364
Heizschlangen	215 u. 221	Kaffeesurrogate		365

Kaliumpermanganat 396	Lactoskop 342
Kalkmilch 396	Lahmann's Baumwollstoff . . 123
Kalkwasser 396	Landklima 114
Kamin 205	Leguminosen 358
Kaninchen-Septicaemie . . . 31	Leichenbestattung 293
Kanonenofen 206	Leichenhalle 293
Kapern 363	Leichenwachsbildung . . . 296
Kardamonen 363	Leinwand 118
Kartoffel 358	Leprabacillus 28
Kartoffeln (als Nährboden) . 49	Leptothrix 18
Kartoffelbranntwein 375	Lesen 307
Kaseïn 319	Leuchtgas 253
Käse 351	Leukocyten 389
Käsegift 351	Liernur's pneumatisches System 273
Kautschuk 381	Liqueure 375
Kesselbrunnen 165	Logirhäuser 427
Kieselguhrkerzen 47	Lokalisten 409
Kinderleichentransport . . 293	Lokalheizung 205
Klatschpräparat 53	Luft 57
Kleber 356	Luftbewegung 96
Kleidung 117	Luftdruck 89
Klima 111	Luftdruckmaxima 91
Knoblauch 363	Luftdruckminima 91
Kochgeschirre 380	Luftkubus 226
Kohlehydrate 319	Lyssa 420
Kohlenoxyd 76	Macadam 180
Kohlenoxydgas 207	Magerkäse 351
Kohlensäure 68	Malaria . . . . 37 u. 407
Kohlensäurebestimmung der Luft 69	Malleus 26
Kolonien 53	Malignes Oedem 389
Kommabacillus 34	Mantel-Regulir-Füllöfen . . 207
Koriander 363	Margarin 351
Kornbranntwein 375	Marsh'scher Apparat . . . 192
Korngrösse 130	Maltose 368
Kornrade 356	Malzbereitung 367
Krankenhäuser 300	Marktmilch 341
Kräuter 359	Maschinen 432
Kuhmilch 339	Masern 37
Küchenabfälle 290	Massenofen 209
Kümmel . . . . 363 u. 375	Massivbau 188
Künstliche Beleuchtung . . 249	Maximalgebiet 111
Künstliche Ventilation . . 236	Maximumthermometer . . . 82
Küstenklima 114	Meerwasser 163
Kuhpocken 387	Mehl 355
Kupfer 380	Menschenlymphe 417
	Merismopedia 18
Lactobutyrometer . . . 342	Merista 18
Lactodensimeter 341	Metallbarometer 96

Metalldach 196	Nährböden 48
Meteorwasser 163	Nährgeldwerth 359
Methylenblau 40	Natürliche Ventilation . . . 226
Methylviolett . . . 40 u. 397	Naturwein 373
Miasmatisch 384	Nebel 102
Micrococcen 24	Nessler's Reagens . . . 153
Micrococcus tetragenus . . . 25	Neuridin 23
Micrococcus ureae 25	Neurin 23
Mikron 13	Niederdruckdampfheizung . . 216
Mikroorganismen 11	Niederdruckheizung 218
Milch . . . . . 339 u. 412	Niederschläge 102
Milch (blaue) 32	Nikotin 366
Michpräparate 350	Nimbus 103
Milchsäurebacillus 32	Nitrifikation 136
Milchzucker 320	Normalglas 84
Milzbrand 388	Normalthermometer . . . 82
Milzbrandbacillus 27	Nothschlachtung 338
Mineralwasser 168	Nullpunkt 80
Minimalgebiet 111	
Minimumthermometer . . 82	Obergährig 16
Minusdistanz 313	Obst 359
Molluscum contagiosum . . 37	Oedembacillus 30
Moorrauch 106	Oelgas 258
Moussirpulver 372	Ofenheizung 206
Molkereiprodukte 340	Oidium lactis 14
Monierplatten 189	Ombrometer 104
Monococcen 18	Oosporen 14
Monsum 105	Organeiweiss 318
Mucorineen 14	Ozon 58
Mumification 296	
Muscarin 23	Palladiumchlorür 76
Muscatnüsse 363	Papier 310
Muskelfleisch 319	Paprika 363
Mutterkorn . . . 14 u. 356	Paraffinkerzen 251
Mycelium 13	Parasiten 20
Mycetozoen 37	Park 179
Mycoderma 17	Passatwinde 97
Mykoproteïn 19	Pavillon-System 177
Myosin 319	Penicillium 14
	Peptotoxin 23
Nachfärbung 42	Permeabilität des Bodens . 131
Nahrung 317	Petiotisiren 373
Nahrungsaequivalente . . 320	Petroleum 251
Nahrungsmenge 323	Pfeffer 363
Nahrungsmittel 317	Pflanzenkaseïn 319
Nahrungsstoff 317	Pflanzliche Nahrungsmittel . 352
Nähragar 52	Phagocyten 390
Nährbouillon 48	Phosphor 438

Photometer 244	Regenhäufigkeit 104
Phycomyceten 14	Regenmenge 104
Pilze 359	Regenmesser 104
Pilzthiere 37	Regenwinde 105
Plasmodium Malariae . . . 37	Regenwolke 103
Plattenkulturen 52	Regenzeit 112
Plusdistanz 313	Reif 102
Pneumatische Entleerung . . 269	Reihenbau 177
Pneumatisches System . . 273	Reinkultur 45
Pneumoniebacillus 30	Reinzüchtung 44
Pneumonokoniosis 436	Retentionshypothese . . . 390
Pocken 415	Rhizopoden 37
Polarklima 114	Riechstoffe 75
Porenvolumen 130	Rippenelemente 215
Poudrette 273	Rippenrohr 220
Presshefe . . . 17 u. 357	Rohfaser 352
Prostitution 421	Röhrenbrunnen 165
Proteïne 392	Röhrenofen 220
Proteus mirabilis 33	Rohrzucker 320
Proteus vulgaris 33	Rollmethode 52
Proteus Zenkeri 33	Rotzbacillus 26
Protozoën 37	Rum 375
Psorospermienschläuche . . 37	Rundbrenner 253
Psychrometer 65	
Ptomaïne 22	Saccharomyceten 16
Pulsionssystem 236	Safran 363
Putrescin 23	Salicylsäure 372
Putzbau 188	Samen 354
Putzmörtel 199	Sammelheizung 211
Pyoktanin 397	Saprophyten 20
Pyrometrischer Effekt . . 203	Sarcine . . . . 18 u. 26
	Sarg 294
Quarantaine 411	Sauerstoff 58
Quelle 165	Sauerteig 357
	Saugflasche 381
Rabitzputz 189	Sauger 238
Radialsystem 174	Sätt'gungsdeficit . . . 61
Rauch 106	Säuglingsmilch 348
Rauchverbrennungsanlagen . 106	Säurefuchsin 40
Rauhfrost 102	Schalenkreuz-Anemometer . 98
Raumwinkelmesser . . . 246	Scharlach 37
Rauschbrand 388	Scheelisiren 374
Rauschbrandbacillus . . . 30	Schichtwolke 103
Réaumur 81	Schimmelpilze 13
Rechtecksystem . . . - 174	Schizomyceten 18
Recurrens Spirille . . . 34	Schlammkasten 277
Regen 102	Schleimpilze 37
Regenauslass 276	Schleuderbläser 239
Regenerativ-Gasbrenner . . 256	

Schleuder-Psychrometer	66	Sporenfärbung	43
Schlitzbrenner	255	Sporozoën	37
Schmalz	350	Spreu-Dielen	189
Schnee	102	Sprosspilze	15
Schnittbrenner	255	Spucknäpfe	404
Schnupftabak	367	Sputum	404
Schrägschrift	310	Stärkekörner	355
Schraubenbläser	238	Stärkemehl	320
Schreiben	307 u. 310	Staphylococcen	18
Schuhwerk	124	Staphylococcus pyogenes	25
Schularzt	315	Stationsbarometer	93
Schulbäder	305	Starrkrampf	29
Schulbank	312	Staub	436
Schulhygiene	304	Staubgehalt der Luft	105
Schulzimmer	305	Staubinhalationskrankheiten	436
Schutzimpfung	387	Stearinkerzen	251
Schwärmsporen	14	Steilschrift	310
Schweflige Säure	396	Steinpflaster	180
Schweinerothlauf	388	Sterilisationskasten	46
Schweinerothlaufbacillus	31	Stichkulturen	54
Schweineseuche	31	Sticken des Holzes	195
Schwemmkanalisation	274	Strahlenpilz	15
Sclerotien	13	Strassen	179
Secale cornutum	356	Strassenkehricht	182
Seeklima	114	Stratus	103
Seewasser	163	Streptococcen	18
Selbstreinigung des Bodens	136	Streptococcus erysipelatis	25
Selbstreinigung der Flüsse	284	Streptococcus pyogenes	25
Senf	363	Strohdach	196
Separateur	269	Strukturbild	38
Siderosis	436	Subcutane Impfung	56
Siedepunkt	80	Sublimat	395
Sinkkasten	277	Sublimatpastillen	396
Solaröl	253	Subsellien	311
Sommerventilation	235	Subways	183
Sonnenstäubchen	105	Syntonin	319
Sonnenstich	88 u. 113	Syphilisbacillus	28
Soorpilz	15	Syphilis	421
Spaltpilze	18	Syphon	278
Spannungsdeficit	61		
Spielplatz	179	Tabak	366
Spielwaaren	381	Tabakstaub	437
Spirillen	34	Taenia mediocannelata	337
Spirillum tyrogenum	36	Taenia saginata	337
Spirochaete Obermeieri	34	Taenia solium	337
Sporen (Hefepilze)	16	Tageslicht	243
Sporen (Schimmelpilze)	13	Talgkerzen	251
Sporen (Spaltpilze)	19	Tang	34

Tapeten	192	Vanille		363
Taumelloch	356	Variola	387 u.	415
Teatotaler	378	Vegetabilische Nahrungsmittel		352
Teig	357	Vegetarianer		354
Temperenzler	378	Venerische Krankheiten		421
Tension	61	Ventilation		223
Tetanin	23	Ventilationsbedarf		224
Tetanotoxin	23	Ventilationsgrösse		239
Tetanus	389	Verdunstungsmesser		67
Tetanusbacillus	29	Vergährungsgrad		371
Thalklima	115	Verputz		194
Thallus	13	Verwesung		21
Thau	102	Vibrio Cholerae Asiaticae		34
Thaupunkt	61	Vibrio Finkler Prior		36
Thee	363	Vibrio Metschnkoff		36
Thermometer	80	Vibrion septique		39
Thermometrographen	82	Villenbau		177
Thermostat	55	Volks-Kaffeehäuser		431
Thierlymphe	417	Volksküchen		431
Thierversuche	56	Vollbäder		126
Tonnensystem	270			
Torfstreucloset	272	Wachskerzen		251
Torula	17	Wandungen		188
Toxalbumine	23	Wannenbäder		126
Toxine	22	Warmwasserheizungen		218
Traubenzucker	320	Wärmeabgabe		85
Treppe	197	Wärme der Luft		78
Trichinen	336	Warzenhütchen		381
Trichophyton tonsurans	15	Wasenmeisterei		291
Trinkbecher	381	Wasser		147
Trinkwasser	412	Wassercapacität des Bodens		132
Trinkwassertheorie	169	Wasserdampf	60 u.	397
Tropenklima	112	Wassergas	210 u.	258
Trunksucht	377	Wasser-Reservoir		166
Tuberkelbacillus	26	Wasserstoffsuperoxyd		59
Tuberkelbacillenfärbung	42	Wasserversorgung		162
Tuberkulin	406	Watercloset		280
Turnus	295	Wechselstrom		262
Typhusbacillus	28	Wein		373
Typhus abdominalis	412	Wetter		111
Typhus recurrens	34	Wicken		356
Tyrotoxicon	351	Wildseuche		31
		Winde		97
Undurchlässige Schicht	138	Windfahnen		101
Unkrautsamen	356	Windrichtung		100
Untergährig	16	Winterventilation		235
Urzeugung	20	Wirbelsäule		307
Ustilagineen	14 u. 356	Witterung		111

Wohnung	172	**Z**eitliche Disposition	392
Wohnungsamt	201	Zimmt	363
Wohnungsdesinfektion	401	Zoogloea	18
Wolken	102	Zug	101
Wolpert's Rauchsauger	233	Zweilochbrenner	255
Wurst	333	Zwiebel	363
Wurzelgewächse	358	Zwischendecken	194
Würze	368	Zygomyceten	13
Würzeconcentration	371		
Wuthkrankheit	420		

Einleitung.

Wir nennen Hygiene*) diejenige Wissenschaft, welche auf Grund einer genauen Kenntniss des menschlichen Organismus und der in dessen Umgebung sich abspielenden ihn beeinflussenden Vorgänge, die Gesundheit des Menschen zu erhalten und zu kräftigen bestrebt ist.

Dieses Ziel will die Hygiene auf zwei Wegen erreichen. Einmal sucht sie alles zu vermeiden, was der Gesundheit nachtheilig ist oder sein könnte, dann aber ist sie bemüht, den Körper möglichst widerstandsfähig zu machen, damit er den nie ausbleibenden Gefahren erfolgreich zu trotzen im Stande ist.

Alle dahin zielenden Bestrebungen fassen wir in dem Begriff »Hygiene« zusammen. Einen Theil derselben bildet die »Oeffentliche Gesundheitspflege«, unter

---

*) Das Wort »Hygiene« stammt aus dem Griechischen ἡ τέχνη ὑγιεινή, die Gesundheitskunst. Die Schreibweise »Hygiene« ist der »Hygieine« vorzuziehen, weil viele in der Medicin gebrauchte, ursprünglich den Diphthong ει enthaltende Worte bei der Uebernahme in's Deutsche entsprechend zusammengezogen sind.

welchem Namen wir all' die hygienischen Maassnahmen
verstehen, welche von einer Gemeinschaft von Menschen
unternommen, dem Gemeinwohl förderlich sein sollen.

Der einzelne Mensch ist nämlich nicht immer in der
Lage, sich durch seine eigenen Handlungen vor Krankheiten zu schützen und sich Verhältnisse zu schaffen,
welche eine günstige Entwickelung seines Körpers ge-
währleisten. Er kann wohl dafür sorgen, dass ihn die
Kleidung, welche er trägt, vor den Unbilden der Witterung schützt, dass die Nahrung, welche er geniesst, seinem
Körper zuträglich und für seine Ernährung ausreichend
ist und so fort; er allein ist aber ausser Stande, zu verhindern, dass die Luft, welche er athmet, nicht anderweitig verunreinigt wird, dass das Wasser, welches er
trinkt und zur Herstellung seiner Speisen verwendet, von
seinem Nachbar verdorben wird; er allein kann es nicht
erzwingen, dass die durch das enge Zusammenwohnen
der Menschen für das Gesammtwohl wie für ihn selbst
so zahlreich entstehenden Gefahren nach Möglichkeit vermieden werden. Hierfür zu sorgen, das ist Sache der
öffentlichen Gesundheitspflege, deren Geschichte sehr weit
zurückreicht.

Die Erkenntniss, dass der Mensch zu jeglichem
Thun vor allem einen gesunden Körper benöthigt, hat
ihn schon in frühester Zeit auf die Nothwendigkeit aufmerksam gemacht, zu vermeiden, was dem Körper schädlich ist, und zu fördern, was einer normalen Entwickelung und Erhaltung desselben nützlich sein muss. Natürlich müssen diese Bestrebungen immer dem jeweiligen
Stand der Kenntnisse von dem menschlichen Organismus
und dem, was ihm möglicherweise schädlich sein kann,
entsprochen haben.

Bei den ältesten drei Kulturvölkern, über welche wir noch genau unterrichtet sind, den Indern, Aegyptern und Israeliten, ist das Interesse an der öffentlichen Gesundheitspflege hoch entwickelt gewesen. Sie haben den Werth der richtigen Anlage freier luftiger Strassen und Wohnorte wohl gekannt. Sie haben auf Reinlichkeit des Körpers, der Wohnungen und der Umgebung geachtet und gewusst, dass zur Erhaltung der Gesundheit reines, klares Wasser und unverdorbene Nahrungsmittel nothwendig sind.

Die Ausführung und Ueberwachung der hygienisch gut befundenen Maassregeln oblag zumeist den Priestern. Man hielt es mit Recht für angezeigt, die Befolgung der im Interesse der öffentlichen Gesundheitspflege erlassenen Vorschriften zur religiösen Gewissenspflicht zu machen und letztere mit dem Gotteskult zu verbinden. Für ihre Durchführung wurde dadurch besser gesorgt, als wenn man versucht hätte, das Volk von deren Werth für das allgemeine Wohl zu überzeugen.

Weniger entwickelt war die öffentliche Gesundheitspflege bei den alten Griechen, denen zunächst daran lag, für den Staat kräftige, den kriegerischen Strapazen gewachsene Männer heranzubilden. Dies erreichten sie nicht durch Einrichtungen, welche dem Gemeinwohl gewidmet waren, sondern durch eine geschickte körperliche Erziehung des einzelnen Individuums. Turnen, Waffenübungen, See- und Flussbäder härteten den Körper ab und machten ihn für den Kriegsdienst tauglich.

Bedeutend höher stand die Entwickelung der öffentlichen Gesundheitspflege bei den alten Römern. Die zum Theil noch vorhandenen Ueberreste der zu Zeiten der Könige, während der späteren Republik und des Kaiserreichs entstandenen sanitären Anlagen erwecken auch heute noch das Interesse und die Bewunderung der jetzt lebenden Hygieniker. Schon unter dem älteren Tarquinius (im sechsten Jahrhundert vor Christi Geburt) war mit dem Bau einer Kanalisation Roms begonnen worden, die von seinem Sohne später fortgesetzt und beendet wurde. Die bekannte Cloaca maxima hatte die Regenwässer, wie die Abwässer der mit ihr in Verbindung stehenden Häuser Roms aufzunehmen, um sie später in den Tiber einzuleiten.

In der frühesten Zeit (im vierten Jahrhundert vor Christi Geburt) war in Rom für die Zuleitung eines guten, klaren Wassers Sorge getragen. Der Wasservorrath war ein ganz enormer und [diente ausser zur Speisung der Brunnen, Reinigung der Strassen und Canäle, ganz besonders zur Versorgung der überaus zahlreich und luxuriös angelegten Badeeinrichtungen. Im Laufe der Zeit waren verschiedene Wasserleitungen angelegt worden, welche der Stadt Gebirgswasser zuführten und sie hiermit so reichlich versorgten, dass pro Kopf der Bevölkerung täglich 500—1000 Liter Wasser kamen.*)

Mit der Zerstörung des weströmischen Reiches verfielen auch die bedeutenden sanitären Einrichtungen des alten Roms, wie überhaupt die erste Hälfte des Mittelalters der öffentlichen Gesundheitspflege nicht förderlich gewesen ist. Erst die in der zweiten Hälfte des Mittelalters auftretenden furchtbaren Seuchen, der schwarze Tod, der Aussatz, die Syphilis bewirkten eine Verbesserung der bestehenden Verhältnisse. In diese Zeiten

---

*) In den grösseren Städten Deutschlands stellt sich der jetzige Wasserconsum ungefähr auf hundert Liter pro Kopf und Tag.

fallen die Einrichtung von Quarantainen, Begründung
von Krankenhäusern, Leprosérien, Lazarethen (nach dem
heiligen Lazarus benannt), Vorschriften über die Ueberwachung der Prostitution u. s. w.

Aber erst in den letzten Jahrhunderten hat die
öffentliche Gesundheitspflege wieder bedeutende Fortschritte gemacht. Unsterbliches Verdienst hat sich der
englische Arzt J e n n e r durch Einführung der Schutz-
pockenimpfung gegen die Blattern erworben.

In dasselbe Jahrhundert (1701) fällt auch das Erscheinen von R a m a z z i n i ' s bedeutendem Werk über die
K r a n k h e i t e n der H a n d w e r k e r, in welchem zum
ersten Male auf besondere Erkrankungen der Arbeiter
aufmerksam gemacht wurde, der Ausgangspunkt der
heutigen G e w e r b e h y g i e n e.

Alles, was bis dahin auf dem Gebiete der öffentlichen Gesundheitspflege geleistet wurde, war mehr oder
minder das Resultat einer glücklichen Empirie. Die er-
rungenen Erfolge sind ein Beweis für die alte Erfahrung, dass die Praxis der Theorie sehr häufig voraneilt.

Eine Wissenschaft konnte die Hygiene erst werden, nachdem die Naturwissenschaften, besonders Chemie, Physik und Botanik sich bis zu einem gewissen
Grade entwickelt hatten, nachdem die Physiologie er-
standen und genaue Kenntnisse über die Funktionen des
menschlichen Organismus zu verbreiten in der Lage war.

Es ist besonders das Verdienst M a x v o n P e t t e n-
k o f e r s, die Hygiene zu einer Wissenschaft gemacht
zu haben. Auf Grund der Resultate der in diesem Jahrhundert so schnell emporgeblühten Naturwissenschaften
lehrte er, dass man die Umgebung des Menschen
Luft, Wasser und Boden im weiteren, Kleidung und

Wohnung im engeren Sinne genau untersuchen und
deren Einfluss auf den Menschen studiren müsse, um
zu erkennen, was für dessen Wohl anzustreben, was als
schädlich zu vermeiden ist. Sein Verdienst, ist auf allen
Gebieten der Hygiene und öffentlichen Gesundheitspflege
durch präcise Fragestellung und sorgfältige experimen-
telle Untersuchungen Klarheit angebahnt zu haben. Es
ist aber auch sein Werk, das Verständniss für die Wichtigkeit derartiger hygienischer Forschungen und die hohe
Bedeutung der wissenschaftlichen Hygiene verbreitet zu
haben, wie es endlich ihm zu danken ist, dass an den
Hochschulen, den Pflegestätten der Wissenschaft, Insti-
tute geschaffen, Lehrkräfte ausgebildet wurden, welche
auf dem unendlich weiten Gebiete der Hygiene weiter
vorzudringen und die festgestellten Thatsachen zu verbreiten berufen sind.

Nach v. Pettenkofer ist die hygienische Wissenschaft
Robert Koch aufrichtigen Dank schuldig. Besonders
durch Koch's epochemachenden, klassischen Untersuchungen haben wir genaue Kenntniss erhalten von den
Mikroorganismen, jenen kleinsten pflanzlichen Lebewesen,
welche als die besten Freunde und erbittertsten Feinde
des Menschen eine so hervorragende Rolle im Kampf
um's Dasein spielen. Um dem Menschen diesen Kampf
zu erleichtern — das Ziel der Hygiene — war es nothwendig, die gefährlichen Krankheitserreger näher kennen
zu lernen, nachdem die Methoden zu ihrer Züchtung geschaffen waren. Koch ist es geglückt, unter Benützung
der Fortschritte, welche die Botanik gemacht, unter Verwerthung der Verbesserungen des Mikroskops die Erreger der gefürchtetsten Seuchen, der verbreitetsten
Krankheiten zu erforschen; er hat damit den Theil der

Hygiene, welche sich mit der Verhütung der Infektionskrankheiten beschäftigt, denen bisher die Hälfte aller
Menschen zum Opfer gefallen ist, auf eine sicherere Grundlage gestellt.

Der Werth einer richtig durchgeführten Hygiene
resp. öffentlichen Gesundheitspflege ist heute ausser allem
Zweifel. Durch zahlreiche statistische Untersuchungen
ist festgestellt, dass Verbesserungen in der Wasserversorgung, in der Städtereinigung u. s. f. stets guten Erfolg gehabt haben, welcher sich in der Abnahme der
Todesfälle offenbart. Parallel mit dem Sinken der Mortalität, der Sterblichkeit, fällt dann auch stets die Morbidität, die Zahl der erkrankten Personen.

Mit Hülfe von Mortalitäts-Statistiken ist man nun
in der Lage, den Werth hygienischer Einrichtungen annähernd in Zahlen auszudrücken.

Nehmen wir an, dass in irgend einer Stadt von
100,000 Einwohnern durch hygienische Massnahmen die
Mortalität um $1^0/_{00}$ herabgedrückt worden ist, dass also
jährlich 100 Personen weniger als früher sterben, so ist
auch da sicher die Morbidität gesunken. Wie vielfache
statistische Untersuchungen ergeben haben, treffen durchschnittlich auf einen Todesfall vierunddreissig Erkrank-
ungsfälle, es würden sich also auch die Erkrankungen
im Jahre um 3400 vermindern. Bei den verschiedenen
Krankheiten ist nun weiterhin die Dauer der Krankheit
wie der darauf folgenden Reconvalescenz eine ungleiche;
wir haben jedoch auch hierfür durch die Statistik Mittelzahlen erhalten und wissen, dass die durch die Krankheit bedingte Arbeitsunfähigkeit durchschnittlich zwanzig
Tage andauert.

In unserem Beispiel würden demnach jährlich 3400.20

= 68000 Arbeitstage weniger ausfallen und wir haben nun nur noch Eines zu erwägen, wie hoch der Verlust eines Krankheitstages zu schätzen ist. Man wird kaum zu hoch rechnen, wenn man für Ausfall des Lohnes, ärztliche Behandlung, Verbandmaterial und Arzneien pro Tag vier Reichsmark annimmt und erhalten wir damit das definitive Resultat, dass bei der Herabsetzung der Mortalität einer Stadt von 100,000 Einwohnern um eins pro mille durch die hierbei auch stets eintretende Verminderung der Morbidität ein Kapital von 68000.4 = 272,000 Reichsmark jährlich gespart wird.*)

Gegen die Hygiene sind wiederholt Einwendungen gemacht worden. Man hat die hygienischen Bestrebungen verurtheilt, weil ihre glückliche Durchführung eine Uebervölkerung zur Folge haben würde (Malthus); es müsste dann doch wieder wegen Mangel an Nahrungsmitteln eine erhöhte Mortalität eintreten. Der Einwand ist nicht berechtigt. Bei unsern heutigen Verkehrsmitteln ist ein Ausgleich in der Versorgung der dichter bevölkerten Distrikte viel leichter möglich; die Verhältnisse werden in dieser Beziehung um so besser werden, je mehr durch die Fortschritte der Technik und Industrie die Produkte weiter Länderstrecken werden zugänglich gemacht werden können. So ist die Verwerthung der in den Meeren vorhandenen Seethiere, besonders Fische, für die Ernährung des Menschen erst im Beginn der Entwickelung.

---

*) Es kommt bei einer derartigen Rechnung selbstverständlich nicht darauf an, dass diese Kosten, wie es heute zumeist geschieht, durch die Krankenkassen wieder ersetzt werden; der Verlust bleibt natürlich derselbe, wenn er auch zurückerstattet wird; je weniger Mitglieder einer Kasse erkranken, desto geringer ist natürlich der von jedem einzelnen Mitgliede an die Kasse zu leistende Beitrag.

Die Ertragsfähigkeit des Bodens ist auch noch steigerungsfähig und wird mit wachsender Erkenntniss der richtigen Bewirthschaftung sicher noch zunehmen.

Wir wissen weiterhin nicht, welche Fortschritte die Chemie noch machen wird und in einer Zeit, in der man aus einfachen Verbindungen Zucker herzustellen gelernt hat, ist es kaum am Platze, daran zu denken, dass in absehbarer Zeit Mangel an Nahrungsmitteln eintreten wird.

Auch der Einwand, dass durch die Hygiene gerade den schwächlicheren Individuen genützt wird, die sonst zunächst im Kampfe um's Dasein unterliegen würden, dass somit schwächlichere Generationen künstlich herangezüchtet werden (Spencer), ist nicht stichhaltig. Die Hygiene nützt in gleicher Weise den körperlich gut Entwickelten wie den weniger Kräftigen. Sie giebt den Schwächeren Gelegenheit, sich zu kräftigen, wodurch sie dann zur selben Leistungsfähigkeit kommen können, wie starke Personen. Sie nützt aber auch den von Geburt aus kräftigen Individuen, die in den durch die heutige Hygiene mehr und mehr zurückgedrängten Epidemien infektiöser Krankheiten früher fast ebenso gefährdet waren, wie die zarteren Personen. Wir leben ja auch heute nicht mehr in einer Zeit, die den Werth eines Menschen nach dessen körperlicher Kraft bemisst. Die geistige Entwickelung eines Menschen ist von seiner Constitution gar nicht oder doch nur sehr wenig abhängig und unter hygienisch günstigen Verhältnissen werden auch schwächliche Personen eine segensreiche Wirkung entfalten können.

Die Mikroorganismen.

Die Mikroorganismen, welche auf das Leben des Menschen in vielfacher Beziehung einen sehr bedeutenden Einfluss ausüben, werden am Beginn des Buches besprochen, weil man bei den verschiedenen Abschnitten der Hygiene, Luft, Boden, Wasser, Wohnung u. s. w. immer auf sie zurückkommen muss, weshalb ein kurzer Ueberblick über ihre Stellung in der Natur, ihr Wesen und ihr Wirken zum Verständniss der Hygiene absolut nothwendig ist.

Die genauere Kenntniss der Mikroorganismen ist eine Errungenschaft der jüngsten Zeit. Nachdem van Leeuwenhoek mit seinen selbstkonstruirten Mikroskopen schon 1683 Mikroorganismen gesehen, sind erst im Anfang dieses Jahrhunderts von Ehrenberg (1828) im Wasser und im Staube lebende kleinste Organismen als »Infusionsthierchen« beschrieben worden.

Bald nach ihm haben Cagniard-Latour und Schwann die pflanzliche Natur der Hefe erkannt und Schwann war es auch, welcher zuerst auf das stete Vorhandensein von Mikroorganismen in der Luft aufmerksam machte und die Abhängigkeit der Gährungserscheinungen von ihnen durch Versuche bewies. Die weitere Entwicklung der Lehre von den Mikroorganismen in dieser Richtung ist dem französischen Chemiker Pasteur zu verdanken, welcher den Chemismus, den Stoffwechsel und die Thätigkeit der Gährungserreger klarstellte.

Die Fähigkeit, Krankheiten zu erzeugen, ist, wenn auch schon früher vermuthet, doch erst von Henle (1840) den Mikroben mit Bestimmtheit zugesprochen worden, während der sichere Beweis hierfür erst gelingen konnte, nachdem die Methoden gefunden wurden, mit denen man die einzelnen Arten isoliren, durch eine beliebige Anzahl von Generationen isolirt fortzüchten und durch das Experiment ihre Wirkung auf den thierischen Organismus studiren konnte. Diesen Dienst hat Robert Koch der Wissenschaft geleistet; für die Bakteriologie, die Hygiene, die gesammte Medicin haben seine Forschungen die allerhöchste Bedeutung. Auf dem von ihm geschaffenen Boden hat sich die Lehre von den Mikroorganismen im letzten Jahrzehnt rapide entwickelt und Früchte gezeitigt, welche eine immer erfolgreichere Bekämpfung der Infektionskrankheiten erhoffen lassen.

Die Mikroorganismen gehören zum bei weitem grössten Theile zum Pflanzenreiche und zwar zur grossen Gruppe der Kryptogamen, welche keine Blüthen und Samen bilden, sondern an Stelle der letzteren Sporen für ihre Fortpflanzung haben.

Diese zerfallen weiterhin in die stammbildenden Kryptogamen und in die Thallophyten, Pflanzen, welche Wurzel, Stengel und Blatt nicht differenziren; zu letzteren gehören die Mikroorganismen. Es sind kleinste meist chlorophyllfreie Pflanzen, welche dem menschlichen Auge nur durch gute Mikroskope mit starker Vergrösserung sichtbar gemacht werden können. Was der Hygieniker unter Mikroorganismen oder Mikroben versteht, gehört jedoch nicht einer oder mehreren botanisch scharf begrenzten Gruppen der Thallophyten an; man hat vielmehr in jenem Begriff alle jene kleinsten Pflanzen — auch Thiere — zusammengefasst, welche in Folge ihrer Fähigkeit, Fäulniss und Gährung zu erregen, sowie Krankheiten hervorzurufen, die Existenz und die Gesundheit des Menschen beeinflussen.

Sie werden eingetheilt in:

I. Fungi oder Schimmelpilze,
II. Blastomyceten oder Sprosspilze,
III. Schizomyceten oder Spaltpilze,
IV. Mycetozoen und Protozoen.

I. Fungi, Schimmelpilze.

Die einzelnen zwei bis zehn Mikren*) grossen Zellen der Fungi verlängern sich, es entstehen lange Fäden, Hyphen, welche zusammen den Thallus bilden. Die Hyphen theilen sich nicht nur durch Bildung von Querscheidewänden, sondern verzweigen sich auch, indem sich die Endzellen bisweilen dichotomisch theilen. Der Thallus besteht aus dem Mycelium, dem Netzwerk der Hyphen und den sich später bildenden Fruchtträgern. Das Mycelium bildet gelegentlich fleischige, knollige Körper, welche Sclerotien genannt werden.

Die Fruchtträger oder Fruchthyphen vermitteln die Fortpflanzung der Pilze; sie wachsen als Hyphen aus dem Mycelium heraus und erzeugen Sporen.

Die Sporenbildung geschieht in verschiedener Weise und bedingt die weitere Eintheilung der Pilze in:

1. Ascomyceten,

Das Mycel bildet an den Enden schlauchförmige Aufquellungen, Asci, in welchen die Sporen gelagert sind.

2. Basidiomyceten,

Die Sporen werden an den Spitzen der Fruchthyphen abgeschnürt.

3. Zygomyceten,

Zwei Fruchtträger legen sich mit ihren kolbenförmigen Enden aneinander und bilden durch Vereinigung eine gemeinsame Spore, Zygospore.

---

*) Ein Mikron, gewöhnlich mit μ bezeichnet, ist gleich $\frac{1}{1000}$ Millimeter.

4. Phycomyceten.

Das schlauchförmige Ende der Zellen bildet Sporen, die sich mittelst Cilien oder durch Contraktionen fortbewegen können, »Schwärmsporen«; oder es entstehen bei geschlechtlicher Fortpflanzung, wenn von zwei ungleichen Hyphen die eine »männliche« in die andere »weibliche« hineinwächst, Oosporen«.

Von der weit verbreiteten Gattung »Fungi« seien hier nur einige Arten angeführt, welche wegen ihrer grossen Verbreitung oder ihrer pathogenen Wirkung allgemeines Interesse haben.

Ustilaginiae, Brandpilze, schmarotzen auf Pflanzen, besonders Getreide, wo sie den ganzen Fruchtknoten zerstören.

Fig. 1.
Oidium lactis.
(Vergrösserung 150-fach.)

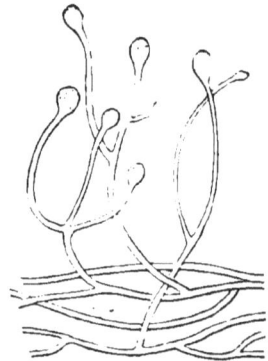

Claviceps purpurea verursacht die Bildung des sogenannten Mutterkorns, schwarzviolette Sclerotien, die zumeist in den Blüthen des Roggens, seltener in den anderer Gramineen entstehen.

Aspergillen (glaucus, fumigatus, flavus, niger) sind sehr verbreitet, finden sich gern auf Brod, Fruchtsäften u. s. w. ein.

Oidium lactis (Fig. 1) bildet den sammetartigen weissen Ueberzug auf saurer Milch.

Unter den Mucorineen ist der häufigste M. Mucedo, seltener sind M. rhizopodiformis und corymbifer (Fig. 2).

Penicillium glaucum ist der verbreitetste der Schimmelpilze und ist mit seinem flockigen,

Fig. 2.
Mucor corymbifer.
(Vergrösserung 100-fach.)

weissen, später blaugrünen Ueberzug überall zu beobachten.

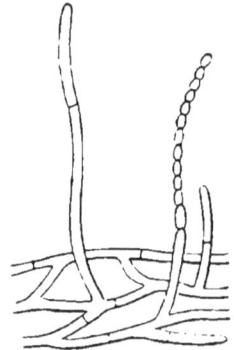

Pathogene Wirkung haben folgende den Hefe-pilzen nahestehende Arten:

Trichophyton tonsurans, Pilz des Herpes ton-surans.

Achorion Schönleinii, in den Borken und Haaren des Favus.

Der Soorpilz, welcher auf der Mundschleimhaut besonders von Säuglingen den eigenthümlichen Soor-belag bildet.

Der eben besprochenen Gruppe wird gewöhnlich auch der Actinomyces oder Strahlenpilz (Fig. 3) angereiht, über dessen Stellung im System noch keine Klarheit herrscht. Er bildet am häufigsten am Kiefer des Rindes weissliche, derbe Ge-schwulstmassen, in denen schwefelgelbe Körner eingebettet sind, verursacht aber auch gelegentlich beim Menschen schwere Erkrankungen. Die Reinzüchtung des Pilzes ist in jüngster Zeit gelungen.

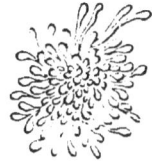

Fig. 3.
Drüse von Actino-myces.
(Vergröss. 300-fach.)

II. Die Blastomyceten, Spross- oder Hefe-pilze

sind die Pflanzengruppe, denen in erster Linie eine aus-gedehnte Fähigkeit Zucker zu vergähren (in Alkohol und Kohlensäure zu zerlegen), zukommt.

Dieses Alkoholvergährungsvermögen besitzen zwar auch in beschränktem Maasse andere Pilze, so ein-zelne der Schimmel- und Spaltpilze, auch zeigen die Schimmelpilze unter bestimmten Kulturbedingungen ein Wachsthum, welches den Hefepilzen zumeist eigen ist, nämlich die Sprossung. Die echten Hefepilze sind jedoch von den Schimmelpilzen durch die ihnen eigenthümliche Art der endogenen Sporenbildung scharf getrennt und bilden demnach eine besondere, selbständige Gruppe.

Wie ihr Name andeutet, vermehren sich die 2—15 μ grossen Zellen durch Sprossung, indem aus der Mutterzelle eine kleinere Tochterzelle herauswächst, die sich allmählich vergrössert, um dann wiederum eine neue Tochterzelle zu erzeugen. Die Zellen sind von einer Zellenhaut umgeben und besitzen zuerst ein klares, homogenes, später ein körniges an Vacuolen meist reiches Protoplasma. Sie bilden bei bestimmten Temperaturen unter gewissen Bedingungen, so bei Züchtung auf angefeuchteten Gipsplatten Sporen, deren Entstehen für die Bestimmung der verschiedenen Arten oder Rassen entscheidend ist.

Die wichtigsten Glieder in der Gruppe der Sprosspilze sind die Saccharomyceten, zu welchen vor allem die Bierhefepilze gehören. Es gibt deren eine grosse Menge, die durch die neueren Untersuchungen besonders von Hansen erforscht worden sind. Sie werden auch zum Unterschiede von den wilden Hefearten, welche in der Natur auf süssen Früchten vielfach verbreitet vorkommen, Culturhefen genannt. Eine jede Art erzeugt eine spezifische Gähr-

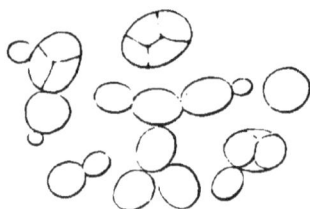

Fig. 4.

Saccharomyces cerevisiae I. mit Sporenanlage (nach Hansen). (Vergrösserung 1000-fach.)

ung, weshalb zur Herstellung eines gleichmässigen Bieres die Verwendung von stets derselben, durch andere Arten nicht verunreinigten Heferasse nothwendig ist. Nach der Art der von ihnen eingeleiteten Gährung trennt man sie in obergährige und untergährige Hefen. Erstere schwimmen an der Oberfläche der zu vergährenden Flüssigkeit und haben das Optimum ihrer Wirksamkeit bei 18—25°. Die untergährigen Hefen senken sich bei der zwischen 8 und 12° erfolgenden Gährung zu Boden.

Die gebräuchlichsten zur Bierfabrikation gebrauchten Hefepilze sind:

Saccharomyces cerevisiae I,
Saccharomyces Pastorianus I, II, III,
Saccharomyces ellipsoideus I, II.

Unter Presshefe versteht man die fabrikmässig für den Handel und den Versandt auf weitere Entfernungen dargestellte obergährige Hefe.

Ihre Züchtung wird in dem sogenannten Hefengut vorgenommen, einer aus Wasser, stickstoffreichem Roggenschrot und Darrmalz bestehenden Flüssigkeit, in welcher die Hefe zur Weiterentwickelung bei einer Temperatur von 22—26° C. eingebracht wird. Die Hefe entwickelt sich und steigt durch den Auftrieb der gleichzeitig durch die Gährung gebildeten Kohlensäure in die Höhe. Die sich oben absetzende Hefeschicht wird nach zehnstündiger Gährung abgeschöpft, gesiebt und gewaschen und mit Stärke versetzt. Auf Filterpressen wird endlich unter geringem Druck das Wasser abgepresst, bis die Hefe eine zusammenhaltende, bröckliche Masse bildet, welche in Holzkästen zum Versandt verpackt wird. —

Nach der oben gegebenen Definition sind zu den echten Hefen nur diejenigen Arten zu rechnen, welche eine charakteristische, endogene Sporenbildung zeigen. Ihnen nahe stehen folgende Organismen, welche sich ebenfalls regelmässig durch Sprossung vermehren und nur ausnahmsweise ein Mycel bilden, wie es die Schimmelpilze gewöhnlich thun.

Torula, eine Anzahl $1^1/_2$—8 μ grosser Sprosspilze, mit geringem Gährungsvermögen, sind sehr verbreitet in der Natur und bilden bei ihrem Wachsthum auf festen Nährböden schöne Farbstoffe.

Saccharomyces apiculatus, mit eigenthümlichem citronenähnlichen Aussehen. Entwickelung und Gährung des Pilzes verlaufen sehr langsam.

Mycoderma cerevisiae et vini, bildet auf gährenden Flüssigkeiten eine matte, graue, vielfach gefaltete Schicht, welche Kahmhaut genannt wird. Eine geringe Fähigkeit, zu vergähren, soll dem Mycoderma ebenfalls zukommen.

III. Die Spaltpilze.

1. Morphologie der Spaltpilze.

Die Spaltpilze oder Schizomyceten, auch Bakterien genannt, werden nach der ihnen hauptsächlich eigenen Wuchsform eingetheilt in

1. Micrococcen oder Kugelbakterien,
2. Stäbchenbakterien oder Bacillen,
3. Schraubenbakterien oder Spirillen,
4. Bakterien mit verschiedenen Wuchsformen.

Diese von F. Cohn gegebene Eintheilung ist nur eine vorläufige, bis die Spaltpilze näher untersucht und eine systematische Klassifizirung auf rein wissenschaftlicher Basis möglich sein wird.

Die Micrococcen sind mehr oder minder rundliche oder ovale Bakterien. Sie kommen einzeln oder auch in Verbänden zu mehreren vor und man unterscheidet dann Monococcen, Diplococcen zu zweien (Fig. 6 und 7).

Merismopedia oder Merista zu vieren nebeneinander in einer Ebene liegend (Fig. 9).

Sarcina von acht Coccen gebildet, welche sich in den drei Dimensionen des Raumes vermehrt haben und zusammen einen Würfel darstellen (Fig. 11). Bei Vermehrung in einer Richtung entstehen die kettenförmigen Streptococcen (Fig. 8), bei regelloser Theilung die haufenförmigen Staphylococcen (Fig. 9). Zoogloea nennt man einen durch eine zähe Schleimmasse fest verbundenen Coccenhaufen.

Die Stäbchen oder Bacillen sind Bakterien, deren Längsdurchmesser bedeutend grösser als der Querdurchmesser ist. Bei der Theilung zerfallen sie oder bleiben auch in langen Fäden aneinander hängen, Leptothrix. Die Enden der Bacillen sind entweder abgerundet (Fig. 16, 20, 22) oder zugespitzt oder scharfkantig (Fig. 14). Manche Bacillen schwellen in der Mitte oder am Ende an und haben dann Spindel- oder Kaulquappenform.

Die Spirillen oder Schraubenbakterien erscheinen entweder nur als kurze, aus einer Krümmung bestehende, Glieder — Vibrionen (Fig. 24) oder aber sie bilden längere korkzieherartig gewundene Fäden eigentliche Spirillen (Fig. 23).

Zu den Bakterien mit variabler Wuchsform gehören einige Arten, welche die sämmtlichen bisher beschriebenen Formen zeigen können.

Die Vermehrung der Spaltpilze geschieht durch Theilung, indem ein Individuum sich vergrössert und dann in zwei zerfällt. Oder aber die Bakterien bilden eine Dauerform, Spore genannt, welche gelegentlich wieder zum Bakterium auswächst.

Man unterscheidet Endosporen und Arthrosporen; die Endosporen bilden sich im Innern der Bacillen (Fig. 14) (bei Coccen sind Sporen noch gar nicht, bei Vibrionen noch nicht sicher beobachtet) als glänzende, stark lichtbrechende Körnchen, die manchmal perlschnurartig neben einander liegen. Oder einzelne Glieder eines Verbandes schnüren sich ab und bilden dann den Ausgang für neue Individuen — Glied- oder Arthrosporen. Während die Endosporen eminent widerstandsfähig sind und deshalb für das Fortbestehen der Bakterienart, von der sie abstammen, eine grosse Bedeutung besitzen, scheint den Arthrosporen eine irgendwie hervorragende Resistenz nicht zuzukommen.

Zur Vervollständigung der hier beschriebenen Formen der Spaltpilze sind noch die Involutions- oder Degenerationsformen zu nennen. Es sind unregelmässig gestaltete plumpe Bildungen, die für die betreffende Art nichts charakteristisches haben und nur entstehen, wenn die Organismen unter besonders ungünstige Ernährungs-, Wachsthums- oder Temperaturverhältnisse gebracht werden.

2. Physiologie der Spaltpilze.

Die Bakterien sind Zellen, welche aus einem Eiweisskörper, Mykoproteïn genannt, ferner aus Fett, Salzen und Wasser bestehen. Sie besitzen zumeist kein Chlorophyll und sind daher ausser Stande, die CO_2 zu ihrem Aufbau zu verwerthen, sie sind vielmehr auf höher constituirte Verbindungen angewiesen.

Die meisten Arten sind in Bezug auf Quantität und Qualität des Nährmaterials sehr anspruchslos. Die geringsten Spuren von organischen und anorganischen Verbindungen, wie sie sich in dem reinsten destillirten Wasser vorfinden, genügen noch für eine reichliche Vermehrung der eingebrachten Keime.

Zumeist leben sie von organischen Substanzen, abgestorbenen Theilen von Pflanzen und Thieren. Sie sind aber auch im Stande, ihren Stickstoffbedarf aus niederen anorganischen Verbindungen zu befriedigen.

Sie entstehen nur aus sich selbst; die frühere Annahme einer Urzeugung, einer Generatio aequivoca, nach welcher sie im Stande sein sollten, sich aus organischer, lebloser Materie zu bilden, ist besonders durch die Schwann'- und Pasteur'schen Untersuchungen als unrichtig erkannt worden.

Am besten gedeiht die Mehrzahl der Bakterienarten auf schwach alkalischen Nährsubstraten.

Nach dem von ihnen gewählten Aufenthaltsort theilt man sie ein in Saprophyten (σαπρὸς = verfault, φυτὸς = gewachsen), Bakterien, welche auf todtem Nährboden gedeihen, und in Parasiten (παράσιτος = bei einem Andern essend), welche nur in und auf einem lebenden Wirth fortkommen können, auf dessen Kosten sie dann existiren. Unter den Parasiten giebt es obligate, die nur parasitisch, und facultative, die parasitisch und saprophytisch leben können.

Ihrem Sauerstoffbedürfniss nach unterscheidet man aerobe und anaerobe Bakterien. Die am zahlreichsten vertretenen obligat aeroben können nur bei Gegenwart von Sauerstoff existiren, während umgekehrt für die obligat anaeroben die Abwesenheit des Sauerstoffs Existenzbedingung ist. Zwischen beiden stehen die fakultativ anaeroben, welche auch zeitweise dort leben können, wo Sauerstoff vorhanden.

Sehr verschieden sind die Ansprüche, welche die Bakterien an die Temperatur stellen. Zu ihrem Fortkommen gebrauchen die meisten eine Temperatur von 20—40 °. Die Saprophyten gedeihen am besten bei einer mittleren Temperatur von 20—25 °, die pathogenen bei Körpertemperatur 35—40 °. Bei hoher Temperatur über 60 °, sowie bei einer sehr niederen 0 ° und darunter stirbt die Mehrzahl ab. Es giebt jedoch auch solche, welche bei Gefriertemperatur, sowie andere, die bei einer Temperatur von 60—70 ° nicht nur existiren, sondern sogar sich vermehren können.

Die direkte Einwirkung des Sonnenlichts vertragen die Bakterien nicht; auch die resistenten Dauerformen werden durch dasselbe vernichtet.

Wie die Existenzbedingungen der Schizomyceten sehr verschiedenartige, so auch ihre Lebensäusserungen.

Die wichtigste Funktion, welche vielen Spaltpilzarten zukommt, ist die Erzeugung der Fäulniss, die Zersetzung der Eiweisskörper in niedere Verbindungen, welche dann wiederum von den höheren Pflanzen aufgenommen und als solche zur Ernährung der Thiere verwandt werden können. Als Fäulnisserreger vermitteln die Bakterien den Kreislauf der Elemente; ohne sie würde das organische Leben in kürzester Zeit ein Ende finden.

Die bei der Fäulniss sich abspielenden Prozesse sind sehr mannigfaltige.

Bei der sogenannten »stinkenden Fäulniss« werden die Eiweisskörper erst peptonisirt, dann in eine grosse Anzahl verschiedener chemischer Verbindungen zerlegt, hauptsächlich in Fettsäuren, Trimethylamin, Ammoniak, Schwefelammonium, Indol, Skatol u. s. w., während bei der »Verwesung« einem der Fäulniss ähnlichen Prozess unter reichlicher Sauerstoffzufuhr als Endprodukte Wasser, Kohlensäure, Salpetersäure und salpetrige Säure entstehen.

Ist die Fäulniss ausschliesslich auf Bakterienwirkung zurückzuführen, so wird die »Gährung« zumeist von

Sprosspilzen, aber auch von einzelnen Bakterienarten, hervorgerufen. So die Vergährung des Milchzuckers beim Sauerwerden der Milch in Milchzucker und Kohlensäure, die Vergährung von Stärke und Zucker in Buttersäure, die Sumpfgasgährung der Cellulose, die Essigsäuregährung des Alkohols.

Vom hygienischen Standpunkte verdienen die Spaltpilze das meiste Interesse, weil sie den Menschen krank zu machen imStande sind. Sie vermögen das auf zweierlei Weise: durch Intoxication und durch Infektion.

Unter Intoxication versteht man eine Vergiftung des menschlichen Körpers, hervorgerufen durch Substanzen, welche von den Mikroorganismen ausserhalb des menschlichen Körpers erzeugt sind, während man Infektion die Erkrankung des Körpers nennt, bei welcher die Bakterien erst im Körper sich vermehren und durch die von ihnen dort erzeugten Stoffwechselprodukte die schädliche Wirkung hervorbringen.

Die Ursache der Intoxication sind Saprophyten, welche bei ihrer Hauptthätigkeit, der Fäulnisserregung, gelegentlich auch die gefährlichen Intoxicationsprodukte hervorbringen, wenn sie Stoffe befallen, welche für die menschliche Ernährung bestimmt sind. So sind Fleisch-, Fisch-, Muschel-, Wurst-, Milch-, Käsevergiftungen beobachtet worden bei Genuss von Nahrungsmitteln, welche schon einer mehr oder minder ausgebildeten Fäulniss unterlegen waren. Die Bakterien brauchen dann bei der Erkrankung gar keine Rolle mehr mitzuspielen; die Intoxication tritt dann doch ein, auch wenn die Nahrung vor dem Genuss gekocht und die ursprüngliche Ursache, die Mikroorganismen, vernichtet ist.

Ursache der Infektion sind die sogenannten Infektionserreger oder pathogenen Mikroorganismen.

Die Stoffe nun, welche bei der Intoxication sowohl, wie bei der Infektion die Krankheit hervorrufen, werden Ptomaïne oder Toxine genannt. Die Bezeichnung Ptomaïne rührt vom πτῶμα Leichnam her und ist entstanden, weil man zuerst in menschlichen Cadavern, welche eine Zeit lang gefault hatten, derartige Körper gefunden hat. Es sind stickstoffhaltige, basische, den pflanzlichen Alkoloiden ähnliche Verbindungen von complicirter Zusammensetzung, welche besonders durch Nencki und Brieger genauer untersucht und chemisch rein dargestellt worden sind.

Nicht alle zu den Ptomaïnen zu rechnende Körper sind giftig.

Ungiftig sind:

Neuridin, Cadaverin, Putrescin, Cholin, welche alle aus verwesenden Leichentheilen hergestellt werden.

Giftige Wirkung haben:

Peptotoxin (in manchen Peptonen enthalten), Neurin (im faulenden Fleisch), Muscarin (das Gift des Fliegenpilzes, auch in faulendem Fischfleisch gefunden).

Aus Kulturen rein gezüchteter pathogener Bakterien sind bisher noch dargestellt worden:

Ein Ptomaïn, welches beim Wachsthum von Typhusbacillen entsteht, eine ungiftige Base aus Culturen des Staphylococcus aureus auf Fleischbrei, das Tetanin und Tetanotoxin aus Culturen des Tetanusbacillus und der Extremität eines an Tetanus gestorbenen Menschen u. s. w.

Von den Ptomaïnen oder Toxinen chemisch wohl zu unterscheiden, in ihrer Wirkung aber ihnen sehr ähnlich und ebenfalls zu den Stoffwechselprodukten der Mikroorganismen gehörig, sind gewisse Eiweisskörper, welche man Toxalbumine genannt hat. Solche Toxalbumine sind dargestellt aus den Culturen der Diphtherie-, der Typhus- und der Tetanusbacillen u. s. f.

Von bedeutend geringerer hygienischer Bedeutung ist die Fähigkeit bestimmter Bakterienarten, verschiedenartige Farbstoffe zu bilden, wie auch einzelne zu phosphoresciren, im Dunklen zu leuchten vermögen.

Endlich ist noch die Fähigkeit einiger Bakterienarten, sich selbständig fortzubewegen, zu erwähnen. Diese Beweglichkeit beruht auf der Thätigkeit feiner

Cilien oder Geisselfäden, wie sie in Fig. 5 wiedergegeben sind. Das Vermögen, sich von
der Stelle zu bewegen, kommt allen Bakterienarten, den Coccen, Bacillen und Spirillen
zu; unter den Coccen sind jedoch bisher
nur wenige bewegliche Arten bekannt.

Die Bewegung ist bei den verschiedenen Arten eine ungleiche. Einzelne fliegen
mit grosser Geschwindigkeit durch das Gesichtsfeld des beobachteten Objekts, andere
wiederum bewegen sich nur langsam von ihrem Platze.

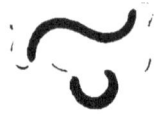

Fig. 5.
Spirillen
mit
Geisselfäden.

Von dieser selbständigen Locomotion ist übrigens wohl zu unterscheiden die Brown'sche Molekular-
bewegung, unter der man die zitternde Bewegung
der ungefärbten Coccen an demselben Ort versteht.

Auch aus der grossen Zahl der Spaltpilze seien
hier nur diejenigen genannt, welche in Folge ihrer
weiten Verbreitung oder ihnen besonders zukommender
das Wohl des Menschen beeinflussender Eigenschaften
ein allgemeines Interesse haben.

A. Micrococcen.

Diplococcus pneumoniae (Fränkel, Weichsel-
baum).*) Oval (Fig. 6) gestalteter Diplococcus, welcher sich
im Auswurf Lungenkranker, besonders im
rothbraunen Sputum an croupöser Pneumonie
Erkrankter, dann auch bei Meningitis cerebro-
spinalis findet und wahrscheinlich die Ursache
der croupösen Pneumonie ist.

Gonococcus (Neisser) (Fig. 7). Sem-
melförmige Diplococcen mit zwei flachen
einander zugekehrten Seiten; ist in jedem
Secret gonorrhoïscher Schleimhautentzündung
zu finden, welche von ihm hervorgerufen
werden.

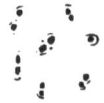

Fig. 6.
Diplococcus
pneumoniae
(Fränkel-
Weichselbaum).
(Vergrösserung
1000-fach).

---

*) Die Namen der Autoren, welche den Microorganismus zuerst
eingehend beschrieben haben, sind stets in Klammern beigefügt.

Streptococcus pyogenes (Rosenbach, Passet) (Fig. 8). In Ketten bis zu dreissig Kugeln; kommt in den verschieden- artigsten Eiterungen vor.

Streptococcus erysipelatis (Fehleisen). Die kleinen paarweise oder in langen Ketten aneinander- liegenden dem Strephococcus pyo- genes morphologisch gleichenden Coc- cen bilden die Ursache des Rothlaufs und werden in den Lymphbahnen der Haut Erysipelatöser gefunden.

Fig. 7.
Gonococcus (Neisser).
(Vergrösserung 1000-fach.)

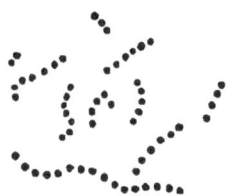

Staphylococcus pyogenes aureus (Rosenbach, Passet). (Fig. 9). Mittelgrosse Coccen, welche sehr weit verbreitet in Luft, Spülwasser und Erde zu finden sind. Sie sind die Ursache der meisten beim Menschen vorkom- menden Eiterungen.

Staphylococcus pyogenes albus (Rosenbach, Passet). Morpho- logisch und physiologisch- dem St. p. aureus gleich, ist nur seltener als dieser und wächst auf Agar-Agar mit weisser Farbe, während der vorhergehende goldgelb wächst.

Fig. 8.
Streptococcus pyogenes.
(Vergrösserung 1000-fach.)

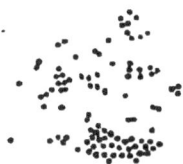

Unter den für die Menschen nicht pathogenen Micrococcen ist zu nennen:

der Micrococcus tetragenus (Koch) (Fig. 10), der sich gelegentlich im Auswurf Kranker (besonders bei Lungencavernen), aber auch im Sputum Gesunder findet. Wie sein Name andeutet, liegt er meist zu vieren zusammen.

Fig. 9.
Staphylococcus
pyogenes aureus.
(Vergröss. 1000-fach.)

Der Micrococcus ureae (Pasteur) findet sich in faulendem Harn vor, wo er die Ueberführung des Harnstoffs in kohlen- saures Ammon verursacht. (Diese Umsetzung kann übrigens auch durch andere Microorganismen hervorgerufen werden).

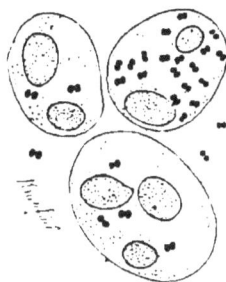

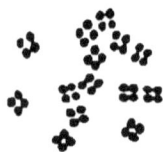

Verschiedene Sarcinearten
finden sich häufig in der Luft,
im Bier, auch im Wasser. Die
sarcina ventriculi (Fig. 11)
wird im Mageninhalt von
Menschen und Thieren oft
beobachtet.

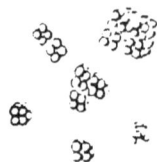

Fig. 10.

Micrococcus tetragenus.
(Vergrösserung 1000-fach.)

Fig. 11.

Sarcina ventriculi.
(Vergrösserung 1000-fach.)

B. Bacillen.

Der Tuberkelbacillus (Koch, Baumgarten) (Fig. 12)
ist der Erreger der unter Menschen und Thieren verbreitetsten in den verschiedensten Formen auftretenden
Tuberkulose und ist bei allen tuberkulösen Erkrankungen
aber auch nur bei diesen zu finden. Die unbeweglichen
Bacillen sind 2—5 µ lang, öfters leicht geknickt, sie
enthalten häufig sporenähnliche Gebilde, die jedoch sehr
wahrscheinlich keine Sporen sind. Die Cultur der Bacillen
ist zuerst auf erstarrtem Blutserum geglückt, wo die
Kolonien nach acht- bis zehntägigem Stehen
bei Körpertemperatur mattweisse, trockene
Schüppchen bilden. Leichter und schneller
sind sie auf einem 5—10% Glycerin
haltigen Agar-Agar (Nocard-Roux) zu
züchten. Die Färbung der Bakterien erfordert
spezielle Methoden, da sie die Anilinfarben
unter gewöhnlichen Verhältnissen nicht

Fig. 12.

Tuberkelbacillen.
(Vergr. 1000-fach.)

leicht aufnehmen, wenn sie sie aber aufgenommen haben,
sehr energisch festhalten. Die gebräuchlichsten Färbemethoden sind die von Ehrlich und weiterhin von
B. Fränkel-Gabbett (s. pg. 42).

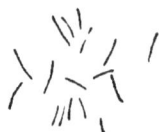

Der Rotzbacillus, B. mallei (Löffler-
Schütz), (Fig. 13) hat ungefähr die Grösse der
Tuberkelbacillen, ist nur etwas breiter als jene
und leicht beweglich. Er findet sich stets in den
sogenannten Rotzknötchen, der hauptsächlich
bei Pferden und Eseln vorkommenden Rotz-

Fig. 13.

Rotzbacillen
(Vergröss.
1000-fach.)

erkrankungen. Auf erstarrtem Blutserum bildet er bei 37 ° cultivirt zahlreiche kleine durchscheinende Tröpfchen, auf Kartoffeln einen braunen kleisterähnlichen Belag. Am besten gedeiht er auf Glycerin Agar-Agar in Form eines mattweisslichen, durchsichtigen Streifens.

Der Milzbrandbacillus, B. Anthracis (Pollender, Davaine, Koch) (Fig. 14) findet sich im Blut und in den Organen der an Milzbrand gestorbenen Thiere. Er gehört zu den grössten Bacillen; die Stäbchen sind 3—20 μ lang und 1.0—2.5 μ breit, die Enden sind scharf abgeschnitten. In Bouillon cultivirt wächst er zu langen Fäden aus. Die Bacillen sind unbeweglich. Auf Nährsubstraten (niemals im Thierkörper) bildet er bei günstiger Temperatur 18—42 ° (Optimum bei 30 °) Sporen,

Fig. 14.
Milzbrandbacillen.
(Vergrösserung 1000-fach.)

welche sehr restistent sind. Er ist auf den verschiedenen Nährböden leicht zu cultiviren. Auf Gelatine entstehen sehr charakteristische Colonieen (Fig. 15), indem vom Centrum aus in grossen Mengen vielfach gewundene peitschenschnurförmige Fäden auswachsen. Kleinere Thiere, Mäuse, Kaninchen und Meerschweinchen sind für Milzbrand sehr empfänglich und sterben ein bis zwei Tage nach der Impfung. Auch unter grösseren Thieren (Schafen, Rindern, Pferden), verursacht er häufig mörderische Epidemieen. Der Mensch ist gegen Milzbrand ziemlich unempfänglich. Nach Infectionen bei äusseren Verletzungen entsteht gewöhnlich nur eine lokale Erkrankung, die sogenannte pustula maligna; der gesammte Organismus wird bei rechtzeitiger Behandlung der Primärerkrankung nur selten ergriffen.

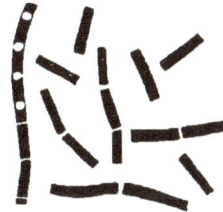

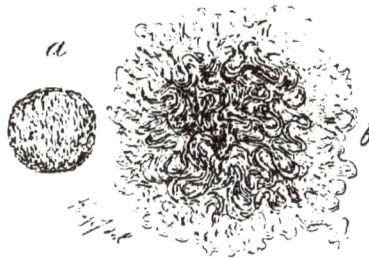

Fig. 15.
Milzbrandcolonieen (a tiefliegend, b oberflächlich) auf Gelatine.
(Vergrösserung 60-fach.

Der Typhusbacillus (Eberth, Koch, Gaffky) (Fig. 16)
findet sich im Harn, Faeces, Blut und in den Organen
Typhöser. Das leicht bewegliche kurze Stäbchen hat abgerundete Ecken. Sporen bildet
es nicht; was man früher als solche aufgefasst
hat, ist nur verdichtetes Protoplasma, das Farbstoffe begierig aufnimmt. Die vermeintlichen
Sporen sind nur als Involutionsformen zu betrachten.

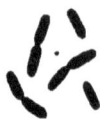

Fig. 16.
Typhus-
bacillen.

Der Typhus B. wächst sehr leicht auf den
gewöhnlichen, festen Nährböden, ohne jedoch

(Vergröss.
1000-fach.)

auf diesen ein charakteristisches von einzelnen anderen
Bakterienarten sicher zu unterscheidendes Wachsthum zu
zeigen. Nur bildet er auf bestimmten und zwar schwach
saueren Kartoffeln einen üppigen, für das blosse Auge
fast völlig unsichtbaren Rasen.

Die Spècificität des Bacillus als Erreger des Typhus
ist mit aller Sicherheit noch nicht erwiesen, da Thiere
für diese Krankheit unempfänglich, zu Experimenten mit
Kulturen des Bacillus kein geeignetes Material abgeben.
Das fast regelmässige Vorkommen bei Typhusfällen und
zwar nur bei solchen lässt ihn jedoch mit sehr grosser
Wahrscheinlichkeit als Ursache des Typhus abdominalis
erscheinen.

Der Syphilisbacillus ist von Lustgarten mit einer
complicirten Färbemethode in den Geweben und Sekreten
Syphilitischer sichtbar gemacht worden. Der Grösse nach
den Tuberkelbacillen ähnlich, bildet er häufig gebogene
schwach S-förmig gekrümmte Stäbchen. Ob er wirklich der Erreger der Syphilis, ist zum mindesten sehr
zweifelhaft, da im Smegma präputiale und vulvare Nicht-
syphilitischer dieselben Bacillen nachgewiesen werden
konnten und da alle Culturversuche, welche zu beweisen-
den Resultaten hätten führen können, bisher erfolglos
waren.

Der Leprabacillus (Armauer, Hansen) findet sich
in den Knochen der an Lepra Erkrankten, einer in
Europa nur noch in einzelnen Theilen (Spanien und

Norwegen) vorkommenden Krankheit. Die Bacillen sehen den Tuberkelbacillen ähnlich. Die Cultur der Bacillen ist gelungen, aber ohne dass es möglich ist, mit den cultivirten Bakterien bei Versuchsthieren Lepra zu erzeugen; es ist also ein sicherer Beweis für die Pathogenität der Leprabacillen noch nicht erbracht.

Der Diphtherie-Bacillus (Klebs-Löffler) (Fig. 17) findet sich in den erkrankten Schleimhäuten an Diphtherie Leidender. Er ist unbeweglich, ungefähr so lang wie der Tuberkelbacillus, aber doppelt so breit wie dieser und hat abgerundete Ecken. Die Bacillen sind häufig unregelmässig geformt, an einem oder beiden Enden kolbig verdickt (hantelförmig). Sie bilden keine Sporen und gehen eingetrocknet oder auf 50—60° erwärmt rasch zu Grunde. Zu ihrer Cultivirung eignen sich die verschiedensten Nährböden. Der sichere Beweis ihrer specifischen Pathogenität ist schwer zu führen. Es gelingt, mit den Bakterien in der Trachea von Kaninchen, Tauben und Hühnern Pseudomembranen hervorzurufen. Hierdurch und durch das stete Vorkommen der Bacillen bei allen Fällen genuiner Diphtherie ist es sehr wahrscheinlich, dass der Bacillus der wirkliche Erzeuger der Diphtherie ist.

Fig. 17. Diphteriebacillen. (Vergröss. 1000-fach.)

Der Tetanusbacillus (Nicolaier) (Fig. 18) kommt häufig in der Gartenerde, dann auch im Dünger und faulenden Flüssigkeiten vor. Er ist beweglich und bildet schlanke, häufig zu Fäden auswachsende Stäbchen mit runden, sehr resistenten endständigen Sporen (Trommelschlägelform). Die Culturen gelingen nur bei völligem Luftabschluss; sie verbreiten nach einiger Zeit einen ekelhaften Geruch. Auf empfängliche Thiere (Mäuse, Meerschweinchen, Kaninchen) übertragen, verursacht der Bacillus den für die Krankheit charakteristischen Starrkrampf, welchem die Thiere in wenigen Tagen erliegen.

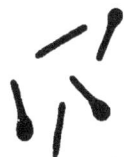

Fig. 18 Tetanusbacillen. (Vergr. 1000-fach.)

Der Bacillus des malignen Oedems (Koch) (Fig. 19), welcher wahrscheinlich mit dem von Pasteur bei Septicämie gefundenen und von ihm Vibrion septique genanntem identisch, ist sehr weit verbreitet und kommt im Boden, Staub und Schmutz verschiedenster Abstammung vor. Die lebhaft beweglichen Oedembacillen bilden schlanke, dünne Stäbchen, die häufig in lange, bogig gekrümmte Fäden auswachsen. Die Sporen treten am Ende oder in der Mitte der Bacillen auf. Seine Cultur gelingt ebenfalls nur bei vollständigem Sauerstoffabschluss. Thieren eingeimpft führt er innerhalb

Fig. 19.

Bacillus des malignen Oedems.

(Vergröss. 1000-fach.)

weniger Tage zum Tode. Von der Impfstelle geht ein weitverbreitetes subkutanes Oedem aus, die ganze Umgebung ist mit einer röthlichen, stark bacillenhaltigen Flüssigkeit durchsetzt. Die Erkrankung kommt, wenn auch selten, beim Menschen vor, wenn bei complicirten Knochenbrüchen oder tiefen Wunden deren Verunreinigung stattgefunden; sie führt schnell zum Tode.

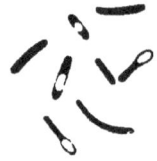

Die Pneumoniebacillen (Friedländer und Frobenius) (Fig. 20) wurden früher für die Erreger der croupösen Pneumonie gehalten; es sprechen jedoch mehrfache Gründe gegen die Richtigkeit dieser Vermuthung.

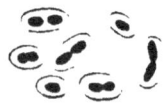

Für den Menschen nicht pathogen ist der Rauschbrandbacillus (Feser, Bollinger, Kitasato), welcher Rinder, Schafe und Ziegen bestimmter Gegenden (Bayern,

Fig. 20.

Pneumoniebacillen (Friedländer).

(Vergr. 1000-fach.)

Baden, Schleswig-Holstein) häufig befällt. Die Krankheit verläuft tödtlich. Bei der Sektion finden sich stark emphysematöse Haut- und Muskelgeschwülste, die bei Berührung »rauschen«. Die Muskeln sind schwarz verfärbt. Der Bacillus ist sowohl in diesen Geschwülsten als auch in den blutigen Transsudaten der serösen Körperhöhlen zu finden. Es sind theils gerade, theils in der Mitte oder am Ende kolbig angeschwollene Stäbchen, welche beweglich sind und Sporen bilden. Der Bacillus wächst anaerob.

Der Bacillus des Schweinerothlaufs [rouget oder mal rouge de porcs] (Löffler, Schütz) (Fig. 21) verursacht eine häufig auch in einzelnen Theilen Deutschlands, besonders Baden, auftretende Seuche, welche bei schneller Verbreitung mehr als die Hälfte der befallenen Thiere vernichtet. Die kleinen, schlanken, beweglichen Stäbchen sind im Blute und in sämmtlichen Organen der befallenen Thiere zu finden. Sie lassen sich leicht cultiviren und zeigen auf Gelatine (auf der Platte, wie in der Stichkultur) ein charakteristisches Wachsthum.

Fig. 21.
Bacillen des Schweine-rothlaufs.
(Vergröss. 1000-fach.)

Der Bacillus der Hühnercholera (Pasteur) (Fig. 22) findet sich im Blute, den Organen und den Faeces des an Hühnercholera erkrankten Geflügels. Der unbewegliche Bacillus bildet kurze, an den Enden abgerundete Stäbchen. Bei seiner Färbung nimmt er den Farbstoff nicht gleichmässig, sondern nur an den Enden auf, das Mittelstück bleibt ungefärbt.

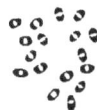

Fig. 22.
Bacillus der Hühner-cholera.
(Vergröss. 1000-fach.)

Mit dem Bacillus der Hühnercholera sind identisch oder wenigstens sehr nahe verwandt: der Bacillus der Kaninchen-Septicaemie (Gaffky), der Bacillus der Schweineseuche (Löffler-Schulz), der Bacillus der Entencholera (Cornil), der Bacillus der Wildseuche (Kitt, Hüppe).

Von den farbstoffbildenden Bacillen sind folgende zu erwähnen:

Der Bacillus pyocyaneus findet sich im grünen Eiter. Die geimpften festen Körper nehmen fluorescirende Farbe an. Die Bacillen sind kurz und lebhaft beweglich.

Der Bacillus prodigiosus kommt in der Natur auf feuchtem Brod, gekochten Kartoffeln, Fleisch, Milch u. s. w. vor und bildet dort wie auf festen Nährböden einen purpurrothen Farbstoff, der in früheren Zeiten häufig den Glauben an Wunder erregte. Der bewegliche Bacillus ist sehr kurz, weshalb er früher für einen Coccus gehalten wurde.

Der Bacillus lactis cyanogenes, B. der blauen Milch (Hüppe, Neelson) kommt gelegentlich in der Milch vor, wo er sich durch eine intensive Blaufärbung der Milch verräth. Die kleinen lebhaft beweglichen Bacillen erzeugen auch auf festen Nährböden einen blauen Farbstoff, der allmählich dunkler, schliesslich braun oder schwarz wird. Längere Zeit auf festen Nährböden gezüchtet, vermögen die Bakterien nicht mehr den Farbstoff zu bilden.

Als Gährungserreger haben besonderes Interesse und allgemeine Verbreitung der Bacillus acidi lactici (Hüppe), welcher die häufigste Ursache des Sauerwerdens der Milch und aus solcher leicht rein zu züchten ist. Das kurze plumpe Stäbchen ist unbeweglich und bildet endständige kugelige stark lichtbrechende Sporen. Es veranlasst die Zerlegung des Milchzuckers in Milchsäure und Kohlensäure, was secundär die Ausfüllung des Caseïns zur Folge hat. Die Fähigkeit aus Milchzucker Milchsäure zu bilden kommt übrigens ausser dem oben genannten noch anderen Mikroorganismen zu, so dem von Grotenfeld beschriebenen Milchsäurebacillus.

Der Bacillus butyricus, Buttersäurebacillus (Hüppe) ist ebenfalls aus Milch gezüchtet. Die verschieden langen, schlanken Stäbchen sind sehr beweglich und bilden mittelständige, glänzende eirunde Sporen. Das Vermögen der Buttersäurebildung besitzt in noch ausgesprochenerem Maasse der

Bacillus amylobacter auch Clostridium butyricum (Prazmowsky, Pasteur) genannt. Die lebhaft beweglichen Bacillen sind gross und dick und haben abgerundete Ecken. Bei der Sporenbildung nehmen die Stäbchen Spindel- oder Kaulquappenform an. Züchtungsversuche des anaëroben Bacillus auf festen Nährboden sind noch nicht sicher geglückt. Das Clostridium erzeugt in Lösungen von Stärke, Zucker, Dextrin oder milchsauren Salzen reichlich Buttersäure, wobei gleichzeitig Kohlensäure und Wasserstoff entwickelt wird.

Endlich seien noch aus der grossen Zahl der Fäulnisserreger einige Arten genannt.

Bakterium Termo (Dujardin, Vignal). Unter diesem Namen, der noch aus der Zeit stammt, wo die neueren Züchtungsmethoden auf festem Nährboden noch nicht zur Verfügung standen, sind eine ganze Reihe verschiedener Arten kleiner 1.5—2 μ langer sehr beweglicher Bacillen zu verstehen, welche sich in allen Fäulnissgemischen, in der Mundhöhle u. s. w. aufhalten.

Bakterium coli commune (Escherich) ist ein steter Bewohner des menschlichen (gewöhnlich auch des thierischen) Darmkanals. Im Wachsthum auf Gelatine ähnelt es den Typhusbacillen.

Eine Anzahl Fäulnissbakterien sind von Hauser unter dem Namen Proteus vulgaris, P. mirabilis, P. Zenkeri beschrieben worden. Den Namen »Proteus« haben sie erhalten, weil die Bacillen häufig Involutionsformen und eigenthümlich gewundene und geschlängelte haarflechtenartig gedrehte Fäden bilden und hierbei häufig ihre Gestalt verändern.

Am häufigsten kommt P. vulgaris vor, ein sehr bewegliches, leicht gekrümmtes Stäbchen von wechselnder Länge, welches in faulenden thierischen Substanzen, im Mekoniumkoth, im Wasser u. s. w. zu finden ist.

Der Heubacillus, B. subtilis (Ehrenberg) ist wohl der verbreitetste sämmtlicher Mikroorganismen. Er findet sich in faulenden Flüssigkeiten, Faeces, Luft, Wasser, Erde und im Heuinfus, woher er seinen Namen erhalten hat. Die beweglichen Stäbchen sind den Milzbrandbacillen ähnlich, aber etwas schwächer und an den Enden nicht eckig, sondern abgerundet; sie wachsen häufig zu langen Fäden aus. Seine weite Verbreitung verdankt er der hervorragenden Resistenz der von ihm gebildeten eiförmigen, stark glänzenden Sporen, welche trockene Hitze von 120⁰ C. länger als eine Stunde vertragen.

C. Spirillen.

Recurrens Spirille, Spirochaete Obermeieri (Fig. 23). Die lebhaft beweglichen Spirillen sind 16—40 µ lang und zeigen gleichmässige Schraubenwindungen mit sichtbaren Geisseln. Sie kommen stets und ausschliesslich im Blut von Kranken vor, welche an dem vom Typhus abdominalis wohl zu unterscheidenden Typhus recurrens erkrankt sind. Da es auch gelungen ist mit dem spirillenhaltigen Blute solcher Kranker gesunde Menschen sowohl, als auch Affen zu inficiren, sind sie für die Ursache des T. recurrens zu halten, obwohl es bisher noch

Fig. 23.
Reccurrens Spirille.
(Vergrösserung 1000-fach.)

nicht geglückt ist, sie ausserhalb des menschlichen Körpers zu züchten und mit der Reinkultur Infektionsversuche anzustellen.

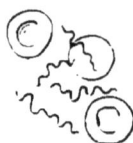

Vibrio Cholerae Asiaticae (Koch) (Fig. 24.) Das leicht bewegliche Spirillum kommt gewöhnlich in kurzen, ziemlich plumpen, schwach gebogenen Stäbchen mit abgerundeten Enden vor, weshalb es von Koch den Namen »Kommabacillus« erhalten hat. Es gehört jedoch, da es unter bestimmten Verhältnissen zierlich gedrehte Schrauben von ziemlicher Länge bildet, zu den Spirillen. Der Mikroorganismus ist von Koch und anderen Autoren in allen Fällen von

Fig. 24.
Cholera Vibrio.
(Vergrösserung 1000-fach.)

Cholera Asiatica in den Entleerungen der Kranken und dem Darminhalt der Gestorbenen — von Koch ausserdem noch in einem Tang (kleiner Teich) in Calcutta — gefunden worden. Seine Reinkultur gelingt leicht auf festen Nährböden und zeigt dort ein typisches Wachsthum. Die Bildung von Arthrosporen ist nur von einem Autor (Hüppe) beobachtet, später nicht mehr bestätigt worden.

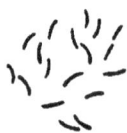

Für die rasche Differentialdiagnose zwischen Cholera und anderen Spirillen ist es zu wissen wichtig, dass in peptonhaltiger Bouillon oder auf Nährgelatine gezüchtete

Culturen nach zwölf Stunden resp. in einigen Tagen mit
verdünnter reiner Schwefelsäure versetzt eine roth violette
oder purpurrothe Verfärbung geben. Die Färbung ist die
gewöhnliche Indolreaktion und entsteht durch Bildung
von Indol und salpetrigsauren Verbindungen, deren Säure
durch den Zusatz von Schwefelsäure frei gemacht wird.
(Cholera-Reaktion).

Unter Umständen ist es von grosser Bedeutung,
durch die bakteriologische Untersuchung und den Nachweis der Choleravibrionen, die Diagnose auf Cholera
Asiatica schnell zu stellen. Es glückt dies am raschesten,
wenn man den fraglichen Darminhalt auf verdünnte
Bouillon impft, in welcher die Kommabacillen sehr gut
gedeihen und sich besonders stark an der Oberfläche
unter Hautbildung entwickeln. Ein mikroskopisches Präparat und das Gelingen der oben angeführten spezifischen
Reaktion können dann schon nach zwölf Stunden die
Diagnose sichern.

Durch das Thierexperiment den Nachweis zu liefern,
dass die Kommabacillen die Erreger der Asiatischen
Cholera sind, musste zunächst daran scheitern, dass die
Thiere gegen diese Krankheit immun und dass ihrer
Wirkung im Darm die Passage durch den für ihre Existenz
sehr schädlichen, sauren Magensaft ungünstig ist. Dennoch ist es Koch gelungen, durch Neutralisation des
Magensaftes mit einer Lösung von kohlensaurem Natron
und nachheriger Injektion von Opiumtinctur, die Versuchsthiere (Meerschweinchen) mit Cholerakulturen so zu
inficiren, dass sie in ein bis zwei Tagen der Infektion
erliegen. Der Darm der gestorbenen Thiere zeigt dann
eine intensive Röthung und einen dünnflüssigen Inhalt, in welchem die Cholerabacillen sehr zahlreich enthalten sind.

Auch hat sich gelegentlich bakteriologischer Untersuchungen mit dem Choleravibrio in einer cholerafreien
Zeit ein Arzt inficirt und ist unter den charakteristischen
Erscheinungen der Cholera erkrankt; in den Darment-
leerungen wurden die Kommabacillen nachgewiesen.

Alle diese Momente sind für die spezifische Pathogenität des Choleravibrio entscheidend.

In Folge ihrer Aehnlichkeit mit dem Koch'schen
Choleravibrio haben noch Interesse der Vibrio Finkler-
Prior, welcher zuerst in faulenden Faeces gefunden
wurde. Die Organismen sind dicker und weniger ge-
krümmt als die Koch'schen Kommabacillen und sind
durch die Kultur auf festen Nährböden von letzteren
sehr wohl zu unterscheiden. Weil die Faeces, in denen
sie zuerst gefunden wurden, von einem Falle von
Cholera nostras stammten, hat man sie für die Ursache dieser Erkrankung gehalten, was jedoch falsch
ist, da sie einmal in später untersuchten Cholera nostras-
Fällen nicht mehr zu constatiren waren, dann aber auch
in dem Darm und dem Munde zweier gesunder Personen
beobachtet worden sind.

Das Spirillum tyrogenum (Deneke) ist mikroskopisch dem Cholerabacillus vollkommen gleich, aber
durch die Kultur von diesem sehr wohl zu unterscheiden.
Die Spirillen sind, wie der Name andeutet, auf altem
Käse beobachtet worden.

Der Vibrio Metschnikoff von Gamalëia im
Darminhalt von Hühnern gefunden, ist dem Komma-
bacillus noch ähnlicher als die beiden vorher genannten
Vibrionen und zeigt auch auf festen Nährböden vielfach
ein ähnliches aber doch nicht vollkommen identisches
Wachsthum.

D. Spaltpilze mit variablen Wuchsformen.

Hierzu gehören die von Zopf beschriebenen Cre-
nothrix-, Cladothrix- und Beggiatoa-Arten,
welche sich vielfach in unreinen aber auch in reinen
Wässern finden.

Crenothrix Kühniana ist speziell ein sehr
häufiger Wasserbewohner, der sich auch schon in
Wasserleitungen so stark entwickelt hat, dass deren
Röhren verstopft wurden.

IV. Die Mycetozoën und Protozoën

oder Schleimpilze oder Pilzthiere bilden den Uebergang des Pflanzen- zum Thierreich. Erstere gehören
noch zum Pflanzenreiche, während die Protozoën schon
zu den Thieren zu zählen sind.

Die Protozoën werden eingetheilt in Rhizopoden,
Sporozoën und Infusorien.

Den Sporozoën sind zuzurechnen: die Gregarinen,
die Psorospermienschläuche und die Coccidien.

Unter den Protozoën hat hygienisches Interesse das
Plasmodium Malariae (Fig. 25), zuerst von Laveran

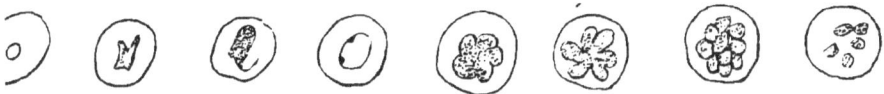

Fig. 25. Plasmodium Malariae.

im Blute Malariakranker während der Fieberanfälle beobachtet. Es befindet sich dort in den rothen Blutkörperchen oder auch im freien Blute als kleines, rundliches
Gebilde, das seine Form vielfach wechseln, schnell wachsen
und schliesslich das Blutkörperchen ganz einnehmen kann.
Da es sich, wie von vielfachen Beobachtern constatirt
wurde, in allen Fällen von Malaria findet, während des
Fieberanfalls schnell vermehrt, nach Chiningabe aber
wieder verschwindet, da ferner derartiges plasmodien-
haltiges Blut, auf andere Menschen überimpft, ebenfalls
Malaria erzeugt, so hält man es für den specifischen Erreger
der Malaria, obwohl seine Cultivirung noch nicht geglückt
ist, und man daher auch noch nicht in der Lage war, mit
den rein gezüchteten Organismen Versuche anzustellen.

Bei den Protozoën ist noch zu erwähnen eine
Coccidienart, welche Neisser in den bei Molluscum
contagiosum in der Haut des Menschen entstehenden
Knötchen beobachtet hat.

Nach neueren Untersuchungen erscheint es übrigens
auch wahrscheinlich, dass ebenfalls zu den Protozoën die
noch nicht bekannten Erreger verschiedener Infektionskrankheiten wie Masern, Scharlach, Blattern u. s. w. gehören.

Die bakteriologischen Untersuchungsmethoden.

Die hohe Stufe, auf welche sich die Bakteriologie in so kurzer Zeit aufgeschwungen, verdankt sie nicht zum mindesten der glücklichen Entwickelung, welche die Naturwissenschaften insbesondere Chemie und Optik in der neueren Zeit genommen haben.

An der Grenze der Sichtbarkeit stehend, konnten die kleinen Mikroorganismen nur durch die enorme Vervollkommnung der Mikroskope in den letzten Jahrzehnten einer eingehenden Untersuchung zugängig gemacht werden. Die für bakteriologische Zwecke zu benützenden Mikroskope müssen nicht nur sehr stark vergrössern, sondern sollen auch ein gleichmässig scharfes Bild liefern, was die neueren Systeme unter gleichzeitiger Anwendung des Abbé'schen Condensor's in vorzüglicher Weise leisten.

Die homogenen Immersionssysteme schalten zwischen dem Deckglas des Präparats und dem Objektiv einen Tropfen einer Flüssigkeit ein, welche dasselbe Lichtbrechungsvermögen wie das Glas besitzt (gewöhnlich Cedernoel). Es wird dadurch der Lichtverlust, welcher sonst an den Trennungsflächen optisch verschieden brechender Medien entsteht, verhindert, das Bild wird reiner.

Der Abbé'sche Beleuchtungsapparat ist eine Linsencombination, welche zwischen Spiegel und Objekt angebracht, einen breiten Lichtkegel in das Objekt wirft. Bei seiner Verwendung werden die feineren Details des Objekts undeutlich, das Strukturbild wird verwischt, während intensiv gefärbte Theile als scharfes Farbenbild hervortreten; er lässt also in gefärbten Präparaten die den Farbstoff aufnehmenden Theile (Kerne und Mikroorganismen) besonders deutlich erscheinen. Will man von demselben Objekt Strukturbild und Farbenbild betrachten — und das ist sehr nothwendig, da es

nicht nur darauf ankommt, Bakterien zu sehen, sondern
auch ihre Lage zum umgebenden Gewebe und die in
letzteren vorgegangenen pathologischen Veränderungen
zu studiren, so braucht man nicht den Abbé'schen
Condensor ganz zu entfernen. Es genügt, durch Ein-
schiebung einer Blende, welche nur einen kleinen Theil
der vom Condensor ausgehenden Strahlen durchlässt,
dessen Wirkung zu beschränken.

Die in jüngster Zeit von der Firma Carl Zeiss in
Jena eingeführten Apochromatischen Objektiv-
systeme mit zugehörigen Compensationsokularen
sind aus besonderen Glasflüssen derart hergestellt, dass
die Vereinigung der verschiedenen farbigen Strahlen
möglichst vollständig erreicht wird. Bei der Vermeidung
der chromatischen und sphaerischen Aberration ist auch
die Anwendung starker Okulare möglich. Man erhält
mit diesen Systemen vorzügliche Bilder.

Die mikroskopische Untersuchung

von Bakterien beginnt mit der Betrachtung des ungefärbten Präparats. Ein Tropfen der Lösung oder eine
Spur des trockenen Substrates, welche mit einem Tropfen
sterilisirten Wassers verrieben, wird mit einem reinen
ausgeglühten Platindraht auf das Deckglas gebracht
und das Deckglas auf den Objektträger gelegt. Derartige
Präparate zeigen wegen der an den Rändern des Deck-
glases vor sich gehenden Verdunstung eine stete Bewegung in dem zu betrachtenden Tropfen. Zweckmässiger
ist es daher, besonders wenn es sich um Feststellung
der Beweglichkeit der Mikroorganismen handelt, eine
Untersuchung im hängenden Tropfen vorzunehmen
(Fig. 26). Das in der gleichen Weise vorbereitete Deckglas *b* wird dann auf einen sogenannten Hohlobjekt-
träger gelegt, d. i. ein Objektträger, aus welchem ein
Kugelsegment ausgeschliffen ist. Der Tropfen c hängt
dann am Deckglas in die Höhlung *a* des Objektträgers
hinein. Der Rand der Vertiefung des Objektträgers ist

mit Vaselin bestrichen, damit das Deckglas festliegt und
keine Verdunstung des Tropfens eintreten kann. Kann
man dann eine Beweglichkeit in den Bakterien wahr-
nehmen, so rührt sie von diesen, nicht aber von Strömungen
des in vollkommener Ruhe befindlichen Tropfens her.

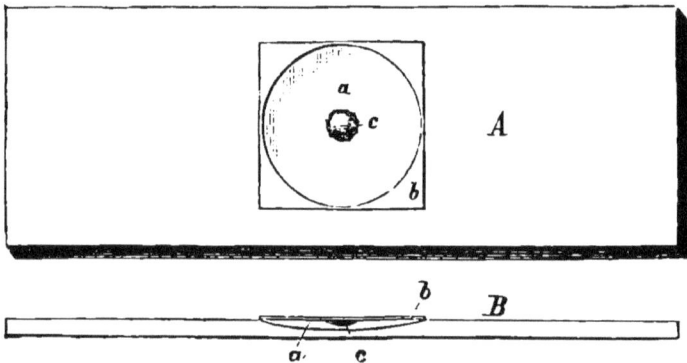

Fig. 26. Untersuchung im hängenden Tropfen.

Zu einer genaueren Feststellung der Form der Mikroorganismen reicht die Betrachtung des ungefärbten
Präparats nicht aus; dies ist nur durch die Untersuchung
in wenig sterilisirtem Wasser vertheilter, gefärbter
Präparate möglich. Die Substanz wird hier in möglichst
dünner Schicht auf dem Deckglas ausgebreitet und
trocknet auf diesem an der Luft oder im Exsiccator.
Zur weiteren Fixirung ist es nothwendig, die Deckgläser,
die bestrichene Seite nach oben gekehrt, dreimal mässig
langsam durch die Flamme zu ziehen. Erst dann sind
sie für die Färbung genügend vorbereitet.

Zur Färbung werden vor allem die Anilinfarbstoffe verwendet und zwar die basischen und die
sauren Anilinfarbstoffe; in den ersteren ist der
färbende Bestandtheil eine Base, bei den letzteren eine
Säure. Zur bakteriologischen Untersuchung eignen sich
hauptsächlich die basischen Anilinfarbstoffe und zwar
Fuchsin, Methylviolett, Bismarckbraun, Gentianaviolett, Methylenblau. Unter den sauren Anilin-
farbstoffen sind die verwendbarsten Eosin und Säure-
fuchsin.

Ausserdem gehört zu den für bakteriologische Zwecke geeignetsten Farbstoffen das Hämatoxylin, aus dem Campecheholz und das Carmin, aus den Cochenille-läusen dargestellt.

Zur festeren Bindung der Farbstoffe werden gelegentlich auch Beizen verwandt, chemische Verbindungen, welche selbst nicht färben, sondern nur als Bindemittel zwischen Farbstoff und der zu färbenden Substanz dienen.

Mit den hier angeführten und noch vielen anderen Farbstoffen und Reagentien sind eine Unzahl von Lösungen angegeben worden, von denen hier nur die gebräuchlichsten mitgetheilt werden können.

Alkalische Methylenblaulösung (Löffler) concentr. alkohol. Methylenblaulösung 30 ccm, Kalilauge (1 : 10 000) 100 ccm.

Anilinwasserfarblösungen (Ehrlich). Einige ccm Anilinoel werden mit etwa 100 ccm Wasser stark geschüttelt, nach dem Absetzen filtrirt und mit einer concentr. alkohol. Fuchsin oder Methylviolettlösung versetzt, bis deutliche Opalescenz eintritt.

Carbolsäurefuchsin (Ziehl-Neelsen). Destillirtes Wasser 100, Acid. carbol. cryst. 5, Alkohol 10, Fuchsin 1.

Jodjodkaliumlösung. Jod 1 g, Jodjodkalium 2 g, destillirt. Wasser 300 g. (Die Lösung wird bei Benützung verdünnt, bis sie Madeirafarbe annimmt.)

Beize (Löffler). 100 ccm einer 20% wässerigen Tanninlösung werden mit einigen Tropfen wässriger Ferrosulfatlösung versetzt, bis die Flüssigkeit schwarzviolett erscheint. Hierzu kommt 3—4 ccm einer Campecheholz-abkochung (ein Theil Holz auf acht Theile Wasser). Durch Zusatz von 4—5 ccm einer 5% Carbolsäurelösung wird die Lösung haltbarer.

Bei Ausführung der Färbung werden dann die Deckgläser resp. die Schnitte der Organe in die kalte oder erwärmte Farblösung gebracht und dort verschieden lange Zeit der Einwirkung des Farbstoffes überlassen, bis dieser in das Ojekt eingedrungen ist. Zur Entfernung des überflüssigen Farbstoffs werden die Präparate abgespült und entfärbt. Neben dem Wasser dienen als Entfärbemittel noch Alkohol, verdünnte Säuren und in gewisser Beziehung auch die oben angegebene Jodjodkaliumlösung. Während bei Benutzung von Wasser, Alkohol und verdünnten Säuren die Präparate so weit ausgewaschen, entfärbt werden, dass nur die Bakterien und die Zellkerne gefärbt bleiben, verursacht die Jodjodkaliumlösung auch noch die Entfärbung der Zellkerne; es bleiben dann nur noch die Bakterien gefärbt.

Hierauf beruht die isolirte Bakterienfärbung nach Gram und Weigert. Die Präparate werden nach einander mit Anilinwasser-, Gentianaviolett-, Jodjodkaliumlösung, absolutem Alkohol und Wasser behandelt. Die Methode ist jedoch nicht allgemein anwendbar, da eine Reihe von Bakterien bei dieser Färbung den Farbstoff verlieren.

Die Anwendung spezieller Färbemethoden erfordert noch die Färbung der Tuberkelbacillen, da sie die Anilinfarbe unter gewöhnlichen Verhältnissen nicht leicht aufnehmen, wenn sie sie aber aufgenommen haben, sehr energisch festhalten. Die gebräuchlichsten Methoden sind die von Ehrlich und weiterhin von B. Fränkel-Gabbet.

In beiden Fällen wird — wenn es sich um Sputum handelt — ein Klümpchen desselben zwischen zwei Deckgläsern zerdrückt und dadurch auf den Deckgläsern sorgfältig ausgebreitet. Diese werden dann aus einander gezogen, an der Luft getrocknet und drei Mal mit der bestrichenen Seite nach oben durch eine Flamme gezogen. Die Deckgläser werden darauf (nach Ehrlich) in eine mit Fuchsin oder Gentianaviolett versetzte Anilinwasserlösung gelegt, oder in einer solchen Lösung erwärmt, bis diese zu verdampfen beginnt, dann einige Sekunden in Salpetersäure 1 : 4, und in 60% Alkohol entfärbt. Zur Nachfärbung wird eine wässrige Methylenblau- oder Bismarckbraunlösung benutzt.

Unter Nachfärbung versteht man die nachträgliche Färbung der entfärbten Präparate mit einer zweiten Farbe, wodurch die vorher entfärbten Zellkerne u. s. w. von neuem gefärbt werden und damit von den zuerst gefärbten Bakterien besser abstechen.

Statt der Anilinölmischung nimmt man zur Färbung der Tuberkelbacillen zweckmässiger das Ziehl'sche Carbolfuchsin.

Die Fränkel'sche Methode verkürzt das Verfahren durch Zusammenziehen der Entfärbung mit Säure und der Nachfärbung. Die Deckgläser oder auch Schnitte werden in heissem Carbolfuchsin gefärbt und dann eine Minute in eine Lösung von 50 Wasser, 30 Alkohol, 20 Acidum nitricum und Methylenblau gebracht.

Die Sporen können mit den gewöhnlich üblichen Färbemethoden nicht gefärbt werden, weil die feste Hülle derselben den Farbstoff nicht eindringen lässt. Man erreicht dies (nach Buchner), wenn man die bestrichenen, trockenen Deckglaspräparate im Trockenschrank eine halbe bis eine Stunde auf 210°, oder eine Stunde bei 120° im Dampf erhitzt, oder fünfzehn Sekunden mit conc. Schwefelsäure betupft und dann wie die Tuberkelbacillen (s. diese pag. 42) nach Ehrlich färbt. Es genügt auch schon, das Präparat vor der Färbung sieben bis zehn Mal durch die Flamme zu ziehen (Hüppe). Nach Neisser färbt man die Sporen zehn bis vierzig Minuten in 80°—90° warmen Anilinwasserfuchsinlösungen.

Neuerdings ist von Moeller noch folgende Methode der Sporenfärbung mitgetheilt worden: Das lufttrockene Deckglaspräparat wird dreimal durch die Flamme gezogen oder zwei Minuten in absoluten Alkohol gebracht, sodann zwei Minuten in Chloroform, darauf mit Wasser abgespült, eine und eine halbe bis zwei Minuten in 5% Chromsäure getaucht, wiederum mit Wasser gründlich abgespült, mit Carbolfuchsin beträufelt und unter einmaligem Aufkochen sechzig Sekunden in der Flamme erwärmt, das Carbolfuchsin abgegossen, das Deckgläschen bis zur Entfärbung in 5% Schwefelsäure getaucht und abermals gründlich mit Wasser gewaschen. Dann lässt man dreissig Sekunden lang wässrige Lösung von Methylenblau oder Malachitgrün einwirken und spült ab. Es müssen dann die Sporen dunkelroth im schön grünen oder blauen Bakterienkörper sichtbar sein.

Für die Färbung der Geisseln ist von Löffler folgende Methode angegeben worden: Das sauber geputzte Deckglas wird mit einer Anzahl Tröpfchen der bakterienhaltigen Lösung betupft, lufttrocken gemacht und dreimal durch die Flamme gezogen, mit einem Tropfen der oben angegebenen Beize (pag. 41) bedeckt und erwärmt. Man lässt die Beize, nachdem Dampfbildung eingetreten, noch kurze Zeit einwirken und spült sie dann sorgfältig mit Wasser ab. Hierauf folgt die eigentliche Färbung mit einer schwach alkalischen gesättigten Anilinwasserfuchsinlösung (1 ccm einer 1 % Natriumhydratlösung auf 100 ccm einer gesättigten Anilinwasserlösung), welche man auf das Deckglas filtrirt, über der Flamme schwach erwärmt und dann wieder mit Wasser abspült.

Die mikroskopische Untersuchung der Bakterien allein genügt nicht für deren genaues Studium, da sie nur ein Bild von deren äusseren Gestalt gibt. Sie erlaubt nicht einmal ein annähernd sicheres Urtheil darüber auszusprechen, welcher Art der betrachtete Mikroorganismus angehört, weil ja deren Formenkreis ein sehr beschränkter ist und demnach von den unzähligen Arten viele dieselbe Form besitzen müssen und weil die einzelnen Bakterienarten unter verschiedenen Verhältnissen nicht immer dieselbe Form zeigen. Ueber das Leben und Wirken der einzelnen Mikroorganismen kann man nur durch deren Reinzüchtung die gewünschte Kenntniss erhalten.

Die Reinzüchtung

einer Art, worunter man das isolirte von allen andern Arten sorgfältig getrennte Wachsthum derselben versteht, gestattet erst durch das Hervortreten der beim Massenwachsthum sich summirenden Eigenschaften ihre nähere Bekanntschaft zu gewinnen. So kann man z. B.

über die Infektiosität einer Art nur entscheiden, wenn
in einer Reinkultur eine grössere Anzahl gleicher Individuen gewachsen ist, mit der dann das Versuchthier
geimpft wird. Würde man ein Bakteriengemenge zur
Impfung verwenden, so könnte man nicht wissen, welchem
oder welchen der verschiedenen Organismen die eventuell eingetretene deletäre Wirkung zuzuschreiben ist.
Gelänge es andrerseits, auch die Flüssigkeit so weit zu
verdünnen, dass in der zur Injektion verwandten Menge
nur ein einziges Individuum wäre, so würde ein
günstiger Ausgang des Versuchs doch nicht die Un-
schädlichkeit der Art beweisen, da für eine Infektion zumeist eine mehr oder minder grosse Anzahl Individuen nothwendig ist.

Die Definition von Reinzüchtung resp. Reinkultur lässt schon von vornherein eine peinliche Sauberkeit bei ihrer Ausführung als nothwendig erscheinen, da
ja die Verbreitung der Mikroorganismen eine so allgemeine, dass wir sie überall in unserer Umgebung, in
Luft, Wasser und Boden, an unsern Händen, Kleidern
u. s. w. vorfinden. Es ist daher selbstverständlich, dass
wir alles, was wir zur Reinzüchtung benutzen, alle Gefässe und Apparate, soweit sie mit den der Cultur dienenden Nährsubstraten in Berührung kommen, von den ihnen
anhaftenden Keimen befreien müssen, weil ja sonst immer
wieder eine Neuinfektion der Cultur mit fremden Organismen
stattfinden würde. Diese Entfernung der fremden Keime,
die Sterilisation der Nährböden und Gefässe kann
resp. muss in verschiedener Weise ausgeführt werden.

Nicht anwendbar ist die Sterilisation beziehungsweise
Desinfektion durch Lösungen von Chemikalien (Sublimat, Carbolsäure u. s. w.), welche die Mikroorganismen
zwar in bestimmter Concentration abzutödten im Stande
sind, aber auch ein weiteres Wachsthum anderer Keime,
also die gewünschte Reinkultur nicht aufkommen liessen.
Die Sterilisation soll die vorhandenen Organismen beseitigen, damit aber auch ihre Wirksamkeit beschliessen
und nicht noch weiter hinaus wachsthumshemmend wirken.

Diesen Anforderungen genügt die Sterilisation durch Wärme, sei es trockene oder feuchte. Die trockene Hitze vernichtet auch die resistentesten Sporen bei einhalb- bis einstündiger Einwirkung einer Temperatur von 150—170°. Die hierzu dienenden Apparate sind ähnlich wie die in chemischen Laboratorien gewöhnlich gebrauchten Trockenschränke aus Eisenblech mit doppelten Wandungen hergestellt; durch die in der oberen Wand des Apparats angebrachte Oeffnung wird ein Thermometer eingesenkt, an welchem man die Höhe der Temperatur ablesen kann. In diesem Sterilisationskasten werden alle die Gegenstände sterilisirt, welche eine Temperatur von 150—170° aushalten, Instrumente. die für die Nährsubstrate bestimmten Glasgefässe, Watte u. s. w.

Die Nährsubstrate selbst würden bei so hoher Temperatur angegriffen werden, sie müssen deshalb bei niederer Temperatur sterilisirt werden und man verwendet, da der trockenen Hitze die feuchte an Wirksamkeit bedeutend überlegen ist, weil sie leichter in die Objekte eindringt, die Sterilisation mittelst strömenden Dampfs. Der hierzu dienende Apparat, der Koch-sche Dampfkochtopf (Fig. 27), besteht aus einem Wasserkessel mit Wasserstandsrohr, welcher durch ein durchbohrtes Sieb von dem darüberstehenden Cylinder getrennt ist. Der Cylinder dient zur Aufnahme der zu desinficirenden Objekte und wird oben durch einen in

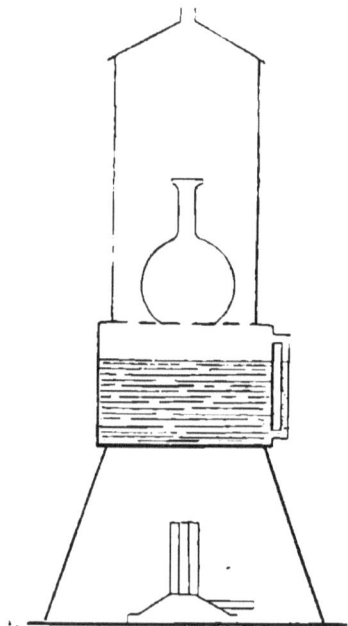

Fig. 27.

Koch's Dampfsterilisationsapparat (Dampfkochtopf).

ein Rohr auslaufenden helmartigen Deckel verschlossen.

Bei Erwärmung des Wassers zum Sieden durchströmt dann den Apparat Dampf von circa 100⁰.

Aber auch diese Temperatur ist für gewisse eiweisshaltige Nährböden zu hoch, so z. B. für das vielfach gebrauchte Blutserum, welches wegen seines Gehalts an Albumin schon bei 70⁰ gerinnt und undurchsichtig wird. Da aber eine noch niedrigere Temperatur nur die Bakterien selbst, nicht aber ihre widerstandsfähigeren Dauerformen, die Sporen, abtödtet, so benutzt man ein Verfahren, welches von Tyndall eingeführt ist, die fraktionirte oder discontinuirliche Sterilisation. Dasselbe beruht darauf, dass man mehrere Tage hintereinander die Flüssigkeit einige Stunden auf 60⁰ erwärmt, wobei die Bakterien getödtet werden, während die eventuell vorhandenen Sporen in der Zwischenzeit wieder zu Bakterien auswachsen, als welche sie dann durch die nächste Sterilisation vernichtet werden.

Endlich ist noch eine Methode der Sterilisation von Flüssigkeiten zu erwähnen, welche nicht auf einer Abtödtung, sondern einer Entfernung der vorhandenen Mikroorganismen beruht. Die Flüssigkeiten werden hierbei durch Filter gesaugt, welche die Keime zurückhalten. Bisher wurden für diesen Zweck die von Pasteur und Chamberland angegebenen aus gebrannter Porzellanerde hergestellten röhrenförmigen Filter gebraucht, während neuerdings viel schneller filtrirende Kieselguhrkerzen, welche den Pasteur'schen ähnlich construirt sind, durch Northmeyer und Bitter in die Bakteriologie eingeführt wurden.

Alle Nährsubstrate müssen in sorgfältig sterilisirten Gefässen aufbewahrt werden, welche mit einem ebenfalls vorher schon sterilisirten Wattepfropf »pilzdicht« verschlossen, eine Neuinfektion des Nährbodens durch niederfallende Luftkeime verhindern.

Die Nährböden, deren Zubereitung und Verwendung.

Die zur Kultur der Bakterien zu benützenden Nährböden müssen all' die Stoffe enthalten, welche diese zu ihrer Entwickelung bedürfen. Für die gewöhnlichen Saprophyten hat man früher Infuse von Pflanzen. Getreide. Kartoffeln, Mist u. s. w. verwandt. während sich für die Züchtung infektiöser Organismen, welche sich gewöhnlich im thierischen Körper aufhalten, Abkochungen von thierischen Geweben eignen.

Ein für die meisten Bakterien ausreichendes Nährsubstrat ist die aus Fleisch bereitete Nährbouillon. 500 gr. fein geschnittenes, von Sehnen befreites Rindfleisch wird 12—24 Stunden mit 1 Liter Wasser an einem kühlen Ort stehen gelassen, wodurch ein Theil der löslichen Eiweiss- und Extraktivstoffe in das Wasser übergeht. Die Lösung wird durch ein Tuch abgepresst und nach Zusatz von 10 gr. reinem Pepton und 5 gr. Kochsalz im Wasserbade, oder über freier Flamme. oder im Dampfkochtopf dreiviertel Stunden erhitzt, hierauf mit einer verdünnten Sodalösung neutralisirt und dann nochmals eine halbe bis eine Stunde gekocht. Die ausgefallenen Eiweissstoffe werden abfiltrirt und die klare, goldgelbe Nährbouillon in die vorher sterilisirten mit Watteverschluss versehenen Kulturgläser eingefüllt, wo sie nochmals durch einstündiges Erwärmen im strömenden Dampf sterilisirt werden.

Die flüssigen Nährböden sind jedoch nur für ganz bestimmte Zwecke brauchbar. sie eignen sich schlecht für Reinzüchtung der Bakterien und können nur zur Fortzüchtung und besonders zur Herstellung von Massenkulturen schon reingezüchteter Bakterien verwandt werden.

Den flüssigen Nährböden bei weitem überlegen sind die festen. welche von Koch in die Bakteriologie eingeführt, deren heutige Entwickelung ermöglicht haben. Auf festen Nährböden wachsen die einzelnen Mikroorganismen an bestimmten Punkten örtlich von ein-

ander getrennt, Kolonieen aus Individuen der
gleichen Art bildend, während in Flüssigkeiten die
Individuen aller vorhandenen Arten bunt durcheinander
sich bewegen.

Zur Einführung des festen Nährbodens hat die Beobachtung geführt, dass auf gekochten Kartoffelscheiben,
welche der Luft ausgesetzt und dann vor Vertrocknung
gehütet wurden, sich rundliche, verschiedenfarbige Flecke
bilden, welche von Tag zu Tag an Umfang zunehmen.
Es sind Kolonieen, welche dadurch entstanden sind, dass
aus der Luft einzelne Keime niederfielen, welche auf der
Kartoffel die Bedingungen für ihre weitere Entwickelung
fanden.

Und so ist die Kartoffel auch jetzt noch als fester
Nährboden vielfach in Gebrauch, besonders deshalb,
weil verschiedene Arten auf ihr ein charakteristisches
Wachsthum zeigen. Zu ihrer Zubereitung als Nährboden
werden mittelgrosse feste Kartoffeln unter der Wasserleitung mit einer Bürste von dem ihnen anhaftenden
Schmutz befreit und darauf eine halbe Stunde in eine
$1^0/_{00}$ Sublimatlösung gebracht. Sie werden dann dreiviertel Stunden in einem Drahtkorb im strömenden Dampf
erhitzt, wobei ihre Oberfläche sterilisirt, sie selbst gleichzeitig gekocht und damit für die Cultivirung von Mikroorganismen geeignet gemacht werden.

Zum Zweck der Impfung werden die Kartoffeln mit
einem geglühten und wieder erkalteten Messer in Scheiben
geschnitten, welche oberflächlich geimpft und dann in
grossen mit feuchtem Filtrirpapier bedeckten Schalen vor
weiterer Verunreinigung und Vertrocknung geschützt
werden.

Die Verwendung der Kartoffeln als Nährböden gestaltet
sich als eine noch angenehmere, wenn man geschälte
Kartoffeln so präpärirt, dass sie in kleinere Glasschalen,
wie sie zu mikroskopischen Färbungen benutzt werden,
oder in Reagensgläser herein passen. Sie werden dann
mit dem Gefäss, in welchem sie liegen, eineinhalb Stunden
im strömenden Dampf sterilisirt und dabei gekocht.

Für gewisse Mikroorganismen wird auch Brod als Nährboden benützt. Das Brod wird getrocknet, zerrieben in Erlenmeyer'sche Kölbchen gebracht und mit so viel destillirtem Wasser versetzt, dass es einen weichen Brei bildet; die Kölbchen werden mit Wattestopfen verschlossen. drei Tage hintereinander je eine Stunde im strömenden Dampf sterilisirt.

Für die Cultivirung pathogener Mikroorganismen kommt noch das Blutserum in Anwendung. Das Blut von Hammeln oder Rindern wird beim Schlachten in grossen sterilisirten Glasgefässen aufgefangen und bleibt zwei Tage im Eisschrank stehen. In dieser Zeit zieht sich der Blutkuchen zusammen, das schwach röthlich gefärbte Serum wird hierbei ausgepresst. Dieses wird dann in sterilisirte Gläser eingefüllt und wird in diesen discontinuirlich sterilisirt, indem es während einer Woche jeden Tag zwei Stunden auf 54—56° erwärmt wird. Das so sterilisirte Blutserum wird dann durch kurzes Erwärmen auf ungefähr 70° zu einer durchsichtigen, schwach gelblich gefärbten Gallerte erstarrt.

Viel einfacher ist es, das Blutserum durch Filtration durch Kieselguhrkerzen von den etwa in ihm vorhandenen Bakterien zu befreien (s. pag. 47).

Die vorgenannten Nährböden eignen sich für die Fortzüchtung und das Studium schon rein gezüchteter Bakterien, aber nur sehr wenig für die Reinzüchtung einzelner Arten aus einem Bakteriengemenge. Ein Theil von ihnen ist fernerhin undurchsichtig und kann deshalb unter dem Mikroskop nicht betrachtet werden. Beide Mängel entbehrt die von Koch eingeführte Methode der Züchtung auf Fleischwasserpeptongelatine. Ihr Princip beruht darauf, dass das zu differenzirende Bakteriengemenge in einer Flüssigkeit vertheilt wird, welche die Fähigkeit zu erstarren besitzt. Die einzelnen Keime werden dann an bestimmten Punkten getrennt von einander fixirt und können sich dort zu grösseren auch mikroskopisch leicht sichtbaren Kolonieen entwickeln.

Die Herstellung der Fleischwasserpeptongela-

tine geht von der pag. 48 schon beschriebenen Nährbouillon aus. Zum abgekochten Fleischwasser werden
pro Liter 10 gr. Pepton, 5 gr. Kochsalz und 100 gr.
Gelatine (1% Pepton, $^1/_2$% Na. Cl., 10% Gelatine) hinzu-
gesetzt, die Gelatine durch einviertelstündiges Erhitzen
im Dampftopf verflüssigt und durch Zusatz von verdünnter Sodalösung schwach alkalisch gemacht. Zur
sicheren Klärung wird der erkalteten Flüssigkeit das Eiweiss von einem Ei zugesetzt, welches bei dem darauf-
folgenden halbstündigen Kochen im Dampftopf in Flocken
gerinnt und alle Trübungen mitreisst. Die Gelatine wird
dann durch ein Faltenfilter im Heisswassertrichter (ein
Trichter mit doppelter Wandung, dessen Innenraum mit
heissem Wasser gefüllt wird) filtrirt und in die schon
vorher sterilisirten Culturgläser eingefüllt. In diesen muss
sie nochmals sterilisirt werden. Da sie jedoch bei längerem
Erhitzen ihr Erstarrungsvermögen verliert, wird sie
discontinuirlich sterilisirt; es genügt, sie drei Tage
hintereinander jeden Tag fünfzehn Minuten in den Dampftopf zu bringen.

Statt der Nährbouillon kann man auch andere
Flüssigkeiten, Milchserum, Würze, Harn zur Herstellung
von Nährgelatinen benützen oder man kann ihr auch
noch weitere, manchen Bakterienarten zusagende Nährstoffe, wie Glycerin, Traubenzucker, Milchzucker u. s. w.
zusetzen.

Mit einer derartigen Gelatine gestaltet sich nun die
Reinzüchtung der in einem Gemenge enthaltenen Bakterienarten wie folgt: Eine geringe Menge der zu untersuchenden Flüssigkeit oder der trockenen Substanz wird
mit einem ausgeglühten, an der Spitze zu einer Oese
umgebogenen Platindraht in einem Reagensröhrchen, mit
5—10 ccm verflüssigter Gelatine sorgfältig vertheilt. Von
diesem Glas wird ein zweites mit einer Oese der ersten
Mischung und ein drittes Glas mit einer Oese der zweiten
Mischung inficirt. Man kann dann annehmen, dass in
einem der drei Gläser nur soviel Keime enthalten sind,
dass sie sich getrennt von einander entwickeln werden.

4*

Die Gelatine wird dann auf einer sterilisirten kleinen Glasplatte langsam ausgegossen. Damit sie sich gleichmässig ausbreitet und rasch erstarrt, wird die Glasplatte auf eine zweite grössere Glasplatte gelegt, welche durch eine darunter stehende mit Eiswasser gefüllte Schale abgekühlt wird (s. Fig. 28). Die Glasschale steht auf einem Holzdreieck, welches durch an den Ecken angebrachte Schrauben horizontal eingestellt werden kann. Die horizontale Einstellung geschieht mittelst einer auf die Glasplatte aufgelegten Dosenlibelle.

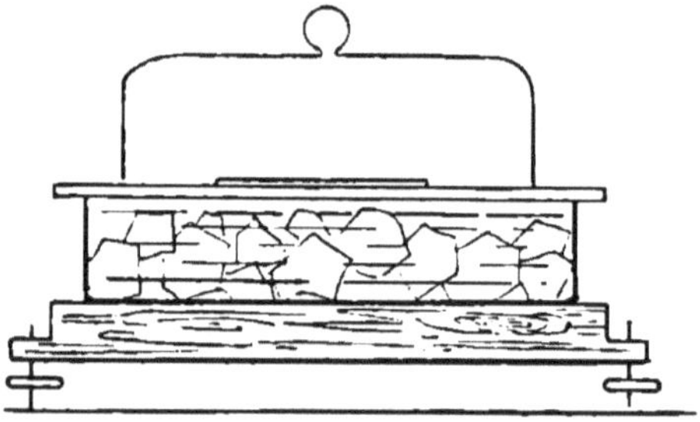

Fig. 28.

Apparat für die Koch'sche Plattenkultur.

Dieses Verfahren ist durch Petri modificirt worden, welcher statt der kleinen Glasplatten, runde Glasschalen verwendet, in welche die geimpfte Gelatine eingegossen wird. Eine weitere Vereinfachung ist die v. Esmarch'sche Rollmethode, nach welcher die verflüssigte Gelatine an den Wandungen des Reagensglases ausgebreitet wird. Das Röhrchen wird mit einer Gummikappe bedeckt und in Eiswasser oder unter der Wasserleitung bei horizontaler Haltung des Glases so lange gedreht, bis die Gelatine erstarrt ist.

Da die Gelatine bei 25—30° flüssig wird, kann sie für Culturen, welche nur bei Körpertemperatur wachsen, nicht verwandt werden. Man setzt dann der eigentlichen Nährlösung Agar-Agar zu, eine aus verschiedenen Tangarten stammende Pflanzengallerte, welche die Fähigkeit hat, bei ungefähr 90° zu verflüssigen und dann erst wieder bei 40° zu erstarren. Die Bereitung des Nähragars ist der der Nährgelatine ganz ähnlich. Zu der fertig gestellten neutralisirten Peptonbouillon wird 1½—2% in kleine Stücke geschnittenes Agar-Agar hinzugefügt und mindestens fünf bis sechs Stunden gekocht, nochmals

durch Sodazusatz schwach alkalisch gemacht und filtrirt.
In Reagensgläser eingefüllt, wird es drei Tage hinter
einander je eine halbe Stunde im strömenden Dampf
sterilisirt. Bei Ausführung der Plattenmethode mit Agar-
Agar werden die Röhrchen erst durch Kochen verflüssigt
und nachdem sie auf etwa 42^0 abgekühlt sind, geimpft
und auf Platten ausgegossen. Ist nun die Impfung und
das Ausgiessen der Platten in der eben beschriebenen
Weise vorgenommen worden, so entwickeln sich in den
nächsten Tagen die einzelnen Keime zu K o l o n i e e n,
deren Aussehen in Bezug auf Form und Farbe bei den
verschiedenen Arten ein sehr ungleiches ist und für die
Identificirung der Art werthvolle Anhaltspunkte giebt.
Schon mit blossem Auge sind grosse Unterschiede
zu bemerken, da die Kolonien der einzelnen Arten verschiedene F a r b e n besitzen. Weiterhin ist zu beachten,
ob die Kolonie die Gelatine f e s t l ä s s t oder v e r f l ü s s i g t,
eine Folge der Peptonisirung der Gelatine. Die oberflächlichen Kolonieen zeigen weiterhin verschiedene Ausdehnung nach Breite und Höhe — flach-, knopf-, pyra-
midenförmig.
Die Platten werden dann mit dem Mikroskop
(80)—100fache Vergrösserung mit sehr enger Blende) be-
sichtigt und das Aussehen der Kolonieen (der oberflächlichen und tiefliegenden) genau beobachtet. Man hat auf
den Contur der Kolonie zu achten — scharf, kreisrund,
oval, wellig, zackig, mit Ausläufern oder Fasern versehen — weiterhin auf das Aussehen des Inneren —
ob homogen oder nicht, bei letzteren verschiedenartige
Differenzirung des Centrums von der peripheren Zone u. s. f.
und muss die Veränderung der mikroskopischen Bilder in
den v e r s c h i e d e n e n S t a d i e n des Wachsthums berücksichtigen.
Von den oberflächlichen Kolonieen macht man dann
zweckmässig sogenannte K l a t s c h p r ä p a r a t e, indem man
ein Deckgläschen auf die Kolonie auflegt und den durch
die Kolonie erzeugten Abdruck nach Färbung der Bakterien betrachtet. In dieser Weise erhält man nicht nur

über die Form der Bakterien, sondern auch über deren Lagerung in der Kolonie genaue Auskunft.

Jede der auf der Platte gewachsenen Arten müssen nun behufs weiterer Untersuchung abgeimpft und isolirt weiter gezüchtet werden. Hierzu ist es gut, wenn die Kolonieen auf der Platte nicht zu dicht stehen, weil sonst die Gefahr vorhanden ist, dass man beim Abimpfen mit dem Platindraht mehrere Kolonieen berührt. Es muss in jedem Falle die Abimpfung unter Kontrole des Mikroskopes vorgenommen werden. Mit diesem sieht man zuerst nach, ob die Kolonie isolirt ist, berührt sie dann mit der Spitze eines Platindrahts, wobei immer Bakterien am Draht hängen bleiben und stösst dann den inficirten Draht in ein Röhrchen mit Nährgelatine oder Nähragar ein. Nach resp. schon während des Abimpfens muss man wiederum mit dem Mikroskop kontroliren, ob man die Kolonie wirklich berührt und eventuell in der Nähe liegende unberührt gelassen hat. Durch ein derartiges Abimpfen entstehen die sogenannten Stichkulturen, deren verschiedenes Wachsthum — nagel-, trichter-, punktförmig u. s. w. — wiederum für die einzelnen Arten charakteristisch ist.

Nach dem Abimpfen muss man nochmals in die Kolonie mit dem Platindraht eingehen und ein Theil der Kolonie zur Anfertigung eines mikroskopischen Präparats herausheben.

Viel mühsamer gestaltet sich die Züchtung der anaeroben Bakterien, da sie nur bei vollständigem Ausschluss von Sauerstoff gedeihen.

Die hierzu verwandten festen Nährböden werden zweckmässig schon mit reducirenden Substanzen (Traubenzucker, ameisensaures Natron u. s. w.) versetzt, wodurch die Entfernung des Sauerstoffs unterstützt wird.

Zu seiner gänzlichen Beseitigung sind verschiedene Verfahren angegeben worden. Nach Liborius setzt man · die in gewöhnlicher Weise hergestellten Platten oder Schalenkulturen unter eine Glocke, welche zwei Oeffnungen besitzt (s. Fig. 29); die untere seitliche steht

mit einem Kipp'schen Apparat in Verbindung, welcher
Wasserstoff entwickelt, der vor dem Eintritt in die Glocke
noch zwei Wasch-
flaschen mit alkal-
ischer Blei- und alkal-
ischer Pyrogallollös-
ung zur Absorption
von etwa vorhande-
nem Schwefelwasser-
stoff und Sauerstoff
passiren muss. Der
Wasserstoff ver-
drängt dann die in
der Glocke enthal-
tene Luft und tritt
zur oberen Oeffnung
wieder heraus; nach

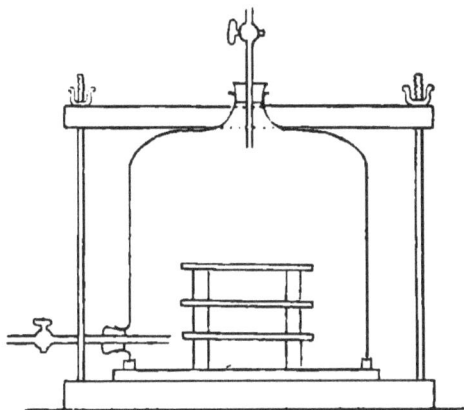

Fig. 29.

Apparat für anaerobe Plattenkulturen (Liborius).

genügend langem Durchleiten befinden sich die Kulturen
in einer sauerstofffreien Wasserstoffatmosphäre.

Zur Herstellung anaerober Stichkulturen werden
Reagensröhren benützt, die so eingerichtet sind, dass
man Wasserstoff durch den noch flüssigen Inhalt durchleiten kann oder das geimpfte Glas wird mit gelockertem
Wattepfropf in ein zweites grösseres gesetzt, an dessen
Boden sich alkalische Pyrogallollösung befindet (Buchner)
oder endlich man zieht das mit der geimpften Gelatine
gefüllte Reagensglas in eine Spitze aus, entfernt die
vorhandene Luft mit der Luftpumpe und schmilzt das
Glas zu; die Gelatine kann dann nach v. Esmarch an
den Wandungen ausgebreitet werden (Gruber).

Zur Erzielung eines gleichmässigen Wachsthums
werden die Kulturen in sogenannten Brütöfen oder
Thermostaten aufbewahrt, Kästen mit doppelten
Wandungen, welche durch automatisch sich regulirende
Heizvorrichtungen auf der gleichen Temperatur gehalten
werden. Die Brütöfen, in welchen Saprophyten gezüchtet
werden, sind auf 20—24° C. eingestellt, die Thermostaten
für Kulturen pathogener Mikroorganismen auf 36—40".

Thierversuche.

Ein sicherer Beweis für die Pathogenität eines Bakteriums kann erst durch den Thierversuch, durch die Uebertragung der Reinkultur auf den thierischen Organismus gegeben werden. Die Ausführung derartiger Versuche muss mit Rücksicht auf die Wirkung der zu untersuchenden Art modificirt werden. Während die eine Art durch die Luft übertragen wird und in der Lunge ihre Eintrittspforte in den Körper hat, gelangen andere durch die oberflächlich verletzte Haut, wieder andere durch den Mund in den Magen — Darmkanal, ihres zukünftigen Wirthes u. s. w.

Man unterscheidet deshalb

1. eine subcutane Impfung. Die Bakterien werden nach sorgfältiger Reinigung der Haut durch eine mit sterilisirtem Messer oder Nadel gesetzte kleine Wunde mit dem Platindraht eingeimpft, oder die in sterilem Wasser aufgeschwemmten Bakterien werden durch die unter die Haut eingestossene Canüle einer kleinen Spritze injicirt (subcutane Injektion).

2. Intravenöse Injektion. Die Canüle der Spritze wird in die sorgfältig freigelegte Vena jugularis externa oder leichter ohne vorherige Freilegung in die Vena auricularis posterior (nur beim Kaninchen möglich) eingeführt, die Aufschwemmung durch die Canüle in die Blutbahn eingespritzt.

3. Intraperitoneale Infektion. Die einzuimpfenden Massen werden mit einer Spritze in die Peritonealhöhle injicirt.

4. Die Infektion vom Magen-Darmkanal kann durch Verfütterung oder durch Eingiessen mittelst eingeführter Schlundsonde hervorgerufen werden.

5. Inhalationsimpfung. Die bakterienhaltige Lösung wird mittelst Spray, oder die Bakterien werden an Pulver angetrocknet in der Umgebung des Thiers, verstäubt; die Versuchsthiere befinden sich hiebei selbstverständlich in einem abgeschlossenen Kasten.

Die Luft.

Die Erde, auf der wir leben, ist von einer ungefähr zehn Meilen hohen Luftschicht — Atmosphäre genannt — umgeben, die für unsere Existenz von allergrösster Wichtigkeit ist. Nicht nur, dass wir ohne sie sofort zu Grunde gehen müssten, ist auch ihre chemische Zusammensetzung und ihr physikalisches Verhalten von hoher Bedeutung, da Schwankungen in denselben unser Wohlbefinden ganz erheblich beeinflussen.

Die chemische Zusammensetzung der Luft, ihr Gehalt an den verschiedenen Elementen und chemischen Verbindungen, sowie fernerhin die physikalischen Eigenschaften derselben, Wärme Luftdruck, Luftbewegung, Niederschläge, Staubgehalt, Witterung und Klima sind deshalb als hygienisch wichtig zu untersuchen und zu erörtern.

Chemische Zusammensetzung der Luft.

Die chemische Zusammensetzung der Luft ist wegen der grossen Mengen, die wir fortdauernd in unseren Lungen aufnehmen, von besonderer Bedeutung.

Wir athmen mit jedem Athemzug etwa einen halben Liter ein; da wir in der Minute etwa sechzehn Mal athmen, beträgt das aufgenommene Luftquantum

in der Minute 8 Liter,
in der Stunde 480 Liter,
am Tage 11520 Liter = 11,52 Cubikmeter.

Die grosse Menge der dem Körper zugeführten Luft bedingt es, dass in derselben schädliche Bestandtheile auch nicht in geringer Menge vorhanden sein dürfen, wenn derselbe vor Schädigungen geschützt werden soll.

Sauerstoff.

Die Hauptbestandtheile der Luft sind Stickstoff und Sauerstoff; ersterer ist zu neunundsiebzig, letzterer zu einundzwanzig Volumprocent in der trockenen Atmosphäre enthalten.

Nach Regnault's Untersuchungen von Luftproben von verschiedenen Punkten der Erdoberfläche ist der Gehalt an O nur unbedeutenden Schwankungen unterworfen; sie betragen nur geringe Bruchtheile eines Procentes.

Im Freien tritt eine irgendwie hygienisch in Betracht kommende Veränderung des O-gehalts nie ein, bedeutender ist die O-verminderung in Höhlen, geschlossenen Räumen, Bergwerken u. s. w., wo der O durch die Respiration der Arbeiter, deren Beleuchtungsapparate, durch die bei der Sprengung entstehenden Gase, durch die natürliche Entwickelung von Kohlensäure und Grubengas vermindert wird.

Der Verlust an Sauerstoff, welcher durch die Athmung von Mensch und Thier, durch die Verbrennung unserer Heizmaterialien und Beleuchtungskörper resultirt, wird wieder ersetzt durch den Stoffwechsel der chlorophyllbildenden Pflanzen, die bei Tage den Sauerstoff aus der CO_2 und anderen Sauerstoff haltigen Verbindungen wieder frei machen.

Ausser dem in der Luft vorhandenen Sauerstoff, dessen Molekül aus zwei Atomen O besteht, ist in ihr auch noch

Ozon O_3

enthalten, ein Sauerstoffmolekül von drei Atomen, welches sehr stark oxydirende Eigenschaften besitzt. Bei der Oxydation trennt sich das oxydirende Atom ab, es bleibt der gewöhnliche Sauerstoff O_2 zurück.

Das von Schönbein entdeckte Ozon entsteht bei electrischen Entladungen und ist daher bei Gewittern, wenn der Blitz eingeschlagen hat, an einem charakteristischen Geruch zu bemerken. Es bildet sich weiterhin überall, wo Wasser zur Verdunstung gelangt, ferner bei langsamer Oxydation von Phosphor, Aether, Weingeist, Aldehyd u. s. w. Endlich soll es auch von Pflanzen erzeugt werden.

Ozon wird nachgewiesen durch seine Einwirkung auf Filtrirpapier, welches mit Jodkaliumstärkekleister getränkt und getrocknet ist. Es entsteht bei Vorhandensein von Ozon eine mehr oder minder starke Bläuung. Aus dem Grade der Bläuung kann man nach hierfür hergestellten Farbenskalen auf die vorhandene Ozonmenge schliessen.

Die Methode hat nur sehr beschränkten Werth, weil ausser dem Ozon auch noch andere in der Luft häufig vorhandene Verbindungen, wie Wasserstoffsuperoxyd, salpetrige Säure, Untersalpetersäure, flüchtige organische Säuren u. s. w. dieselbe Reaktion auf Jodkaliumstärkepapier zeigen.

Dem Ozon sehr nahe steht das

Wasserstoffsuperoxyd $H_2 O_2$,

welches ebenfalls stark oxydirende Eigenschaften besitzt und in der Atmosphäre stets zu finden ist.

Man hat dem Ozon wie dem Wasserstoffsuperoxyd einen grossen Einfluss auf die Gesundheit des Menschen zugeschrieben und geglaubt, dass sie in Folge ihrer stark oxydirenden Eigenschaften Mikroorganismen zu zerstören, Krankheiten, besonders Epidemieen zu verhindern im Stande wären. Die Annahme ist wahrscheinlich dadurch entstanden, dass diese Körper auf freiem Felde, im Walde u. s. w. stets zu finden sind, während sie in Städten, in bewohnten Räumen immer fehlen. Dies liegt aber nur daran, dass die jeweilig vorhandenen Mengen sehr geringe sind und daher sofort zerstört d. i. reducirt werden, wo auch nur Spuren reduzirbarer Substanzen in der Luft vorhanden sind. Es kommt ihnen daher eine hygienische Bedeutung nicht zu, wie man auch den geringen Mengen, welche die Atmosphäre enthält, die Fähigkeit pathogene Mikroorganismen zu tödten, absprechen muss.

Stickstoff.

Der Stickstoff gehört zu den indifferenten Gasen; er übt auf den menschlichen Körper keinerlei Einfluss aus.

Wasserdampf.

Viel wichtiger ist der Gehalt an Wasserdampf, der in der Luft stets vorhanden ist, wenn auch immer in sehr schwankender Menge.

Je nach der Temperatur kann die Luft verschiedene Mengen von Wasser in Dampfform aufnehmen, bei einer bestimmten Temperatur aber immer nur dieselbe maximale Menge und man bezeichnet als höchste mögliche Feuchtigkeit diejenige Wassermenge, bei welcher die Luft mit Wasserdampf gesättigt ist. Die höchste mögliche Feuchtigkeit ist bei verschiedenen Temperaturen sehr ungleich. Bei niederen Temperaturen ist sie gering, bei höheren steigt sie, wie die nachfolgende Tabelle zeigt, erheblich an.

Tension und Gewicht des Wasserdampfs.

Wasserdampf			Wasserdampf		
Temperatur	mm Hg.	gr. in 1 cbm.	Temperatur	mm Hg.	gr. in 1 cbm.
—10	2.0	2.3	+14	11.9	12.0
— 5	3.1	3.4	15	12.7	12.8
0⁰	4.6	4.9	16	13.5	13.6
—1	4.9	5.2	17	14.4	14.4
2	5.3	5.6	18	15.4	15.3
3	5.7	6.0	19	16.4	16.2
4	6.1	6.4	20	17.4	17.2
5	6.5	6.8	21	18.5	18.2
6	7.0	7.3	22	19.7	19.3
7	7.5	7.7	23	20.9	20.5
8	8.0	8.3	24	22.2	21.6
9	8.6	8.8	25	23.6	22.9
10	9.2	9.4	30	31.6	30.1
11	9.8	10.0	35	41.8	39.3
12	10.5	10.6	40	54.9	50.7
13	11.2	11.3			

Die höchste mögliche Feuchtigkeit ist in der Luft nur selten vorhanden, meist findet sich erheblich weniger Wasserdampf vor. Wir nennen die momentan vorhandene Menge Wasserdampf absolute Feuchtigkeit. Indem wir die absolute Feuchtigkeit zu der bei der momentanen Temperatur höchsten möglichen Feuchtigkeit in Beziehung bringen, erhalten wir die relative Feuchtigkeit, welche angiebt, wieviel Procent der grössten möglichen Feuchtigkeit die absolute Feuchtigkeit beträgt.

Wir verstehen weiterhin unter Sättigungsdeficit die Differenz von höchster möglicher und absoluter Feuchtigkeit, die wir ebenfalls in gr. Wasser pro Cubikmeter Luft ausdrücken.

Da der in der Luft vorhandene Wasserdampf einen bestimmten Druck ausübt, so spricht man auch statt von einer absoluten Feuchtigkeit u. s. w. von einer absoluten Dampfspannung oder Tension, von höchst möglicher Tension und Spannungsdeficit. Die Werthe werden dann in mm Quecksilber ausgedrückt.

Die Umrechnung von Tension in absolute Feuchtigkeit erfolgt nach der Formel

$$T. = a.\ F.\ \frac{1 + 0.00366\ t}{100}$$

und umgekehrt

$$a.\ F. = \frac{T}{1 + 0.00366\ t}\ 100$$

Endlich ist noch unter Thaupunkt diejenige Temperatur zu verstehen, bei welcher die Luft durch den vorhandenen Wasserdampf gesättigt ist.

Wäre z. B. durch Untersuchung erwiesen worden, dass ein Cubikmeter Luft von $+ 15^{0}$ C. 10 gr. Wasser enthält, so wäre

die absolute Feuchtigkeit = 10.0 gr.

die höchste mögliche Feuchtigkeit = 12.8 gr.

(bei der beobachteten Temperatur von 15^{0})

das Sättigungsdeficit = 2.8 gr.

die relative Feuchtigkeit $= \frac{10.100}{12.8} = 78.1\,\%$
der Thaupunkt $= 11^{0}$ C.

Der Wassergehalt der atmosphärischen Luft ist grossen Schwankungen unterworfen. Er ist abhängig von dem Verhältniss zwischen Land und Wasser und fernerhin von der Temperatur der Luft. Wenn warme Luftmassen über ausgedehnte Meere streichen, so haben sie Gelegenheit, viel Wasser aufzunehmen, andrerseits sind von Wüstenstrecken herkommende Luftmengen sehr wasserarm. Erstere bedingen das Auftreten feuchter, die letzteren trockener Winde.

Ziehen Luftströme an grossen Gebirgsketten vorüber, wo sie sich abkühlen, so treten Niederschläge ein, wenn die Abkühlung unter den Thaupunkt sinkt. So beim Föhn, welcher südlich der Alpen entsteht und eine an Wasserdampf reiche Luft über die Alpen führt, die dort abgekühlt wird und im nördlichen Theil der Alpen Schneefälle und Regengüsse hervorbringt. An Wasser arm wird die Luft weiter geführt, die relative Feuchtigkeit nimmt um so mehr ab, das Sättigungsdeficit nimmt bedeutend zu, je höher die Luft erwärmt wird.

Je nach den vorhandenen Verhältnissen wird der Wasserdampf in verschiedenster Menge der Luft beigemischt gefunden, eine absolut wasserarme Luft ist jedoch noch niemals nachgewiesen worden. Nach den vorliegenden Messungen beträgt das Minimum der in atmosphärischer Luft beobachteten relativen Feuchtigkeit etwa 10 %. —

Der Wassergehalt der Luft ist für den Organismus von hoher Bedeutung. Feuchte Klimata sind dem Menschen weniger zuträglich als trockene. Nasse, trübe Witterung gibt zumeist mehr zu akuten Krankheiten Anlass als trockene. Das Athmen einer Luft mit geringer relativer Feuchtigkeit führt zu vielen Klagen (Heiserkeit, Trockenheit im Halse), welche beim Aufenthalt in mässig feuchter Luft nicht geäussert werden. Hier sei übrigens gleich bemerkt, dass eine Entscheidung, ob eine Luft trocken oder feucht ist, auf subjektive Empfindung hin, nicht gefällt werden kann. Interessant ist diesbezüglich besonders ein von Lehmann mitgetheilter Versuch. L. liess in Vereinssitzungen Männern, welche hauptsächlich mit wissenschaftlichen Untersuchungen beschäftigt und deshalb gut zu beobachten gewöhnt waren, ihr Urtheil über den Feuchtigkeitsgehalt der Luft abgeben; sie lauteten fast stets widersprechend. So bestimmte er eines Abends die relative Feuchtigkeit der Luft zu 50—60% bei einer in $1^1/_2$ Stunden von 17.4^0 bis auf 23.6^0 ansteigenden Temperatur; von 6 Personen, welche er befragte, erklärten zwei die Luft für sehr trocken, eine für trocken, zwei für feucht, eine für mittelfeucht.

Bei Erwägung, welchen Einfluss der Wassergehalt der Luft auf den Organismus ausübt, ist zunächst zu berücksichtigen, dass der Körper stets Wasser von der Haut und den Lungen aus in die Luft abgibt. So fanden Pettenkofer und Voit, dass bei mittlerer Kost und Ruhe von einem Menschen im Ganzen etwa 2300 gr. ausgeschieden werden, von welchen ungefähr 1400 gr. mit den Excreten (Harn und Koth) fortgehen, das übrige circa 900 gr. (40%) fällt auf die Wasserabgabe durch Respiration und Perspiration.

Diese Wasserausscheidung ist nun nicht immer die gleiche. Man muss von vornherein annehmen und es ist hierauf besonders von Deneke aufmerksam gemacht worden, dass die Wasserdampfabgabe vom Sättigungsdeficit abhängig sein wird. Je grösser das Sättigungsdeficit, desto mehr Wasser kann die Luft noch aufnehmen und um so mehr wird sie daher dem Körper entziehen.

Betrachtet man dies Sättigungsdeficit bei wechselnder relativer Feuchtigkeit und verschiedener Temperatur, wie es in der beigedruckten Tabelle (s. pag. 64) nach Deneke zusammengestellt ist, so sieht man, dass dieses nicht mit der relativen Feuchtigkeit parallel ansteigt, sondern dass es bei derselben relativen Feuchtigkeit bei hoher Temperatur verhältnissmässig bedeutend grösser ist als bei niedriger.

Sättigungs-Deficit in Cbm. Kg.

Tempe-ratur	Relative Feuchtigkeit									
	10%	20%	30%	40%	50%	60%	70%	80%	90%	100%
8	7.21	6.42	5.61	4.81	4.01	3.21	2.41	1.60	0.80	0.00
10	8.25	7.34	6.42	5.50	4.59	3.67	2.75	1.83	0.92	0.00
12	9.41	8.37	7.32	6.28	5.23	4.18	3.14	2.09	1.05	0.00
14	10.71	9.53	8.35	7.15	5.96	4.76	3.57	2.38	1.19	0.00
16	12.19	10.83	9.48	8.12	6.77	5.42	4.06	2.71	1.35	0.00
18	13.82	12.29	10.75	9.22	7.68	6.14	4.61	3.07	1.54	0.00
20	15.65	13.91	12.14	10.43	8.70	6.96	5.22	3.48	1.74	0.00
22	17.69	15.73	13.76	11.80	9.83	7.86	5.90	3.93	1.97	0.00
25	21.19	18.84	16.49	14.13	11.78	9.42	7.07	4.71	2.36	0.00
30	28.39	25.24	22.08	18.93	15.77	12.61	9.46	6.31	3.16	0.00
35	37.17	33.46	29.28	25.09	20.91	16.53	12.55	8.37	4.18	0.00
40	49.42	43.93	38.44	32.95	27.45	21.96	16.73	10.98	5.49	0.00

Es erscheint daher wahrscheinlich, wenn man sich die Verdunstung rein physikalisch verlaufend denkt, dass sie unabhängig von der relativen Feuchtigkeit nur dem Sättigungsdeficit der Luft entsprechend wird. Diese Vermuthung ist jedoch eine irrige, die Wasserausscheidung bei hoher wie niedriger Temperatur, wird, wie die neueren Untersuchungen von Rubner gezeigt haben, in erster Linie nur von der relativen Feuchtigkeit der Luft beherrscht.

Die Wasserabgabe ist weiterhin, aber in geringerem Maasse, von der Temperatur abhängig. Bei gleicher relativer Feuchtigkeit und wechselnder Temperatur liegt das Minimum bei 15°. Die Wasserabgabe nimmt zu, wenn die Temperatur steigt und wenn sie fällt, was auf einen aktiven Vorgang im Thierkörper hindeutet. Man kann also die Wasserdampfausscheidung nicht rein physikalisch erklären, sondern muss sie als eine physiologische Funktion des Organismus bezeichnen.

Endlich beeinflusst auch die Nahrungszufuhr die Wasserabgabe und zwar derart, dass bei bedeutend erhöhter Nahrungsaufnahme auch die Wasserabgabe in die Höhe geht.

Was nun die praktische Consequenz aus den über die Wasserdampfabgabe vorliegenden Untersuchungen betrifft, nämlich die Festsetzung der zulässigen Feuchtigkeitsgrenze, bei welcher weder die Gesundheit geschädigt, noch das Behagen gestört wird, so ist es unmöglich, auf diese Frage mit einer Zahl eine bestimmte Antwort zu geben. Es handelt sich hier um sehr complicirte Vorgänge, bei welchen ausser der Feuchtigkeit der Luft noch viele andere Faktoren, Temperatur, Nahrung, Arbeitsleistung und Kleidung in Betracht kommen.

Es muss weiteren wissenschaftlichen Untersuchungen überlassen bleiben, nähere Aufschlüsse zu geben, bisher weiss man nur aus den rein empirischen Beobachtungen Rubners, dass bei einer Temperatur von 20^0 das subjektive Wohlbefinden nicht gestört wird, wenn die relative Feuchtigkeit sich innerhalb 30—60% bewegt und man kann annehmen, dass man bei einer Verallgemeinerung dieser individuellen Beobachtung nicht irre gehen wird.

Zur Bestimmung des Feuchtigkeitsgehalts der Luft sind verschiedene Methoden und Apparate in Gebrauch.

Das Psychrometer von August (Fig. 30) besteht aus zwei genau übereinstimmenden, in Zehntel-Grade getheilten Thermometern, deren eines mit einer Musselinhülle umkleidet ist, welche in ein kleines Gefäss mit Wasser eintaucht. Der Luft ausgesetzt, zeigen die Thermometer nur dann denselben Grad, wenn die Luft vollständig mit Wasserdampf gesättigt ist. Ist dies nicht der Fall, so wird an an dem mit feuchten Musselin umhüllten Thermometer Wasser verdampfen, und zwar um so mehr, je trockener die Luft ist. Bei der Verdampfung wird aber

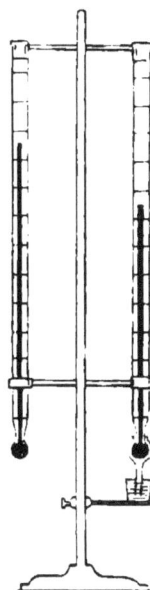

Fig. 30.
Psychrometer
von August.

Wärme gebunden, die Umgebung des Thermometers abgekühlt, das Thermometer fällt. Aus diesem Verhalten kann man den Wassergehalt der Luft feststellen. Man muss nur berücksichtigen, dass durch die fortdauernde Verdunstung am feuchten Thermometer eine stete Abkühlung erfolgt, während andrerseits durch das Vorbeiströmen der niemals absolut ruhigen Luft wiederum eine Erwärmung des Thermometers stattfindet, so dass die Temperatur nie ganz bis auf den Thaupunkt fällt.

Die gesuchte absolute Feuchtigkeit a ist nun gleich $f — (t_t — t_f) c$. wobei f das Sättigungsmaximum bei der Temperatur des trockenen Thermometers. t_t die Temperatur des trockenen, t_f die Temperatur des feuchten Thermometers. c eine Constante für Temperaturen über $0^0 = 0.65$, für solche unter $0^0 = 0.56$ ist.

Zur genaueren Bestimmung der absoluten Feuchtigkeit ist von Deneke das Schleuder-Psychrometer empfohlen. Trockenes wie feuchtes Thermometer werden. nachdem sie an einer einen Meter langen Schnur einzeln je hundertmal im Kreise herumgeschwungen sind. abgelesen. Es ist dann f der Dunstdruck. d. i. die absolute Feuchtigkeit in mm Quecksilber ausgedrückt, $= f' — 0.000706 . b$ $(t—t')$, wobei f' das Sättigungsmaximum bei der Temperatur des feuchten Thermometers. b der Barometerstand, t die Temperatur des trockenen, t' des feuchten Thermometers ist.

Zur Bestimmung der relativen Feuchtigkeit dienen die Haarhygrometer. Sie beruhen auf der Eigenschaft der Haare, sich in feuchter Luft auszudehnen, in trockener

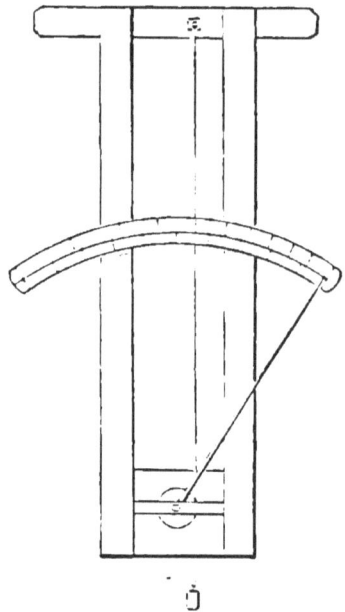

Fig. 31.

Koppe's Haarhygrometer.

aber sich zusammenzuziehen. Das Haar des Koppe-
schen Haarhygrometers (Fig. 31) läuft über eine
Rolle und wird durch ein Gewicht festgespannt. Bei den
durch die Schwankungen in der Luftfeuchtigkeit bedingten
Aenderungen seiner Länge wird der an der Rolle befestigte Zeiger mitbewegt, welcher auf einer empirisch
geaichten Skala die relative Feuchtigkeit in Prozenten
angiebt. Man kann die Richtigkeit der Lage des Sättig-
ungspunktes = 100 % kontroliren, wenn man den
Apparat in ein Glaskästchen einbringt, in welchem sich
ein mit angefeuchtetem Musselin bespannter Rahmen
befindet. Der Zeiger muss dann in der mit Wasserdampf
gesättigten Atmosphäre nach einiger Zeit auf 100 zeigen,
oder ist eventuell mit einem kleinen Schlüssel auf 100 ein-
zustellen.

Das Princip der ebenfalls der Bestimmung der Luftfeuchtigkeit dienenden Atmometer oder Verdunst-
ungsmesser beruht darauf,
dass von einer freistehenden
Flüssigkeit um so mehr Wasser
verdampft, je niedriger der
Wassergehalt der Luft ist. Die
Apparate finden nur wenig Anwendung.

Weiterhin ist zur Bestimmung des Thaupunktes das in
Fig. 32 abgebildete Daniell-
sche Hygrometer im Ge-
brauch. Es besteht aus einer
U-förmig gebogenen Glasröhre,
welche in zwei Kugeln ausläuft,
deren eine (in der Abbildung
links) von aussen vergoldet,
während über die andere Musselin gespannt ist. Die erstere

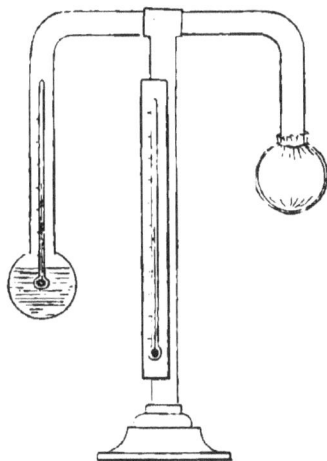

Fig. 32.

Daniell's Hygrometer
zur Bestimmung des Thaupunktes.

ist mit Aether angefüllt. Tropft man auf den Musselin
Aether, so verdunstet dieser, kühlt die Kugel ab und condensirt die in der rechten Kugel befindlichen, von der linken

Kugel stammenden Aetherdämpfe, während von dieser
aus neue Dämpfe entstehen, hierbei wird Wärme gebunden, die linke Kugel wird kühler und kommt schliesslich auf eine Temperatur, welche dem **Thaupunkt** der
umgebenden Luft entspricht. Sofort nach diesem Moment
beschlägt sich die linke Kugel mit feinen Wassertröpfchen,
was am Blindwerden der vergoldeten Oberfläche gut
sichtbar ist. Die Temperatur, bei welcher dies eintritt,
i. e. der **Thaupunkt**, ist auf dem Thermometer, dessen
Gefäss in der Kugel liegt, abzulesen.

Die genaueste Methode zur Feuchtigkeitsbestimmung
der Luft besteht darin, dass man eine bestimmte Menge
Luft, welche durch einen Gasometer genau abgemessen
wird, durch Gefässe streichen lässt, in denen sich Wasser
begierig absorbirende Substanzen befinden. Die Gewichtsdifferenz der Gefässe vor und nach dem Durchsaugen
der Luft zeigt deren Wassergehalt an.

Kohlensäure.

Die Luft im Freien sowohl, wie die der bewohnten
Räume enthält immer CO_2, aber in sehr geringen Mengen.
Im Freien sind es 0.3, in den Strassen bewohnter Ort-
schaften 0.4—0.5 pro mille. Es findet eine grössere
Ansammlung niemals statt, weil die Winde für eine fort-
während Vermengung und Vertheilung der durch die
Athmung von Mensch und Thier, durch Heizung und
Beleuchtung gebildeten Kohlensäure sorgen und weil
anderseits diesen enormen Kohlensäurequellen gegenüber
die auf der ganzen Erde verbreiteten chlorophyllhaltigen
Pflanzen das Freiwerden des Sauerstoffes aus der Kohlensäure veranlassen.

Bedeutend höher steigt der Kohlensäuregehalt bewohnter Räume, erreicht aber auch hier nach den zahlreichen, vorhandenen Analysen niemals ein Procent. Diese
Grenze wird nur bei bestimmten Betrieben, Brauereien,
Brennereien, Gährkellern, Presshefefabriken u. s. w., aber
hier jedenfalls häufig, überschritten. Sicher ist dies er-

wiesen von der Luft der Bergwerke, welcher durch die Athmung der Bergleute, die Verbrennung von Leucht-materialien, durch Entwickelung des Gases beim Sprengen, endlich durch die in gewissen Gesteinen auftretenden Zersetzungen Kohlensäure in grosser Menge beigemischt wird, welchen Vorgängen die wegen ihres hohen Kohlen-säuregehalts gefürchteten s c h w e r e n oder d r ü c k e n d e n W e t t e r ihr Entstehen verdanken.

Nur wenn solch' beträchtliche Quantitäten (über 8%) der Athmungsluft beigemengt sind, entsteht für das Leben Gefahr, sonst hat die in der Wohnungsluft auch sehr dicht bewohnter Räume vorhandene Kohlen-säure keinen direkten schädlichen Einfluss auf die menschliche Gesundheit. Dennoch ist ihre Bestimmung vom hygienischen Standpunkt aus von grosser Bedeutung, weil nämlich von Pettenkofer der Nachweis geliefert wurde, dass sie als ein sicheres Reagens auf die Güte der Luft beziehungsweise auf deren Verschlechterung durch die Athmung, Beleuchtung, Heizung u. s. w. zu betrachten ist. (Näheres hierüber siehe unter Venti-lation.)

Zur Bestimmung der CO_2 in der Luft sind viele Methoden angegeben; die bekannteste und verbreitetste ist die Pettenkofer'sche Flaschenmethode. Das Princip derselben beruht darauf, dass man zu einer bestimmten Menge der zu untersuchenden Luft eine ebenfalls be-stimmte Menge Barytwasser von bekanntem Gehalt an Aetzbaryt hinzugiebt, die CO_2 auf das Barytwasser ein-wirken lässt und nach beendeter Einwirkung durch Titra-tion bestimmt, wieviel von dem Aetzbaryt durch die vor-handene CO_2 neutralisirt wurde; hieraus kann man dann die CO_2 berechnen.

Bei der Ausführung der Methode füllt man eine circa vier Liter fassende trockene Glasflasche mit der zu untersuchenden Luft, indem man dieselbe mit einem Blasebalg durch vierzig bis sechzig Stösse hineinpumpt. Es ist dabei zu verhindern, dass die Exspirationsluft des die Untersuchungen Ausführenden mit in die Flasche eingepumpt wird. Das Volumen der Glasflasche wurde vorher dadurch bestimmt, dass sie erst trocken, dann mit Brunnenwasser von 15^0 C gefüllt gewogen wurde; die Differenz beider Gewichte in gr. giebt das Volumen der Flasche in ccm. an.

In die Flasche, welche nach dem Einfüllen der Luft mit einer Gummikappe verschlossen wurde, giebt man dann unter kurzem Lüften der Kappe 100 ccm. eines Barytwassers, welches durch Auflösen von $4^1/_2$ gr. reinem krystallinischem Aetzbaryt (Baryumhydroxyd, $Ba(OH)_2 + 8 H_2O$) und circa $^1/_4$ gr. Chlorbaryum $BaCl_2$ hergestellt wurde.

Durch vorsichtiges etwa zehn Minuten andauerndes Umschwenken des Barytwassers in der geneigt gehaltenen Flasche lässt man das Barytwasser die CO_2 absorbiren

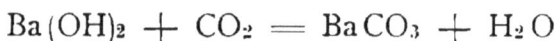

$$Ba(OH)_2 + CO_2 = BaCO_3 + H_2O$$

und giesst dann dasselbe (am offenen Fenster, um eine weitere Einwirkung der möglicherweise stark CO_2 haltigen Zimmerluft zu umgehen) in eine kleine mit gut schliessendem Glasstöpsel versehene Glasflasche.

Man lässt nun das gebildete Bariumcarbonat absitzen, saugt dann mit einer Pipette, ohne den Niederschlag aufzurühren, 25 ccm von der überstehenden Lösung ab und titrirt diese. Aus der Differenz der vor und nach der Absorption der CO_2 durch das Barytwasser zu dessen Neutralisation verwandten Oxalsäuremenge, kann man ersehen, wieviel Aetzbaryt durch die Kohlensäure neutralisirt wurde und daraus berechnen, welcher Menge CO_2 dies entspricht. Das vierfache der gefundenen Zahl (es wurden ja von den 100 ccm nur fünfundzwanzig zur Titration verwandt) giebt dann die in der Flasche vorhanden gewesene CO_2 an.

Es erübrigt nun nur noch den gefundenen Werth auf Procente umzurechnen. Hierzu muss das ursprüngliche Volumen zunächst auf 0^0 und 760 mm Barometerstand reduzirt werden, was auf Grund folgender Erwägung geschieht. Jedes Gas dehnt sich bei höherer Temperatur aus und zwar entsprechend der Formel

$$V^0 = \frac{V_t}{1 + a\, t}$$

wobei V^0 das gesuchte Gasvolumen bei 0^0. t die ursprünglich beobachtete Temperatur und a eine Constante 0.00366 ist.

Ferner nimmt jedes Gasvolumen mit erhöhtem Druck ab und zwar verhalten sich die Volumina aller Gase umgekehrt wie der auf ihnen lastende Druck, es ist also

$$V_b : V_{b_1} = b_1 : b \text{ oder } V_b \quad \frac{V_{b_1} \cdot b_1}{b}$$

wobei V_b das Volumen bei einem Druck b., V_{b_1} das Volumen bei einem Druck b, bedeutet. Man hat daher das ursprüngliche Volumen (V_{b_1}) mit dem abgelesenen Barometerstand (b,) zu multipliciren und das Produkt durch 760 zu dividiren, um das auf einen Barometerstand von 760 mm reducirte Volumen zu erhalten.

Nach der Reduction des Gasvolumens ist dann noch der gefundene CO_2-gehalt procentisch auszurechnen.

Der genaue Gehalt des Barytwassers an Aetzbaryt wird durch Titration mit Oxalsäure bestimmt und zwar verwendet man eine Oxalsäurelösung, von welcher jeder Cubiccentimeter ebensoviel Baryumhydroxyd bindet, als ¼ Cubiccentimeter CO_2, bei 0^0 und 760 mm Barometerstand gemessen; man erhält diese durch Auflösen von 1.404 gr. Oxalsäure in 1 Liter Wasser.

Als Indicator bei der Titration verwendet man einige Tropfen einer 1% alkoholischen Rosolsäurelösung, welche alkalische Flüssigkeiten roth färbt, in sauren jedoch farblos wird.

Die Pettenkofer'sche Methode hat kleine Mängel, die bei ungeschicktem Arbeiten zu erheblichen Fehlern führen können. Sie sind darin begründet, dass beim Einfüllen und Titriren des Barytwassers Kohlensäure hinzutreten und dann das Resultat trüben kann.

Um dies zu umgehen, hat Bitter eine einfache, auch für die Praxis geeignete Methode vorgeschlagen, nach

welcher die Rücktitrirung des Barytwassers nach Absorption der CO_2 in dem Absorptionsgefäss selbst vorgenommen wird. Wegen Unsicherheit der Endreaktion
bei der Titrirung mit Barytwasser verwendet Bitter
Strontiumhydratwasser als Absorptions- und Schwefelsäure als Titrirflüssigkeit. Die Ausführung seiner Methode
gestaltet sich wie folgt: Starke, geaichte Rundkolben
von circa 3.5 Liter Inhalt werden mittels des Blasebalges
mit langem Ansatzrohr mit der zu untersuchenden Luft
gefüllt, mit einem gut schliessenden, doppelt durchbohrten Kautschukstopfen, in dessen Bohrungen zwei
gut sitzende Glasstäbe stecken, verschlossen und dann
in's Laboratorium transportirt. Bei Temperaturdifferenzen
zwischen dem Raum, in welchem die Luftentnahme
stattfand und dem Laboratorium bringt man entweder
die Luft des letzteren zunächst auf die ursprüngliche
Temperatur der Untersuchungsluft und lässt den Kolben
diese Temperatur annehmen; oder, wenn die Laboratorium-
luft wärmer ist, wie die Untersuchungsluft war, lässt
man, nachdem der Kolben ebenfalls auf diese Temperatur
gekommen ist, die überschüssige Luft durch Lockern
eines Glasstabes entweichen und zieht die Temperaturdifferenz später in Rechnung. Auf diese Weise wird
ein Eindringen fremder Luft in den Kolben sicher vermieden. Nunmehr werden mittels einer Pipette 50 ccm
Strontiumhydratwasser (von welchem 1 ccm ungefähr
1 ccm $H_2 SO_4$, welche gleich 1 mgr. CO_2 ist, entspricht)
in den Kolben einlaufen lassen, die Glasstäbe wieder
fest eingedrückt und der Kolben einige Male unter
drehender Bewegung geschwenkt, wobei man darauf
achtet, dass kein Strontiumwasser an den Hals des
Kolbens spritzt und dann circa 12 Stunden zur völligen
Absorption der CO_2 stehen gelassen. Zur Rücktitrirung
des Strontiumwassers bedient man sich einer 50 ccm
fassenden, in $^1/_{10}$ getheilten Glashahnburette mit lang
ausgezogener Spitze. Dieselbe wird bis zum Nullpunkt
mit der Schwefelsäure gefüllt und nach Entfernung eines
Glasstabes durch die entsprechende Bohrung des Kaut-

schukstopfens hindurch gesteckt. Vorher lässt man 1—2 Tropfen einer einproc. Lösung von Phenolphtalein in 70proc. Alkohol in die Strontiumflüssigkeit fallen, welche dadurch blaurosa gefärbt wird. Um den Farbenumschlag scharf zu erkennen, stellt man den Kolben während des Titrirens auf eine weisse Unterlage. Die Titerstellung des Barytwassers wird unter Vermeidung des Arbeitens in sehr CO_2 reicher Luft stets unmittelbar nach dem Einfüllen der 50 ccm in die Absorptionsgefässe derart vorgenommen, dass 25 ccm mittelst Pipette in ein etwa 60 ccm fassendes mit doppelt durchbohrtem Kautschukstopfen verschlossenes Gefäss gegeben werden. Durch die eine Bohrung wird nach Zusatz von 1—2 Tropfen Phenolphtalein die Säureburette gesteckt, in der andern befindet sich ein Glasstäbchen, das von Zeit zu Zeit gelockert die Luft entweichen lässt.

Eine grosse Anzahl vereinfachter und für die Praxis bestimmter Kohlensäurebestimmungsverfahren ist wegen ihrer Ungenauigkeit werthlos, nur eins derselben soll hier noch mitgetheilt werden, weil es sehr leicht und rasch ohne Kenntnisse in chemischen Arbeiten und ohne weitere Berechnungen auszuführen ist.

Lange und Zeckendorf verwenden zu ihrer Bestimmung ein etwa 100 ccm fassendes Pulverglas mit doppelt durchbohrtem und mit zwei Glasröhren in bekannter Weise armirtem Kautschukstopfen. Dieses Glas wird mit genau 10 ccm einer $^1/_{500}$ Normalsodalösung, welche mit Phenolphtalein roth gefärbt ist, gefüllt. Dann wird durch das eine Rohr, welches mittelst eines Schlauches mit einem 70 ccm fassenden Kautschukballon in Verbindung steht, die äussere zu untersuchende Luft eingepumpt. Der Ballon besitzt zwei Ventile, welche so eingerichtet sind, dass der Ballon die Luft immer nur in einer Richtung einmal austreten lassen kann. Durch die Einwirkung der Kohlensäure wird das kohlensaure Natron der Lösung in doppelt kohlensaures Natron ($Na_2 CO_3 + CO_2 + H_2O = 2 Na HCO_3$) verwandelt, die Lösung wird entfärbt und durch die Entfärbung die Endreaktion angezeigt. Man kann dann den CO_2gehalt der Luft aus der Anzahl der zur Entfärbung nothwendigen Ballonfüllungen aus einer beigegebenen Tabelle ohne jede weitere Titration und Berechnung entnehmen.

Ammoniak

ist ebenfalls in der Luft stets vorhanden, wenn auch in sehr wechselnder und gewöhnlich nur geringer Menge (hundertstel eines Milligramm pro Cubikmeter Luft). Es bildet mit den auch niemals fehlenden Kohlensäure, Salpeter- und salpetrige Säure, die Salze dieser drei Säuren $[(NH_4)_2\ CO_3,\ NH_4\ NO_3,\ NH_4\ NO_2]$. Es entsteht bei der Zersetzung stickstoffhaltiger, organischer Verbindungen, geht in die Atmosphäre über und wird aus dieser durch die atmosphärischen Niederschläge Regen, Schnee, Nebelwasser ausgewaschen; diese enthalten daher stets Ammoniak.

Die geringen Mengen Ammoniak, wie sie sich gewöhnlich in der Luft finden, haben für die Gesundheit keine Bedeutung, ein Schaden kann erst dann auftreten, wenn in geschlossenen Räumen durch Faulen menschlicher und thierischer Excremente und Abfallstoffe der Ammoniakgehalt bedeutend vermehrt wird.

Ebenfalls nur in geringen Mengen und deshalb für die Gesundheit ohne Bedeutung sind in der Atmosphäre stets, wenn auch quantitativ kaum bestimmbar,

salpetrige Säure und Salpetersäure

vorhanden. Sie entstehen durch die Einwirkung von Ozon auf das beim Faulen stickstoffhaltiger Substanzen frei werdende Ammoniak und weiterhin durch direkte Verbindung von Sauerstoff und Stickstoff in Folge elektrischer Entladungen (Gewitter). Sie bilden mit dem Ammoniak der Luft, salpetersaures und salpetrigsaures Ammon, welche aus dieser durch die Niederschläge entfernt werden.

Neben den bisher besprochenen in der freien
Atmosphäre vorhandenen chemischen Verbindungen
finden sich in geschlossenen Räumen noch andere,
welche entweder von der Lebensthätigkeit der Menschen
und Thiere herrühren oder aber durch die Beschäftigung
und die Lebensweise der Menschen entstehen.

Es gelangen nämlich ausser Kohlensäure und Wasserdampf vom menschlichen und thierischen Organismus
noch andere Verbindungen in die Luft der Umgebung,
welche um so bemerkbarer werden, je enger der Raum
und je weniger ausreichend der Luftwechsel ist. Diese

Riechstoffe,

wie sie gewöhnlich genannt werden, rühren hauptsächlich
von dem auf der Haut ausgeschiedenen Schweiss her,
welcher sich durch die Thätigkeit von Mikroorganismen
zersetzt, wenn die Haut nicht sauber gehalten wird: es
bilden sich dann Ammoniak, Baldriansäure, Capron- und
Caprylsäure u. s. w.

Eine weitere Quelle dieser Riechstoffe sind die im
Darmkanal ablaufenden Zersetzungen, durch welche beim
Austritt von Darmgasen oder bei Entleerung der Excremente eine Verunreinigung der Luft stattfindet. Diese
kann dann besonders hochgradig werden, wenn nicht
durch rechtzeitige Beseitigung der Fäkalien aus der
Umgebung des Menschen, gleichzeitig die Ursache der
bei rasch auftretender Fäulniss entstehenden Kohlenwasserstoffe, Ammoniak, Schwefelwasser, flüchtige Fettsäuren u. s. w. entfernt wird.

Die gewöhnlich in der Luft anwesenden Riechstoffe
sind in solch geringen Mengen vorhanden, dass eine
quantitative Bestimmung der einzelnen Verbindungen
absolut ausgeschlossen ist. Dagegen sind von Uffel-
mann und neuerdings von Acharow Methoden angegeben worden, mittelst derer man die Summe aller dieser
organischen Stoffe durch Einwirkung auf eine bekannte
Lösung von Kaliumpermanganat bestimmen kann.

Der Nachweis einer direkten Schädigung dieser Stoffe für den Menschen ist bisher nicht gelungen. Nur in der Exspirationsluft soll nach Brown-Séquard und d'Arsonval ein giftiges Alkaloid enthalten sein, doch ist dieser Befund von Lehmann als irrig erwiesen worden. Dennoch kann kein Zweifel darüber herrschen, dass der Aufenthalt in Räumen mit stark verunreinigter Luft für den Menschen nachtheilig ist. Dies muss man aus den häufig in überfüllten Lokalen auftretenden akuten Störungen (Kopfschmerzen, Ohnmacht, Schwindel u. s. w.) schliessen, es geht aber auch aus dem Aussehen und dem Gesundheitszustand aller der Personen hervor, welche dauernd eine solche Luft zu athmen gezwungen sind. Sehr wahrscheinlich ist es ferner, dass der dem Menschen innewohnende Ekel vor derartiger Luft ihn unbewusst zu einer oberflächlichen Athmung veranlasst und damit der Grund zu späteren Lungenerkrankungen, besonders Tuberkulose, gelegt wird.

Auf die Gesundheitsschädigungen, welche bei technischen Betrieben entstehen, wenn schädliche Gase, Salzsäure, schweflige Säure, Schwefelwasserstoff u. s. f. der Athmungsluft beigemengt werden, wird bei Besprechung der Gewerbehygiene näher eingegangen werden.

Hier soll nur noch ein Gas erörtert werden, welches in der freien Atmosphäre nie vorhanden, in bewohnten Räumen bei falsch angelegten oder schlecht funktionirenden Heizungs- und Beleuchtungseinrichtungen gelegentlich vorkommt, das

Kohlenoxyd.

Der Nachweis des Kohlenoxyd geschieht auf zweierlei Weise. Entweder bringt man die fragliche Luft mit Papier in Berührung, welches mit einer Lösung von Palladiumchlorür getränkt ist, wobei durch ausgeschiedenes metallisches Palladium eine Schwarzfärbung des Papiers eintritt, oder man lässt die Luft auf Blut einwirken und beobachtet mit dem Spektralapparat die hierbei auftretenden Veränderungen. Das im normalen Blut enthaltene Oxyhaemoglobin zeigt nämlich bei hinreichender Verdünnung im gelben und grünen Theil des Spektrums, zwischen den Frauenhofer'schen Linien D und E zwei scharf begrenzte Absorptionsstreifen, welche im Kohlenoxydblut näher aneinanderliegen und nicht so scharf begrenzt sind. Diese Differenz ist nur schwer erkennbar. Ein deutlicherer Unterschied tritt aber sofort auf, wenn man beide Blutarten mit einer reduzirenden Substanz (ein Tropfen verdünnter Schwefelammoniumlösung oder Stokes'scher Flüssigkeit, weinsaures Eisenoxydulammoniak) behandelt. Dann wird das leicht zersetzliche Oxyhaemoglobin zerstört, es entsteht reduzirtes Haemoglobin, welches an nur einem stark verwaschenem, breitem, bei D und E liegendem Streifen zu erkennen ist, während das schwerer zersetzliche Kohlenoxydhaemoglobin unverändert bleibt und nach wie vor die zwei undeutlichen Streifen im Spektrum zeigt.

Zur quantitativen Bestimmung des Kohlenoxyd wird nach einer von Fodor angegebenen Methode eine gemessene Luftmenge mit Blut zur Absorption des CO in Berührung gebracht, das Blut wird dann erwärmt, das Kohlenoxydhaemoglobin hierbei zerstört und das frei gewordene CO durch einen Luftstrom über Palladiumchlorür geleitet. Das ausgeschiedene Palladium wird später gewogen und aus dem Gewicht das vorhanden gewesene CO berechnet.

Die Wirkung des Kohlenoxyds, die Vorkehrungen, welche man behufs Vermeidung der Gefahr einer Vergiftung zu treffen hat, werden bei der Beleuchtung und Heizung besprochen werden.

Physikalische Eigenschaften der Luft.

Die Wärme.

Auf den einzelnen Punkten der Erdoberfläche herrschen verschiedene Temperaturen, welche theils direkt, theils indirekt von der Sonne abzuleiten sind.

Einmal empfängt die Erde von der Sonne ausgehende Wärmestrahlen, dann besitzt sie eine sogenannte Eigenwärme, welche ebenfalls von der Sonne herrührt aus einer Zeit, da sie selbst noch als glühender Theil zur Sonne gehörte und von dieser noch nicht abgelöst war, drittens entsteht auf der Erdoberfläche Wärme durch Verbrennung organischer Körper (hauptsächlich Holz und Kohlen), wobei die bei deren Bildung aufgenommene und latent gewordene Sonnenwärme durch den Verbrennungsprozess wieder frei gemacht wird. Die Temperatur der Erdoberfläche und der sie umgebenden Atmosphäre würde nun durch den Einfluss der Sonne stetig zunehmen, wenn nicht gleichzeitig Wärme von der Erdoberfläche abgeleitet würde. Dies geschieht durch Ausstrahlung nach dem kalten Weltenraume hin, wodurch eine der zugeführten Wärme entsprechende Wärmemenge verloren geht.

Um über die Temperaturverhältnisse eines Ortes genaue Kenntniss zu erhalten, genügt eine einmalige Beobachtung nicht; diese würde nur die momentane Temperatur erkennen lassen. Es sind fortgesetzte Beobachtungen nothwendig, aus denen man Durchschnittswerthe für einen Tag, einen Monat u. s. w. erhalten kann. Liest man jede Stunde das Thermometer ab und dividiert die Summe der 24 erhaltenen Zahlen durch 24, so erhält man das Tages-Temperaturmittel. Man braucht jedoch zu dessen Feststellung nur drei Beobachtungen: 6 Uhr Morgens, 2 Uhr Nachmittags, 10 Uhr Abends oder 7 Uhr Morgens, 2 Uhr Nachmittags, 9 Uhr Abends u. s. f. anzustellen, oder gar aus dem höchsten und tiefsten Stand des Thermometers während eines Tages das Mittel zu berechnen.

Aus den Tagesmitteln wird das Monatsmittel, aus den Monatsmitteln das Jahresmittel in analoger Weise festgestellt. Das Jahresmittel allein giebt nun aber keine klare Vorstellung von den Wärmeverhältnissen des betreffenden Ortes, da zwei Punkte, welche dieselben Jahresmittel haben, doch sehr verschiedene Temperaturverhältnisse zeigen können. Es ist nicht gleichgiltig, ob man sich an einem Ort befindet, der, um ein extremes Beispiel anzuführen, eine Temperatur hat, welche immer nur wenig von $+ 15^0$ abweicht, oder aber, ob die Temperatur am Morgen 0^0, Mittags 30^0, am Abend 15^0 zeigt, in beiden Fällen wäre die mittlere Temperatur 15^0.

Man muss sich deshalb noch Kenntniss von der Temperaturbewegung des Durchschnittstages verschaffen, die man erhält, wenn man sämmtliche Morgen-, Mittags- und Abendtemperaturen eines Monats addiert und durch die Anzahl der Tage dividiert. Aus diesen Zahlen erhält man die periodische Tagesschwankung, wenn man die kälteste von der wärmsten Tagesstunde eines solchen Durchschnittstages subtrahirt. Die aperiodische Tagesschwankung, welche die Differenz der Mittel aller Maximal- und Minimaltemperaturen in jedem Monat in einer Reihe von Jahren angiebt, ist von noch grösserer Bedeutung.

In ähnlicher Weise werden dann noch berechnet die mittleren Maxima und Minima jedes Monats nach einer Anzahl von Jahren, deren Differenz die mittlere (aperiodische) Amplitude der Monatsschwankung ist, ferner die mittlere Temperaturdifferenz von einem Tage zum andern.

Die Temperaturverhältnisse eines Ortes sind von sehr verschiedenen Momenten abhängig, von denen drei besonders wichtig sind, die geographische Breite, die Continental- oder Seelage, die Höhe über Meeresniveau. Dies wird deutlich, wenn man, wie es zuerst A. v. Humboldt gethan hat, die Jahres- oder Monats-

u. s. w. Mittel der verschiedenen Punkte der Erde auf
einer Karte aufzeichnet und die gleichen Zahlenwerthe
durch Linien verbindet, welche Isothermen genannt
werden. Man sieht dann, dass diese dem Aequator
annähernd parallel verlaufen; die Abweichungen sind
hauptsächlich durch die oben genannten Faktoren, Vertheilung von Wasser und Land, und Höhe über Meeresniveau zu erklären.

Zur Bestimmung der Temperatur dienen die Thermometer, zumeist hohle Glasgefässe, welche mit einer
Flüssigkeit gefüllt sind, aus deren jeweiliger Ausdehnung
man an einer passend angebrachten Skala die Temperatur ablesen kann. Ob ein Thermometer richtig zeigt,
erkennt man zunächst an der Controle der beiden Fun-
damental- oder Fixpunkte, des Null- oder Gefrier-
und des Siedepunktes.

Der Nullpunkt, d. i. die Temperatur des schmelzen-
den Eises wird controlirt, indem man (s. Fig. 33) das
Thermometer bis nahe an den Null-
punkt in kleine Stückchen Eis legt, derart, dass das schmelzende Wasser unten
ablaufen kann. Nach Verlauf von etwa
einer Viertelstunde ändert sich der
Stand nicht mehr. Man kann sich dann
überzeugen, ob das Thermometer den
Nullpunkt richtig anzeigt. Andernfalls
ist die Differenz zu notiren.

Der Siedepunkt, d. i. die Temperatur des bei 760 mm. Luftdruck
siedenden Wassers wird mit dem Hypsometer (Fig. 34) bestimmt. Das
Thermometer ist in diesen derart eingefügt, dass es ganz von Dampf umspült ist, wenn das darunter befind-
liche Wasser zum Sieden erhitzt wird. Ein seitlich angebrachtes Manometer lässt erkennen, ob der Druck
nicht erhöht ist, was eintreten würde, wenn der Dampf
keinen bequemen Abzug hätte. Zehn bis fünfzehn Minuten

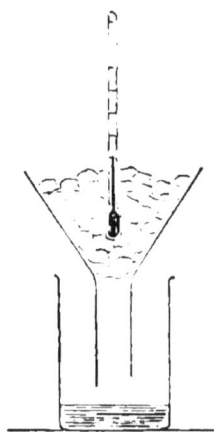

Fig. 33.
Bestimmung des Null-
oder Gefrierpunktes.

nachdem das Sieden begonnen, ist der höchste Stand erreicht, das Thermometer wird abgelesen. Gleichzeitig sieht man auch den Barometerstand nach, beträgt derselbe nicht 760 mm, so entnimmt man einer Tabelle, in welcher die Siedepunkte des Wassers bei verschiedenen Barometerständen aufgeführt sind, welcher Siedepunkt dem abgelesenen Barometerstand entspricht und vergleicht diesen mit dem gefundenen Siedepunkt. Wenn keine Uebereinstimmung vorhanden, so ist die entsprechende Correctur anzubringen.

Zwischen Null- und Siedepunkt befindet sich der Fundamentalabstand, der nach Réaumur in achtzig, nach Celsius in hundert Theile getheilt wird. In England und Amerika wird noch das Fahrenheit'sche Thermometer benutzt, bei welchem als Nullpunkt die tiefste von

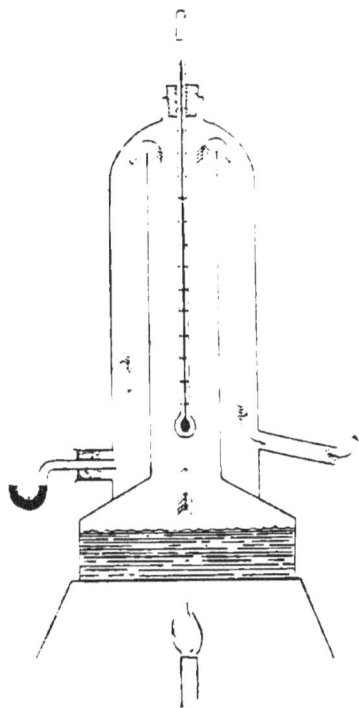

Fig. 34.

Hypsometer, Apparat zur Bestimmung des Siedepunktes.

Fahrenheit beobachtete Temperatur mit —32°, der Siedepunkt mit 212° bezeichnet ist, der Fundamentalabstand ist in 180 Grade getheilt. Die Umrechnung der verschiedenen Thermometertheilungen wird nach folgenden Gleichungen ausgeführt:

n^0 Celsius $= \frac{4}{5} n^0$ Réaumur $= (\frac{9}{5} n + 32)^0$ Fahrenheit

n^0 Réaumur $= \frac{5}{4} n^0$ C. $= (\frac{9}{4} n + 32)^0$ F.

n^0 Fahrenheit $= \frac{4}{9} (n - 32)^0$ R. $= \frac{5}{9} (n - 32)^0$ C.

Die Controle der zwischen den Fundamentalpunkten befindlichen Grade erfolgt durch Vergleichung mit genau

zeigenden Normalthermometern, deren eventuelle
Fehler bekannt sind. Beide Thermometer werden dann
nahe aneinander in ein Gefäss mit lauem Wasser gebracht,
das Wasser gehörig vermengt, die Temperaturen abgelesen. Unter weiterem Zusatz von wärmerem Wasser
werden die Controlbestimmungen bei verschiedenen Temperaturen wiederholt.

Das einfache Thermometer dient nur zum Ablesen
der momentan vorhandenen Luft. Es liegt jedoch im
hygienischen Interesse, über die Temperatur längerer
Zeiträume Kenntniss zu erhalten, zu welchem Zweck
sogenannte Thermometrographen angegeben sind,
welche entweder nur das im verflossenen Zeitabschnitt
erreichte Maximum und Minimum anzeigen, oder aber
für den ganzen Zeitraum den Verlauf der Temperatur
in Form einer Curve aufschreiben (selbstregistrirende
Thermometer).

Zur Beobachtung von Maximum und Minimum
sind häufig zwei verschiedene Thermometer in Gebrauch
(Fig. 35). In der Kugel des horizontal aufzuhängenden
Maximumthermome-
ters ist ein Glasstift ein-
geschmolzen, welcher bis
in die Capillare reicht und
wohl das Austreten des
Quecksilbers bei einer
Temperaturerhöhung ge-
stattet, bei deren Erniedrigung aber den in der

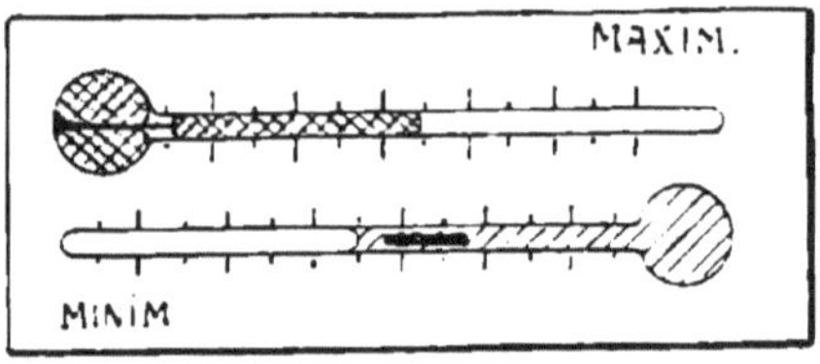

Fig. 35.
Maximum- und Minimum-Thermometer.

Capillare liegenden Quecksilberfaden zurückhält. Bei
Neueinstellung des Thermometers wird dieses die Kugel
nach unten auf der Hand aufgeklopft, das Quecksilber
der Capillare vereinigt sich dann wieder mit dem der
Kugel.

Das Minimumthermometer nach Rutherford
ist mit Weingeist gefüllt. In der Capillare liegt ein
kleines Stäbchen mit abgerundeter Kuppe, welches den
Weingeist bei eintretender Temperatursteigerung vorüber-

fliessen lässt, beim Abfall der Temperatur aber durch
Kapillarattraktion der nach innen gewölbten Oberfläche
des Weingeistes mitgerissen wird und bei der tiefsten
Temperatur liegen bleibt. Bei Beginn einer neuen Beobachtung wird das Thermometer mit der Kugel nach oben
eingestellt, der Schwimmer sinkt dann nach unten, bis
seine Kuppe die des Weingeistes berührt.

Der Thermometrograph von Six und Bellani,
welcher Maximum- und Minimumthermometer in
einem Instrument vereint, hat die in Fig. 36 aufgezeich-
nete Form. Das eine Ende des doppelt U-förmig gebogenen Glasrohres endet in ein weites, röhrenförmiges

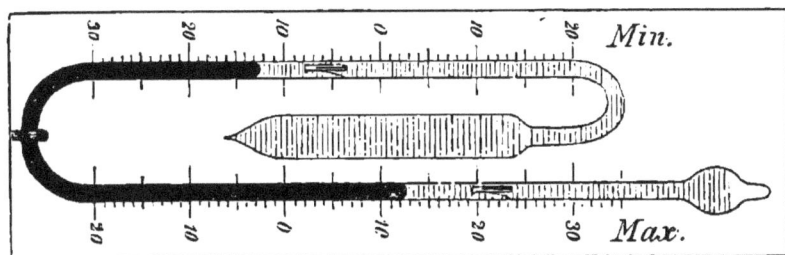

Fig. 36. Thermometrograph von Six und Bellani.

Gefäss, das andere in eine Glaskugel. Die Temperatur
wird durch den in der Capillare befindlichen Quecksilberfaden angezeigt, welcher bei Temperaturschwankungen durch Volumensänderung des in dem röhrenförmigen Gefäss befindlichen Alkohols verschoben wird.
Bei seiner Verschiebung stösst der Quecksilberfaden
zwei an seinen beiden Enden befindliche kleine Eisenstäbchen vor sich, welche leicht federnd in die Capillare eingesetzt sind. Das Thermometer hat zwei Skalen,
die so angelegt sind, dass die Enden des Quecksilberfaden stets den gleichen Grad zeigen. Steigt die Temperatur, so wird der eine Index mitgestossen und bleibt
an der höchsten Stelle stehen, sinkt die Temperatur,
so drängt der in der mit flüssigem Weingeist nur halb
gefüllten Kugel vorhandene Alkoholdampf den Faden
wieder zurück und mit ihm das am andern Ende befind-

6*

liche Eisenstäbchen, so dass schliesslich die Kuppen der beiden Schwimmer das in der Zwischenzeit vorhanden gewesene Maximum und Minimum anzeigen.

Vor Beginn einer neuen Beobachtung werden die beiden Indices mit einem kleinen Hufeisenmagneten an den Quecksilberfaden wieder angelegt.

Die früher gebräuchlichen Thermometer haben nach einiger Zeit in Folge von Veränderungen des Glases falsch gezeigt; neuerdings ist es gelungen, Glas herzustellen, welches bei abwechselnder Einwirkung von Wärme und Kälte sich nicht verändert. Dasselbe wird in Jena hergestellt und ist als »Normalglas« im Handel. Man erkennt es an einem im Glasrohr eingeschmolzenen violetten Faden.

Noch einfacher sind die aus Metall hergestellten Thermometrographen. Bei ihnen wird zu beiden Seiten des die Temperatur angebenden Zeigers je ein kleiner Metallbügel angebracht, welcher an den Excursionen des Zeigers theilnimmt und an deren Höhepunkten (Maximum und Minimum) stehen bleibt. Die Bügel werden, nachdem das Thermometer abgelesen, wieder an den Zeiger angelegt.

Die zur meteorologischen Beobachtung bestimmten Apparate (Thermometer und Hygrometer u. s. w.) müssen in einem Gehäuse so angebracht werden, dass sie nicht direkt von der Sonne beschienen und vom Gebäude aus keinem starken Reflex ausgesetzt werden, wohl aber dem freien Luftzug zugängig sind.

Die Existenz des menschlichen Organismus ist unter Anderem auch von der Erhaltung seiner Eigenwärme abhängig, welche ungefähr 37° beträgt; eine längere Zeit andauernde Erhöhung oder Erniedrigung auch nur um wenige Grade vermag er nicht zu ertragen. Da nun im Körper durch die sich dort abspielenden Prozesse fortwährend Wärme erzeugt wird und demnach stets Wärme an die Umgebung abgegeben werden muss, ist die Bedeutung der Temperaturverhältnisse der Luft für den Organismus leicht erklärlich.

Die im Körper producirte Wärmemenge ist sehr bedeutend, sie beträgt je nach dem Alter, der Ernährung, der zu leistenden Arbeit beim Erwachsenen 2—3.5 Millionen Calorieen, welche auf verschiedenen Wegen den Körper verlassen.

Von der Haut werden ungefähr 80%, von der Lunge werden circa 20% abgegeben, ein verhältnissmässig geringer Theil, etwa 2%, wird zur Erwärmung von Speise und Trank verwandt.

Die Haut ist also das wichtigste Organ für die Beseitigung der Wärme; sie leistet viermal so viel als die Lunge, obwohl deren Oberfläche ungefähr hundertmal so gross als die der Haut ist.. Dies ist darin begründet, dass die Haut auf dreierlei Weise Wärme abgeben kann, durch Strahlung, Leitung und Verdunstung.

Durch Strahlung und Leitung wird um so mehr Wärme abgegeben, je niedriger die Temperatur der umgebenden Luft und je stärker diese bewegt ist. Bei heftigen Winden oder auch wenn man durch sogenanntes Fächeln immer neue Luftmengen der Haut nähert, entsteht das Gefühl der Kälte, weil stets andere Lufttheile wieder mit der Haut in Berührung kommen und von ihr Wärme fortführen.

Stark beeinflusst wird die Wärmeabgabe durch Strahlung und Leitung der Kleidung, worüber im nächsten Kapitel nachzulesen ist.

Die Wärmeabgabe durch Strahlung und Leitung wird fernerhin sehr vermehrt, wenn der Feuchtigkeitsgehalt der Luft steigt und damit die Wärmeabgabe durch Wasserverdunstung eingeschränkt wird. Das Verhältniss zwischen der durch Strahlung und Leitung einerseits und der durch Wasserverdunstung andrerseits abgegebenen Wärme ist eben derart, dass sich bei feuchter Luft Wärmeabgabe durch Leitung und Strahlung, und Verminderung des Wärmeverlustes durch die aufgehobene Wasserverdunstung das Gleichgewicht halten; kann wegen zu hoher relativer Feuchtigkeit nur wenig Wärme durch Wasserverdunstung abgegeben werden, so wird der Verlust durch Leitung und Strahlung ein um so höherer.

Die Verdunstung von der Haut aus ist von der relativen Feuchtigkeit der Luft und der Temperatur abhängig, wie dies pag. 64 schon erörtert wurde. Durch Verdunstung kann unter Umständen ein beträchtlicher Theil der Wärme, $1/3—1/2$ der gesammten Wärmeproduktion entfernt werden.

In Folge besonderer Einrichtungen ist der Organismus im Stande, einen sehr bedeutenden Wechsel der Temperaturen ohne Schaden zu ertragen und dabei seine Eigenwärme zu behalten. Die Leistungsfähigkeit in dieser Hinsicht geht jedoch nicht so weit, dass der Körper alle vorkommenden Temperaturschwankungen ohne jede weitere Hilfe überstehen kann; wir unterstützen ihn desshalb durch das Anlegen von Kleidern und den Aufenthalt in geschlossenen Häusern, wodurch die einwirkenden Extreme gemildert werden.

Einer zu niederen Temperatur kann man weiterhin begegnen durch sehr reichliche Nahrungszufuhr (der Körper wird besser geheizt), durch willkürliches (Herumlaufen) und unwillkürliche Bewegung (Zittern).

Mit allen diesen Hilfsmitteln ist der Mensch bis an die kältesten Punkte der Erde vorgedrungen und hat dort ohne Schädigung der Gesundheit leben können.

Sinkt jedoch die Temperatur, ohne dass die entsprechenden Vorsichtsmassregeln getroffen werden, dann wird dem Körper zu viel Wärme entzogen — er erfriert. Das Erfrieren kann lokal sein und wird häufig an den nicht oder ungenügend bekleideten Körpertheilen, Ohren, Nase, Händen, Füssen beobachtet. Es kann aber auch den ganzen Körper betreffen, dann tritt der Tod ein, unter Müdigkeit, Schlafsucht, Pulsschwäche, Verlangsamung der Respiration, Lähmung der Muskeln und Nerven, Gerinnung des Blutes und Absinken der Eigenwärme.

Es bedarf kaum einer weiteren Erörterung, wie das Erfrieren zu verhindern ist; die Mittel, welche den

Organismus in der Regulirung der Temperatur und der Verhinderung einer zu starken Wärmeabgabe zu unterstützen haben, sind bekannt und weiter oben angegeben; ihre ausreichende Verwendung schliesst ein lokales oder vollständiges Erfrieren aus.

Der schädliche Einfluss zu niederer Temperatur äussert sich viel häufiger als im Erfrieren in der Erzeugung der sogenannten Erkältungskrankheiten.

Den Begriff »Erkältung« wissenschaftlich genau zu definiren, ist bisher nicht möglich. Man weiss eben nur aus ungemein zahlreichen Beobachtungen, dass unter gewissen Verhältnissen, bei starken, kalten Winden, bei plötzlicher Temperaturerniedrigung, bei Eintreten feuchter Witterung und daraus folgender Durchnässung der Kleidung und des Schuhwerks bestimmte Erkrankungen aufzutreten pflegen. Es sind dies zumeist Katarrhe der Schleimhäute von Rachen, Kehlkopf und Lungen und ebenfalls sehr häufig rheumatische Affektionen.

Zur Verhütung von Erkältungen müssen besonders die hiefür disponirten Personen durch geeignete Kleidung, vorsichtiges Leben die Einwirkung der bekannten Erkältungsursachen meiden, dann aber auch unter aufmerksamer Hautpflege und Abhärtung des Organismus durch kalte Waschungen, Baden u. s. w. den Körper möglichst widerstandsfähig machen.

Auch durch allzuhohe Temperatur kann der Mensch geschädigt werden. Geringe Erhöhungen über die ihm am besten zusagende Temperatur von etwa 20^0 erträgt er auch längere Zeit, besonders wenn passende Kleidung und reger Luftwechsel die Wärmeabgabe erleichtern. Wie diesbezüglich angestellte Versuche gezeigt haben, kann er eine kurze Zeit auch in sehr hohen Temperaturen über 100^0 leben, wenn die Luft trocken ist und durch Wasserverdunstung Wärme abgegeben werden kann. Eine derartige Verwendung heisser, trockener Luft findet in den römisch-irischen Bädern statt, in denen die Temperatur bis auf 90^0 erhöht werden kann. Ist die Luft feucht, wie in den russischen Bädern, wo

also Wärmeabgabe durch Verdunstung ausgeschlossen,
so ist eine Temperatur über 56⁰ nicht mehr erträglich.
Hohe Temperaturen müssen ertragen werden in
Fabriken, Bergwerken, Tunnelbohrungen u. s. w., so
waren beim Bau des Gotthardtunnels hauptsächlich auf
der Schweizer Seite sehr hohe Temperaturen bis 85⁰
vorhanden. Selbstverständlich legen dann die Arbeiter
ihre Kleidung ab und können nur kurze Zeit ihre Arbeit
ausführen.

Aussergewöhnliche hohe Temperaturen kommen
weiterhin bei Arbeiten und Märschen zur Mittagszeit an
heissen Sommertagen im Freien vor. Ist dann eine genügende Ableitung der Wärme nicht möglich, so werden
Erkrankungen beobachtet, die man als Hitzschlag und
Sonnenstich bezeichnet.

Es sind dies zwei ganz verschiedene Krankheiten und
zwar ist der Sonnenstich die ausschliessliche Folge der
Einwirkung senkrechter Sonnenstrahlen auf den ruhen-
den Organismus, während der Hitzschlag zwar auch
bei hoher Temperatur entsteht, aber nur, wenn deren
schädlicher Einfluss noch durch grosse körperliche
Anstrengungen und durch eine bedeutende Feuchtigkeit der umgebenden Luft complicirt wird.

Der Sonnenstich wird in unserm Klima nur selten
beobachtet, zumeist in den Tropen, wo man sich gegen
die schädliche Insolation hauptsächlich durch weisse die
Sonnenstrahlen reflektirende und nicht absorbirende Kopf-
bedeckungen schützen muss.

Häufiger ist bei uns der Hitzschlag, dem jedes Jahr,
besonders beim Militär mehrere Personen zum Opfer
fallen. Er tritt dann auf, wenn an heissen Sommertagen
anstrengende Uebungen, lange Märsche in geschlossener
Colonne gemacht werden. Ausser den Einflüssen, welche
durch eine gesteigerte Wärmebildung und behinderte
Wärmeabgabe die Eigenwärme des Körpers erhöhen,
spielen noch prädisponirende Momente mit, zeitweilige
Entwöhnung vom Dienst, übermässiger Alkoholgenuss,
reichliche Fettablagerung und krankhafte Veränderungen

der Expirationsorgane. Die Krankheitserscheinungen sind Bewusstlosigkeit, Ohnmacht, Cyanose, hohe Körpertemperatur, Asphyxie, Athemlosigkeit, Krämpfe und Erbrechen. Die Prophylaxe ergiebt sich aus der Erkenntniss der Ursachen des Hitzschlags; anstrengende Märsche sind in den Mittagsstunden zu unterlassen oder mit besonderen Vorsichtsmassregeln — Marschiren in nicht geschlossener Kolonne, bei geöffnetem Rock — auszuführen, die prädisponirenden Momente (Alkoholmissbrauch u. s. w.) sind zu vermeiden.

Die Behandlung sucht zunächst durch Abkühlung des Kranken die überschüssige Wärme fortzuführen, dann durch Hautreize und Erfrischungsmittel den Organismus anzuregen. Unter energischer Anwendung der künstlichen Athmung ist die Blutbewegung wieder in Gang zu bringen.

Der Luftdruck.

Die Atmosphäre übt einen bestimmten Druck auf die Erdoberfläche aus, welcher um so grösser ist, je mehr sie sich dem Mittelpunkt der Erde nähert und umgekehrt mit der Entfernung von diesem abnimmt. Der Luftdruck ist daher auf Bergen bedeutend niedriger, als in der Ebene oder auf dem Meeresspiegel.

Auf Meeresniveau am Aequator hält der Luftdruck einer Quecksilbersäule von 760 mm. das Gleichgewicht. Der Luftdruck bleibt an den verschiedenen Stellen der Meere nicht überall gleich. Man ist jedoch übereingekommen, unter Luftdruck im Meeresniveau den von 760 mm. zu verstehen.

Die Höhe der Luftsäule, also der Durchmesser der die Erdkugel zonenartig umgebenden Atmosphäre wird auf 90,000 m. geschätzt. Der Mensch kann nur in dem der Erde zugewandten Neuntel existiren, weil in bedeutenderen Höhen der verminderte Luftdruck die für die Athmung nothwendigen Bedingungen nicht mehr erfüllt. Es ist dies durch eine unglückliche Ballonfahrt erwiesen, bei welcher zwei von drei Luftschiffern in einer Höhe von etwa 10,000 m. ihr Leben verloren, der dritte wurde ohnmächtig und kam erst wieder zur Besinnung, nachdem sich der Ballon gesenkt hatte.

Die Höhen, bis auf welche sich sonst der Mensch erhebt, in denen er noch die für seine Existenz nothwendigen Bedingungen findet, sind viel geringer, wie die folgende kleine Tabelle zeigt, welche einige der höchstgelegenen bewohnten Orte mit Angabe der Höhe und des Luftdrucks enthält.

	Höhe	Luftdruck
Hospiz auf dem St. Gotthard	2030 m.	584.8 mm.
» » » St. Bernhard	2470 m.	557.6 mm.
Ein Dorf im Himalaja	4350 m.	438.3 mm.
Thok Djalank in Thibet	4580 m.	407.0 mm.
Bergwerke von Villacota	5042 m.	352.2 mm.

Die Grenzen, innerhalb welcher die Luftdruckschwankungen für den Menschen noch erträglich, sind viel weiter, als die Aenderungen des Luftdrucks, wie sie im Laufe des Jahres an einem bestimmten Punkte vorkommen und welche direkt gar keinen Einfluss auf die Gesundheit haben. Wohl aber indirekt, indem durch die Veränderungen des Luftdrucks Bewegungen in der Atmosphäre hervorgerufen werden, welche den Wechsel der Witterung hervorrufen. Die Beobachtung des Luftdrucks ist deshalb ebenfalls von Wichtigkeit, besonders die Vertheilung des Luftdrucks auf der Erdoberfläche, weil auf ihr die Wetterprognose beruht. Da jedoch der jeweilig beobachtete Barometerstand nicht allein von der Schwere der über dem Orte liegenden Luftschicht, sondern auch von der Höhenlage des Ortes abhängig ist, muss bei vergleichenden Zusammenstellungen dieser letztere Faktor eliminirt, der Barometerstand auf Meeresniveau reduzirt werden.

Verbindet man auf einer Landkarte die Punkte mit gleichem, reduzirtem Barometerstand, so erhält man die sogenannten Isobaren. Auf Grund einer solchen Isobarenkarte kann man sich ein Bild machen von dem momentanen Zustand der die Erde umgebenden Atmosphäre. Ihre äusserste Begrenzung ist nicht wiederum eine Kugelfläche, sondern eine Fläche mit Thälern und Erhebungen. Die Thäler sind die Luftdrucksminima, oder barometrischen Depressionen, die Erhebungen die Luftdrucksmaxima. Ihre stete Veränderung bedingt den Wechsel der Witterung, wie später geschildert werden wird.

Wie schon oben angegeben, hat die stete Aenderung des Luftdrucks, wie sie beim Aufenthalt an einem Orte vorkommt keinen direkten Einfluss auf die Gesundheit. Dies ist nur der Fall, wenn der Wechsel ein viel bedeutenderer und plötzlicher ist. So werden alle Personen, welche in der Meerestiefe Taucher- oder andere Arbeiten auszuführen haben, je nach der Tiefe in welche sie hinab müssen, einem mehr oder weniger erheblichen Luftdruck ausgesetzt. Die Erhöhung des Drucks ist nothwendig, weil sonst das Wasser in den Apparat, in welchem sie sich befinden, nachdringen würde, wenn nicht durch Einführung comprimirter Luft Innen- und Aussendruck einander gleich gehalten würden. Beim Arbeiten unter solch erheblichen Drücken treten grosse Gefahren auf, wenn nicht durch besondere Vorkehrungen dafür gesorgt ist, dass der Uebergang von atmosphärischem zu erhöhtem Druck und umgekehrt ganz allmählich vor sich geht. Es haben deshalb die Caissons, grosse eiserne Kasten, wie sie zumeist bei Wasserbauten gebraucht werden, noch kleinere Vorräume mit zwei Thüren deren eine mit dem Caisson, deren andere mit der Atmosphäre in Verbindung steht. Die Caissons werden, unten natürlich offen, ins Wasser eingelassen und durch Einpumpen comprimirter Luft wird das Wasser entfernt. Der Arbeiter begiebt sich dann in den Vorraum, welcher zunächst noch unter Atmosphärendruck steht, aber allmählich auf einen Druck gebracht wird, der dem im Caisson gleich ist. Erst dann wird die Verbindungsthür zum Caisson geöffnet. Nach beendeter Arbeit muss der Arbeiter in dem Vorraum warten, bis wiederum ganz

allmählich der ursprünglich hohe Druck auf den einer
Atmosphäre erniedrigt ist und kann erst dann in's Freie
treten. Nur bei genauer Beobachtung dieser Vorsichtsmassregeln können die an und für sich anstrengenden
Arbeiten ohne ernste Gefahren für die Gesundheit ausgeführt werden. Diese beruhen in dem Einfluss, welchen
der Wechsel der verschiedenen Drücke auf die inneren
Organe, die Blutvertheilung u. s. w. ausübt und äussern
sich besonders in schweren Affektionen des Gehörorgans,
(Ohrenentzündung, Taubheit), Blutungen aus Ohr, Nase,
Mund, Lunge und Magen. Ja sogar Ohnmacht und plötzlicher Tod können die Folge der schnellen Ausdehnung
der in der Blutbahn regelmässig vorhandenen, bei dem
vorher herrschenden hohen Druck stark comprimirten
Gase sein.

Aehnliche Erscheinungen, wie die eben geschilderten,
welche beim Uebergang von sehr hohem in den gewöhnlichen Atmosphärendruck beobachtet werden, treten auch
auf, wenn sich der Mensch schnell in sehr hohe Regionen
begiebt, wie dies bei Ballonfahrten und Bergtouren geschieht. Besonders bei letzteren kann der verminderte
Luftdruck Schäden verursachen, weil hier die Verhältnisse durch die starken Muskelanstrengungen noch complicirt werden. Die »Bergkrankheit« beginnt in verschiedenen Gebirgen nicht immer in der gleichen Höhe,
stets aber erst in einer Region, die über 3000 Meter
hoch liegt.

Es tritt bei der Bergkrankheit zuerst Athemnoth
und eine erhöhte Pulzfrequenz auf, dann folgen Mattig-
keit, Schwindel, Uebelkeit, Erbrechen und Diarrhoe.
Wird die Bergpartie nicht unterbrochen, so kann die
Erkrankung schnell eine gefährliche Wendung nehmen.
Es entstehen Blutungen, Ohnmachten, eventuell tritt
rasch der Tod ein.

Die Bergkrankheit wird verhütet, wenn die Bergtouren nicht forcirt werden und man dem Organismus
Zeit lässt, sich den neuen Bedingungen zu akkomodiren,
wie auch Personen, welche in der Ebene gelebt haben,

sich an den Aufenthalt auf Hochplateaus leicht gewöhnen und dann dieselbe Arbeit zu leisten im Stande sind, wie die Bewohner der hohen Regionen. Bei Beginn der Bergkrankheit schafft die Unterbrechung der Anstrengung und eine dem Körper gewährte Rast stets vollständige Heilung.

Von den für die Messung des Luftdrucks bestimmten Barometern sind hauptsächlich im Gebrauch:

Das Gefässbarometer nach Fortin (Fig. 37), dessen Gefäss einen ledernen Boden besitzt, welcher bei Einstellung des Instruments durch eine Schraube gehoben werden kann, bis das Quecksilber eine an der Decke des Gefässes angebrachte Elfenbeinspitze berührt. Diese Spitze entspricht dem Nullpunkt der auf dem Glasrohr aufgeätzten Skala. Beim Ablesen ist dann nur noch die Capillardepression zu berücksichtigen, welche vom Durchmesser der Röhre abhängig ist. Sie beträgt bei 4 mm weiter Röhre noch 1.6 mm, bei 20 mm nur noch 0.025. Dementsprechend ist dann bei der Ablesung eine Correktion anzubringen, d. h. die die Capillardepression angebende Zahl noch hinzuzuaddiren. Das Fortin'sche Barometer eignet sich besonders zum Transport, bei welchem der lederne Boden so weit nach oben geschraubt wird, dass das Quecksilber das ganze Lumen einnimmt und somit nicht hin- und hergeschüttelt werden kann.

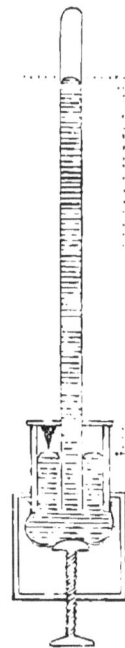

Fig. 37.
Gefässbarometer nach Fortin.

Das Kappeler'sche Stationsbarometer ist vollständig aus Glas hergestellt; der Nullpunkt wird bei demselben nicht eingestellt, es ist vielmehr die Skala schon unter Berücksichtigung des Verhältnisses des Durchmessers der Röhre und des Gefässes berechnet.

Auch bei diesem Gefässbarometer ist die Capillardepression zu berücksichtigen.

Die Heberbarometer (Fig. 38) bestehen aus einer
U-förmig gekrümmten, durchweg gleich weiten Röhre.
Steigt in Folge Druckveränderung das Quecksilber in einen Schenkel, so fällt es genau
um dieselbe Höhe im andern. Die Druck-
höhe ist genau der Differenz des Niveaus
beider Seiten. Ein Einfluss des Gefässes
ist nicht vorhanden, wie auch die Capillardepression in beiden Schenkeln die gleiche ist.

Die Ablesung des Heberbarometers wird
in verschiedener Weise ausgeführt. Entweder
ist auf beiden Schenkeln je eine Skala angebracht und es ist dann abzulesen, um wie
viel das Quecksilber in jedem Schenkel über
Null steht und aus den beiden Zahlen die
Differenz zu nehmen. Oder aber die Skala
ist beweglich, ihr Nullpunkt wird auf das
Quecksilberniveau eingestellt und dann abgelesen, oder endlich das Barometerrohr
ist beweglich; es wird dann die Quecksilber-
kuppe des kurzen Schenkels auf den Nullpunkt der Skala eingestellt.

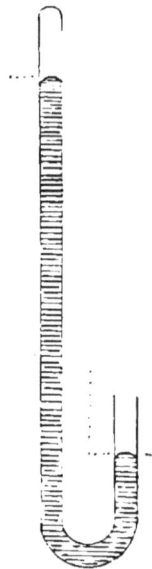

Fig. 38.
Heberbarometer.

Nach erfolgter Ablesung eines jeden Quecksilber-
barometers ist noch eine Reduktion vorzunehmen, welche
einen Fehler ausschliesst, der durch die Volumensver-
änderung des Quecksilbers bedingt wird, welche eine Folge
der Einwirkung verschiedener Temperaturen ist. Es ist
die Reduktion auf 0^0. Da die Ausdehnung des Quecksilbers für 1^0 C. und 1 mm 0,00018 mm beträgt, so ist
die Reduktion nach der Formel $b_0 = b_t - b_t \cdot t \cdot 0,00018$
auszuführen, wobei b_0 der zu berechnende Barometerstand bei 0^0, b_t der abgelesene Barometerstand bei der
zur Zeit der Ablesung vorhandenen Temperatur $= t^0$ ist.

Um diese häufig vorzunehmende Berechnung zu
ersparen, sind besondere Tabellen berechnet. Die bei-
gefügte Tabelle giebt die bei einem Barometerstand von
700—780 mm und einer Temperatur von —5^0 bis +30^0
vorzunehmenden Reduktionen an.

Reduction*) der in Millimetern ausgedrückten Barometerstände auf 0".

Abgelesene Temperatur	Abgelesener Barometerstand							
	710 mm	720 mm	730 mm	740 mm	750 mm	760 mm	770 mm	780 mm
+1	0.1	0.1	0.1	0.1	0.1	0.1	0.1	0.1
2	0.2	0.2	0.2	0.2	0.2	0.2	0.3	0.3
3	0.3	0.4	0.4	0.4	0.4	0.4	0.4	0.4
4	0.5	0.5	0.5	0.5	0.5	0.5	0.5	0.5
5	0.6	0.6	0.6	0.6	0.6	0.6	0.6	0.6
6	0.7	0.7	0.7	0.7	0.7	0.7	0.8	0.8
7	0.8	0.8	0.8	0.8	0.9	0.9	0.9	0.9
8	0.9	0.9	1.0	1.0	1.0	1.0	1.0	1.0
9	1.0	1.1	1.1	1.1	1.1	1.1	1.1	1.1
10	1.2	1.2	1.2	1.2	1.2	1.2	1.3	1.3
11	1.3	1.3	1.3	1.3	1.3	1.4	1.4	1.4
12	1.4	1.4	1.4	1.5	1.5	1.5	1.5	1.5
13	1.5	1.5	1.5	1.6	1.6	1.6	1.6	1.7
14	1.6	1.6	1.7	1.7	1.7	1.7	1.8	1.8
15	1.7	1.8	1.8	1.8	1.8	1.9	1.9	1.9
16	1.9	1.9	1.9	1.9	2.0	2.0	2.0	2.0
17	2.0	2.0	2.0	2.1	2.1	2.1	2.1	2.2
18	2.1	2.1	2.1	2.2	2.2	2.2	2.3	2.3
19	2.2	2.2	2.3	2.3	2.3	2.4	2.4	2.4
20	2.3	2.4	2.4	2.4	2.5	2.5	2.5	2.5
21	2.4	2.5	2.5	2.5	2.6	2.6	2.6	2.7
22	2.6	2.6	2.6	2.7	2.7	2.7	2.8	2.8
23	2.7	2.7	2.7	2.8	2.8	2.9	2.9	2.9
24	2.8	2.8	2.9	2.9	2.9	3.0	3.0	3.1
25	2.9	2.9	3.0	3.0	3.1	3.1	3.1	3.2
26	3.0	3.1	3.1	3.1	3.2	3.2	3.3	3.3
27	3.1	3.2	3.2	3.3	3.3	3.4	3.4	3.4
28	3.3	3.3	3.3	3.4	3.4	3.5	3.5	3.6
29	3.4	3.4	3.5	3.5	3.6	3.6	3.7	3.7
30	3.5	3.5	3.6	3.6	3.7	3.7	3.8	3.8

*) Die Reduction besteht darin, dass die aus der Tabelle zu entnehmende, den abgelesenen Barometerstand und Temperatur entsprechende Zahl von dem abgelesenen Barometerstand abgezogen wird.

Die Barometer müssen in Räumen aufgehängt werden,
welche keine grossen Temperaturschwankungen haben,
wo sie besonders auch vor der Sonne geschützt sind.
Heberbarometer sind schräg zu hängen, weil sonst durch
Oxydation des im kurzen Schenkel offenen Quecksilbers
das Glas angegriffen wird und das Ablesen erschwert.

Die Metall- oder Aneroidbarometer bestehen
aus luftleer gemachten Metallringen oder Dosen, welche
je nach der Stärke des äusseren
Luftdrucks mehr oder minder stark
comprimirt werden. Das in Fig. 39
gezeichnete Bourdon'sche Metallbarometer besteht aus einem
solchen wurstförmig gebogenem
Metallring, welcher in seiner Mitte
befestigt ist. Bei Zunahme des äusseren Luftdrucks werden die Enden
genähert. Ein kleiner Hebel, welcher mit ihnen in Verbindung steht
und an seinem andern Ende in ein
Zahnrad eingreift, auf welchem ein

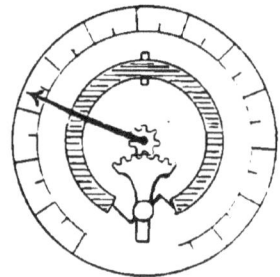

Fig. 39.
Bourdon's Metall- oder
Aneroid-Barometer.

Zeiger befestigt ist, macht durch die Bewegungen des
Zeigers die Schwankungen des Luftdrucks sichtbar.

Die Metallbarometer werden nach Vergleich mit
Normalbarometern eingestellt.

Die Luftbewegung

ist die direkte Folge der an den verschiedenen Stellen
der Erde herrschenden ungleichen Luftdrücke, welche
eine Verschiebung der Luftmassen zur Folge haben.
Indirekt wird die Luftbewegung durch die Erwärmung
der Erde von Seiten der Sonne hervorgerufen. Diese
ist in den Tropen am stärksten, die Luft dehnt sich
dort aus und steigt in die Höhe. Das Aufsteigen erfolgt
mit einer sehr geringen Geschwindigkeit, die Luft erscheint deshalb ruhig — aequatoriale Calmenzone.
Die aufsteigende Luft theilt sich in der Höhe in zwei

Theile, welche nach Norden und Süden abströmen — Passatwinde, während auf der Erdoberfläche die Luftbewegung in umgekehrter Richtung von den Polen nach dem Aequator zu verläuft — unterer Passat.

Das angeführte Beispiel möge zur Erklärung des Entstehens der Winde genügen. Je nach der örtlichen Lage eines Punktes, der Vertheilung von Land und Wasser u. s. w. sind die dort zu beobachtenden Winde constant, periodisch oder vorherrschend. Der vorhin beschriebene Passat ist ein constanter Wind, da er während des ganzen Jahres in derselben Richtung weht. Periodisch nennt man Windströme, welche zu bestimmten Zeiten des Jahres wehen, vorherrschend endlich, die aus einer bestimmten Richtung am häufigsten auftretenden.

Die Windverhältnisse eines Ortes müssen durch Jahre lang fortgesetzte Einzelbeobachtungen erforscht werden und man erhält ein anschauliches Bild über die Häufigkeit der einzelnen Windrichtungen, wenn man diese entsprechend ihrer Häufigkeit auf die in den acht Hauptrichtungen der Windrose gezogenen Radien eines Kreises vom Centrum aus aufträgt, wie dieses in Fig. 40 nach 38-jährigen Beobachtungen 1843—1880 für München geschehen ist.

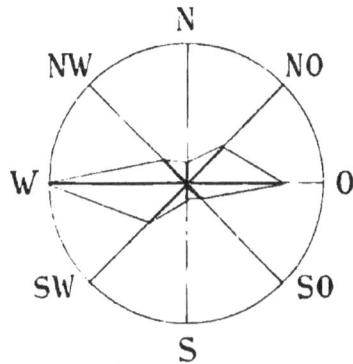

Fig. 40.
Die Häufigkeit der verschiedenen Winde in München.

Die Stärke der Luftbewegung im Freien kann man nach der Bewegung der Bäume schätzen und dabei zur Angabe des Grades die hier gekürzt wiedergegebene Beaufort'sche Skala benutzen:

Stärke-grad	Bezeich-nung	Geschwin-digkeit m. pro Sek.	Wind-druck kg p. qm	Wirkung des Windes
0	Wind-stille	1.5	0.3	Der Rauch steigt grade empor, kein Blätt-chen bewegt sich.
2	schwach	6.0	4.4	Für das Gefühl bemerkbar, bewegt einen Wimpel oder leichte Blätter.
4	mässig	10.0	12.2	Streckt einen Wimpel, bewegt die Blätter und kleineren Zweige der Bäume.
6	frisch	15.0	27.4	Bewegt grössere Zweige der Bäume.
8	stark	21.5	56	Bewegt die ganzen Aeste und die schwä-cheren Stämme, hemmt das Gehen im Freien.
10	Sturm	29.0	103	Rüttelt die ganzen Bäume, bricht Aeste und mässige Stämme, entwurzelt kleine Bäume.
12	Orkan	40.0	195	Deckt Häuser ab, wirft Schornsteine um, bricht und entwurzelt grosse Bäume.

Zur genaueren Bestimmung der Luftbewegung dienen die Anemometer.

Für Messungen im Freien wird das Schalen-kreuz-Anemometer von Robinson verwandt. Es be-steht (Fig. 41) aus vier an einem Kreuz angebrachten halbkugelförmigen Schalen. Das Kreuz sitzt auf einer vertikalen Axe, deren Ende eine Schraube trägt, welche bei Bewegung der Axe in ein Zählwerk eingreift, das die Anzahl der Umdrehungen angiebt. Der Wind fängt sich, aus welcher Richtung er auch kommen mag, immer in der Concavität der einen der vier Schalen, während er an der concaven Ober-fläche der übrigen vorbei-streicht. Hierdurch wird ganz

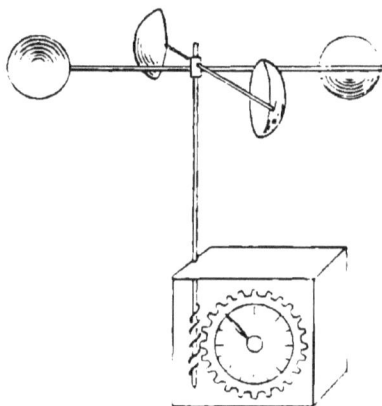

Fig. 41.

Robinson's Schalenkreuz-Anemometer.

unabhängig von der jeweiligen Windrichtung bei vorhan-dener Luftbewegung das Anemometer in steter Bewegung gehalten, die um so schneller ist, je stärker der Wind weht. Das Anemometer ist an einem freiliegenden, dem Luftzug gut zugänglichem Punkte aufzustellen.

Um sich über Luftströme in geschlossenen Räumen
zu orientiren (z. B. bei Ventilationsanlagen), kann man
den aus dem Munde strömenden Cigarrenrauch benützen.
(Rauch, welcher direkt einer brennenden Cigarre ent-
strömt, zieht wegen seiner hohen Temperatur senkrecht
in die Höhe und wird nur durch starke Luftströme
abgelenkt).

Zur genauen Bestimmung dienen die dynamischen
und statischen Anemometer. Die ersteren von
Combes zuerst angegeben, bestehen aus einem Kreuz,
an dessen vier Enden kleine, schräg gestellte Glimmerplatten angebracht sind, welche, dem Luftstrom entgegengestellt, eine Bewegung des Kreuzes hervorrufen,
welche durch die Axe vermittelst einer Schraube ohne
Ende auf ein Zählwerk übertragen wird.

Die Instrumente sind von Recknagel (s. Fig. 42)

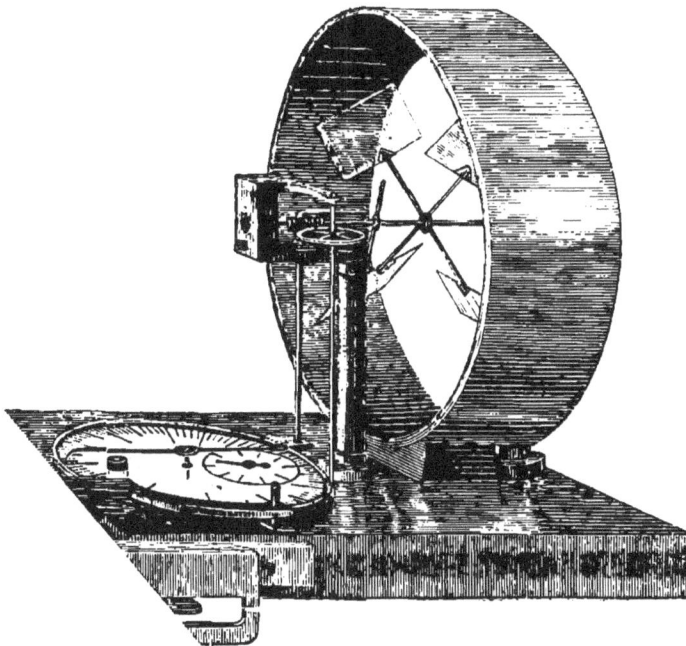

Fig. 42.

Dynamisches Anemometer nach Recknagel.

vervollkommnet worden und so eingerichtet. dass man sie an einer Gabel in einen Ventilationskanal einbringen und mit Hülfe einer leicht funktionirenden Einrichtung das Rädchen mit den Glimmerplatten beliebig arretiren und wieder in Gang bringen kann. Man lässt dann den Apparat eine Minute in Wirkung treten und berechnet die Luftgeschwindigkeit pro Sekunde nach der Formel

$$v = \alpha + \beta \cdot \frac{n}{60}$$

in welcher α den Trägheitswiderstand bezeichnet. welcher zur Ingangsetzung des Instruments überwunden werden muss. β ist $=$ dem Reibungswiderstand, $n =$ der Anzahl der während einer Minute beobachteten Umdrehungen. α und β sind Constanten. welche für jedes Instrument durch besondere Aichung festgestellt werden müssen.

Beim statischen Anemometer (Fig. 43) wird die Axe des dem dynamischen ähnlich construirten Glimmerkreuzes in seiner Bewegung durch eine Uhrfeder gehemmt. Aus dem Grad der Abweichung eines Zeigers, welcher an der Axe angebracht ist. kann man die Stärke des Luftstromes nach der Formel

$$v = \alpha \sqrt{n}$$

berechnen; α ist ein für jedes Instrument zu ermittelnder Werth, n die Anzahl der Grade des Ablenkungswinkels.

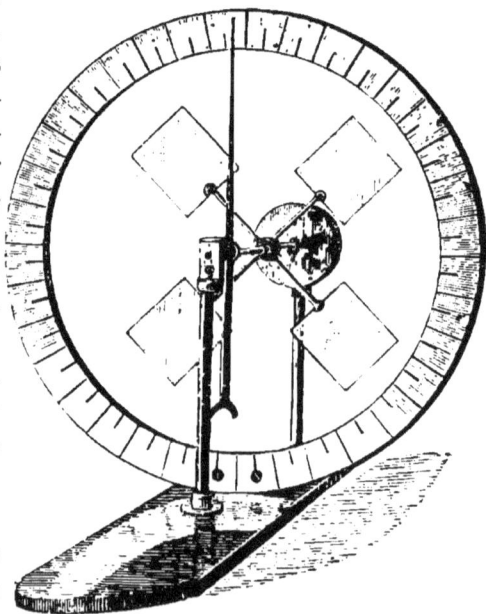

Fig. 43.
Statisches Anemometer.

Bei der Luftbewegung interessirt neben der Geschwindigkeit auch noch die Windrichtung.

Die Windrichtung wird mittelst Windfahnen bestimmt, welche möglichst unbeeinflusst von lokal entstehenden Luftströmungen sein sollen. Zu bequemerer Beobachtung ist in meteorologischen Stationen die Axe der Windfahne durch das Dach hindurch nach unten verlängert und giebt mittelst eines an ihr senkrecht angebrachten Zeigers auf einer Scheibe mit aufgezeichneter Windrose die Richtung an.

Der Wind wird nach der Richtung, von welcher er herkommt bezeichnet. Für hygienische Zwecke genügt es, eine der acht Hauptrichtungen anzugeben.

Die Luftbewegung ist hygienisch von mannigfacher Bedeutung. Heftige Winde wirken stark abkühlend und geben zu Erkältungen Anlass. Diese schädlichen Folgen werden besonders einer Art der Luftbewegung zum Vorwurf gemacht, welche man Zug nennt. Eine scharfe Definition für Zug ist ebenso unmöglich, wie für Erkältung. Man versteht darunter gewöhnlich eine Luftbewegung, welche sich in unangenehmer Weise fühlbar macht. Dass das aber sehr von der individuellen Empfindlichkeit des Einzelnen abhängig ist, zeigt die häufig zu machende Beobachtung, dass der Eine über »lästigen Zug« klagt, während sich ein Anderer nur über das »frische Lüftchen« freut.

Zugluft kann nicht nur im Freien, sondern auch in geschlossenen Räumen entstehen, wenn Winde auf Gebäude unter zu starkem Druck einwirken und die natürliche Ventilation durch Ritzen und Fugen in übermässiger Weise steigern. Besonders bei Luftheizungen können Winde unter ungünstigen lokalen Verhältnissen den Effekt der Heizung sehr beeinträchtigen.

Andrerseits bietet die Luftbewegung auch grosse Vortheile, welche die Nachtheile bedeutend überwiegen. Sie veranlasst die stete Erneuerung der Luft in bewohnten Orten und wirkt so besonders in dicht bevölkerten Städten sehr günstig. Während bei sogenannter Windstille, während welcher ja immer noch eine Luftbewegung von 1.5 m pro Sekunde statthat, der Aufenthalt wegen

der Ansammlung verbrauchter und verunreinigter Luft
ein unerträglicher werden kann, bringt das Auftreten
eines Windes alsbald die ersehnte Erfrischung. Es ist
desshalb auch die fortdauernde Beobachtung der Winde
von hoher hygienischer Bedeutung, damit die Strassen,
wenn irgend möglich, so angelegt werden, dass der Wind
freien Zutritt zu ihnen hat und damit ferner alle Anlagen,
Fabriken u. s. w., welche üble Gerüche hervorbringen,
derartig placirt werden, dass die herrschenden Winde
die Gase von der Stadt fort, aber nicht in die Stadt
hinein treiben.

Niederschläge.

Wird die Temperatur der Atmosphäre unter ihren
Thaupunkt abgekühlt, so bilden sich Niederschläge
(Nebel, Wolken, Thau, Regen, Reif, Schnee, Rauhfrost,
Glatteis u. s. w.), vorausgesetzt, dass kleinste Staub-
theilchen vorhanden sind, um welche sich das Wasser
condensiren kann. Dass die Nebelbildung von dem
Vorhandensein von Staub abhängig ist, davon kann man
sich durch einen einfachen, von Atkin angegebenen
Versuch leicht überzeugen. Man füllt eine Flasche,
welche mit einem doppelt durchbohrten und mit zwei
Glasröhren armirten Stopfen versehen ist, vollständig
mit Wasser, so dass alle Luft vertrieben wird. Das
Wasser wird dann durch die eine der Röhren entleert,
während die Luft durch die zweite Röhre nachströmt.
Ist das Wasser fast ganz abgelaufen, so verschliesst man
den Wasserabfluss und saugt aus der Flasche etwas
von der mit Wasser gesättigten Luft ab. Die Luft wird
dann in der Flasche verdünnt, kann als solche weniger
Wasser aufnehmen, das Wasser condensirt sich als
»Nebel« auf den mit der eingeströmten Luft eingebrachten Staubtheilchen. Führt man jedoch dasselbe Experiment nur mit der Modifikation aus, dass
man die Luft durch ein in der Glasröhre angebrachtes
Wattefilter passiren lässt, so dass sie also staubfrei in
die Flasche eintritt, so tritt bei nachherigem Ansaugen

und Verdünnen eine sichtbare Condensation nicht mehr ein, es wird kein Nebel beobachtet.

Die Nebelbildung ist also eine Folge des in der Luft vorhandenen Staubs, weshalb auch in den Städten, in welchen viel staubförmige Verunreinigungen (Russ u. s. w.) der Luft mitgetheilt werden, am meisten Nebel auftreten.

Die in höheren Luftschichten entstehenden Wassercondensationen heissen Wolken, sie werden gebildet, wenn feuchte Luftströmungen in kältere Regionen gelangen. Man unterscheidet vorzüglich folgende Wolkenformen:*)

1. Cirrus, Federwolke, aus Eisnadeln bestehend, kommt nur in bedeutenden Höhen (über 4000 m) vor; sie sieht Flaumfedern ähnlich.

2. Cumulus, Haufenwolke, ballenartig geformt, in Höhen von 500—2000 m.

3. Stratus, Schichtwolke, gestreckte Formen, welche entstehen, wenn feuchte aufsteigende Luftströme in geringer Entfernung von der Oberfläche durch Winde abgelenkt werden.

4. Nimbus, Regenwolke, von grauschwarzer Farbe nahe der Erdoberfläche.

Die Bewölkung wird von einem freiliegenden Beobachtungspunkte nach Zehntel des sichtbaren Himmelsgewölbes geschätzt.

Nehmen die Condensationen von Wasser, welche zunächst Nebel und Wolken bilden, zu, werden die condensirten Wassertröpfchen immer grösser, so können sie in der Atmosphäre nicht mehr schwebend erhalten werden, sie fallen als Regen nieder. Erfolgt die Condensation in einer Temperatur, welche unter dem Gefrierpunkt liegt, so entstehen Schnee. Graupeln oder Hagel.

---

* Auf dem diesjährigen internationalen meteorologischen Congress ist beschlossen worden, für die Einführung einer neuen Eintheilung der Wolkenformen Vorbereitungen zu treffen.

Zur Bestimmung der Niederschlagsmengen dienen die Ombrometer oder Regenmesser (Fig. 44). Apparate mit einer oberen runden Oeffnung von genau bekanntem Querschnitt, durch welche die Niederschläge einfallen und in ein durch Bajonettverschluss angefügtes Blechgefäss laufen. Aus diesem werden sie in ein Messgefäss übergegossen, welches so graduirt ist, dass man ohne weiteres die Niederschlagsmenge in Zehntelmillimeter (gleich Zehntel Liter pro qm Fläche) ablesen kann.

Ist Schnee eingefallen, so wird derselbe durch Einstellen des Ombrometers in ein erwärmtes Zimmer aufgethaut.

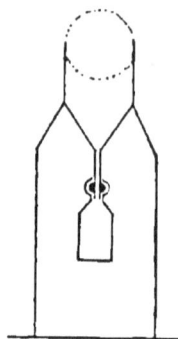
Fig. 44.
Regenmesser oder Ombrometer.

Addirt man die während eines Jahres gefallenen in mm Höhe ausgedrückten Niederschläge zusammen, so erhält man die jährliche Niederschlagsmenge, gewöhnlich kurz Regenmenge genannt, die an verschiedenen Orten sehr ungleich ist. Deutschland hat durchschnittlich 710 mm Regenhöhe, das norddeutsche Tiefland 613 mm, die mitteldeutschen Berglandschaften 690, das süddeutsche Bergland 825. Beträchtlich höher noch ist die Regenhöhe in Gebirgen, wo sie (Schottland) über 4000 mm erreichen kann. Zur weiteren Charakteristik der Regenverhältnisse gehört dann noch die Feststellung der Regenhäufigkeit, welche anzugeben hat, an wie viel Tagen des Jahres Niederschläge gefallen sind.

Die Niederschläge äussern ihren Einfluss auf die Gesundheit vorzüglich in zweierlei Weise. Einmal geben sie durch die Entwärmung des Körpers, welche eine Folge durchnässter Kleidung und feuchten Schuhwerks ist, zu Erkältungskrankheiten Anlass, andrerseits entfalten sie eine mehr nützliche Thätigkeit, indem sie die Atmosphäre von den in ihr suspendirten Bestandtheilen, Staub u. s. w. befreien und somit für deren häufige Reinigung sorgen. Sie sollen auch auf Epidemien einen Einfluss haben und diese unter bestimmten Umständen gänzlich unterdrücken können. So ist nachgewiesen, dass im endemischen Gebiet der Cholera in Indien, mit dem Auftreten der Regenwinde (Monsums) die Krankheit verschwindet, die dann am Ende der Regenzeit wieder zum Ausbruch kommt. Wenn an anderen Orten eintretende Regengüsse dem Auftreten der Cholera günstig sind, so erklärt sich dies nach Pettenkofer aus der Stärke des Regens und den Bodenverhältnissen. Schwache Niederschläge, welche den Boden soweit durchfeuchten, dass er für die vermuthete Entwickelung des Cholerakeims im Boden günstige Bedingungen gewährt, lassen die Epidemicen stärker werden, während heftige Regengüsse mit übermässiger Durchfeuchtung des Bodens das weitere Wachsthum der Infektionserreger aufheben.

Aehnliches wird auch bei der Malaria beobachtet, die sehr heftig auftritt, wenn auf eine trockene Zeit Regen folgt, aber verschwindet, wenn die Niederschläge andauernde werden.

Staubgehalt der Luft.

Die Atmosphäre ist nie frei von Staub. Dieser findet sich in verschiedener Form vor und ist je nach der Art und seiner Abstammung von ungleicher Bedeutung für die Gesundheit des Menschen.

Nach Naegeli gibt es dreierlei Staubarten in der Luft:

1. Sichtbare (gröbere) Stäubchen, die mit blossem Auge erkennbar sind;

2. Sonnenstäubchen, welche sichtbar werden, wenn man Luft durch einen isolirten Sonnenstrahl beleuchten lässt;

3. Unsichtbare Stäubchen, für das Auge in keiner Weise zu erkennen (Mikroorganismen, Rauchbestandtheile).

Staub entsteht aus verschiedenen Ursachen. In erster Linie durch Verwitterung der an der Erdoberfläche befindlichen Gesteine, die eine Folge der Einwirkung des

Wassers, verschiedener Temperaturen und der Thätigkeit der Erdbewohner ist.

Ein viel lästigerer und schädlicherer Staub ist der durch die Verbrennung der Heiz- und Beleuchtungskörper entstehende Rauch. Er bildet sich nur bei unvollständiger Verbrennung und besteht aus sichtbaren Kohlenpartikelchen und Aschetheilchen und unsichtbaren Destillationsprodukten (Kohlenwasserstoffen u. s. w.), während bei einer vollkommenen Verbrennung nur Kohlensäure und Wasserdampf in die Luft übergehen, im Heizkörper die Asche zurückbleiben würde. Es wäre von grosser Bedeutung, wenn die enorme Belästigung und Schädigung aller bewohnten Orte, besonders aber mit Fabrikbetrieb, durch den Rauch abnehmen würde. Es ist auch eine Besserung dieser Verhältnisse zu erhoffen, da nicht nur die Hygiene, sondern auch die Industrie denselben ein grosses Interesse entgegenbringt. Die Industrie strebt immer mehr nach Feuerungsanlagen, welche bei einer vollständigen Verbrennung des eingebrachten Heizmaterials auch dessen beste Ausnützung ermöglichen und arbeitet so gleichzeitig für die Gesundheit des Menschen. Es sind für diesen Zweck sogenannte Rauchverbrennungsanlagen in Verwendung, welche den in den gewöhnlichen Feuerungen gebildeten und sonst sofort abgeführten Rauch einer höheren Hitze aussetzen (durch Zuführung von Luft und Ueberleitung über stark erhitzte Chamotte-Steine u. s. w.) und damit eine nahezu vollständige Verbrennung erzielen.

Eine Luftverschlechterung durch ungenügende Verbrennung bildet auch der sogenannte Moorrauch, welcher dadurch entsteht, dass sich die Bewohner der Hochmoore in Ostfriesland und Holland durch Verbrennen des Torfes einen Boden zur Anbauung von Getreide schaffen. Die Verbrennung des Torfes ist hierbei eine sehr unvollständige und erfüllt die Luft mit einem dichten, lästigen Rauch, welcher bei starken Winden weit fortgetrieben, selbst bis in's südliche Deutschland vordringen kann.

Quantitative Angaben über den in der Luft vorhandenen Staub liegen bisher nur wenige vor. Pariser Untersuchungen von Miquel haben gezeigt, dass der Staubgehalt der Luft bei trockenem Wetter bedeutend höher ist als nach gefallenem Regen und damit auch den günstigen Einfluss des Regens auf den Reinheitszustand der Atmosphäre erwiesen. Bei trockenem Wetter waren im Cubikmeter 23 mg., nach dem Regen nur 6 mg. Die Luft im Freien auf dem Lande enthielt bei trockenem Wetter 3—4.5 mg., bei Regen 0.25 mg. Zu ähnlichen Resultaten ist auch Fodor gekommen, welcher in Budapest in der Luft im Freien in der trockenen Jahreszeit (Sommer und Herbst) durchschnittlich mehr Staub fand, als im feuchten Frühling und im Winter.

Was die Luft in geschlossenen Räumen anlangt, so ist dort der Staubgehalt von der Beschäftigung und Reinlichkeit der Bewohner abhängig; bei gewissen Gewerben kann der Staubgehalt ein sehr hoher werden, wie die folgenden Zahlen nach Versuchen von Hesse zeigen:

Staubgehalt der Luft	mg. pro cubm.
Filzschuhfabrik (Fachraum) durchschnittlich	140.5
Kunstmühle (neues System)	4.4
Mahlmühle (altes System)	47.4
Bildhauerwerkstätte	8.7
Mechanische Weberei	3.0
Papierfabrik (Hadernsaal) durchschnittlich	17.2
Hutfabrik	6.4
Eisenwerk (Putzraum) durchschnittlich	25.8
Kohlengrube	14.3
Erzgrube	14.5
Wohnhaus (Studirzimmer)	0.0
Wohnhaus (Wohn- und Kinderzimmer)	1.6

Der im Freien gesammelte Staub besteht zum grösseren Theil aus anorganischen Bestandtheilen (Asche) und nur zum kleineren aus organischen. Zu den letzteren gehört der von höheren Pflanzen herrührende Blüthenstaub (Pollenkörner der Phanerogamen), welcher bei ihrer Fortpflanzung eine wichtige Rolle spielt, für die Hygiene aber ohne besondere Bedeutung ist.

Viel wichtiger ist für die Hygiene der Gehalt der atmosphärischen Luft an niederen Pflanzen, besonders Bakterien und deren Sporen.

Dass sie deren immer enthält, beweisen die allerwärts bei Zutritt von Luft beginnenden Zersetzungen und Gährungen in organischen Substanzen. Die Mikroorganismen können von trockenen Flächen, auf welchen sie sich niedergelassen oder entwickelt haben, durch Luftströme in die Luft übergeführt werden, aber niemals von der Oberfläche von Flüssigkeiten in diese übertreten. Nur beim Verspritzen von Flüssigkeiten können mit den Wassertropfen Bakterien in die Luft gelangen, werden aber bald wieder mit den Wassertropfen zu Boden fallen.

Der Gehalt der Atmosphäre an Mikroorganismen ist sehr verschieden. Im Freien befinden sich relativ wenig, 100—1000 im Cubikmeter, unter welchen die Schimmelpilze die Bakterien an Zahl bedeutend übertreffen.

Ist die Luft trocken und stark bewegt und hat Gelegenheit über leicht verstäubende, bakterienhaltige Oberflächen hinwegzustreichen, so steigt ihr Bakteriengehalt, während er unter günstigen Verhältnissen auf 0 herabsinken kann, da die Mikroorganismen oder richtiger die Stäubchen, an welchen sie hängen, schwerer wie die Luft sind und deswegen zu Boden sinken. In geschlossenen Räumen mit unbewegter Luft erfolgt das Niedersinken ziemlich schnell, langsamer im Freien. Man findet daher die Luft über Meeren erst in weiter Entfernung vom Lande bakterienfrei.

Ueber die Rolle, welche die Luft bei der Verbreitung von Infektionskrankheiten spielt, wird bei Besprechung von deren Verbreitung Näheres angegeben werden.

Die bakteriologische Untersuchung der Luft wird nach den Methoden von H e s s e und P e t r i ausgeführt (s.Fig. 45 und 46).

Zur H e s s e 'schen Me-
thode werden 70 cm lange
und 3—4 cm weite Glasröhren
B benützt, welche an einem
Ende a mit zwei Gummikap-
pen a^1 und a^2 verschlossen
sind, deren innere ein rundes
centrales Loch hat, während
in dem andern Ende der
Röhre ein Gummistopfen b
sich befindet, in dessen Bohrung ein an beiden Enden
mit Wattestopfen versehenes
Glasrohr steckt. Die Röhren
werden sterilisirt, mit 50 ccm
sterilisirter Gelatine gefüllt,
welche man bei horizontaler
Lage des Rohres erstarren
lässt. Bei Ausführung des
Versuchs wird die äussere

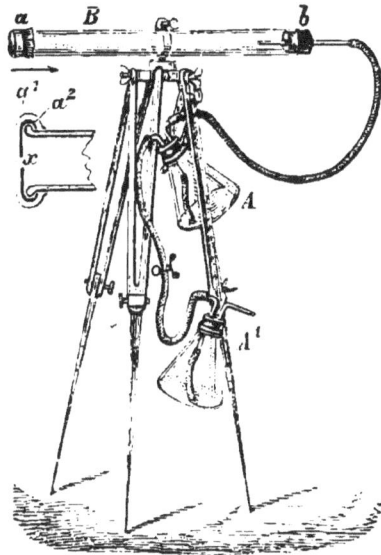

Fig. 45.

Apparat zur Luftuntersuchung
nach Hesse.

Gummikappe a^1 entfernt und an der kleinen Glasröhre des entgegengesetzten Endes ein Aspirator (A und A_1) angebracht, welcher bestimmte zu messende Luftmengen langsam über die Gelatineschicht hinwegsaugt. Es fallen hierbei die in der Luft vorhandenen Keime auf die Ge-latine nieder, wo sie sich zu Kolonien entwickeln. Zur Entscheidung, ob alle in der Luft suspendirt gewesenen Mikroorganismen sich auch wirklich auf der Gelatine ab-gesetzt haben, wird der innere in dem kleinen Glasrohr befindliche Wattestopfen in Gelatine vertheilt, welche dann steril bleiben muss.

Das Experimentiren mit den 70 cm langen Röhren hat Nachtheile, welche bei der P e t r i 'schen Methode umgangen sind. Petri benützt zum Auffangen der Bak-terien ausgeglühten, feinen Sand. Derselbe wird, wie in Fig. 46 ersichtlich, in einer kleinen Glasröhre in zwei Schichten, zwischen je zwei kleinen Drahtnetzen einge-füllt, durch welche dann die Luft durchgesaugt wird. Die erste Sandschicht soll alle Keime zurückhalten, die

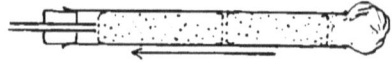

Fig. 46.

Röhre zur Luftuntersuchung nach Petri.

zweite dient nur zur Kontrole. Nachdem die Luft durch-gesaugt ist, werden die beiden Sandpartieen getrennt in Gelatineröhrchen gebracht; die Gelatine wird auf der Platte oder in einer Petri'schen Schale ausgegossen. Der Beweis, dass alle Keime in der ersten Sandschichte zurückgehalten werden, ist dann dadurch gegeben, dass die mit der zweiten Sandschicht vermischte Gelatine steril bleibt.

Witterung und Klima.

Die verschiedenen durch den direkten oder indirekten Einfluss der Sonne in der Atmosphäre sich abspielenden Vorgänge, welche als Schwankungen der Temperatur, des Feuchtigkeitsgehalts der Luft (Niederschläge), des Luftdrucks und endlich als Luftbewegung beschrieben werden, bedingen die Witterung und das Klima eines Ortes oder einer Gegend. Witterung ist der jeweilige Zustand der Atmosphäre; je nach dem für unsere Sinne besonders auffällig hervortretenden meteorologischen Element nennen wir das Wetter warm, kalt, windig, ruhig, trocken, nass.

Die Veränderung der Witterung ist zunächst vom Luftdruck abhängig. Da die Luft von Gegenden hohen Luftdrucks nach solchen niederen Druckes sich bewegt, so bedingen mehr oder minder erhebliche Differenzen im Luftdruck stärkere oder schwächere Winde. Liegen die Isobaren, die Linien, welche Orte gleichen Luftdrucks mit einander verbinden, sehr nahe zusammen, so wird ein schnelles Abfliessen von den Gegenden höheren Drucks — Maximalgebiet, Anticyklone — nach dem Minimalgebiet, Cyklone, Depression in Gestalt eines heftigen Windes auftreten. In den Maximalgebieten ist die Witterung beständig und trocken, in den Minimalgebieten trübe und unbeständig. Die Minimalgebiete bewegen sich stets, während die Maximalgebiete constanter sind.

Auf die europäische Witterung haben die über dem atlantischen Ocean entstehenden Depressionen Einfluss, welche von dort aus in östlicher oder nordöstlicher Richtung weiterziehen. In Folge dessen ist auf dem

Continent und besonders in Deutschland die westliche und südwestliche die vorherrschende Windrichtung. Die Winde bringen die Oceanluft mit sich, kühlen im Sommer ab und erwärmen im Winter; sie verursachen zumeist Niederschläge. Kommen die Winde von Osten, also über weite Länderstrecken, so bringen sie wasserarme Luft mit sich, das Wetter bleibt dann schön.

Zur Witterungsprognose genügt jedoch die Berücksichtigung der Isobaren allein nicht, da auch örtliche Verhältnisse in Betracht kommen.

Die durch die geographische Lage und lokalen Verhältnisse verursachten alljährlich sich abspielenden Witterungsprocesse bedingen das Klima eines Ortes. Zu seiner Feststellung ist zunächst eine Jahre oder Jahrzehnte lang andauernde Beobachtung der meteorologischen Elemente nothwendig.

Aus den täglichen Beobachtungen, die nach allgemeinem Uebereinkommen ausgeführt und zur Aufzeichnung gelangen, werden dann die schon erwähnten meteorologischen monatlichen und jährlichen Zusammenstellungen gemacht, welche als Grundlage für die klimatische Beurtheilung eines Ortes dienen. Die Hauptrolle spielt hierbei die Temperatur, sie ist für das Klima eines Ortes entscheidend. Es ist leicht erklärlich, dass die nach den herrschenden Temperaturen vorgenommene Eintheilung in ein Tropen-, gemässigtes- und Polarklima, mit der geographischen in Zonen ziemlich übereinstimmt, da ja die Temperaturverhältnisse eines Ortes in erster Linie von dessen Lage abhängig sind.

Im Tropenklima herrscht die höchste mittlere Jahrestemperatur, die Jahresmittel liegen zwischen 20^0 und 30^0. Dabei ist die jährliche Amplitude der Temperatur sehr gering, am Aequator $1—5^0$, nach den Wendekreisen zu ungefähr 15^0. Eine Eintheilung in verschiedene Jahreszeiten nach der Temperatur ist natürlich bei deren geringen Schwankungen nicht möglich. Man unterscheidet nur Regenzeiten von regenlosen. Am Aequator herrschen zwei auf den Sommer fallende Regenzeiten und zwei

regenlose; in der Nähe der Wendekreise rücken die
beiden Regenzeiten zu einer zusammen, so dass dann
auch nur eine regenfreie Zeit vorhanden ist. Ueber die
herrschenden Winde ist pag. 96 schon das Wichtigste
angegeben worden.

Die Gefahren für die Gesundheit sind in den Tropen
vielfache und bedingen die dort herrschende starke
Mortalität, wie sie aus den Berichten über die dort
stationirten europäischen Truppen hervorgeht. Die hohen
Temperaturen veranlassen zunächst zahlreiche Todesfälle
an Sonnenstich und Hitzschlag. Sie erzeugen ferner-
hin heftige Epidemieen infektiöser Krankheiten.
Beri-Beri, Malaria (dreissig bis achtzig Prozent aller
Erkrankungen), Ruhr und schwere Darmkatarrhe (nach
der Malaria die häufigsten Krankheiten), Cholera
Asiatica und Cholera infantum. Auch die in unsern
Klimaten auftretenden Krankheiten, Lungentuberkulose und
Pneumonie, kommen nicht selten vor. Als sehr häufige
Erkrankungen sind schliesslich noch schwere, tödtlich ver-
laufende und leichtere Leberentzündungen zu nennen.

Das Klima der gemässigten Zone zeigt einen
sehr verschiedenen Charakter. Die mittleren Jahres-
temperaturen liegen zwischen —15° und +25°. Die
Temperaturen der einzelnen Monate, die Minima und
Maxima weisen die grössten überhaupt auf der Erdoberfläche zu beobachtenden Schwankungen auf. Im südlichen
Theil der Zone prägt sich eine wärmere und eine kältere
Jahreszeit aus, während mehr nördlich vier Jahreszeiten:
Frühling, Sommer, Herbst und Winter zu unterscheiden
sind. Im nördlichsten Theil ist das Jahr wiederum nur
in zwei Jahreszeiten, Sommer und Winter, zu theilen.
Die Wind-, Niederschlags-, überhaupt die ganzen Witte-
rungsverhältnisse sind weniger scharf ausgeprägt und viel
mehr veränderlich, als in den Tropen.

Die Gesammtmortalität verläuft in den verschiedenen
Ländern, welche in der gemässigten Zone liegen, nicht gleichmässig während des Jahres, wie das bei den ungleichen
klimatischen und Witterungsverhältnissen erklärlich ist.

Für München ergab sich folgende mittlere monatliche
Sterblichkeit (1851—85):

Monat	Todesfälle	Monat	Todesfälle
Januar	507	Juli	470
Februar	500	August	530
März	559	September	464
April	541	Oktober	436
Mai	542	November	429
Juni	480	Dezember	474

Die Zahlen geben ein ganz anderes Bild, wenn man
die Mortalität der verschiedenen Altersklassen getrennt
zusammenstellt. Bei den Kindern im ersten Leben fällt
dann das Maximum auf die heissen Sommermonate
(s. auch Cholera infantum), während die grösste Sterblichkeit der Erwachsenen, besonders der Greise, auf den
Winter fällt.

Es sind somit, wie überhaupt in Deutschland, zwei
Maxima (Frühjahr und Spätsommer) und zwei Minima
(Sommer und Herbst incl. Winter) zu beobachten.

Das Polarklima (Kl. der arktischen Zone) hat
eine mittlere Jahrestemperatur von höchstens — 2°. Eine
nähere Erörterung dieses Klimas, in dessen Bereich sich
nur spärlich bewohnte Gegenden finden, gehört nicht in
den Rahmen dieses Buches.

Abgesehen von der Theilung und Benennung der
Klimaten nach ihrer geographischen Lage und den herrschenden Temperaturen spricht man nach der Beziehung
des betreffenden Ortes oder Landes zu den grossen
Kontinenten und Meeren von einem Land- oder kon-
tinentalen und einem See- oder Küstenklima.

In dem letzteren ist zunächst die Temperatur eine
gleichmässigere, kühlere Sommer und wärmere Winter,
als im Landklima, auch die Tages- und Nachtschwank-
ungen sind viel geringer. Die Feuchtigkeit der Luft ist
im Küstenklima viel höher, als im Landklima.

Eine Folge der starken Erwärmung der grossen
Ländergebiete ist die Bildung barometrischer Minima
über denselben; es strömt dann während des Sommers
die Luft vom Meere nach den Küsten zu, während im
Winter bei starker Abkühlung der grossen Kontinente
sich über diesen barometrische Maxima bilden; die Luftbewegung wird dann eine umgekehrte, vom Lande nach
dem Meere zu gerichtete.

Im Gang der Mortalität unterscheiden sich Land-
und Küstenklima besonders durch weniger auffallendes
Hervortreten der Kindersterblichkeit in den Sommer-
monaten im Küstenklima, das in den niederen während
des Sommers herrschenden Temperaturen eine genügende
Erklärung findet. Bedeutend seltener tritt im Küstenklima fernerhin die Phthise auf, welche im Landklima
die vorherschendste aller Krankheiten ist.

Dass das Seeklima überhaupt günstigere Verhältnisse
für die Gesundheit bietet, liegt in den weniger erheblichen Schwankungen der meteorologischen Vorgänge,
in der Anregung, welche die immer bewegte Luft auf
das Hautorgan ausübt, wodurch auch die Cirkulations-
und Verdauungsorgane in wohlthätiger Weise beeinflusst
werden.

Endlich unterscheidet man noch nach der Höhenlage der betreffenden Gegend, Höhenklima und Thal-
klima. Im Höhenklima ist der Luftdruck ein bedeutend
niederer, die Sonnenstrahlen sind intensiver, weil die
Strahlen kürzere Atmosphärenstrecken zu passiren haben,
welche weniger Licht von ihnen absorbiren. Auf die
Temperaturverhältnisse ist ferner die Form der
Berge von Einfluss. Ebene Hochplateaus empfangen mehr
Wärme, als steile Berge, auf welche die Sonnenstrahlen
nicht senkrecht auffallen. Die Temperatur der ersteren
ist deshalb bedeutend höher.

Auch die Feuchtigkeit ist auf Bergen eine andere
als in der Ebene, die absolute Feuchtigkeit nimmt mit
der zunehmenden Höhe eines Ortes ab. Die Niederschläge sind in Gebirgen relativ häufig, weil die aus

den wärmeren Thälern oder aus entfernteren Gegenden kommenden Luftströme meist eine höhere Temperatur haben und bei ihrer Abkühlung in den kälteren Gebirgsregionen Niederschläge entstehen lassen.

Der Aufenthalt auf Bergen ist ein gesünderer als der in der Ebene. Die einzelnen meteorologischen Faktoren, besonders der verminderte Druck, dann aber auch die gleichmässigere, niedrigere Temperatur und die starke Bewegung der Luft führen zu einer vermehrten Herz- und Lungenthätigkeit, zu einer Anregung und damit schliesslich zu einer Erhöhung des gesammten Stoffwechsels.

Die Tuberkulose kommt im Höhenklima nur selten vor, der Aufenthalt in günstig gelegenen Höhenkurorten ist auch das beste Heilmittel gegen eine schon ausgebrochene tuberkulöse Erkrankung der Lungen. Auch andere infektiöse Erkrankungen werden im Höhenklima seltener beobachtet, so Cholera infantum, Cholera Asiatica, Malaria, welch letztere beide von einer bestimmten Höhe ab überhaupt nicht mehr vorkommen.

Kleidung.

Die Schwankungen der Temperatur sind in unserem Klima so hochgradige, die Einwirkung anderer Faktoren der Witterung so heftige, dass der Mensch zum Schutze gegen sie der Kleidung und der Wohnung bedarf, da die Wärmeregulirung des Organismus nicht derartig ist, dass sie für die vorkommenden Verhältnisse genügt und die Eigenwärme des Körpers zu erhalten gestattet.

Die Kleidung wird zumeist aus gewebten Stoffen, von Fasern, welche dem Thierreich oder dem Pflanzenreich entstammen, hergestellt.

Die Wollfaser (Fig. 47), aus der Wolle des Schafes (seltener von Ziegen, Kameel, Alpacca und Vigogna) hergestellt, besteht aus rundlichen Fasern von 12—37 resp. 80—100 μ Dicke. Die Epidermisschüppchen, welche dachziegelförmig übereinander liegen, geben der Wollfaser ein charakteristisches Aussehen.

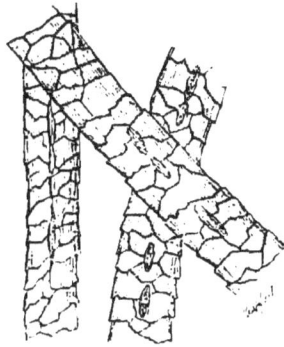

Fig. 47.

Wollfaser
(nach Schlesinger).

(Vergrösserung 175-fach.)

Die Seidenfaser (Fig. 48), Coconfäden vom Seidenspinner (Bombyx Mori) hat ebenfalls einen runden Querschnitt von 8—24 μ Dicke. Unverarbeitet besteht sie aus zwei Fibroinfäden, welche in eine Hülle von Sericin eingelagert sind. Die Oberfläche des Fadens ist glatt.

Von Pflanzenfasern werden für die Kleidung verarbeitet, besonders

Die Baumwolle (Fig. 49), aus den Samenhaaren der Baumwollstaude hergestellt, hat gewöhnlich 15—25 µ Dicke, seltener noch stärkere Fasern, mit nierenförmigem oder plattem Querschnitt. Charakteristisch für sie ist, dass sich die Fasern spiralig um ihre Längsaxe drehen. Die Oberfläche ist nicht glatt.

Die Leinwand (Fig. 50), von Flachs oder Lein (Linum usitatissimum) besteht unverarbeitet aus vieleckigen, verarbeitet aus rundlichen Fasern von 12—26 µ Dicke. Besonders nach der Bearbeitung zeigt die Faser Quer- und Längsrisse.

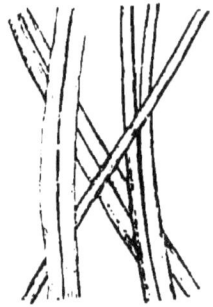

Fig. 48.

Seidenfaser
(nach Schlesinger).

(Vergröss. 175-fach.)

Die Gespinnstfasern sind einmal nach ihrem mikroskopischen Bilde, wie es in den Fig. 47, 48, 49, 50 wiedergegeben ist, dann aber auch durch ihr chemisches Verhalten gut von einander zu unterscheiden. Zur chemischen Untersuchung verwendet man kochende Kalilauge, Kupferoxydammoniak (Kupfersulfatlösung

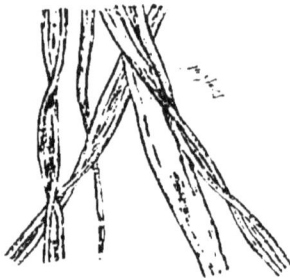

Fig. 49.

Baumwolle
(nach Schlesinger).

(Vergrösserung 175-fach).

wird mit wenig Ammoniak versetzt, das ausgefällte Kupferoxydhydrat durch Glaswolle abfiltrirt in möglichst wenig Ammoniak gelöst). Anilinsulfat (durch Zusatz verdünnter Schwefelsäure zu einigen Tropfen Anilinöl er-

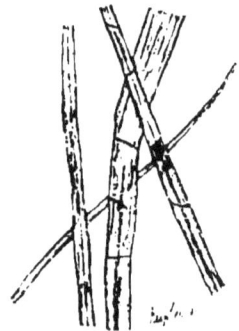

Fig. 50.

Flachs, Leinen
(nach Schlesinger).
(Vergröss. 175-fach).

halten). Molisch's Reaktion (Uebergiessen der Probe mit wenig conc. Schwefelsäure und Zusatz einiger Tropfen kalt gesättigter, wässeriger Thymollösung).

Das Verhalten der einzelnen Stoffe diesen Reagentien gegenüber ist aus der kleinen Tabelle (nach Lehmann) zu ersehen:

	Wolle	Seide	Baumwolle	Leinwand
Kochende Kalilauge	etwas schwer löslich	leicht löslich	unlöslich	unlöslich
Kupferoxyd-ammoniak	quillt langsam	unverändert	leicht löslieh	Quellung ohne Lösung
Anilinsulfat	unverändert	unverändert	unverändert	unverändert oder schwach gelb
Molisch's Reaktion	fehlt	fehlt	purpurviolett	purpurviolett

Ausser den gewebten Stoffen findet zur Bekleidung noch Verwendung:

das Leder, aus welchem die Schuhe und

Gummi, aus dem wasserundurchlässige Mäntel hergestellt werden.

Die Eigenwärme des menschlichen Organismus ist eine bedeutend höhere als die Durchschnittstemperatur unseres Klimas. Zu deren Erhaltung verlaufen im Organismus fortdauernde Verbrennungsprozesse, deren Resultat das Freiwerden der nothwendigen Wärme ist. Je höher nun die Wärmeabgabe nach aussen ist, um so stärker muss im Körper geheizt werden, um so grösser müssen die zugeführten Nahrungsmengen sein. Die Kleidung wird daher, wenn sie die Wärmeabgabe einzuschränken im Stande ist. auch in national-ökonomischer Hinsicht von Bedeutung sein, da sie dann dem Menschen mit einer kleineren Nahrungsmenge auszukommen gestattet.

Die Wärme wird, wie früher auseinandergesetzt. auf drei Wegen abgegeben, durch Strahlung, Leitung und Verdunstung Wie diesbezügliche Versuche von Rumpel ergeben haben. wird die Ausstrahlung von der Haut aus durch das Anlegen von Kleidern verringert.

Setzt man die Ausstrahlung der blossen Haut = 100, so ist für eine mittlere Stubentemperatur von 15° die Ausstrahlung bei Bekleidung mit Wollhemd = 73, bei Bekleidung mit Wollhemd und Leinenhemd = 60, bei Bekleidung mit Wollhemd, Leinenhemd und Weste = 40, bei Bekleidung mit Wollhemd, Leinenhemd, Weste und Rock = 33. Sie nimmt also mit der Anzahl der angelegten Kleidungsstücke ab. Ein vollständig angezogener Mensch verliert durch Strahlung nur den dritten Theil der Wärme, den er im nackten Zustand abgeben würde.

Die verschiedenen Stoffe verhalten sich in Bezug auf die Wärmeabgabe des Körpers nicht gleichmässig. Die Ausstrahlung ist zwar bei denselben nur wenig verschieden, viel grössere Differenzen zeigt die Abgabe durch Leitung. Man hat dieses Verhalten der Kleidung gemessen, indem man einen mit warmem Wasser gefüllten Cylinder mit den verschiedenen Stoffen umkleidete und die Abkühlung des Wassers beobachtete.

Stoffe	Abkühlung um °C. in 40 Minuten	Hemmung der Wärmeabgabe in 40 Minuten in Procenten
Unbekleideter Cylinder	10,20	—
Leinwand, einfache Lage	9,80	3,9
Shirting, einfache Lage	9,55	6,4
Seidenstoff, einfache Lage	9,40	7,9
Flanell, einfache Lage	8,33	18,4
Leinwand, doppelte Lage	9,40	7,9
Shirting, doppelte Lage	8,93	12,5
Seidenstoff, doppelte Lage	9,08	11,0
Flanell, doppelte Lage	7,25	28,0
Kammgarnstoff (Sommerstoff)	8,83	13,5
Leinwand, einfache Lage	8,37	18,0
Winterpaletotstoff	6,86	32,8
Waschleder	8,01	21,5
Jäger's Normalstoff, nicht gespannt	8,15	20,0
Hellblaues Militärtuch	8,05	21,1
Guttaperchastoff (Regenmantel)	9,70	4,9

Mit dieser Methode fand Schuster, dass durch Leitung und Strahlung die Wärmeabgabe verschiedener Stoffe sich wie vorstehend verhält.

Die erheblichen Differenzen sind, wie eben gesagt, hauptsächlich durch die Leitung, nicht durch die Strahlung bedingt, wie auf anderem hier nicht näher zu beschreibenden Wege gefunden wurde. Es ist übrigens auch wahrscheinlich, dass die verschiedene Leitungsfähigkeit nicht so sehr durch die Stoffe selbst, als vielmehr durch die Dicke der angewandten Bedeckung bedingt wird.

Ganz anders als die trockenen wirken die feuchten Kleidungsstoffe. Hier hat man zunächst zu unterscheiden das hygroskopisch aufgenommene und das tropfbar flüssige Wasser. Ersteres wird dem Wasserdampf der Luft entnommen, letzteres geht von der Innenseite als Schweiss, von der Aussenseite durch die atmosphärischen Niederschläge in die Kleidung über.

Je mehr Wasser ein Stoff aufnimmt, um so schwerer und lästiger wird er beim Tragen. Es steigert ferner ein feuchter Stoff die Wärmeabgabe ganz bedeutend, da er die Wärme besser leitet und weiterhin zur Verdunstung des in der Kleidung befindlichen Wassers viel Wärme verbraucht wird.

Die verschiedenen Stoffe verhalten sich nun auch in feuchtem Zustande verschieden. Am angenehmsten wird der Stoff für den Körper sein, welcher das Wasser nur schwer aufnimmt und weiterhin nur langsam abgiebt, ferner bei der Durchfeuchtung seine Elasticität nur wenig verliert, so dass der nasse Stoff am Körper nicht ganz anliegt.

Die Menge des hygroskopisch aufgenommenen Wassers ist von der Natur des Gewebes abhängig, thierische Fasern nehmen mehr auf als pflanzliche. Die Menge des tropfbar flüssigen Wassers, welche von der Kleidung aufgenommen wird, ist mehr vom Gewebe als von der Faser abhängig, und zwar halten grossmaschige Stoffe mehr zurück, als mit engen Zwischenräumen gewebte.

Zur Verhinderung der Durchfeuchtung der Kleidung
von aussen werden manche zu Ueberröcken zu verwendende Stoffe imprägnirt. d. h. derartig präparirt, dass
sie zwar für Luft durchgängig bleiben, aber Wasser nicht
aufnehmen, sondern es an der Oberfläche abfliessen
lassen. Das Tragen derartiger Stoffe ist bei längerem
Aufenthalt in feuchter Temperatur viel angenehmer, als
das von sogenannten Gummimänteln, welche für Luft
vollständig undurchlässig auf den Körper einen unangenehmen Einfluss ausüben. Wird nämlich die Durchlässigkeit der Kleidung für Luft behindert, so leidet die
Wärmeabgabe durch Verdunstung, der Körper
fühlt sich dann unbehaglich. Die Kleidung soll deshalb
für Luft durchgängig sein, sie kann luftig und dennoch
warm sein.

Bei den durch das Athmen und andere Bewegungen
des Körpers zwischen der Luftschicht auf der Körperoberfläche und der Atmosphäre entstehenden geringen
Druckdifferenzen, welche von Nocht auf 0.04 Wasserdruck geschätzt werden, fand dieser folgendes Durch-
lässigkeitsverhältniss:

Flanell 100
halbwollener Flanell 141
alter Flanell . . 128
Jäger's Wollstoff 150
Barchent . . . 25
alter Barchent 38
Leinwand . . 16
Lahmann's Stoff . 242

Bei Durchnässung der Stoffe bleiben nur Jägerwolle
und Lahmann's Stoff für Luft durchgängig.

Wendet man das bisher im Allgemeinen über die
Kleidung Gesagte auf die einzelnen Stoffe an, so findet
man, dass Wolle den hygienischen Anforderungen am
besten entspricht, besonders wenn die Stoffe richtig hergestellt, d. h. nicht zu dicht gewebt sind, wie dies bei
der Jäger'schen Normalwäsche der Fall ist. Die Jäger-

wäsche nimmt das Wasser (Schweiss) nur langsam auf, bleibt auch in feuchtem Zustande ziemlich elastisch, legt sich daher der Oberfläche des Körpers nicht vollständig an. Die Temperaturabgabe durch Leitung wird daher nie so hochgradig werden, auch deshalb nicht, weil die Wolle das aufgenommene Wasser nur langsam verdunsten lässt.

Viele Klagen über die Wollkleidung sind darin begründet, dass die Wolle bei falscher Behandlung (Waschen mit heissem Wasser) einläuft, verfilzt und damit die oben genannten Vorzüge verloren gehen. Auch erzeugt Wollwäsche bei manchen Personen mit empfindlicher Haut ein lästiges Jucken.

Am nächsten in ihrer Wirkung steht der Wollwäsche der Lahmann'sche Baumwollstoff, während die dichteren Gewebe aus Baumwolle und Leinen weniger vortheilhaft sind.

Leinen verliert, wenn es feucht geworden ist, seine Elasticität gänzlich und schmiegt sich dann der Haut an. Die Wärmeabgabe durch Leitung und Verdunstung wird eine sehr hohe, weil auch die leinenen Stoffe von allen Stoffen das Wasser am wenigsten fest zurückhalten und bei der raschen Verdunstung ein unbehagliches Kältegefühl entstehen lassen. —

In all' den Fällen, wo die Kleidung Schutz gegen Wärmestrahlen zu gewähren hat, muss sie eine Farbe besitzen, welche die Wärmestrahlen nicht absorbirt, sondern möglichst reflektirt. Wie verschieden diese Absorption ist, zeigen folgende Zahlen nach Untersuchungen von Krieger.

Die Absorption durch weissen Hemdenshirting == 100 gesetzt, ist bei

blassschwefelgelbem	.	102
dunkelgelb . . .		140
hellgrün		155
dunkelgrün	.	169
türkischroth . .	.	165
hellblau . . .		198
schwarz		208

— 124 —

Der Stoff selbst kommt bei der Absorption fast gar nicht in Betracht. — Eine Schädigung des Körpers wird häufig durch die Form der Kleidung bedingt. Während es vom hygienischen Standpunkte zu verlangen ist, dass der Schnitt der Kleidung nur Rücksicht auf die Beschaffenheit des Körpers und die freie Beweglichkeit aller seiner Theile nimmt, wird diese Forderung der herrschenden Mode zu Liebe nicht selten ausser Acht gelassen. Enge Kragen, welche die den Kopf versorgenden Blutgefässe comprimiren, fest sitzende Strumpfbänder, die Corsets der Frauen und die Leibriemen der Männer sind als besonders nachtheilig zu nennen.

Den schlimmsten Einfluss in dieser Hinsicht übt ein schlecht sitzendes Schuhwerk aus, welches zu einer Verkrüppelung des Fusses, Nagelkrankheiten und schwieligen Verdickungen der Haut führen kann. Das Schuhwerk muss deshalb genau nach der Form des Fusses gebildet werden und die natürliche Bewegung des Fusses gestatten. Dies ist der Fall, wenn (nach v. Meyer) die Sohle (s. Fig. 51) so geschnitten ist, dass eine Linie, welche durch die Mitte der grossen Zehe dieser parallel läuft, die Mitte des Hackens trifft. Auch das Oberleder muss im Verlauf dieser Linie am höchsten gearbeitet sein. Der vordere Theil des Schuhes muss sich nach der Form der Zehen richten und darf diese nicht zusammenpressen.

Da sich das Fussgewölbe beim Gehen senkt und der Fuss deshalb länger wird, muss bei Anfertigung von Schuhen am belasteten Fuss (also beim Stehen) Maass genommen werden.

Endlich muss das Schuhwerk auch dem Fuss gestatten, die gebildete Wärme abzugeben; es sind daher besonders von Personen, deren Fusshaut stark schwitzt, leichte Schnürschuhe den fest sitzenden, die Zufuhr von Luft völlig abschneidenden Stiefeln vorzuziehen.

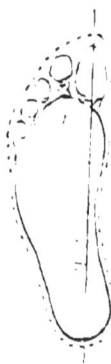

Fig 51. Sohlenform nach v. Meyer.

Bäder.

Unter den Vorrichtungen, welche der menschliche Körper zur Temperaturregulirung benützt, nimmt, wie in den vorigen Kapiteln ausgeführt wurde, die Haut die erste Stelle ein. Damit dieselbe den ausgiebigen an sie gestellten Anforderungen genügen kann, muss sie aber auch gepflegt werden. Besonders ist es nothwendig, dass sie von dem Schweiss, einem aus dem Secret der Schweissdrüsen, aus Epithelien, Salzen, Fettsäuren und Staub bestehenden Gemenge, welches leicht durch die überall vorhandenen Mikroorganismen in übelriechende Zersetzung übergeht, regelmässig befreit wird.

Hierzu dienen in erster Linie die der Haut anliegenden Unterkleider (Hemde, Unterhose, Strümpfe), welche je nach ihrer Beschaffenheit den Schweiss mehr oder minder begierig aufsaugen und bei genügend häufig vorgenommenem Wechsel zur Reinhaltung der Haut viel beitragen.

Dieser Zweck wird ferner erreicht durch regelmässige Reinigung der Haut mittelst Waschungen, die wir, wenn sie am ganzen Körper vorgenommen werden, Bäder nennen.

Bestimmte Arten von Bädern, wie die römisch-irischen, russischen Dampfbäder, welche nur therapeutisch wirken sollen, haben für die Hygiene keine besondere Bedeutung. Für diese kommen nur in Betracht die verschiedenen der Reinigung und Erfrischung des Körpers dienenden Bäder.

Hier verdient vor allem Erwähnung das Baden in offenen Flüssen und Seeen, welches abgesehen von dem günstigen Einfluss auf die Haut durch die Kräftigung der Muskulatur, die sich als natürliche Folge der Schwimmbewegungen ergiebt, weiterhin noch durch den Aufenthalt in freier Luft, auf den ganzen Organismus vortheilhaft einwirkt. Da diese Art Bäder in unserem Klima nur während einer kurzen Zeit benützt werden können, muss für den übrigen Theil des Jahres Ersatz geschaffen werden durch warme Bäder in Form von

1. Voll- oder Wannenbädern,

2. Brause- oder Douchebädern.

Die allgemeine Verwendung von warmen Vollbädern ist nicht möglich wegen des relativ hohen Preises des einzelnen Bades. Dieser ist bedingt durch die hohen Kosten der Anlage, welche auch noch sehr häufige Reparaturen erfordert, die Kosten des Betriebes und durch die Menge des für ein Vollbad nothwendigen warmen Wassers (250—500 Liter), sowie endlich durch den verhältnissmässig grossen Raum, der für Einrichtung solcher Vollbäder benöthigt wird.

Alle diese bedeutenden Nachtheile entbehren die sogenannten Brausebäder, bei welchen der Körper durch das einer Brause entströmende Wasser — die Brause ist zumeist oberhalb des Kopfes angebracht — von dem ihm anhaftenden Schweiss und Verunreinigungen befreit wird. Die Einrichtung sowie der Betrieb derartiger Bäder ist ein sehr einfacher und leichter; sie haben sich in jüngster Zeit allgemein eingebürgert.

Je nach ihrer besonderen Bestimmung für Schulen, Kasernen, Fabriken u. s. w. wird ihre Einrichtung zu modifiziren sein; jedoch lassen sich einige allgemeine Gesichtspunkte über deren Anlage aufstellen. Das zum Bau zu verwendende Material darf nicht porös und wasseranziehend sein, muss glatte Flächen bieten und leicht gereinigt werden können. Zu den Wänden sind daher Schiefer, oder aber Wellblech oder die sogen. Rabitz-Monierwände zu verwenden.

Die Wände der einzelnen Zellen sollen nicht vom Fussboden bis zur Decke reichen, sondern unten wie oben Oeffnungen haben, damit eine ausgiebige Lüftung ermöglicht wird.

Der Fussboden ist aus einem für Wasser undurchlässigen Material (Asphalt, Cement, Terrazzo) herzustellen; ein leicht fortzunehmender Holzlattenrost ist zu verwenden, weil sonst das Laufen auf dem feuchten, Wärme gut leitenden Material unangenehm ist. Der Fussboden muss geneigt sein, an der tiefsten Stelle liegt das Abflussventil.

Die Brause darf nicht zu starken Druck haben und muss schräg gestellt sein, weil unter starkem Druck senkrecht herabstürzendes Wasser vielen Personen lästig ist.

Die Temperatur des Wassers braucht nicht mehr als 37° Celsius zu haben, durch eine besondere Vorrichtung — Mischhahn — muss die beliebige Abkühlung der Douche mit kaltem Wasser möglich sein.

Die Ausstattung der Zelle sowohl, wie des Ankleideraumes sei möglichst einfach und bequem zu reinigen.

Eine ausgiebige Ventilation wie Heizung der Anlage ist absolut nothwendig, wenn man Krankheiten verhüten will und das Baden angenehm und erfrischend sein soll.

Die Kosten derartiger Brausebäder in Bezug auf Anlage und Betrieb sind sehr gering.

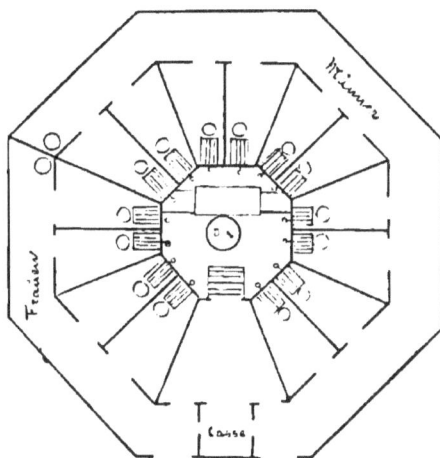

Fig. 52.
Grundriss eines Volksbrausebades.

Fig. 52 zeigt den Grundriss eines Volksbrausebades, wie solches schon in verschiedenen Städten, unter anderen auch in München, seit Jahren zur allgemeinen Zufriedenheit in Benützung steht.

Um den centralen Theil, in welchem der Dampfkessel und die zum Betriebe nöthigen Gegenstände unter-

gebracht sind, liegen vierzehn Zellen, zehn für Männer,
vier für Frauen, in zwei von einander vollständig abgeschlossenen Abtheilungen, deren jede einen Abort enthält. Die Zellen haben an der dem Innenraume zugekehrten Wand das etwa dreissig Liter Wasser enthaltende Wassergefäss, über dessen Füllungszustand ein
Wasserstandsrohr Kenntniss gibt, welches in den Betriebs-
raum hineinschaut, so dass sich der Heizer von dort aus
stets überzeugen kann, ob in allen Zellen das nöthige
Wasser vorhanden ist. Das Wasser in den Wasserkästen
ist auf etwa 40° erwärmt, durch Beimischung des in
beliebiger Quantität zur Verfügung stehenden kalten
Wassers kann es in gewünschter Weise abgekühlt werden.
Die übrige Einrichtung ist aus der Zeichnung zu ersehen.

Der Boden.

Wie die Luft, so übt auch der mit dieser in steter Berührung stehende Boden, auf welchem die Häuser errichtet werden, welcher die Leichen aufnimmt und die Abfallstoffe des Menschen zu verarbeiten hat, auf dessen Gesundheit einen je nach den Verhältnissen mehr oder weniger erheblichen Einfluss aus.

Es ist deshalb der Boden oder richtiger die äusserste Schichte der Erdkruste, welche zum Theil aus Steintrümmern, dem Stein- oder Felsschutt, zum andern Theil aus einer feinkörnigen pulvrigen Masse besteht, für die Hygiene von Bedeutung.

Ist der Boden noch in der Verfassung, in welche er durch die natürlichen Vorgänge an der Erdoberfläche versetzt ist, so nennt man ihn einen »gewachsenen« Boden, während man bei einem Boden, welcher durch die Bebauung verändert worden ist und der aus Ziegelfragmenten, Bruchsteinen, Geschirr- und Glassplittern, Ueberresten von Thieren und Menschen u. s. w. besteht, von Schutt- oder Füllboden spricht.

Diejenigen Faktoren, welche bei der hygienischen Beurtheilung des Bodens Interesse bieten, sind

1. die physikalische Beschaffenheit (Korngrösse, Porenvolumen, Permeabilität, Wassercapacität, Absorption, Temperatur),

2. das chemische Verhalten,

3. das Grundwasser und das Wasser der oberen Bodenschichten,

4. die Mikroorganismen.

Prausnitz, Hygiene.   9

1. Physikalische Beschaffenheit.

Zur Bestimmung der Korngrösse bringt man eine
bestimmte Menge bei 100⁰ getrockneten Bodens in einen
von Knopp angegebenen Siebsatz, welcher aus sechs
mit verschieden grossen Löchern versehenen Sieben besteht und siebt den Boden der Reihe nach durch die
verschieden aneinander befestigten Siebe hindurch.

Man erhält dann den

Grobkies (Körner) über 7 mm Durchmesser.
Mittelkies   über   4—7   „
Feinkies   2—4
Grobsand   1—2
Mittelsand   0,3—1
Feinsand   unter   0.3

Im Feinsand unterscheidet man weiterhin noch, je
nach dessen Zusammensetzung. Thon, Lehm und
Humus. Thon besteht grösstentheils aus kieselsaurer
Thonerde. Lehm aus einem Gemenge von eisenhaltigem
Thon (der Eisengehalt bedingt die verschiedene Färbung
des Lehms). Quarz, Glimmer und Kalk. Humus ist endlich eine schwarzbraune Bodenart. welche mit Trümmern
von zerfallenen Pflanzen und Thieren reichlich durchsetzt ist.

Die einzelnen Partieen werden getrennt gewogen
und in Prozent der Gesammtsumme berechnet.

Von der Grösse der einzelnen Bodenbestandtheile
(Körner) ist das Porenvolumen abhängig, unter welchem
man das Volumen der in einem Boden zwischen den
einzelnen Körnern vorhandenen Hohlräume versteht. Zu
dessen Bestimmung füllt man einen der Grösse nach
bekannten Cylinder mit dem zu untersuchenden Boden
und bringt ihn von dort in einen zur Hälfte mit Wasser
gefüllten Messcylinder.

Das Wasser steigt dann im Cylinder nur um so viel an.
als durch die Bodenbestandtheile Raum eingenommen
wurde. Hätte man z. B. in den mit 500 ccm Wasser
gefüllten Cylinder 500 ccm gestampften Bodens einge-

bracht und es wäre das Wasser nur bis 900 ccm gestiegen, so wären nur 400 ccm Wasser durch den Boden verdrängt worden, es kämen also auf 500 ccm Boden nur 400 ccm wirkliche Bodenbestandtheile, während die übrigen 100 ccm des gestampften Bodens von den zwischenliegenden Lufträumen eingenommen waren. Das Porenvolumen wäre also gleich 100 ccm oder in Prozenten des scheinbaren Bodenvolumens ausgedrückt $= \frac{100 \cdot 100}{500} = 20\%$.

Das Porenvolumen ist, wie gesagt, von der Grösse der einzelnen Bodenbestandtheile abhängig. Besteht der Boden nicht aus einzelnen Stücken, sondern bildet ein festes Ganzes (Felsen von Granit und Porphyr u. s. w.), so ist das Porenvolumen gleich Null. Es gibt jedoch auch zusammenhängende Gesteine, welche kompakte Felsmassen vortäuschen können und dennoch reich an Poren sind, so der poröse Sandstein von Malta, dessen Porenvolumen ca. 30% beträgt.

Bei den aus einzelnen Körnern bestehenden Bodenarten (Geröll, Geschiebe, Kies, Schotter, Sand) ist die Summe der Hohlräume annähernd gleich, wenn die einzelnen Elemente untereinander gleich sind. Die grosse Anzahl der kleinen Zwischenräume, welche zwischen den kleinen Bodenpartikelchen sich befinden, geben schliesslich dasselbe Porenvolumen, wie die wenigen, aber desto grösseren Poren zwischen den gröberen Bodenbestandtheilen. Sind jedoch in einem Boden verschiedenartige Bestandtheile, so lagern sich die kleineren Stücke in die von den grösseren gebildeten Poren und es wird daher das Porenvolumen um so kleiner sein, je verschiedenartiger die Grösse der Körner des Bodens ist.

Für die Permeabilität des Bodens, d. i. die Durchgängigkeit für Luft, ist das Porenvolumen, bedeutend mehr aber noch die Grösse der einzelnen Poren entscheidend, so zwar, dass je kleiner die Poren sind, es für die Luft um so schwieriger wird, den vielfach geschlängelten Weg zu wandeln. Dies ist am besten zu

ersehen aus den Resultaten einer Versuchsreihe von
Renk, welcher unter bestimmtem Druck Luft durch
gleich hohe mit verschiedenen Bodenarten gefüllte Säulen
durchleitete und dabei die Durchgängigkeit durch Messung der durchgetretenen Luftmengen bestimmte:

Material	Korngrösse Durch- messer in mm	Poren- volumen	Druck in mm Wasser	Geförderte Luftmenge Liter in der Minute	
				absolut	relativ
1. Feinsand	unter 0.3	55 5	20	0.00233	1
2. Mittelsand	0.3—1	55.5	20	0.112	84
3. Grobsand	1—2	37.9	20	1.28	961
4. Feinkies	2—4	37.9	20	6.91	5195
5. Mittelkies	4—7	37.9	20	15.54	11684

Die Luftdurchgängigkeit wird weiterhin beeinflusst
durch den Wassergehalt des Bodens. Sie wird bedeutend
herabgemindert, wenn der Boden feucht ist und durch
das Wasser ein Theil der Poren verschlossen, ein anderer
Theil verengert wird. Sie nimmt noch mehr ab, wenn
der Boden und mit ihm das in demselben enthaltene
Wasser gefriert. Durch Vergrösserung des Volumens des
Wassers beim Gefrieren wird das Porenvolumen entsprechend kleiner. Ausserdem setzt aber noch das in
den Poren vorhandene Eis dem Durchtritt der Luft einen
grösseren Widerstand entgegen, als das flüssige, verhältnissmässig leicht verdrängbare Wasser.

Von der Struktur des Bodens ist ferner abhängig seine
Wassercapacität oder spezifischer Wassergehalt,
worunter man die Fähigkeit, eine gewisse Menge Wasser
zurückzuhalten, versteht. Die Wassercapacität ist einmal
eine Folge der Adhäsion des Wassers an den Wandungen der Bodentheilchen und zweitens der Capillar-
wirkung, welche in den capillaren Hohlräumen des
Bodens das Wasser zurückhält. Sie ist verschieden, je
nachdem das Wasser von unten nach oben steigt und
dabei die Luft vor sich herdrängt (Grundwasser), oder

von oben kommt und die Luft theilweise mit einschliesst
(Regen). Im letzteren Fall ist die Wassercapacität eine
geringere.

Man bestimmt die Wassercapacität, indem man den
Boden in einen Blechcylinder von bekanntem Volumen,
dessen Boden ein Gitter bildet. einfüllt und wiegt. Nachdem darauf der Boden durch Einsenken in Wasser oder
durch Begiessen von oben befeuchtet ist, lässt man das
überschüssige Wasser ablaufen, trocknet den Cylinder
äusserlich ab und wiegt ihn wieder. Die Differenz der
Gewichte ist die Wassercapacität, welche in Procent der
vorher bestimmten Poren (Porenvolumen) berechnet wird.

Wie der Boden die Fähigkeit besitzt, tropfbar
flüssiges Wasser zurückzuhalten. so vermag er auch
Wasserdampf und andere Dämpfe und Gase an sich
zu ziehen. Hierauf beruht die Desodorisirung der
Fäkalien in den Erdclosets (s. diese), in welchen
die Fäkalien sofort nach ihrer Entleerung mit Erde beworfen werden, wodurch der ihnen anhaftende Geruch
durch Absorption seitens der Erde an seiner Verbreitung gehindert wird.

Daher kommt es auch, dass das Leuchtgas bei
Rohrbrüchen von Gasleitungen, wenn das Gas durch
Bodenschichten hindurch treten kann, seinen Geruch
vollständig verliert und so unbemerkt in die Wohnungen
eindringen und Vergiftungen hervorrufen kann.

Viel grössere hygienische Bedeutung hat noch das
analoge Verhalten des Bodens gelösten Stoffen gegenüber, wie es durch Versuche von Soyka, Wolffhügel.
Fodor, Falk u. A. festgestellt ist. Der Boden hält nicht
nur die suspendirten Bestandtheile rein mechanisch
zurück, sondern er wirkt auch durch Flächenattraktion
auf die gelösten anorganischen und organischen
Verbindungen (Alkaloide, Blut, Eiweisskörper u. s. w.)

Die Temperatur des Bodens

ist abhängig von der Bestrahlung desselben durch die
Sonne und von der Ausstrahlung, der Abgabe der

empfangenen Wärme an die umgebende Atmosphäre. Diese Faktoren beeinflussen zunächst nur die höheren Bodenschichten, die tieferen empfangen die Wärme durch Leitung von der oberen und von dem Erdinnern. Selbstverständlich werden bei geneigtem (hügeligem) Terrain die nach S., SO., SW. gelagerten Flächen stärker bestrahlt werden, als die nach O. und W. liegenden; am wenigsten Wärme empfangen die nach N., NO. und NW. schauenden Flächen.

Von der durch die Bestrahlung zugeführten Wärme absorbiren die dunkleren Bodenarten mehr als die helleren.

Weiterhin entsteht in den oberen Bodenschichten Wärme durch chemische und physikalische Prozesse, aber nicht in erheblicher Menge.

Für die Temperatur des Bodens kommt dann schliesslich noch die Wärmecapacität, die specifische Wärme des Bodens in Betracht, d. i. das Vermögen, Wärme aufzuspeichern.

Nakuss. Monatsmittel der Temperatur des Erdbodens.

Lufttemperatur — Bodentemperatur in 0.0, 0.1, 0.2, 0.4, 0.8, 1.6, 2.8, 4.0 Meter Tiefe; Monate: Januar, Februar, Marz, April, Mai, Juni, Juli, August, Septbr., Oktober, Novbr., Dezbr., Jahr, Amplitude.

Das Verhalten der Bodentemperatur geht aus der vorstehenden Tabelle hervor, welche nach Beobachtungen Wild's in Nukuss (Westsibirien) zusammengestellt ist.

Nur in den oberen Bodenschichten fällt das Temperaturmaximum mit dem der Atmosphäre zusammen (Juli), wie auch die monatlichen Durchschnittstemperaturen nur wenig von einander abweichen; in den tieferen Bodenschichten tritt das Maximum sowohl wie das Minimum viel später ein, als in der Atmosphäre. Die Durchschnittstemperaturen sind ferner beträchtlich niedriger. Die Amplitude, d. i. die Differenz zwischen höchster und niedrigster Temperatur wird um so geringer, je tiefer man kommt, und schon bei einer Tiefe von vier Meter beträgt sie kaum 4^0; es ist also dann der Einfluss der die Erwärmung der höheren Bodenschichten bedingenden Faktoren nur noch sehr wenig zu bemerken.

Zur Bestimmung der Bodentemperatur wird ein Schacht ausgehoben und mit Brettern ausgekleidet, sodass nur noch ein viereckiger Zwischenraum bleibt, in welchen gut passende Holzklötze nach einander eingelassen werden können. Auf den Holzklötzen sind langsam reagirende Quecksilberthermometer angebracht. Die Klötze werden, wie dies aus Fig. 53 ersichtlich ist, in den Holzschacht eingesenkt und nur zum Zweck der Ablesung der Thermometer in die Höhe gezogen. Der Holzschacht ist an den Stellen, wo die Thermometerkugeln zu liegen kommen, durchbrochen, damit die Temperatur des Bodens besser einwirken kann.

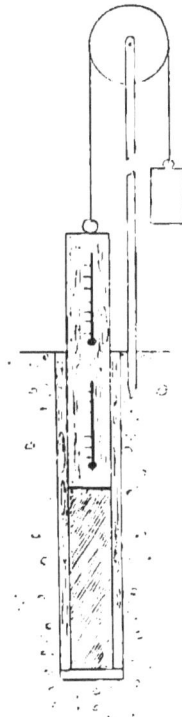

Fig. 53.
Zur Bestimmung der Bodentemperatur.

2. Das chemische Verhalten des Bodens.

Die chemische Zusammensetzung des Bodens im seinem natürlichen Zustande ist nur dann von Bedeutung, wenn der Boden Verbindungen enthält, welche in Wasser löslich sind und deshalb in's Grundwasser übergehen; gewisse Verbindungen (Kalksalze) können dann ein Wasser zum Genuss und Gebrauch ungeeignet machen, was im folgenden Kapitel eingehender besprochen wird.

Für den Hygieniker hat das chemische Verhalten des Bodens hauptsächlich wegen der Veränderungen, welche die dem Boden mitgetheilten organischen Verbindungen erfahren, Interesse.

Lässt man ein verunreinigtes Wasser auf einen Boden auffliessen, so hält dieses zunächst mechanisch die suspendirten Bestandtheile zurück und zwar um so besser, je kleiner die Poren des Bodens sind. Ausserdem werden mit dem Wasser durch Adhäsion und Capillarität auch gelöste Substanzen — anorganische wie organische — aufgehalten. Die Menge dieser ist abhängig von der Wassercapacität des Bodens und von dem Grade der Trockenheit.

Die zurückgehaltenen organischen Substanzen werden dann durch die Einwirkung der Mikroorganismen des Bodens zerlegt, der organische Stickstoff wird in salpetrige Säure und Salpetersäure übergeführt, der Kohlenstoff in Kohlensäure. Sind Pflanzen vorhanden (wie bei Rieselfeldern), so ernähren sie sich von den gebildeten Oxydationsprodukten, andernfalls werden diese von dem durchfliessenden Wasser aufgenommen und in das Grundwasser übergeführt.

Auf diesen beiden Prozessen, Nitrifikation und Kohlensäurebildung, beruht die Selbstreinigung des Bodens.

Die selbstreinigende Kraft des Bodens hat jedoch wie die des Wassers ihre Grenzen; werden dem Boden zu viel organische Stoffe zugeführt, wird er zu

stark verunreinigt, so versiegt die Kraft, der Boden
versumpft.

Man hat früher die gebildete Kohlensäure, das
eine der Endprodukte der stattgehabten Zersetzung
organischer Verbindungen, als Maassstab für den Grad
der Verunreinigung annehmen zu können geglaubt und
ist deshalb die Bodenluft speziell auf ihren Gehalt an
Kohlensäure sehr häufig analysirt worden. Diese Untersuchungen haben jedoch nur einen beschränkten Werth,
da die Kohlensäure ein bewegliches Gas ist, das sich
stets ausgiebig mit der Atmosphäre vermischt. Je
günstiger die Verhältnisse für einen Austausch zwischen
Bodenluft und Atmosphäre sind, um so eher wird die
angesammelte Kohlensäure verschwinden, so dass man
also nur unter den gleichen örtlichen Verhältnissen aus
dem Kohlensäuregehalt der Bodenluft sichere Schlüsse
ziehen kann. Die Faktoren, von denen der Austausch
der Bodenluft mit der freien Atmosphäre, also demnach
auch die Ansammlung von Kohlensäure in der Bodenluft, abhängig ist, sind die Permeabilität für Luft
(mineralogischer Charakter, Porosität, Wassergehalt des
Bodens), die Bedeckung, die Temperaturverhältnisse von
Luft und Boden und endlich der Druck und die Bewegungen (Winde) der Atmosphäre.

Der Kohlensäuregehalt der Bodenluft, welcher
übrigens sehr hoch steigen kann — er schwankt zwischen
2 und 100 pro mille — hat somit nur unter bestimmten
Verhältnissen eine symptomatische Bedeutung. Einen
direkten Einfluss auf die Gesundheit des Menschen übt
er nicht aus, weil sich die CO_2 der ausströmenden Bodenluft sofort mit der atmosphärischen Luft vermischt.
Schädlich kann die austretende Bodenluft werden, wenn
sie übelriechende Beimengungen enthält, welche von den
in einem verunreinigten Boden ablaufenden Zersetzungen
herrühren, oder wenn sie beim Platzen eines Gasrohres
sich mit Leuchtgas vermischt hat. Dann können, wie
schon vorher erwähnt, die dem Leuchtgas den charakteristischen Geruch verleihenden Riechstoffe vom Boden

absorbirt werden, das Leuchtgas strömt geruchlos mit der Bodenluft aus, dringt in die Häuser ein und führt, wie es schon wiederholt geschehen ist, zu Vergiftungen.

Wie man sich gegen diese Belästigungen und Gefahren der Bodenluft schützen kann, wird in dem Kapitel »Wohnung« auseinandergesetzt werden.

Die chemische Untersuchung des Bodens für hygienische Zwecke hat hauptsächlich den Zweck, eine mehr oder minder erhebliche Verunreinigung des Bodens nachzuweisen. Hierzu genügt die Bestimmung der organischen Substanzen. Eine genau gewogene Bodenmenge wird stark geglüht und nach dem Erkalten gewogen; der Glühverlust zeigt annähernd den Gehalt an organischen Substanzen an. Weiterhin kann auch noch die Bestimmung des Gesammtstickstoffs, sowie des Ammoniaks, der salpetrigen und Salpetersäure u. s. w. über den Zustand des Bodens Aufschluss geben. Das Vorhandensein von viel Gesammtstickstoff würde nur anzeigen, dass der Boden stark verunreinigt wurde, während erst die Analyse der einzelnen stickstoffhaltigen Verbindungen erkennen lässt, ob der Boden die ihm zugeführten Verunreinigungen schon verarbeitet, in salpetrig- und salpetersaure Salze umgesetzt hat.

3. Grundwasser.

Unter Grundwasser versteht man die im porösen Boden auf einer undurchlässigen Schicht sich ansammelnde, sämmtliche vorhandene Poren des Bodens ausfüllende Wassermasse.

Das Grundwasser befindet sich nicht in Ruhe, sondern in steter Bewegung und zwar horizontaler und vertikaler. Sein horizontaler Verlauf ist von den Bodenverhältnissen, besonders von der Lage der undurchlässigen Schicht, auf welcher es zu liegen kommt, abhängig, nicht aber von der Bodenoberfläche. Wie die Fig. 54 zeigt, welche den Grundwasserstand von München Mitte August 1875 wiedergiebt, läuft das Niveau des

Grundwassers der Bodenoberfläche nicht parallel. Von
dieser fast ganz unabhängig fliesst es auf der undurchlässigen Schicht, deren Gefälle folgend, in sehr langsamem Strome (etwa 0.1—1.5 m pro Stunde), da es
die grossen Widerstände, die sich ihm durch den Boden
bieten, nur schwer überwinden kann. Sind die Bodenverhältnisse derart, dass die undurchlässige Schicht nahe
an die Oberfläche tritt, so wird auch das Grundwasser
als Quelle, See oder Fluss sichtbar (wie in Abb. 54).
Ist das Gefäll der undurchlässigen Schicht nicht gleichmässig, sondern sind Erhebungen vorhanden, so wird
das Grundwasser in seinem Laufe gehemmt, es wird

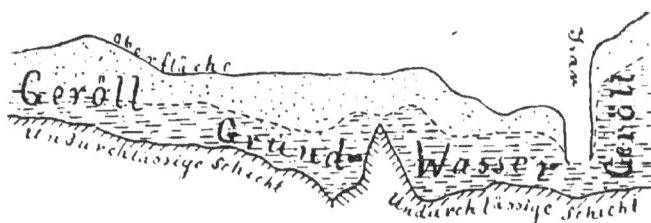

Fig. 54.
Grundwasserstand in München Mitte August 1875.

gestaut, weshalb dann, wie ebenfalls in der beigegebenen
Abbildung zu sehen ist, das Niveau des Grundwassers
nicht horizontal ist, sondern Berge und Thäler zeigt.
Der Stand des Grundwassers ist, abgesehen von den
Bodenverhältnissen, von dessen Zuflüssen abhängig. Diese
sind in den meteorischen Niederschlägen zu suchen,
welche durch den Boden hindurch filtriren und sich dann
auf der undurchlässigen Schicht als Grundwasser ansammeln. Wie aus dem Vorhergesagten zu entnehmen
ist, rührt jedoch das an einem bestimmten Punkte zu
findende Grundwasser nicht nur von den direkt oberhalb
gefallenen Niederschlägen her, sondern auch von seitlichen
Zuflüssen, die ihm von höher gelegenen Grundwasser-
ansammlungen zuströmen.

Die Messung des Grundwasserstandes wird an einem Brunnen vorgenommen, welcher einen unverrückbaren Fixpunkt (Cote) besitzt, der dann den Ausgangspunkt für die Messung bildet. Der Brunnen darf nicht zur Wasserversorgung benützt werden, auch nicht in der Nähe anderer solcher Brunnen liegen, weil sich sonst bei vorheriger Entnahme der Stand des Grundwassers gesenkt hat.

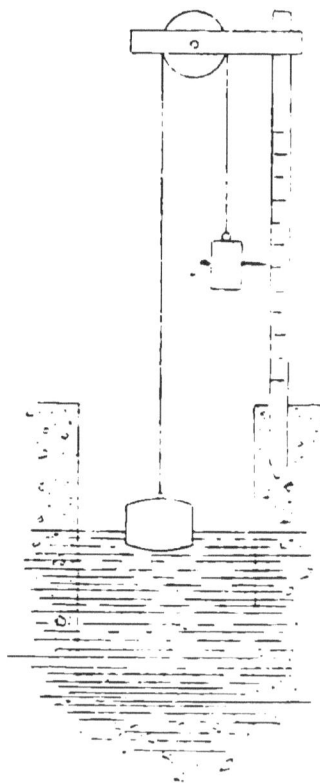

Fig. 55. Schalenapparat zur Messung des Grundwasserstandes nach Pettenkofer.

Zur Ausführung der Messung dient der Pettenkofer'sche Schalenapparat (Fig. 55). An einem Stabe sind in Entfernung von 0.5 cm kleine runde Schälchen angebracht. Das oberste Schälchen bildet den Nullpunkt des Messbandes. Bei der Messung wird der Apparat in den Brunnen gelassen, bis er in's Wasser eintaucht und dann am Fixpunkt des Brunnens das Messband abgelesen. Der Messapparat wird dann heraufgezogen und nachgesehen, wie viel Schälchen nicht in das Wasser eingetaucht haben, deren Zahl mit 0.5 cm multiplicirt, ist noch zu der abgelesenen Bandstrecke hinzuzuaddiren.

Bei fortlaufenden Messungen bringt man (Fig. 56) an einer Messingkette, welche über eine Rolle gelegt ist und einen Zeiger trägt, einen Schwimmer an. Bei Aenderungen des Grundwasserstandes hebt und senkt sich der Schwimmer und überträgt die Bewegungen durch die Kette auf den Zeiger. Man kann dann den jeweiligen Stand des Grund-

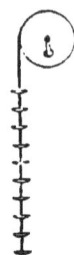

Fig. 56. Apparat zur Messung des Grundwasserstandes.

wassers an der hinter dem Zeiger liegenden Skala sofort ablesen.

Die oberhalb der das Grundwasser enthaltenden Bodenschicht liegenden Schichten werden nach Fr. Hofmann in Bezug auf ihren Wassergehalt eingetheilt in die

1. Zone des capillaren Grundwasserstandes, welche so weit reicht, als das Grundwasser durch Capillarität sich heben kann.

Ueber dieser befindet sich

2. die Durchgangszone, d. i. die Strecke, in welcher die in den oberen Bodenschichten stattfindende Wasserverdunstung direkt nicht mehr von Einfluss ist. Sie enthält so viel Wasser, als der absoluten Wassercapacität des Bodens entspricht.

Die oberste Schicht ist

3. die Verdunstungszone, aus welcher das Wasser durch Verdunstung an die Atmosphäre abgegeben wird.

In dieser Zone ist der Wassergehalt ein sehr schwankender. Nach Regengüssen können in ihr sämmtliche Poren mit Wasser gefüllt sein, während bei Trockenheit durch die Verdunstung der Wassergehalt unter den der absoluten Wassercapacität sinkt.

Für den Wassergehalt der über dem Grundwasser liegenden Bodenschichten geben die Grundwasserschwankungen, abgesehen von gewissen Einschränkungen, einen sichern Anhalt. Steigt das Grundwasser, so ist dies ein Beweis, dass es von oben neuen Zufluss erhält, die oberen Bodenschichten müssen daher einen sehr hohen Wassergehalt haben; fällt es, so ist dies ein Zeichen, dass für das aus der Verdunstungszone verdampfende Wasser neuer Ersatz durch Capillarität von unten emporgehoben wird, dass das Wasser also einen umgekehrten Weg nimmt; die oberen Bodenschichten sind dann trocken.

4. Die Mikroorganismen des Bodens und dessen Beziehungen zu infektiösen Krankheiten.

Der Boden enthält Mikroorganismen in zahlloser Menge. Während in der Luft auf etwa 10 Liter nur 1—10 Keim, im Wasser (Fluss- und Brunnen-) die Menge pro ccm ungefähr zwischen 10 und 500 Keimen schwankt, sind in einem Cubikcentimeter der oberflächlichen Bodenschichten Hunderttausende, ja sogar Millionen von Mikroorganismen enthalten.

Der Bakteriengehalt nimmt jedoch nach der Tiefe zu rasch ab und zwar so schnell, dass ungefähr 1 m tief der Boden nahezu steril ist, wenn nicht durch Risse im Boden oder durch künstlich hergestellte Gänge unterirdisch wohnender Thiere (Ratten, Mäuse, Regenwürmer u. s. w.) eine stete Verbindung zwischen oberflächlichen und tiefen Bodenschichten hergestellt wird.

Die Mikroorganismen sind zum bei weitem grössten Theile Saprophyten, deren wichtige Aufgaben, wie schon erwähnt, darin liegt, die dem Boden übergebenen organischen Abfallstoffe zu zersetzen, zumeist in Salpetersäure und salpetrige Säure (Nitrifikation) und Kohlensäure zu zerlegen, Verbindungen, die dann von den Pflanzen zu ihrem Aufbau verwerthet und damit wieder für die Ernährung der Thierwelt und des Menschen nutzbar gemacht werden.

Von pathogenen Mikroorganismen kommen nur verhältnissmässig wenige Arten häufig im Boden vor. An vielen Stellen der Erdoberfläche finden sich die Tetanusbacillen (pag. 29) und die Bacillen des malignen Oedems (Koch), Vibrion septique (Pasteur) (pag. 30), welche beide gelegentlich auch Infektionen des Menschen verursachen.

Mit grosser Wahrscheinlichkeit kann man weiterhin annehmen, dass die Erreger der Malaria, die (pag. 37) beschriebenen Protozoën, in bestimmten Bodenarten

vorkommen, sich dort vermehren und von da aus die
Menschen überfallen.

Endlich ist durch die ausgedehnten epidemiologischen
Untersuchungen von Buhl, Seidel, Soyka und besonders
von Pettenkofer darauf
aufmerksam gemacht
worden, dass der Bo-
den bei Verbreitung
von Typhus und Cho-
lera eine wichtige Rolle
spielen muss. Hierauf
führte die Beobach-
tung, dass mit steigen-
dem Grundwasser die
Epidemien erlöschen,
während beim Abfall
desselben ihre Fre-
quenz ansteigt.

Die Abscissen der
nebenstehenden Cur-
ve, welche die Typhus-
frequenz und das Ver-
halten des Grundwas-
sers in München wäh-
rend der Jahre 1856
bis 1887 illustrirt, ent-

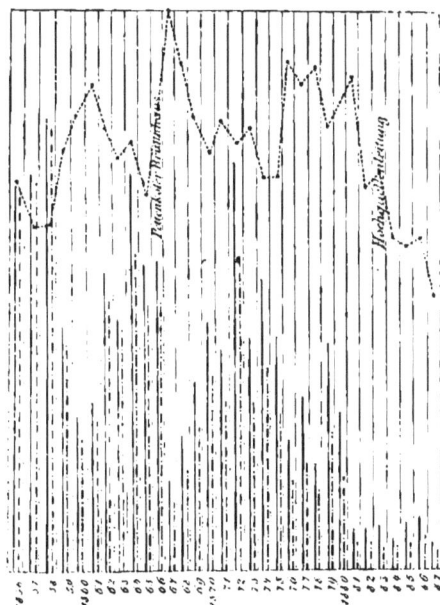

Fig. 57.

Typhusbewegung in München
von 1856—1887.

sprechen den einzelnen Jahrgängen. Als Ordinaten sind
in jeder Rubrik zwei Striche gezogen, ein fortlaufender
und ein unterbrochener. Der fortlaufende gibt die absolute Zahl der Todesfälle des Jahres, der punktirte die
relative Zahl pro 100000 Einwohner an. Beide Striche
haben verschiedene Maassstäbe, damit man die grössere
Abnahme der relativen Zahlen besser erkennt. Für 1856
sind die Striche für 384 Todesfälle im Ganzen und für
290 pro 100000 gleich lang genommen, für die späteren
Jahrgänge aber diese Maassstäbe beibehalten worden.

Die zu oberst gezeichnete Curve zeigt den Verlauf
der Grundwasserbewegung.

Man sieht vier Typhusperioden und deren Maxima und Minima. I 1856—60. II 61—67, III 68—76, IV 77—87.

Dem Maximum der Typhusfrequenz entspricht stets ein niedriger Grundwasserstand und umgekehrt.

Diese Coincidenz der Grundwasserbewegung mit der endemischen Bewegung des Abdominaltyphus ist durch Virchow und Soyka auch für andere Orte, Berlin, Frankfurt a. M., Bremen und Salzburg nachgewiesen worden; sie ist vorhanden, ohne dass in diesen Städten die Grundwasserbewegung zeitlich einen gleichen Verlauf hat.

Pettenkofer hat nun seine epidemiologischen Untersuchungen dahin ausgedehnt, dass er an den Orten, wo Epidemien aufgetreten, die Beschaffenheit des Bodens feststellte und er kam zu dem Resultat, dass die Epidemien sich nicht überall gleich verhalten, sondern ein von der Art und Beschaffenheit des Bodens abhängiges Verhalten zeigen. Dies führte ihn dann zu der Hypothese, dass die Mikroorganismen gewisser Krankheiten (Typhus und Cholera) im geeigneten Boden sich derart zu entwickeln vermögen, dass sie, nachdem sie den Boden verlassen haben, die Erkrankungen hervorzubringen im Stande sind. Das Auftreten einer Epidemie ist von einer örtlichen und zeitlichen Disposition abhängig. Die örtliche Disposition ist in einem porösen, für Luft und Wasser durchgängigen Boden zu suchen, welcher mit organischen Substanzen getränkt ist, während die zeitliche Disposition auf zeitweiligen Schwankungen der Durchfeuchtungs- und Temperaturverhältnisse beruht. Haben sich die Mikroorganismen bei gegebener zeitlicher und örtlicher Disposition im Boden entwickelt, so treten sie mit der Bodenluft in die freie Atmosphäre, werden eingeathmet und erzeugen die spezifische Erkrankung.

Gegen diese Auffassung der Entstehung und Verbreitung infektiöser Krankheiten, insbesondere Typhus und Cholera, ist auf Grund der neueren

bakteriologischen Untersuchungen eingewandt worden,
dass die Bedingungen für Entwickelung pathogener Bakterien im Boden zumeist nicht gegeben sind. Die Temperatur ist hierfür zu niedrig, nur in den obersten Bodenschichten während weniger Sommermonate wäre sie hoch
genug. Gegen eine Weiterentwickelung spricht auch der
Umstand, dass die Saprophyten, wenn sie mit pathogenen
Mikroorganismen in Konkurrenz treten, diese letzteren
meist schon nach kurzer Zeit zu besiegen im Stande
sind. Im Boden wird dieser Kampf für die parasitischen
Bakterien ein um so schwieriger sein, da die Saprophyten
wie schon vorher erwähnt, in den oberen Bodenschichten
enorm zahlreich sind.*)

Für die Möglichkeit eines Austretens der Mikroorganismen aus dem Boden mit der Bodenluft liegen
beweisende Versuche nicht vor; bisher ist es noch niemals geglückt, Bakterien aus dem Boden in die Luft
überzuführen.

Nicht der Boden, sondern nur die Oberfläche desselben wird gelegentlich zum Infektionsherd und verursacht dann ein vermehrtes Auftreten der infektiösen
Krankheiten.

Zu einer Vermittelung der beiden Richtungen haben
neuere Untersuchungen von Hüppe über den Cholerabacillus geführt, welche ergaben, dass die durch Pettenkofer festgestellten epidemiologischen Thatsachen mit
den Eigenschaften des Cholerabacillus wohl in Einklang
zu bringen sind, worüber bei Besprechung der Cholera
noch Näheres angegeben werden soll.

——— ———

*) Hier ist auch das bei Besprechung der Leichenbestattung über
das Verhalten pathogener Bakterien im Boden Gesagte nachzulesen.

Die bakteriologische Bodenuntersuchung.

Handelt es sich nur darum, qualitativ festzustellen, welche Arten Bakterien in einem Boden enthalten sind, so impft man Thiere subkutan mit geringen Mengen und erfährt dann aus dem Verlauf der Impfung und der eventuell nachfolgenden Sektion und Untersuchung des Thierkadavers, ob und welche pathogene Bakterien im Boden enthalten waren.

Oder man vermischt Proben des Bodens mit Gelatine und giesst diese dann auf eine Glasplatte aus.

Ein ähnliches Verfahren dient auch zur quantitativen Bestimmung. Mit einem kleinen scharfrandigen Stahl- oder Platinlöffel misst man ein wenig Boden ab, bringt diesen in ein Reagensglas mit verflüssigter Gelatine und verreibt den Boden in dieser mit einem starken Platindraht. Nach möglichst sorgfältiger Vermischung wird die Gelatine auf eine Platte ausgegossen oder nach der v. Esmarch'schen Rollmethode (pag. 52) behandelt.

Zur Entnahme der Bodenproben aus Tiefen, welche durch Graben nicht leicht zugängig gemacht werden können, hat C. Fränkel einen Bohrer angegeben, an welchem sich über dem Gewinde ein löffelförmiger Ausschnitt befindet, der zur Aufnahme der Erdprobe bestimmt ist. Der Ausschnitt ist durch eine Hülse verschlossen. Der Bohrer wird geschlossen bis zu der Stelle eingeführt, wo die Probe entnommen werden soll. Hier braucht man nur den Bohrer einige Male in umgekehrter Richtung zu drehen, so öffnet sich der Ausschnitt und füllt sich mit Erde, während eine Drehung in der ersten Richtung die Hülse wieder verschliesst. So wird dann der Bohrer wieder nach oben gezogen, geöffnet und mit kleinen, sterilen Löffeln der Erdboden entnommen.

Das Wasser.

Die vielseitige Verwendung, welche das Wasser im menschlichen Haushalt findet, bedingt die weitgehenden Anforderungen, welche wir an dasselbe in Bezug auf Quantität und Qualität stellen müssen. Diese Anforderungen müssen bekannt sein, damit man gegebenen Falles beurtheilen kann, ob die vorhandene Wasserversorgung ausreicht, oder aber, wie und woher das nothwendige Wasser beschafft werden muss.

Die Menge, welche wir für die Ernährung gebrauchen, zum Stillen des Durstes, zur Herstellung der Speisen und Reinigung der Geschirre, ist relativ gering; pro Kopf und Tag genügen zwanzig bis dreissig Liter. Viel grösser sind die Quantitäten, die für die Aufrechterhaltung der Sauberkeit in und ausser dem Hause nothwendig sind. Das Wasser ist das beste Mittel zur Reinigung unseres Körpers, wie unserer Umgebung, zur Beseitigung und Entfernung des sich überall bildenden und ansammelnden Schmutzes. Man bedarf ungefähr für Reinigung des Hauses und der Wäsche

pro Kopf und Tag . . .   15 Liter
eine einmalige Closetspülung . . . .   5 „
Pissoirspülung pro Stunde und Stand .   50—150 „
ein Wannenbad   . . . . .   300—500 „
ein Brausebad . . . .   30 „
einmalige Hof-, Trottoir-, Strassen-
  sprengung pro Quadratmeter . .   1 „

Weiter zu berücksichtigen sind die für öffentliche Zwecke (Strassensprengen, Kanalspülen, Löschung von Bränden, Springbrunnen) und gewerbliche Betriebe noth-

10*

wendigen Wassermengen; besonders für letztere lassen
sich jedoch Durchschnittszahlen nicht angeben.

Im Allgemeinen kann man nach den vorhandenen
statistischen Untersuchungen eine Wasserversorgung,
welche pro Kopf und Tag 150—200 Liter liefert,
als ausreichend und allen Ansprüchen genügend bezeichnen.

Qualitativ ist von einem Wasser, das den menschlichen Bedarf decken soll, zu verlangen, dass es

1. zum Genuss einladend,
2. für den Körper unschädlich,
3. für die mannigfachen praktischen Bedürfnisse
geeignet ist.

Ein Wasser ist zum Genuss einladend, wenn es
farblos, klar und geruchlos ist, wenn es in den verschiedenen Jahreszeiten seine Temperatur nicht bedeutend
ändert, im Sommer nicht zu warm, im Winter nicht zu
kalt wird (8—12° C.). Durch einen geringen Gehalt an
CO_2 wird ein erfrischender, angenehmer Geschmack
hervorgerufen.

Das Wasser ist für den Körper unschädlich, wenn
es keinerlei Beimengungen (anorganische, organische,
organisirte) enthält, welche bei länger dauerndem oder
auch nur einmaligem Genuss eine Erkrankung des
Körpers hervorrufen können. Darüber giebt uns die
chemische und mikroskopisch-bakteriologische Untersuchung Aufschluss.

Die chemische Analyse bestimmt die im Wasser
suspendirten Bestandtheile, die absorbirten Gase
und die gelösten Substanzen.

Die suspendirten Bestandtheile machen das
Wasser trüb und deuten zumeist auf vorausgegangene
Verunreinigung.

Die absorbirten Gase, Sauerstoff und Kohlensäure haben eine untergeordnete hygienische Bedeutung;
sie machen nur ein Fehlen oder Vorhandensein organischer
Zersetzungsprodukte wahrscheinlich.

Von gelösten Bestandtheilen haben Interesse
die Chloride, salpetrigsaure und salpetersaure,

sowie Ammoniaksalze, die in den im Wasser vorhandenen Mengen zwar niemals direkt schädigend sind,
jedoch die Vermuthung einer mehr oder minder starken
Verunreinigung des Wassers selbst oder des Bodens,
welchem das Wasser entstammt, nahe legen. Ammoniak
und salpetrige Säure sollen sich in einem guten Wasser
nie finden, weil sie auf Zersetzung stickstoffhaltiger
Substanzen schliessen lassen; aus ihrem qualitativen Nachweis sind daher schon bestimmte Schlüsse zu ziehen;
das Vorhandensein von Salpetersäure wird häufig nur
von vorausgegangener Zersetzung stickstoffhaltiger Substanzen herrühren, jedoch kann diese Zersetzung bei
ausschliesslichem Vorhandensein von Salpetersäure, dem
höchsten Oxydationsprodukt stickstoffhaltiger Verbindungen, schon längst beendet sein, so dass Salpetersäure
allein ohne gleichzeitige Anwesenheit von Ammoniak
und salpetriger Säure ein ungünstiges Urtheil abzugeben
nicht gestattet.

An Kalk und Magnesiasalzen reiche Wässer
werden von empfindlichen Mägen schlecht vertragen,
eignen sich wegen Bildung unlöslicher Verbindungen
nicht zur Herstellung mancher Speisen und Getränke
(Leguminosen, Kaffee, Thee).

Metallische Verbindungen (Bleisalze, zumeist von
der Leitung herrührend, sind besonders gefährlich), dürfen
in irgendwie erheblichen Mengen nicht vorhanden sein.

Die organischen Verbindungen haben wie die
meisten der anorganischen nur symptomatische Bedeutung, indem sie auf eine vorhergegangene Verunreinigung hinweisen; um direkte Schädigungen hervorzurufen, sind die vorhandenen Mengen stets zu niedrig.

Die mikroskopische und bakteriologische Untersuchung, welche über das Vorhandensein und die Beschaffenheit der suspendirten Bestandtheile Aufschluss
geben soll, hat zumeist auch nur symptomatische Bedeutung.

Pathogene Mikroorganismen sind und werden
nur in den seltensten Fällen im Wasser gefunden werden

und dann selbstverständlich jegliche Verwendung des Wassers ausschliessen. Aber auch ohne direkten Nachweis pathogener Mikroorganismen wird ein Wasser, in welchem sich mikroskopische Fäkalbestandtheile (Muskelfasern, Eier von Darmparasiten u. s. w.) niedere Thiere und Pflanzen oder durch die Kulturmethode eine die Norm überschreitende Menge von Mikroorganismen nachweisen lassen, nicht nur als ekelhaft, sondern auch als verdächtig und möglicherweise gefahrbringend zu beanstanden sein.

Für praktische Zwecke wird endlich ein Wasser mehr oder weniger unbrauchbar, wenn ein zu hoher Gehalt an Kalksalzen seine Verwendung zum Waschen und Kochen beeinträchtigt, da durch derartiges Wasser die Seife zerlegt und zunächst unlösliche fettsaure Salze gebildet werden.

Es ist nicht möglich, diese allgemeinen an ein Wasser zu stellenden Anforderungen dahin zu präcisiren, dass man durch Zahlen bestimmt, welcher Gehalt an den einzelnen Bestandtheilen gerade noch erlaubt ist. Die Menge der im Wasser enthaltenen gelösten Substanzen ist von der Zusammensetzung des Bodens, dem das Wasser entstammt, abhängig, wie die nachfolgende Tabelle von Wässern verschiedener Formationen zeigt.

mg pro 1 Liter

Formation	Rück-stand	Organ. Subst.	N_2O_5	Cl.	SO_3	CaO	MgO	Härte
Granit . . .	25	16	0	4	4	10	3	1.5
Buntsandstein .	220	14	1	9	9	75	50	14.5
Muschelkalk .	325	9	1	14	14	130	30	17.0
Dolomit . .	420	5	2	Spur	4	140	65	23.0
Gyps . . .	2365	Spur	Spur	2	1111	766	125	94.0

Nur aus dem Gesammtresultat der wiederholt vorgenommenen chemischen wie mikroskopisch-bakteriologischen Untersuchung unter Vergleichung mit den Untersuchungsresultaten anderer Wässer derselben Gegend kann ein sicherer Schluss über den Werth eines Wassers gezogen werden.

Zur allgemeinen Orientirung seien jedoch die Mengen angegeben, welche nach Tiemann-Gärtner im Liter reinen natürlichen Wassers als Maximum enthalten zu sein pflegen.

1. Abdampfrückstand . . . . .   500 mg
2. Calcium + Magnesiumoxyd . . 180—200 mg
3. Chlor   20—30 mg

entspricht:

Na Cl . . , . .   33—50 mg
Schwefelsäure (SO_3) .   . . 80—100 mg
Salpetersäure N_2O_5 . . . . 5—15 mg
Ammoniak und salpetrige Säure . in kaum nach-
                       weisbaren Spuren
Organische Substanzen entsprechend   8—10 mg
   einer Reduktion von   K Mn O₄

Bakterien pro cubcm

Quellwasser 50
Wasser durch Sandfilter gereinigt . 100
Brunnenwasser 500

Methodik der chemischen und mikroskopisch-bakteriologischen Wasseruntersuchung.

Die geringen Mengen suspendirter und gelöster Substanzen, welche in Wassern enthalten zu sein pflegen, erheischen schon bei der Probeentnahme grosse Vorsicht, wenn das Resultat der später ausgeführten Untersuchung Werth haben soll.

Die zur chemischen Analyse nothwendige Wassermenge — zumeist genügen zwei Liter — wird in sorgfältig gereinigten, durchsichtigen Flaschen aufgefangen. Die Flaschen sind bei der Probeentnahme mit dem zu

untersuchenden Wasser voll zu füllen, wieder zu entleeren, mehrfach auszuschwenken und erst nachher
definitiv zu füllen, mit sauberem Stopfen zu verschliessen,
zu versiegeln und zu etikettiren. Gleichzeitig erfolgt die
Messung der Temperatur und eine kurze Beschreibung
des Ortes (die Qualität des Wassers möglicherweise
gefährdende Nachbarschaft, wie Dunggruben u. s. w.) und
der Beschaffenheit der Wasserversorgung.

Zur Entnahme von Wasserproben in beliebiger Tiefe
von Brunnen, Seeen u. s. w. dienen Apparate, welche
das Oeffnen der Gefässe und den Eintritt des Wassers
erst nach dem Herabsenken der Flaschen bis zur gewünschten Stelle gestatten.

Der chemischen Untersuchung hat die Bestimmung
von Geschmack, Geruch und Farbe des Wassers
vorauszugehen.

1. Geschmack. Circa 100 ccm werden auf 15—20⁰
erwärmt und auf ihren Geschmack (fader, verschiedenartiger Beigeschmack) geprüft.

2. Geruch. Ungefähr 100 ccm werden auf 50—60⁰
erwärmt, bei welcher Temperatur etwaige Gerüche
(modrig, faulig) am ehesten hervortreten.

3. Farbe und Klarheit sind am besten zu erkennen, wenn man das Wasser in ein grösseres Reagensglas oder einen Messcylinder einfüllt, diesen auf weisses
Papier stellt und von oben herab durch die Wasser-
schicht hindurchsieht.

Chemische Untersuchung.

Die chemische Analyse zerfällt in eine qualitative
und quantitative.

Qualitativ werden zumeist nur Ammoniak, salpetrige Säure und Salpetersäure bestimmt.

Zum qualitativen Nachweis der salpetrigen
Säure versetzt man

1. ungefähr 50 ccm Wasser mit 1 ccm verd. Schwefelsäure (durch Zusatz der Schwefelsäure wird die salpetrige Säure, welche sich im Wasser nie frei befindet, sondern als Salz enthalten ist, frei gemacht) und 1 ccm einer farblosen Lösung von schwefelsaurem Metaphenylendiamin; ist salp. Säure vorhanden, so tritt Gelb- oder Braunfärbung ein (Bildung von Triamidoazobenzol-Bismarckbraun).

2. Etwa 100 ccm Wasser mit 2 ccm verd. Schwefelsäure und 1 ccm Jodzinkstärkelösung versetzt, geben bei Anwesenheit von salpetriger Säure eine Blaufärbung. Die Reaktion tritt ein, weil die salpetrige Säure Jod aus dem Jodzink frei macht, $NO_2 + Ka J = Ka NO_2 + J$, das Jod verursacht dann die Bläuung der Stärke.

Salpetersäure wird qualitativ nachgewiesen, indem man

1. in einer kleinen Porzellanschale zu 1 ccm Wasser einige Krystalle von Diphenylamin darauf 1 ccm reine conc. Schwefelsäure hinzugibt, Blaufärbung (in Folge von Oxydation des Diphenylamins) zeigt das Vorhandensein von Salpetersäure an.

2. In derselben Weise geben Krystalle von Brucin (eine in den Brechnüssen enthaltene Base) bei Anwesenheit von Salpetersäure Braunfärbung.

Zum qualitativen Nachweis des Ammoniak versetzt man etwa 100 ccm Wasser mit ½ ccm Natronlauge und 1 ccm Sodalösung, wodurch die vorhandenen Kalk- und Magnesiaverbindungen ausgefüllt werden. Nachdem sich der Niederschlag gut abgesetzt, giesst man die darüber stehende Flüssigkeit in einen Messcylinder, fügt 1 ccm Nessler'sches Reagens (Kaliumquecksilberjodid) hinzu, worauf sich bei Anwesenheit von Ammoniak eine gelbrothe Färbung, bei grösseren Mengen ein rother Niederschlag von Quecksilberammoniumjodid bildet ($NH_4 Cl + 2 Hg Ka J_3 + 4 Ka OH = Hg_2 NH_2 OJ + 5 Ka J + Ka Cl + 3 H_2 O$).

Die quantitative Analyse

bestimmt: den Abdampfrückstand (sämmtliche gelösten Substanzen), die suspendirten Bestandtheile, die organischen Substanzen, das Chlor, die Härte, eventuell auch NH_3, N_2O_3, N_2O_5.

Abdampfrückstand.

250 ccm werden in einer kleinen etwa 100 ccm fassenden Porzellanschale, welche vorher gewogen ist, auf dem Wasserbad — nicht über offenem Feuer — verdampft, die Schale mit dem Rückstand bei 100^0 getrocknet und gewogen. Die Differenz beider Gewichte gibt das Gewicht der in 250 ccm enthaltenen gelösten Substanzen an.

Das Gewicht der suspendirten Bestandtheile erhält man, wenn man, wie eben angegeben, den Trockenrückstand von 250 ccm filtrirten und 250 ccm nicht filtrirten Wassers bestimmt; die Differenz sind die suspendirten Bestandtheile.

Eine absolut genaue Methode zur Bestimmung der organischen Bestandtheile ist nicht vorhanden; gebräuchlich sind die beiden folgenden:

1. Der Abdampfrückstand wird geglüht, der Glühverlust durch Wägung bestimmt; dieser Verlust entsteht aber nicht nur durch die Zerstörung der organischen Substanzen, es werden vielmehr beim Glühen auch anorganische Verbindungen angegriffen. Es sind dies die Ammoniak-salpetrig- und salpetersauren Salze, die Erdalkalikarbonate und Chloride, deren Verlust durch Anfeuchten des Glührückstandes mit kohlensaurem Ammoniak und darauf folgendes Trocknen bei 100^0 theilweise wieder ersetzt werden kann. Der Glühverlust giebt daher nur ein annäherndes Bild von den vorhandenen organischen Substanzen.

Ebenfalls ungenaue Werthe erhält man mittelst der zweiten sogenannten Kubel-Tiemann'schen Chamäleon-Methode. Dieselbe beruht auf der Bestimmung der Menge Sauerstoff, welche zur Oxydation der im Wasser enthaltenen organischen Substanzen nothwendig ist. Die Zersetzung der organischen Substanzen ist hierbei keine vollständige, da manche Verbindungen überhaupt nicht angegriffen werden; andrerseits werden aber auch anorganische Verbindungen, wie die salpetrige Säure, auf Kosten des Kaliumpermanganats zerstört, so dass also mit der Methode eigentlich nur die reducirende Wirkung des Wassers auf Chamäleonlösung unter gewissen Verhältnissen bestimmt wird.

In einer Porzellanschale werden 100 ccm Wasser mit 5 ccm verdünnter (1 : 3 Wasser) Schwefelsäure zum Kochen erhitzt und so lange mit einer verdünnten Kaliumpermanganatlösung von bekanntem Gehalte versetzt, bis die Flüssigkeit deutlich roth gefärbt ist. Man fügt nach weiterem zehn Minuten langem Kochen 10 ccm einer ebenfalls genau bekannten Oxalsäurelösung hinzu, bei deren Oxidation Entfärbung eintritt und titrirt endlich mit der Kaliumpermanganatlösung bis zur wiederbeginnenden Röthung.

Dieses etwas umständliche Verfahren mit Benutzung von Oxalsäure ist desshalb nothwendig, weil eine scharfe Titration mit Chamäleonlösung allein, wegen der nur allmälig und nicht gleichmässig eintretenden Zersetzung der verschiedenen organischen Verbindungen nicht möglich ist. Es wird deshalb das Wasser unter Verzicht der Bestimmung der Gesammtreduktionsgrösse nur eine bestimmte Zeit (zehn Minuten) der Einwirkung des im Ueberschuss vorhandenen Kaliumpermanganats ausgesetzt und schliesslich dieser Ueberschuss durch Oxalsäure bestimmt, wodurch ein scharfes Endresultat erhalten wird.

Zur Titration verwendet man 1. eine Oxalsäurelösung, von welcher jeder Cubikcentimeter 0.1 mg Sauerstoff zur Oxydation benöthigt (0.7856 gr Oxalsäure pro Liter). Die Umsetzung erfolgt nach der Formel $C_2O_4H_2 + O = 2 CO_2 + H_2O$; 2. eine Chamäleonlösung, welche auf die Oxalsäurelösung durch Titration

genau in der oben angegebenen Weise eingestellt ist
und der Oxalsäure annähernd entspricht (9.4 gr KaMnO₄
pro Liter). Die Oxydation verläuft nach folgender Gleich-
ung: $2 KaMnO_4 + 5 C_2O_4H_2 + 3 H_2SO_4 = 10 CO_2 + 2 Mn SO_4 + Ka_2 SO_4 + 8 H_2O$.

Als Resultat giebt man die zur Oxydation von
einem Liter Wasser nothwendigen mg O oder mg KaMnO₄
an. Als organische Substanzen werden nach dieser
Methode gefundene Zahlen angeführt, die man durch
Multiplikation der benötigten mg KaMnO₄ mit dem
Faktor 5 erhält.

Das Chlor ist im Wasser nicht als freies Chlor,
sondern in den Chloriden (Chlornatrium, -Kalium, -Calcium-
magnesium) enthalten. Bei grösseren Mengen rührt es
zumeist von dem mit dem Harn reichlich ausgeschiedenem
Kochsalz her.

Es wird gewöhnlich bestimmt durch Titration mit
einer Lösung von salpetersaurem Silber, von welcher
jeder Cubikcentimeter 1 mg Cl = 1.65 mg Na Cl entspricht. Zur Herstellung der Lösung werden 4.788 mg
Ag NO₃ in ein Liter Wasser aufgelöst. Als Indicator
verwendet man eine Lösung von einfach chromsaurem Kali.

Wird nämlich einer Lösung, welche Chloride und
einfach chromsaures Kali enthält, Silbernitratlösung zugefügt, so wird erst das Chlor sämmtlicher Chloride
durch das Silber als Chlorsilber ausgefüllt (Na Cl + Ag NO₃
= AgCl (weiss) + NaNO₃) und erst nacher fällt roth-
braunes Silberchromat (Ka₂CrO₄ + 2 AgNO₃ = 2
AgCrO₄ + 2 KaNO₃) aus. Hiernach führt man die
Chlorbestimmung des Wassers aus, indem man zu 100 ccm
Wasser drei Tropfen einer neutralen, chlorfreien Lösung
von Kaliumchromat hinzufügt und so lange von der oben
angegebenen neutralen Silberlösung hinzusetzt, bis eine
schwache Rothfärbung auftritt.

Unter Härte oder Gesammthärte versteht man
die in einem Wasser enthaltenen Salze der Erdalkalien
und zwar besteht sie aus der temporären oder vorübergehenden Härte, welche von den Bicarbonaten

des Calcium und des Magnesiums gebildet wird, und der bleibenden oder permanenten Härte, von den Sulfaten, Nitraten und Chloriden herrührend.

Die die temporäre Härte bildenden gelösten doppelsauren Kalk- und Magnesiasalze fallen beim Kochen des Wassers aus, indem sich die unlöslichen einfach kohlensauren Salze bilden und Kohlensäure frei wird. $CaH_2(CO_3)_2 = CaCO_3 + CO_2 + H_2O$.

Die Härte wurde früher in Graden ausgedrückt und zwar versteht man in Deutschland unter einem Härtegrad die in 100000 Theilen Wasser enthaltenen Theile Calciumoxyd (Ca O) und Magnesiumoxyd (Mg O), wobei letztere in die äquivalente Menge Ca O umgerechnet sind. Man führt jedoch jetzt in die Resultate von Wasseranalysen nur mehr selten den Werth »Härte« ein. sondern giebt, wie bei den übrigen im Wasser enthaltenen Bestandtheilen an, wie viel mg. Ca O und Mg O durch die Analyse gefunden sind.

Zur Härtebestimmung benutzt man das eigenthümliche Verhalten der Seife im Wasser, nämlich das Bilden von Schaum nach vorausgegangenem Schütteln. Dies tritt so lange ein, als sich unzersetzte Seife im Wasser vorfindet; sind viel Kalk oder Magnesiasalze im Wasser vorhanden, so zersetzen diese zunächst die Seife

Salze der Erdalkalien + Seife (fettsaures Alkali) = Fett· saure Erdalkalien + Alkalisalze

es bilden sich unlösliche fettsaure Erdalkalien, welche ausfallen; beim Schütteln entsteht kein bleibender Schaum. Schaumbildung findet nur dann statt, wenn unzersetzte Seife im Wasser vorhanden ist. Auf diesem Verhalten beruht die Clark'sche Härtebestimmung, zu welcher man eine Seifenlösung derart bereitet, dass genau 45 ccm derselben zur Sättigung von 12 mg Kalk in 100 ccm Wasser erforderlich sind, also 12 Härtegraden entsprechen.

Die Lösung wird aus 20 Theilen Kaliseife und 1000 Theilen 54% Alkohols bereitet und auf eine Lösung, die 0.559 reines Baryumnitrat im Liter enthält. eingestellt;

in 100 ccm der letzteren Lösung ist die 12 mg Kalk äquivalente Baryummenge vorhanden. Bei Ausführung der Bestimmung werden 100 ccm des Wassers in einer 200 ccm fassenden Glasstöpselflasche unter allmäliger Zufügung der Seifenlösung so lange geschüttelt, bis ein bleibender Schaum entsteht. Aus der hierzu nöthigen Menge der vorher eingestellten Seifenlösung ist die vorhandene Härte zu entnehmen.

Die Gesammthärte erhält man, indem man zur Bestimmung das ungekochte Wasser, die permanente Härte, indem man das Wasser nach dem Kochen und Filtriren zur Analyse verwendet. Die Differenz beider Zahlen giebt die vorübergehende Härte an.

Diese Methode giebt jedoch keine zuverlässigen Resultate; die gewichtsanalytische Bestimmung von CaO und MgO ist bedeutend genauer. Es werden 500 ccm Wasser mit HCl angesäuert auf etwa 150 ccm eingedampft; durch Zusatz von Ammoniak werden etwa vorhandene Kieselsäure, Eisenoxydhydrat und Thonerdeoxydhydrat ausgefällt, die dann abfiltrirt werden müssen. Zum Filtrat setzt man Ammoniumoxalatlösung, durch welche die Kalksalze als oxalsaurer Kalk gefüllt werden:
$CaSO_4 + C_2O_4(NH_4)_2 = CaC_2O_4 + (NH_4)_2SO_4$.

Der Niederschlag wird abfiltrirt, im Platintiegel auf dem Gebläse geglüht, wobei der oxalsaure Kalk in Calciumoxyd umgewandelt wird ($CaC_2O_4 + O = CaO + 2 CO_2$) und gewogen.

Im Filtrat werden die Magnesiasalze durch Zusatz einer Lösung von Natriumphosphat und Ammoniak als phosphorsaure Ammoniakmagnesia gefällt. $MgSO_4 + Na_2HPO_4 + NH_3 = Mg(NH_4)PO_4 + Na_2SO_4$. Der Niederschlag wird abfiltrirt und geglüht, wobei sich die phosphorsaure Ammoniakmagnesia in pyrophosphorsaure Magnesia umsetzt, $2 Mg(NH_4)PO_4 = 2 Mg_2P_2O_7 + 2 NH_3 + H_2O$.

Zur quantitativen Bestimmung der Salpetersäure verwendet man gewöhnlich die volumetrische Methode von Marx-Trommsdorff, indem man die oxydirende Wirkung, welche sie auf Indigolösung ausübt, bestimmt. Die Indigolösung wird durch Auflösen von 1 Theil gepulvertem Indigotin in 6 Theilen rauchender Schwefelsäure hergestellt. Die Lösung wird dann in 40 Theile Wasser gegossen und weiterhin noch im Verhältniss von 1 : 20 verdünnt.

Man stellt darauf die Indigolösung auf eine Salpeterlösung von bekanntem Gehalt (1 ccm — 0.1 mg Salpetersäure, dargestellt durch Auflösen von 0.187 g Kaliumnitrat in 1 Liter Wasser) ein. Zu 10 ccm der Salpetersäurelösung, welche in einem Erlenmeyer-Kölbchen mit 15 ccm destillirtem Wassers verdünnt werden, werden 25 ccm concentrirte Schwefelsäure zugesetzt, wobei sich die Flüssigkeit stark erwärmt. Man fügt dann schnell unter stetem Umschütteln aus einer Burette die Indigolösung zu, bis sich die Lösung grün färbt. Hat man hierzu auch wieder genau 10 ccm Indigolösung gebraucht, so ist diese so eingestellt, dass ebenfalls 1 ccm 1 mg $N_2 O_5$ entspricht, andernfalls muss sie entsprechend verdünnt werden.

Mit dieser Indigolösung wird die Titration des Wassers zur Bestimmung der Salpetersäure analog der eben beschriebenen Einstellung der Indigolösung vorgenommen. Nachdem man sich durch eine erste Titration von dem ungefähren Gehalt überzeugt hat, setzt man bei einer zweiten Bestimmung die zuerst verwandte Menge auf ein Mal zu, titrirt weiter bis zur Grünfärbung, wobei man gewöhnlich etwas mehr Indigolösung gebraucht und berechnet aus der bei der zweiten Bestimmung nothwendig gewesenen Menge Indigolösung den Gehalt an Salpetersäure.

Für genauere Bestimmungen der Salpetersäure empfiehlt sich die Anwendung der Methode von Schulze-Tiemann, bei welcher aus den salpetersauren Salzen durch Einwirkung von Salzsäure und Eisenchlorür Stickoxyd entwickelt wird, das man über ausgekochter Natronlauge auffängt und misst. Aus dem Stickoxyd

berechnet man die im Wasser vorhandene Menge Salpetersäure. Die Methode ist nicht leicht auszuführen.

Zur quantitativen Bestimmung des Ammoniaks
benützt man eine Modifikation der pag. 153 angegebenen
qualitativen Probe.

In 300 ccm Wasser werden durch Zusatz von Sodalösung und Natronlauge die alkalischen Erden ausgefällt.
Von der überstehenden klaren Flüssigkeit werden 100 ccm
in einen Cylinder gegossen, welcher so gross ist, dass
die Höhe der Flüssigkeitsschicht etwa zwanzig Centimeter
beträgt. Hierzu setzt man einen Cubikcentimeter Nessler'-
sches Reagens und vergleicht die auftretende Farbe mit
den von bekannten, stark verdünnten Ammoniaklösungen,
welche man in eben solche Cylinder eingefüllt und ebenfalls mit je einem ccm Nessler'schen Reagens versetzt hat.

In analoger Weise wird auch die colorimetrische
Bestimmung der salpetrigen Säure ausgeführt.

100 ccm Wasser werden mit 1 ccm verdünnter
Schwefelsäure und 1 ccm Jodzinkstärkekleister versetzt
und die Intensität der hierbei auftretenden Bläuung mit
der bei derselben Behandlung entstehenden Färbung von
Lösungen mit bekanntem Gehalt an salpetriger Säure
verglichen.

Es geben jedoch derartige colorimetrische Bestimmungen keine sehr genauen Resultate.

Bakteriologische und mikroskopische Wasser-untersuchung.

Ist schon bei der Probeentnahme für die chemische
Untersuchung Vorsicht und Sauberkeit nothwendig, weil
sonst die Resultate jeden Werth entbehren, so ist noch
mehr bei bakteriologischen Untersuchungen die genaueste
Einhaltung der gegebenen Vorschriften eine unerlässliche
Bedingung. Es muss das Wasser in sterilen Gefässen

aufgefangen, steril aufbewahrt und bei einer Temperatur
transportirt resp. versandt werden, bei welcher eine Veränderung seines Bakteriengehalts nicht stattfindet.

Da zur bakteriologischen Untersuchung stets nur
wenige Cubikcentimeter Wasser benutzt werden, genügen
kleine Glaskugeln mit angeschmolzenem Glasrohr, wie
sie in Fig. 58 in etwa $^1/_5$ der natürlichen Grösse aufgezeichnet sind. Sie sind von Pasteur zur Luftuntersuchung angegeben, von Flügge für die
bakteriologische Wasseruntersuchnng empfohlen
worden.

Die Kugel wird erwärmt und dann das Ende
der Glasröhre in destillirtes Wasser gehalten,
wobei man die Kugel während des Abkühlens
sich zur Hälfte mit Wasser vollsaugen lässt. Sie
wird darauf über einer Spirituslampe oder einem
Bunsenbrenner erhitzt, so lange, bis das Wasser
nahezu ganz verdampft ist. In diesem Moment
schmilzt man die Oeffnung der vorher ausgezo-
genen Glasröhre zu und hat ein steriles, luftleeres,
nur mit Wasserdampf gefülltes Gefäss. Man
braucht dann bei der Probeentnahme nur die
obere Spitze der Glasröhre, nachdem das Ganze sorgfältig
gereinigt ist, unter Wasser abzubrechen, das Wasser
wird sofort in den luftleeren Raum eingesaugt. Vor dem
Transport wird die Spitze zugeschmolzen.

Fig. 58.
Glaskugel
für die
bakteriolo-
gische
Wasser-
unter-
suchung
(n. Flügge).

Da nun der Bakteriengehalt eines den natürlichen
Bedingungen entzogenen Wassers sehr stark zunimmt,
sobald es bei einer einigermassen hohen Temperatur
transportirt wird, müssen die kleinen Glaskugeln in Eis
verpackt werden.

Vor ihrem Oeffnen werden sie wiederum sorgfältig
äusserlich sterilisirt und darauf die Glasröhre bei ihrem
Ansatz an der Kugel mit einer dreieckigen Feile an-
gefeilt und abgebrochen; man entnimmt dann mit einer
sterilen Pipette eine bestimmte Anzahl Tropfen, vermischt sie mit Gelatine, giesst diese auf eine Platte
aus oder macht Esmarch'sche Rollkulturen (pag. 52),

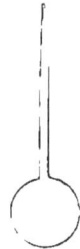

was wegen der Einfachheit dieser Methode besonders dort zu empfehlen ist, wo es nur auf eine Zählung der Bakterien ankommt.

Die weitere bakteriologische Untersuchung erfolgt nach den pag. 49 u. ff. angegebenen Methoden.

Die chemische und bakteriologische Untersuchung wird zumeist genügen, um ein Urtheil darüber zu fällen, ob ein Wasser verunreinigt ist oder nicht. Handelt es sich jedoch darum, die Art der Verunreinigung zu bestimmen, so kann die mikroskopische Untersuchung werthvolle Anhaltspunkte bieten. Man lässt zu diesem Zweck das Wasser absetzen und betrachtet den Bodensatz mit nicht zu starker Vergrösserung.

Sind in dem Präparat Pflanzenreste oder gekochte Stärkekörnchen vorhanden, so weist dies auf eine Einleitung von Küchenabfällen hin. Viel bedenklicher sind alle die Befunde, welche auf eine Verunreinigung durch Fäkalien schliessen lassen. so Muskelfasern, die bei Genuss von Fleisch häufig in den Fäces vorkommen, ferner die Eier von Darmparasiten des Menschen (Taenia solium, T. medio canellata, Botriocephalus latus, Ascaris lumbricoides, Anchylostomum duodenale, Oxyurus vermicularis. Trichocephalus dispar). Wo diese zu finden sind, muss das Wasser für den Genuss sowohl, als für den Wirthschaftsgebrauch ungeeignet genannt werden, da es dann nicht nur ekelerregend. sondern auch die Möglichkeit vorhanden ist, dass es die in den Fäces Kranker enthaltenen pathogenen Bakterien birgt.

Wasserversorgung.

Zur Deckung des Wasserbedarfs dient

1. das Meteorwasser,
2. das Fluss- und Seewasser,
3. das Grundwasser.

Das Meteorwasser — Regen, Schnee, Hagel
entsteht durch Verdunstung des Wassers an der Erdoberfläche. Es wäre ganz rein und destillirtem Wasser
gleich, wenn die Verdunstung und das spätere Niederfallen in einer nicht verunreinigten Atmosphäre stattfinden
würde. So nehmen die Niederschläge, worauf schon
mehrfach aufmerksam gemacht wurde, die in der Luft
enthaltenen Gase und staubförmigen Beimengungen in
beträchtlicher Menge beim Niederfallen auf. Das Meteorwasser enthält deshalb stets relativ nicht unbeträchtliche
Quantitäten von Gasen, organischen Substanzen, Nitraten
und Nitriten. Abgesehen hiervon ist das Meteorwasser
für eine Wasserversorgung vom hygienischen Standpunkt
auch deshalb ohne Bedeutung, weil die anfallenden
Mengen zumeist zu gering sind und eine stetige Wasser-
entnahme nicht gestatten. Werth hat es nur für kleinere
technische Betriebe, welche ein von Kalksalzen freies
Wasser benöthigen.

Auch die Wasserversorgung durch Fluss- und
Seewasser entspricht zunächst nicht den hygienischen
Anforderungen. Derartiges Wasser ist von der äusseren
Temperatur abhängig und in Folge dessen im Sommer
zu warm, als Getränk zu wenig erfrischend, im Winter
zu kalt. Der offene Lauf der Flüsse gibt durch ober-
flächlichen Zufluss von Meteorwassern und Einleitung
von städtischen Kanal- und Fabrik-Abwässern häufig zu
Verunreinigungen Anlass, die dann das Wasser zum
Genuss ungeeignet machen, wenn nicht vor dem Gebrauch eine Reinigung desselben vorgenommen wird.
Dies geschieht derart, dass man das Wasser in grossen
Teichen — Klärbassins — ansammelt und durch
Bodenschichten filtriren lässt, wobei die Beimengungen
zurückgehalten werden. Die Bodenschichten müssen in
bestimmter Weise angeordnet sein; von oben nach
unten folgen feiner und grober Sand, feiner und grober
Kies. Die Poren selbst des feinsten Sandes sind aber
immer noch zu gross, um die mikroskopisch kleinen
pflanzlichen Beimengungen (Mikroorganismen) zurück-

halten zu können. Es erfolgt erst eine ausreichende
Filtration, wenn in der obersten Sandschicht durch die
Vermehrung von Bakterien und Algen ein Filzwerk ent-
standen ist, welches das eigentliche Filter bildet. Diese
Schicht muss aber von Zeit zu Zeit entfernt und das
ganze Filtermaterial erneuert werden, wenn nicht ein
Durchwachsen der Pflanzen nach unten eintreten soll.

Richtig angelegte und betriebene Sandfilter bilden
jetzt das einzige Verfahren zur Filtration grösserer
Mengen von Wasser. Sie arbeiten zwar nicht keimdicht.
d. h. das filtrirte Wasser enthält immer noch Mikroorganismen (50—200 pro ccm). ihre Leistungen genügen
jedoch den Ansprüchen, wenn die Filtrationsgeschwin-
digkeit eine geringe (etwa 50 mm pro Stunde), und die
Thätigkeit eine gleichmässige ist. Auf das zuerst ablaufende Wasser muss verzichtet werden; man darf dasselbe erst benutzen, wenn nach Bildung der oben geschilderten in der obersten Sandschicht entstehenden
Schlammschicht die Filtration richtig funktionirt. Dieser
Filtrationsprozess hat auch auf die Temperatur des
Wassers einen günstigen Einfluss; das Oberflächenwasser,
welches von der Temperatur der Luft beeinflusst wird,
erfährt beim Durchgang durch die verschiedenen Bodenschichten eine Veränderung seiner Temperatur; es wird
im Sommer kühler, im Winter wärmer.

Das Meerwasser ist für Trinkwasserversorgungen
wegen seines hohen Salzgehaltes (etwa 3%) nicht verwendbar; auf Schiffen wird es durch Destillation geniessbar gemacht.

Am geeignetsten für eine Wasserversorgung ist das
Grundwasser, welches sich nach Filtration durch mehr
oder minder hohe Bodenschichten auf einer undurchlässigen Bodenschicht ansammelt (s. pag. 138).

Seine Hauptvorzüge sind Reinheit und gleichmässig angenehme Temperatur. Bei der Filtration durch den Boden
werden alle Verunreinigungen. auch die Bakterien zurückgehalten. weshalb das Grundwasser zumeist auch bakterienfrei oder jedenfalls sehr arm an Mikroorganismen ist.

Die Temperatur ist die des Bodens, in welchem es sich ansammelt und da bei der Tiefe, in denen das Grundwasser gewöhnlich steht, die Bodentemperatur nur sehr geringe Schwankungen zeigt (s. pag. 135), so ist auch das Grundwasser stets gleichmässig kühl.

Tritt Grundwasser natürlich zu Tage, so bezeichnet man dies als Quelle. Solche Quellen werden dann gefasst, d. h. das Wasser in Röhren aufgefangen, die es dann zum Versorgungsbezirk hinleiten.

Wo natürliche Quellen nicht vorhanden sind, muss das Wasser künstlich gehoben werden durch Anlage von Brunnen.

Man unterscheidet nach der Art der Anlage des Brunnens Kessel- und Röhrenbrunnen. Die Kesselbrunnen (Fig. 59) sind meist 1—2 Meter breite bis in das Grundwasser hineinragende Schachte. Sie sollen dicht ausgemauert sein, wie dies in dem linken Theil der Fig. 59 angegeben ist, und es muss auch die Mauerung über die umgebende Erdoberfläche heraus geführt werden. Die Oeffnung des Kesselbrunnen ist mit einer gut schliessenden Platte zu bedecken. Wird ein Kesselbrunnen nicht derartig gebaut (s. den rechten Theil der Zeichnung), so kann oberflächlich ablaufendes Spülwasser direkt, oder als sogenanntes Sickerwasser,

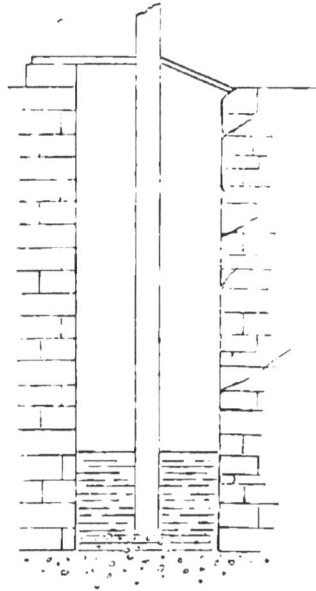

Fig. 59.
Kesselbrunnen.

nachdem es nur durch eine kurze Bodenstrecke filtrirt ist, durch die Fugen der Mauer in den Brunnen gelangen; der Brunnen ist dann vor Verunreinigungen nicht gesichert.

Das Wasser wird mit einer Pumpe aus dem Brunnenschacht heraufgehoben; das untere Ende des Pumpen-

rohrs ist zweckmässig rechtwinklig abgeknickt, so dass
es noch am Grunde des Kessels eine Strecke lang im
Boden horizontal verläuft.

Fast ganz ausgeschlossen ist die Gefahr der Verunreinigung bei den Röhren- oder abyssinischen
Brunnen (s. Fig. 60). Sie bestehen aus
einem eisernen am unteren Ende mit kleinen
Oeffnungen versehenen Rohr, welches bis
in die Grundwasser führende Schicht durch
den Boden hindurch eingeschlagen wird.
Die oberflächlich ablaufenden Wasser
müssen dann stets, ehe sie zu den Oeffnungen des Rohres gelangen, durch eine
weite Bodenschicht hindurchfiltriren, wobei
alle Verunreinigungen zurückgehalten werden, wenn nicht der Boden sehr grobporig
(grober Kies) ist oder klaffende Risse enthält. Der untere mit den Oeffnungen versehene Theil des Brunnenrohres ist gewöhnlich mit einem Drahtnetz umkleidet, damit
die Löcher des Rohres durch einfallende
Bodenpartikel nicht verstopft werden.

Bei kleineren Ortschaften oder einzeln
stehenden Häusern wird es zumeist genügen,
wenn durch Anlagen guter Brunnen eine
Beschaffung reinen Wassers jederzeit möglich ist. Grössere Städte müssen aber stets
eine grössere Menge Wasser vorräthig
haben, damit auch in den Stunden hohen
Bedarfs, so besonders bei Feuersgefahren
oder bei momentanem Versagen der Wasserversorgung kein Mangel eintreten kann. Es
ist daher die Anlage von Reservoiren
ein dringendes Bedürfniss. Diese sollen so
gross sein, dass sie den gewöhnlichen Be-
darf für 24 Stunden fassen können, sie müssen so gelagert
sein, dass von ihnen aus das Wasser durch natürlichen
Druck in die höchst gelegenen Wohnungen des betref-

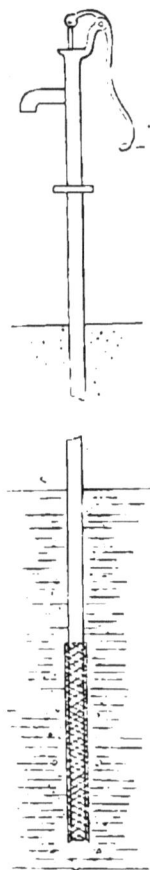

Fig. 60.
Röhren- oder aby-
sinischer Brunnen.

fenden Vorsorgungsbezirkes fliesst. Endlich muss die Anlage Schutz vor der Aussentemperatur gewähren, das Wasser darf im Sommer nicht zu heiss, im Winter nicht zu kalt werden. Die gemauerten Reservoire (s. Fig. 61) sind daher ringsum mit Boden zu umgeben und die Bedeckung der Oberfläche ist zu bepflanzen. Vor Verunreinigung geschützte Ventilationsrohre müssen das Reservoir mit der Aussenluft in Verbindung setzen.

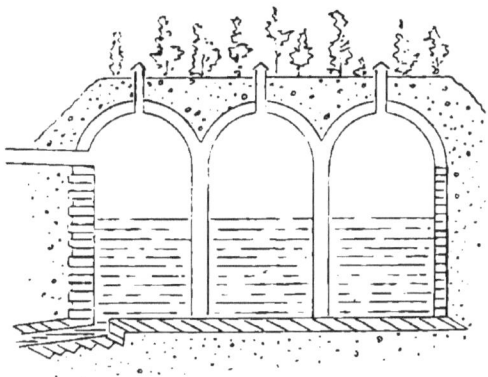

Vom Reservoir aus gehen gusseiserne Rohre zu den Häusern, in deren einzelne Stockwerke das Wasser durch Bleirohre befördert wird. Diese sind nicht zu umgehen, weil die vielen Winkel einer Hausleitung nur schwer gusseiserne Rohre zu verwenden gestatten.

Fig. 61.

Gemauertes Reservoir.

Unter bestimmten Verhältnissen, wenn das Wasser sehr rein, wenn ferner Luft in den Röhren enthalten ist und das Wasser lange in ihnen steht, kann sich Bleihydrat bilden und der Genuss solchen Wassers zu Vergiftungen führen. Begünstigt die Zusammensetzung des Wassers diese Möglichkeit, so ist die Bevölkerung darauf aufmerksam zu machen, dass sie am Morgen das Wasser, welches während der Nacht in den Röhren gestanden hat, unbenützt abfliessen lässt.

Eis.

Für Nahrungszwecke sollte nur solches Eis verwandt werden, welches aus reinem Wasser dargestellt wird, da man ja auch zum Kochen und Reinigen der Geschirre

kein unreines Wasser benützen darf. Wie diesbezügliche
Untersuchungen ergeben haben, zeigt das besonders in
grösseren Städten aus verunreinigten Flüssen stammende
Eis häufig nicht die erforderliche Reinheit. Das Schmelz-
wasser derartig gewonnenen Eises ist reich an Bakterien.

Eine Verbreitung von Infektionskrankheiten durch
Eis ist höchst unwahrscheinlich, da die pathogenen
Bakterien in demselben gewöhnlich schnell zu Grunde
gehen.

Ebenfalls für die Existenz pathogener Mikroorganismen
nicht günstig, sind die

künstlichen Mineralwasser.

Aber auch zu ihrer Herstellung ist allein aus ästhetischen
Gründen die Verwendung eines reinen Wassers zu verlangen, wenn es auch durch Untersuchungen erwiesen
ist, dass die pathogenen Bakterien in kohlensäurehaltigen
Wässern sehr schnell absterben.

Der Zusammenhang der Entstehung und Ver-
breitung von Infektions-Krankheiten mit der
Wasserversorgung.

Ob durch Wasser Infektionskrankheiten verbreitet
werden können, ist eine Frage, über welche eine Uebereinstimmung unter den Hygienikern nicht existirt.

Schon lange, ehe noch die spezifischen Erreger
infektiöser Krankheiten gefunden und isolirt waren, ist
man der Ansicht gewesen, dass das Wasser an der
Verbreitung von Epidemien öfters betheiligt ist. Hierfür
sprach das Erkranken von Personen, welche aus einem
Brunnen getrunken hatten, der nachweislich mit Fäkalien
eines Kranken verunreinigt war, während Andere, welche
unter denselben Verhältnissen lebten, aber zufälliger

Weise vom Wasser dieses Brunnens nicht getrunken hatten, nicht ergriffen wurden. Wiederholt wurde auch beobachtet, dass bei verschiedenen centralen Wasserversorgungen einer Stadt diejenigen Häuser, welche an die eine der Versorgungen angeschlossen waren, Erkrankungen aufzuweisen hatten, während die Bewohner der an den übrigen Leitungen angeschlossenen Häuser nicht oder in viel geringerer Anzahl erkrankten und dass weiterhin mit dem Schluss der verdächtigen Wasserversorgung auch die Epidemie erlosch.

Während diese Erscheinungen für die Möglichkeit und Wahrscheinlichkeit einer Verbreitung von Infektionskrankheiten sprechen, ist von den Gegnern der sogen. Trinkwassertheorie, hauptsächlich von Pettenkofer, deren Richtigkeit sehr heftig angegriffen worden.

Pettenkofer zeigte an einer grösseren Anzahl Beispielen, dass die Einführung eines reinen, unverdächtigen Wassers das Verschwinden infektiöser Erkrankungen zunächst nicht zur Folge habe, dass dieses vielmehr mit der Einrichtung von Kanalisationen, welche die Bodenverunreinigungen sistirten, zusammenfiele.

So hat in München die Einführung reinen Wassers (s. Fig. 57) keinen sichtbaren Einfluss auf die Abnahme

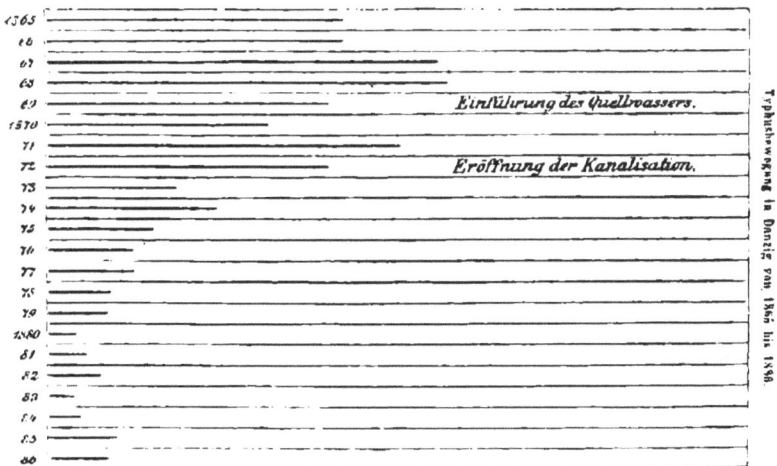

Fig. 62.

der Typhusfrequenz gehabt, während diese letztere mit
der fortschreitenden Kanalisation stetig abnahm. Aehnlich liegen auch die Verhältnisse in Danzig, welche durch
die beistehende Kurve (Fig. 62) illustrirt werden. Die
Einführung des Quellwassers im Jahre 1869 hat zwar
zunächst auch schon ein Absinken der Typhussterblich-
keit zur Folge gehabt, dem aber bald darauf im
Jahre 1871 ein nochmaliges Ansteigen folgte. Erst seit
Eröffnung der Kanalisation im Jahre 1872 ist die Typhus-
sterblichkeit andauernd herabgesunken.

Es wurde ferner in verschiedenen Städten nachgewiesen, dass dort, wo die Brunnen besonders stark
verunreinigt waren, die Erkrankungen selten, in der Nähe
von Brunnen mit reinem Wasser aber häufiger zu beobachten waren, dass also das Auftreten von Krankheits-
fällen nicht immer mit der Verunreinigung des Wassers
zusammenfällt.

Auch die neuere Bakteriologie hat die gewünschte
Klärung in der Trinkwasserfrage noch nicht gebracht.

Es ist sicher gestellt, dass sich pathogene Bakterien
im Wasser einige Zeit (Tage und sogar Wochen) lebend
erhalten können und muss desshalb die Möglichkeit
zugegeben werden, dass der Genuss von Wasser, in
welches vorher von Kranken stammende, die spezifischen
Krankheitserreger enthaltende Fäkalien eingeleitet wurden,
die Krankheit hervorrufen kann.

Die Wahrscheinlichkeit wird um so geringer, je
grösser der zeitliche Zwischenraum zwischen Infektion
und Genuss des Wassers, da, wie schon gesagt, die
pathogenen Mikroorganismen sich im Wasser nicht lange
lebend erhalten, weil sie die für ihr Bestehen und ihre
Vermehrung nothwendigen Bedingungen nicht finden.
Es ist weiterhin zweifelhaft, ob pathogene Bakterien, wenn
sie im Wasser, also in einem für ihre Existenz ungünstigen
Medium, einige Zeit gelebt haben, noch infektionstüchtig,
d. h. im Stande sind, den menschlichen Organismus krank
zu machen, wenn es auch noch gelingt, sie auf einem
für sie günstigen Nährsubstrat zu züchten.

Auch ist zu berücksichtigen, dass die Infektionserreger, wenn sie in natürliche Wasser gelangen, bald
so stark verdünnt werden, dass dann bei Genuss des
inficirten Wassers Krankheiten nicht mehr entstehen
können.

Der Nachweis pathogener Bakterien im Wasser ist
bisher in relativ seltenen Fällen geglückt. Unter diesen
Fällen waren es zumeist Typhusbacillen, welche aufgefunden wurden, oder richtiger, welche man aufgefunden
zu haben glaubte, da ja die sichere Erkennung von
Typhusbacillen wegen ihrer grossen Aehnlichkeit mit
nahe verwandten Arten sehr schwierig ist.

Das seltene Auffinden von pathogenen Bakterien
im Wasser ist jedoch kein Beweis gegen die Richtigkeit der Trinkwassertheorie, weil man ja gewöhnlich erst
nach Ausbruch einer Epidemie das Wasser zu untersuchen beginnt, wenn die Infektion schon längst vorüber
ist, und man darf aus einem negativen Befund bei Untersuchung eines Wassers nicht den Schluss ziehen, dass
nicht doch einige Tage oder Wochen vorher pathogene
Mikroorganismen vorhanden waren.

Fasst man alle Thatsachen, welche über den
Zusammenhang der Wasserversorgung mit der Ent-
stehung und Verbreitung von Infektionskrankheiten vor-
liegen, zusammen, so kommt man zu dem Resultat, dass
sich bei manchen Epidemien das Gebiet einer bestimmten
Wasserversorgung mit dem Gebiet der aufgetretenen
Epidemien (Typhus und Cholera) deckt. Ein sicherer
Beweis, dass das Wasser die alleinige Ursache der
Epidemie gewesen sein muss, ist aber in keinem Falle
als sicher erbracht.

Nichtsdestoweniger muss bei der vorhandenen
Möglichkeit der Krankheitserregung durch inficirtes
Trink- und Gebrauchswasser die öffentliche Gesundheits-
pflege für ein reines, unverdächtiges Wasser Sorge tragen.

Wohnung.

Die klimatischen Verhältnisse, denen wir ausgesetzt sind, bedingen es, dass wir den bei weitem grössten Theil des Tages in geschlossenen Räumen, und nicht im Freien, zubringen. Der Aufenthalt wird nur dann den genügenden Schutz vor den äusseren Gefahren, welche vermieden werden sollen, bieten und keine weiteren Schäden erzeugen, wenn der Aufenthaltsort bestimmten Anforderungen genügt.

Die Häuser, welche die Arbeits-, Wohn- und Schlafräume enthalten, müssen derart eingerichtet sein, dass die durch die Lebensäusserung des Menschen, wie der ihn umgebenden Thiere, wie endlich durch die Thätigkeit des Menschen entstehenden Veränderungen unserer Umgebung — Luft, Wasser, Boden — keinen für das Wohlbefinden des Menschen unangenehmen, für seine Gesundheit gefährlichen Grad erreichen.

Dass durch das enge Zusammenwohnen von Menschen die Gefahr für Gesundheit und Leben des Einzelnen eine erhöhte, ist von vornherein verständlich, aber auch durch vielfache Statistiken zahlenmässig festgestellt worden.

So starben in den Jahren 1849—74 in Preussen von 1000 Lebenden jährlich

in den 5 Grossstädten	in allen Städten	auf dem Lande
33.02	30.76	· 28.37

So wurde in einer neuerdings in Dundee in England zusammengestellten Statistik der Nachweis geliefert, dass je dichter gedrängt die Bevölkerung wohnt, um so höher ihre Sterblichkeit ist. Es wurde bei allen vorkommenden Todesfällen festgestellt, wie viel Personen in der Wohnung gelebt, wo der Todesfall eingetreten war und wie viel

Zimmer in der Wohnung vorhanden gewesen und es wurde aus diesem Material berechnet, dass bei einer Gesammtsterblichkeit von 20.7

in den Wohnungen mit 4 und mehr Zimmern jährlich 12.3,
„ „ „ „ 3 Zimmern „ 17.2,
„ „ „ „ 2 „ „ 18.8,
„ „ „ „ 1 Zimmer „ 23.3

von 1000 Lebenden starben.

Die vorhandenen Schädlichkeiten, wie sie sich durch derartige, hier nur durch zwei Beispiele belegte, wohnungsstatistische Feststellungen dokumentiren, liegen nun nicht allein in den Wohnungen, sie können in der ganzen Anlage der betreffenden Oertlichkeit, der Strassen u. s. w. begründet sein. Es ist daher die Pflicht der öffentlichen Gesundheitspflege, bei allen Neuanlagen von Ortschaften oder von Theilen solcher die vielfachen auf diesem Gebiete gesammelten Erfahrungen zur Geltung zu bringen und dafür zu sorgen, dass nicht schon bei Aufstellung des Bebauungsplanes Fehler gemacht werden, welche die Gesundheitsschädigung der späteren Bewohner zur Folge haben können.

Sehr zu wünschen wäre es daher, dass man, wie es bei Errichtung von Monumenten, Brunnen, öffentlichen Gebäuden u. s. w. zu geschehen pflegt, auch bei Projektirung von Städteanlagen Wettbewerbungen ausschriebe und die Entscheidung nicht einzelnen Leuten überliesse, welche zufällig an der Spitze des Bauwesens stehen, ohne für die Entwickelung dieser wichtigen Fragen genügendes Interesse und Verständniss zu besitzen. Derartige Wettbewerbungen sind im verflossenen Jahrzehnt in Köln, Kassel, Hannover, Dessau, München erlassen worden.

Vor allem ist bei Neuanlage von Quartieren die frühzeitige Aufstellung eines Bebauungsplanes erforderlich, bei dessen Projektirung die Aufmerksamkeit besonders darauf zu lenken ist, dass neben Rücksichtnahme auf Wasserversorgung, Kanalisation, Art der Bebauung, Anlage von Plätzen u. s. w. durch Zahl,

Breite und Richtung der Strassen den bewohnten Gebäuden Luft und Licht in hinreichender Menge zugeführt wird.

Man unterscheidet dreierlei Systeme für die Anlage von Strassen:

1. das Radialsystem.
2. das Dreiecksystem.
3. das Rechtecksystem.

Bei dem Radialsystem (Fig. 63) gehen vom Verkehrsmittelpunkte der Stadt Hauptstrassen strahlenförmig nach den Thoren, Brücken. Bahnhöfen, den naheliegenden Vororten u. s. w.; sie werden durch grössere oder kleinere concentrisch verlaufende Ringstrassen unter einander verbunden.

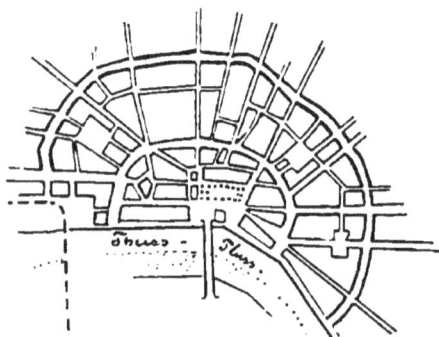

Fig. 63.

Radialsystem. Stadttheil von Szegedin n. Stübben.

Bei dem Dreiecksystem (Fig. 64) werden die Hauptpunkte der Stadt, wie Marktplatz, Bahnhof, Brücken u. s. w. durch HauptStrassen verbunden, wodurch ein Netz mit dreieckigen Maschen entsteht; zwischen die Hauptstrassen werden kleinere Nebenstrassen eingeschaltet.

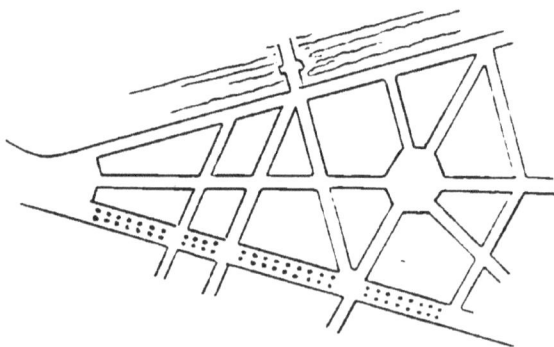

Fig. 64.

Dreiecksystem. Stadttheil von Lüttich nach Stübben.

Bei dem Rechtecksystem (Fig. 65) werden zwei Reihen von Parallel-
strassen gebildet,
welche rechtwinklig
zu einander verlaufen.
Die verschiede-
nen Systeme, welche
auch öfters in ein-
ander übergehen,
haben zunächst in
Bezug auf den Ver-
kehr, dann aber auch
für die öffentliche
Gesundheitspflege
Bedeutung. Im In-
teresse der letzteren

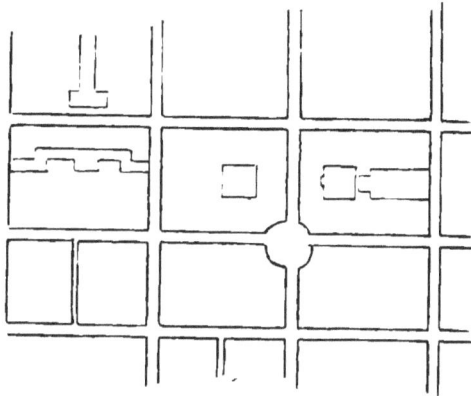

Fig. 65.
Rechtecksystem, Stadttheil von München.

liegt es, dass der Bebauungsplan derart eingerichtet,
dass sich neben den geräuschvollen Hauptstrassen auch
ruhige Nebenstrassen entwickeln. Auf ersteren soll sich
der Verkehr abspielen, sie sollen den Handel concentriren,
die Geschäfts-Comptoire u. s. w. enthalten, von den
Hauptlinien der Dampf-, Pferdebahnen u. s. w. befahren
werden; letztere sollen für die Familienwohnungen bestimmt und von allem frei sein, was Unruhe hervorzurufen geeignet ist.

Dieser Forderung entspricht das Rechtecksystem
am wenigsten. Bei ihm prägen sich weniger als bei
den anderen beiden natürliche Hauptstrassen aus, der
Verkehr vertheilt sich auf alle Strassen, weil man stets,
wenn man von einem Punkt zu einem andern gehen
will, nicht einen bestimmten, kürzesten Weg zu nehmen
in der Lage ist, sondern eine ganze Anzahl unter sich
gleich langer Strecken wählen kann.

Dagegen hat das Rechtecksystem den Vorzug, dass
sich die Bauplätze leichter austheilen lassen und die
Anlage einfacher Wohnungsgrundrisse am ehesten
ermöglicht wird.

Ein weiteres Postulat beim Entwurf eines Stadtplanes

ist die Herstellung nicht zu grosser Häuserblocks,
unter welchen man die rings von Strassen eingeschlossenen
Häuserquartiere versteht. Je kleiner ein Block, um so
günstiger wird das Verhältniss zwischen der Front des
Hauses und der zu bebauenden Fläche sein; ein Haus
mit möglichst grosser Strassenfront bietet aber für ein
gesundes Wohnen viel mehr Garantieen, als ein der
Grundfläche nach ebenso grosses Gebäude, welches eine
kleine Hauptfront, aber eine durch Anbau eines Seiten-
oder Rückgebäudes um so grössere Rückfront besitzt.
Die nach der Strasse gelegenen
Zimmer werden zumeist Licht
und Luft, besonders den die
Strassen durchziehenden Winden
viel mehr Zutritt gewähren, als
die rückwärts befindlichen Wohnräume.

Die Skizze (Fig. 66) soll das
Gesagte veranschaulichen, sie
stellt vier Häuserblocks dar, deren
Länge, Breite, Gesammtfront,
Quadratinhalt und Verhältniss der
Front zu der zu bebauenden
Fläche in der nachfolgenden
Tabelle verzeichnet sind.

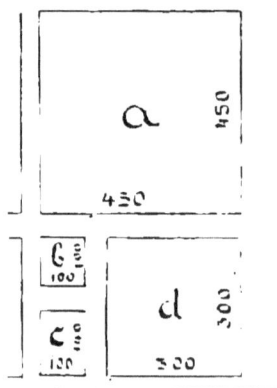

Fig. 66.

Länge	Breite	Quadratinhalt	Front-länge	Verhältniss der Front zu der zu bebauenden Fläche
a) 450 m	450 m	202,500 ☐m	1800 m	1 : 112.05
b) 100 m	100 m	10,000 ☐m	400 m	1 : 25.00
c) 100 m	140 m	14,000 ☐m	480 m	1 : 29.16
d) 300 m	300 m	90,000 ☐m	1200 m	1 : 75.00

Das Verhältniss der Front zu der zu bebauenden
Fläche ist am günstigsten bei dem kleinsten Block, bei
welchem durchschnittlich auf ein Meter Front 25 Quadrat-
meter kommen, während bei dem grössten ein Meter
Front 112.5 Quadratmeter entsprechen. Bei gleichmässiger
Ausnützung des Bauplatzes wird also bei den grösseren

Blocks ein viel grösserer Theil der Wohnräume nicht
nach der Strasse zu liegen kommen und damit die oben
erwähnten Vorzüge entbehren.

Was die Beziehungen zwischen Wohnhaus und
Baugrundstück betrifft, so unterscheidet man:

1. die offene Bebauung oder Villenbau und
2. die geschlossene Bebauung oder Reihenbau.

Bei der ersteren Bauweise (Fig. 67 links oben) sind
die einzelnen Häuser rings herum frei gelegen; sie bietet
Licht und Luft ausreichend
Gelegenheit zum freien Zutritt zu allen Seiten des
Hauses und zu einer solchen
Grundrisseintheilung, dass
alle Zimmer, die Gänge, das
Stiegenhaus und die übrigen
Räume direkt in's Freie
gehende Fenster erhalten
können. Einige Einschrän-
kung findet das System beim
Villenbau mit Doppelvillen
(Fig. 67 rechts oben); es
stehen hier immer zwei
Häuser zusammen und ist
also jedes Haus dann nur
noch von drei Seiten frei.
Der Villenbau ist trotz seiner
hygienischen Vorzüge all-
gemein nicht durchzuführen,
weil die Ausnützung des
Platzes eine schlechte, demnach der Bauplatz immer

Fig. 67.

Verschiedene Bausysteme.

sehr gross gewählt werden
muss, was im Innern von Städten unmöglich ist.

Einen Uebergang zum geschlossenen bildet das
Pavillon-System (Fig. 67 links unten). Bei demselben
muss zwischen zwei Nachbarhäusern ein kleiner Raum

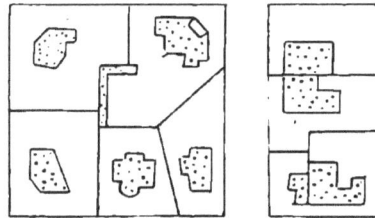

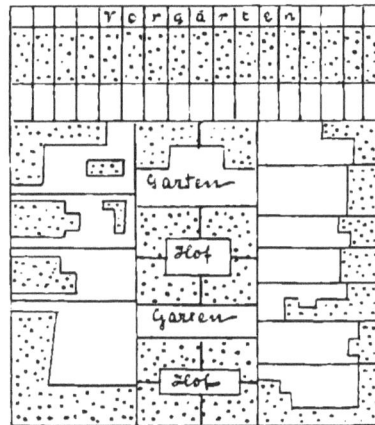

unüberbaut bleiben. Ist der Raum nicht zu schmal (mindestens 5—7 Meter), so dass also eine Einfahrt oder besser ein kleines Gärtchen angelegt werden kann, so entspricht dies natürlich den hygienischen Anforderungen. Dagegen ist es sehr ungünstig, wenn, wie dies noch in manchen älteren deutschen Städten der Fall, der Zwischenraum ein geringerer (zwei Meter oder noch weniger) ist. Derselbe wird dann zumeist den Sammelpunkt allen möglichen Unraths bilden und nur zur Verschlechterung der Luft der Umgebung beitragen.

Das geschlossene Bausystem besteht aus Häusern, von denen zwei Seiten stets an die beiden Nachbargebäude direkt anstossen, während nur die beiden übrigen Seiten nach der Strasse und dem Hofe frei liegen. Die Versorgung der einzelnen Räume mit Luft und Licht ist dann natürlich viel schwieriger, als bei dem Villensystem.

Die Nachtheile der geschlossenen Bauweise werden gemässigt, wenn die Hauptfront des Hauses nicht direkt an die Strassen zu liegen kommt, sondern durch ein, wenn auch kleines Vorgärtchen, von derselben getrennt ist. Das Geräusch und besonders auch der Staub der Strasse werden dann vom Hause einigermassen abgehalten. In Fig. 67 ist die den beiden kleineren Blocks zugekehrte Seite des grossen Blocks mit solchen Häusern mit Vorgärten bebaut gedacht; sie finden besonders Verwendung bei den Einfamilien- oder Arbeiterhäusern, Gebäuden, welche immer nur für eine Familie eingerichtet sind. Sie sind selbstverständlich auch bei andern Häusern mit Vortheil anzulegen, nur dann nicht, wenn das Erdgeschoss zu Läden verwandt werden soll.

In der Mitte der den kleinen Blocks abgewandten Seite des grossen Blocks ist in Fig. 67 ein Gebäudekomplex eingezeichnet, welcher bei schmaler Strassenfront eine verhältnissmässig grosse Tiefe besitzt. Zur besseren Ausnützung des Platzes sind dann mehrere nur durch kleine Höfe und schmale Gärten getrennte Hinterhäuser eingebaut, die natürlich den an der Strasse gelegenen Vorderhäusern hygienisch nicht gleichwerthig sind. Eine derartige Bebauungsweise, die, wie vorher auseinandergesetzt wurde, die Folge zu grosser Blocks ist, kann man in grossen Städten häufig antreffen.

Bei Festsetzung des Bebauungsplanes ist ferner von vornherein ein bestimmter Theil der ganzen Fläche für Einrichtung öffentlicher Gärten, Parks, Spielplätze für Kinder u. s. w. in Aussicht zu nehmen. Je mehr sich die Städte erweitern, desto schwieriger ist es für die Bewohner der inneren Theile, in die Umgebung zu gelangen, und es ist besonders für die ärmere Bevölkerung unmöglich, die Kinder zur Erholung in's Freie zu bringen. Sie sind darauf angewiesen, dieselben auf die Strasse, oder wenn das bei starkem Wagenverkehr nicht räthlich, in den meist sehr engen, unfreundlichen Hof zu schicken. Es ist deshalb wünschenswerth, dass bei Aufstellung des Stadtplanes in der Stadt gleichmässig vertheilte grössere Plätze frei gelassen werden, die dann zu bepflanzen und für kleine Spazierwege und Kinderspielplätze herzurichten sind.

Die Strassen.

Bei Anlage der Strassen ist auf Breite, Lage resp. Richtung und deren Ausführung Rücksicht zu nehmen.

Die Breite der Strasse muss dem voraussichtlichen Verkehr entsprechen. Man rechnet auf eine Fahrbahn 2.5 Meter Breite und nimmt für Nebenstrassen vier, für mittlere Strassen sechs, für grössere Verkehrsadern acht und mehr Fahrbahnen an; weiterhin bedürfen die beiderseitigen Fusswege etwa 40% der Gesammtstrassenbreite und erhält man somit für die verschiedenen Strassen eine ungefähre Breite von 16, 25 und 35 Meter.

Die Richtung der Strassen wird sich beim Radial- und Dreiecksystem aus den vorhandenen Verhältnissen von selbst ergeben. Wo das nicht der Fall, ist bei

Projektirung einer Strasse zu berücksichtigen, dass den an sie zu liegen kommenden Häusern möglichst viel Luft und Licht und damit Wärme zugeführt wird. Die Strassen genau von Osten nach Westen zu legen (äquatorial) ist nicht vortheilhaft, weil dann die eine Seite (Südseite) im Verhältniss zu der andern (Nordseite) bedeutend mehr von der Sonne beschienen und deshalb die Erwärmung des Hauses und der einzelnen Wohnräume eine sehr ungleiche ist. Ein Theil der Zimmer wird sehr warm, der andere sehr kalt sein. Es ist daher besser, die Strassen von Nordost nach Südwest und von Nordwest nach Südost zu stellen, in welchem Fall dann beide Seiten der Häuser von der Sonne Licht und Wärme empfangen können.

Bei der Lage der Strassen kommt auch die herrschende Windrichtung in Betracht, da Strassen, welche dieser parallel laufen, den Winden mehr zugänglich sind und eine reinere Luft haben werden.

Der Bau der Strassen hat zunächst den Untergrund zu berücksichtigen. Ueberall, wo Aufschüttungen nothwendig sind, muss für dieselben ein Material verwandt werden, welches frei von gesundheitsschädlichen Beimengungen ist. Ist der Untergrund feucht, so muss man ihn durch Drainagen trocken zu legen versuchen.

Die Oberfläche ist so herzustellen, dass

1. das Material selbst wenig Anlass zur Staubbildung giebt.

2. dass die Strasse leicht zu reinigen ist und dass endlich

3. der Verkehr auf derselben sich möglichst geräuschlos vollzieht.

Bei dem Bau von Fahrbahnen kommen in Betracht:
Macadam,
Steinpflaster (Granit, Basalt u. s. w.).
Holzpflaster und
Asphalt.

Macadam (nach dem schottischen Baumeister Mac Adam benannt) wird durch Festwalzen faustgrosser Steine ohne festen Unterbau hergestellt. Die : Schotterstrasse ist für einen grösseren Verkehr vollkommen ungeeignet; sie nützt sich sehr rasch ab, muss häufig erneuert werden. erzeugt bei trockenem Wetter viel Staub, bei feuchtem den lästigen Strassenkoth.

Steinpflaster kann, wenn gut gelegt, besser sauber gehalten werden, als Macadam; es ist aber vom hygienischen Standpunkte nachtheilig, weil der bei starkem Verkehr entstehende nervenerschütternde Lärm für empfindliche Personen unerträglich ist. Man sieht in neuerer Zeit mehr und mehr ein. dass man bei Entscheidung über die Verwendung eines Pflasters nicht nur auf die absolut geringsten Herstellungskosten und die Erhaltung der Pferde. sondern auch auf die Nerven der Menschen Rücksicht zu nehmen hat und sucht deshalb in grossen Städten auf verkehrreichen Strassen ein geräuschloses Pflaster einzuführen. Es concurriren hier Asphalt und Holz, auf welchen das durch die Wagenräder hervorgebrachte Geräusch fast ganz fortfällt und auch das Getrampel der Pferde viel weniger hörbar ist.

Vom hygienischen Standpunkt sind beide Pflaster ziemlich gleichwerthig, sofern beim Holzpflaster dafür gesorgt wird. dass dasselbe richtig gelegt wird und dass ein gut imprägnirtes Holz zur Verwendung kommt. Andernfalls können die Excremente der Thiere in das Holz eindringen, sich dort zersetzen und zu einer Verpestung der Luft Veranlassung geben.

Durch den Verkehr wird jedes Pflaster abgenützt. wenn auch in verschiedenem Grade*) und stets entsteht dabei Staub und Schmutz, deren Entfernung für die Reinhaltung der Luft nicht nur auf der Strasse, sondern

---

*) Nach einem englischen Bericht entsteht in London eine Fuhre Strassenabraum auf einer Fläche von

300 square yards	1 square yard = 0,835 ☐m	Macadam,
500 „	„	Granitpflaster,
1500 „	„	Holzpflaster,
3500 „	„	Asphalt.

auch in unsern Häusern von grosser Bedeutung ist. Der Schmutz der Fahrstrasse geht auch auf die Fusssteige über und wird besonders bei feuchtem Wetter durch die Schuhe der Fussgänger in die Häuser und Wohnungen verschleppt. Bei trockenem Wetter wird aber Staub und Schmutz, wenn nicht rechtzeitig entfernt, von der bewegten Luft aufgerührt und durch die geöffneten Fenster oder deren Fugen in die Zimmer eingebracht.

Eine Reinhaltung der Strassenoberfläche ist deshalb ein wichtiges Postulat der öffentlichen Gesundheitspflege. Die Strassen müssen mehrmals des Tages von dem sich ansammelnden Staub und Schmutz befreit werden; an trocknen Tagen ist vor dem Abfegen der Strassenkörper zu besprengen, damit der Staub durch das Kehren nicht aufgewirbelt wird. Der sich dabei ergebende Strassenkehricht muss alsbald weggefahren werden; man darf nicht, wie es häufig geschieht, warten, bis die zusammengekehrten Haufen austrocknen und dann durch den Wind wieder auf der Strasse vertheilt werden. Zur Abfuhr des Kehrichts sind besonders construirte Wagen zu verwenden, die (Fig. 68) so eingerichtet sind, dass beim Aufladen des Kehrichts, besonders wenn derselbe trocken ist, die vorübergehenden Fussgänger nicht belästigt werden. Der Deckel besteht deshalb aus zwei Theilen, von denen der eine immer geschlossen bleibt, während der andere so weit geöffnet ist, dass er ein Herausfliegen des Schmutzes aus dem Wagen möglichst verhindert.

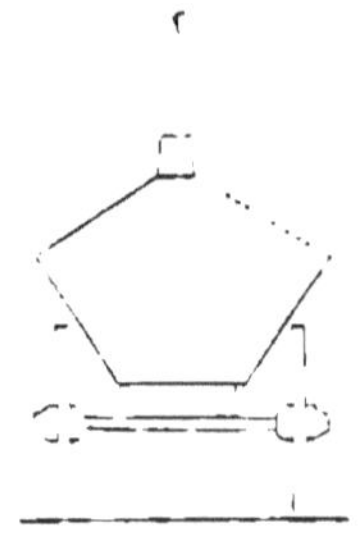

Fig. 68.
Wagen für Strassenkehricht.

Zu einer fortdauernden Belästigung der Städtebewohner giebt das Aufreissen der Strasse Anlass, welches dadurch bedingt ist, dass in deren Unterbau die Kanalisation, wie die Gas-, Wasser-, Rohrpost-, Telephon- u. s. w. Leitungen eingesenkt werden müssen. Bei jeder Neuanlage oder auch Reparatur müssen die Strassen aufgegraben werden, was auf die Reinlichkeit der Umgebung stets einen nachtheiligen Einfluss hat.

In London sind deshalb sogenannte Subways im
Strassenkörper angebracht, unterirdische Tunnel, in
welche die verschiedenen Leitungen zu liegen kommen.
Durch Einsteigschachte kann man in diese unterirdischen
Gänge gelangen und die nothwendigen Reparaturen vornehmen, ohne das Strassenpflaster aufreissen und sich
durch Aufgraben einen Weg zur schadhaften Stelle
bahnen zu müssen. In Paris, wo die Kanäle einen sehr
grossen, begehbaren Querschnitt haben, sind die Gas-
und Wasserrohre theilweise in diesen an deren oberen
Wölbung untergebracht.

Eine Gefahr der Verunreinigung des Wassers durch
den Kanalinhalt ist ausgeschlossen; bei dem in der
Wasserleitung herrschenden erheblichen Druck würde
ein Leck nur das Wasser austreten, aber nicht Kanalinhalt eintreten lassen.

Ein derartiges Unterbringen der fraglichen Leitungen
ist aber nur bei sehr grossen Kanälen oder in den mit
hohen Kosten herzustellenden unterirdischen Subways
möglich, die übrigens auch mannigfache Nachtheile ergeben haben. Man hat deshalb vorgeschlagen, sie seit-
wärts unter dem sogenannten Bürgersteig unterzubringen
und zwar aus folgenden Gründen. Die Bürgersteige
brauchen nicht die feste Decke zu haben, wie die für
schweres Fuhrwerk gebauten Fahrstrassen. Es ist zweck-

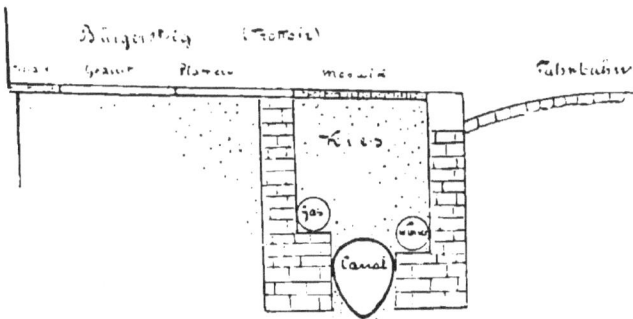

Fig. 9. Moderne Strassenanlage; Verlegung der Entwässerungs-, Gas-,
Wasser- u. s. w. Rohre unter das Trottoir.

massig, dass sie nur in ihrem mittleren Theil aus festen
Granitplatten bestehen, während die seitlichen Partieen
besser eine Mosaikpflasterung haben, weil dieses die
Feuchtigkeit nach Niederschlägen rascher einziehen lässt.
Unter einer derartigen (Fig. 69) Decke sind dann die
verschiedenen Röhrensysteme in Kies zu lagern, zu unterst
das Siel, dann die Wasser-, zu oberst die Gasleitung.
Eine solche Anlage ermöglicht ein baldiges Bemerken
etwaiger Rohrbrüche, während undurchlässige Bürgersteige aus Cement oder Asphalt neben einer dichten
Fahrbahnpflasterung (Holz oder Asphalt) nicht unbedenklich sind, weil sie bei einem eventuellen Bruch eines
Gasrohres die anliegenden Häuser gefährden (s. hierüber
auch unter Gas). Endlich ist bei vorkommenden Schäden
der Zugang zu dem Defekt viel eher möglich und dieser
kann viel schneller beseitigt werden, als wenn erst ein auf
fester Unterlage gebautes undurchlässiges Pflaster auf-
gerissen und wieder hergestellt werden muss. Die Verunreinigung der ganzen Umgebung wird dann eine
kürzer andauernde, die Störung des Verkehrs eine geringere, die Belästigung des Publikums eine weniger
erhebliche sein.

Beim Bau eines Hauses kommen in Betracht:

1. der Bauplatz,
2. der Bauplan,
3. der Bau selbst.

Der Bauplatz

ist so zu wählen, dass durch seine Beschaffenheit dem
künftigen Hause keine Gefahren drohen. Dies wäre
der Fall, wenn der Boden desselben zu feucht ist. Es
muss deshalb, um über die Feuchtigkeit des Bodens
Kenntniss zu erhalten, sein Grundwasserstand (s. pag. 140)
bestimmt werden und zwar genügt eine einmalige Messung nicht, vielmehr sind erst durch mehrjährige Beobachtungen die Schwankungen im Grundwasserstand

festzustellen, damit das Fundament nicht in eine Tiefe
kommt, welche vom Grundwasser erreicht wird.

Wo das Grundwasser zu hoch, ist durch Drainagen
die Ableitung desselben und die Trockenlegung des
Baugrundes anzustreben.

Die Austrocknung des Bodens kann durch Anbau
von Pflanzen befördert werden, welche schnell wachsen
und in Folge ihres Vermögens, viel Wasser durch ihre
Blätter abzugeben, dem Boden das Wasser entnehmen.
Als solche sind empfohlen und mit gutem Erfolge an-
gepflanzt worden Eucalyptus globulus (blauer Gummi-
baum).

Der Bauplan

muss sich nach den örtlichen Verhältnissen richten und
hat die Grösse des Hauses, dessen Höhe und die Anordnung der Wohnräume zu bestimmen.

Würde man jedem Besitzer eines Grundstücks die
beliebige Bebauung desselben gestatten, so würden
dadurch für die Bewohner des zu errichtenden Gebäudes, wie für die der Nachbarhäuser bedeutende
Gefahren entstehen. Sie können nur vermieden werden,
wenn bestimmte gesetzliche Vorschriften zum Schutze
des gesunden Wohnens erlassen werden.*)

---

*) Deutschland besitzt keine diesbezüglichen einheitlichen Reichs-
gesetze. Es sind jedoch eine bedeutende Anzahl von Gesetzen in den
Einzelstaaten vorhanden, die dann noch durch eine noch grössere Zahl
von polizeilichen Bestimmungen über die Herstellung von Gebäuden
und deren Bewohnung ergänzt werden. Der Deutsche Verein für
öffentliche Gesundheitspflege, eine aus Architekten, Ingenieuren, Aerzten
und Verwaltungsbeamten bestehende Gesellschaft, hat sich in den letzten
Jahren wiederholt mit diesen Fragen beschäftigt und sich dahin ausgesprochen, dass die bestehenden Bauordnungen und Bauvorschriften
über die Herstellung, Unterhaltung und Benützung der Räume, welche
zum längeren Aufenthalt von Menschen und zu menschlichen Wohnungen,
den heutigen Anforderungen der öffentlichen Gesundheitspflege nicht
mehr entsprechen, und hat derselbe neue gesetzliche Bestimmungen
vorgeschlagen, welche die Grundlage für eine später zu erlassende
Reichs-Bauordnung bilden sollen. Die Bestimmungen sind im
Folgenden berücksichtigt.

So darf die Höhe eines Gebäudes an der Strasse nicht höher sein, als der Abstand desselben von der gegenüberliegenden Baufluchtlinie. Unter Haushöhe ist der Abstand der Strassen- resp. der Trottoiroberfläche von der Decke des obersten Geschosses einschliesslich etwaiger steiler Mansardendächer und der halben Höhe eines etwaigen Giebels zu verstehen.

Die zulässige grösste Höhe der an Höfen gelegenen Gebäudewände darf jedoch das Anderthalbfache des mittleren Abstandes von der gegenüberliegenden Begrenzung des Hofes, soweit er unbebaut ist, betragen. Die mittlere Breite eines Hofes, auf welchen Fenster gerichtet sind, darf nicht unter vier Meter bemessen werden. Die Hofräume benachbarter Grundstücke dürfen behufs Erzielung des vorschriftsmässigen Abstandes oder der vorschriftsmässigen Mindestbreite zusammengelegt werden, wenn die Erhaltung der Hofräume in unbebautem Zustande gewährleistet wird.

Jeder unbebaut bleibende Theil eines Grundstücks muss zum Zweck seiner Reinigung mit einem Zugang von mindestens einem Meter Breite und zwei Meter Höhe versehen sein.

Bei breiten Strassen dürfen nicht beliebig viele bewohnbare Geschosse übereinandergesetzt werden, bis die der Strassenbreite entsprechende Höhe erreicht ist, ebenso wie zur besseren Ausnützung des Bauplatzes an schmalen Strassen die Etagehöhe nicht beliebig niedrig gewählt werden darf. Es müssen vielmehr Räume, welche zu längerem Aufenthalt von Menschen dienen, eine lichte Höhe von mindestens 2.5 Meter haben und es dürfen höher als in dem vierten Obergeschoss, d. h. im vierten der über dem Erdgeschoss liegenden Stockwerke, Wohnungen nicht hergestellt werden. Alle zu längerem Aufenthalt von Menschen dienenden Räume müssen bewegliche Fenster erhalten, die unmittelbar in das Freie führen, wenn nicht auf andere Weise eine genügende Zufuhr von Licht und Luft gesichert ist. Es muss in jedem zur Bewohnung bestimmten Raume die lichtgebende Gesammt-

fläche der nothwendigen Fenster mindestens ein Zwölftel
der Grundfläche betragen.

Das Bewohnen von Räumen, welche im Keller liegen,
d. h. in Geschossen, deren Fussboden unter der Erdoberfläche liegt, ist zu verbieten. Von diesem Verbot
sind jedoch einzelne Wohnräume auszunehmen, wenn sie
so hergestellt sind, dass der Fussboden höchstens 1 m
unter, der Fenstersturz mindestens 1 m über der Erdoberfläche liegt.

Die Anordnung der Wohnräume in einem
Hause wird sich zumeist nach der Lage desselben zur
Strassenfront richten. Wohn- und Gesellschaftsräume
werden gewöhnlich nach der Strasse hinaus, Schlaf-,
Kinder- und Wirthschaftsräume nach der Seite oder nach
rückwärts verlegt werden müssen. Zweckmässiger ist es
freilich, wenn hierzu die Möglichkeit gegeben ist, die Benützung der Räume eines Hauses mit Rücksicht auf die
Himmelsrichtungen zu bestimmen.

Man wird dann in einem allseitig freistehenden
Hause die Schlafzimmer nach Osten, Wohn- und Kinder-
zimmer nach Süden verlegen. Die Nordseite ist wegen
ihres gleichmässigen Lichts besonders für Arbeitszimmer,
Ateliers u. s. w. geeignet, fernerhin ist sie, weil der
Sonne nicht ausgesetzt, für Küche, Speisezimmer, Speise-
kammer, Badezimmer, Abort passend. Nach Westen zu
sind das Treppenhaus und eventuell Schlafzimmer zu verlegen; für Wohnzimmer ist die Westseite nicht gut zu
verwenden, wegen der flachen Richtung, in der die
Sonnenstrahlen einfallen und weil auch die Westseite
den herrschenden Winden am häufigsten ausgesetzt ist.

Mit dem

Bau

selbst darf erst begonnen werden, wenn für die genügende
Beschaffung von reinem Trinkwasser, sowie für den
Verbleib der Abfallstoffe und Abwasser auf gesund-
heitlich unschädliche Art gesorgt ist.

In Betracht kommen bei Ausführung des Baues:

1. das Fundament,
2. die Wandungen,
3. die Zwischendecken,
4. das Dach,
5. das Treppenhaus.

Abgesehen davon, dass alle Gebäude nur auf solchem Baugrund errichtet werden dürfen, welcher entweder durch seine natürliche Beschaffenheit oder durch construktive Maassnahmen hierzu geeignet gemacht ist, müssen die

Fundamente

aller Wohnräume über dem durch mehrjährige Beobachtung festgestellten höchsten Grundwasserstande, im Ueberschwemmungsgebiete über Hochwasser, liegen und muss der Fussboden, wie die Grundmauern gegen die aufsteigende Bodenfeuchtigkeit geschützt sein. Dies geschieht, indem man eine für Wasser und Luft undurchlässige Kellersohle herstellt und auch in die Grundmauer eine isolirende Schichte (Bleiplatten, Asphalt, Theerpappe, Cement, Beton, Glasplatten) einsetzt.

Zum Schutz der Grundmauern gegen die Feuchtigkeit der seitlich anliegenden Bodenschichten, wendet man mit Vortheil sogenannte Isolirgräben an, indem in einem Abstand von ¼ bis 1 m vom Hause eine Mauer aufgeführt wird, welche nach unten hin ebenfalls undurchlässig hergestellt ist.

Je nach der Verwendung der zur Herstellung der

Wandungen

eines Hauses benützten Materialen unterscheidet man: den Massivbau, den Fachwerksbau, den Holzbau, den Eisenbau.

Beim Massivbau werden die Aussenmauern aus natürlichen oder künstlichen Steinen aufgebaut, die dann zumeist noch mit einem Ueberzug von Mörtel versehen werden (Putzbau).

Der Fachwerksbau hat Wandungen, welche aus einem Holz- oder Eisengerüst bestehen, das mit Steinen oder (auf dem Lande) mit Lehmsteinen, oder endlich mit Lehm beworfenem Flechtwerk aus Reisig ausgefüllt ist. Bei derselben Stärke besitzt der Fachwerksbau eine grössere Festigkeit als der Massivbau und ist billiger herzustellen.

Die Wände des Holzbaues (auch Blockhausbau genannt) bilden dicht neben einander gestellte, abgeplattete Rundhölzer, deren Fugen mit Werg oder Moos verstopft werden.

In neuester Zeit sind noch zur Herstellung von Wänden für die Bausteine verschiedene Surrogate eingeführt worden. So füllt man die Zwischenräume des Fachwerks mit sogenannten Gyps- oder Spreu-Dielen aus, oder man bekleidet die eine, auch beide Seiten des Fachwerks mit Rabitzputz oder Monierplatten.

Gypsdielen sind Tafeln von 5—15 cm Dicke, welche aus Gyps mit Rohreinlagen bestehen. Ihnen ähnlich sind die Spreutafeln, welche statt der Rohreinlagen Spreu unter den Gypsbrei gemischt enthalten und mit Hohlräumen versehen sind. Sie haben scharfe Kanten, lassen sich durch dünne Lagen flüssigen Gypses leicht verbinden und gestatten so in kürzester Zeit vollkommen trockene Wände und Decken herzustellen.

Der Rabitzputz besteht aus einem Geflecht von verzinktem Eisendraht, dessen Maschen mit einem hauptsächlich aus Gyps bestehendem Gemische gefüllt werden. Er besitzt grössere Feuersicherheit als Spreu- und Gypstafeln, hält jedoch auf die Dauer Witterungseinflüssen nicht Stand.

Monier-Putz oder -Tafeln werden aus einem Geflecht von Eisendraht, das mit Rundeisenstäben versteift wird, hergestellt und mit Portlandcementmörtel beworfen. Man kann mit ihnen Wände von grosser Festigkeit bei geringer Dicke herstellen, welche wetter- und feuerfest sind.

Der Eisenbau ist in seinen Wandungen ganz aus Eisen construirt; die Füllungen bestehen meistens aus Glas- oder Wellblech.

Den hygienischen Anforderungen, welche dahin gehen, dass die Wandungen eines Hauses

1. für Luft durchgängig sind.
2. die Wärme schlecht leiten,
3. eine geringe Wärmecapacität besitzen.
4. feuersicher sind.

werden am ehesten vom Massivbau erfüllt, welcher daher auch die gebräuchlichste Bauart ist.

Der Holzbau ist wegen seiner grossen Feuergefährlichkeit und wegen seiner Resonanz (Hellhörigkeit) allgemein nicht verwendbar. Auch lässt sich in den Fugen des Holzbaues häufig Ungeziefer nieder, welches dann nicht leicht wieder zu vertreiben ist.

Der Eisenbau gewährt gar keinen Schutz gegen die äussere Temperatur; er ist im Sommer zu warm, im Winter zu kalt.

Als Massivbauten werden bei uns die meisten Wohnhäuser aufgeführt und zu diesen wieder zumeist aus Lehm gebrannte Ziegeln benutzt. Man versieht dann die Aussenwand mit einem Bewurf von Kalk, der mit verschiedenartigen Farben angestrichen wird (Putzbau), oder man lässt sie im natürlichen Zustande (Rohbau).

Was nun zunächst die Durchlässigkeit der Wandungen solcher Häuser für Luft betrifft, so ist diese einmal von der Stärke der Mauer abhängig und zwar nimmt sie ab, je dicker die letztere ist. Sie steht zweitens in enger Beziehung zum Feuchtigkeitsgehalt der Mauer (der Steine und des Mörtels). Ist diese sehr feucht, so dass alle in den Baumaterialien enthaltenen Poren mit Wasser verstopft sind, so kann natürlich die Luft nicht durchtreten. (S. auch unter Ventilation.)

Der Wassergehalt der Mauer hängt nun weiter ab von der Bauzeit. Wird im Sommer gebaut, so wird das zum Bau verwandte Wasser von der warmen Sommerluft mit hohem Sättigungsdeficit eher aufgenommen als im Winter, wo die Luft viel kälter ist und ein geringeres Sättigungsdeficit besitzt. Hiezu kommt, dass der Sommer meist weniger Tage mit Niederschlägen hat als der Winter und dass der hohe Stand der Sonne zur Sommerszeit viel stärker austrocknen wird, als die mehr schräg auffallenden Sonnenstrahlen während des Winters. Es wäre deshalb richtig, wenn jedem Hause, ehe es bezogen wird, die Vortheile der wärmeren Jahreszeit zu Gute kämen. Im Herbst resp. Winter begonnene Bauten sollen erst nach Ablauf des darauf folgenden Sommers, im Sommer aufgeführte Häuser können im Winter fertig gestellt und mit Beginn des Frühjahrs bezogen werden.

Einen weiteren Einfluss auf das Austrocknen und die dadurch hervorgerufene Luftdurchgängigkeit hat die Zeit des Verputzens. Durch das beiderseitige Bewerfen der Mauer wird das Verdunsten des beim Aufbau in dieselbe gebrachten Wassers nicht nur verhindert, sondern sogar wieder neues Wasser zugeführt, so dass bei frühzeitigem Verputzen der Neubau beendet wird, ehe noch der eigentliche Erhärtungsprozess erfolgt ist. Es besteht deshalb an einzelnen Orten die Vorschrift, dass zwischen der Vollendung des Rohmauerwerks und dem Beginn des Verputzens ein Zeitraum von 6 Wochen liegen muss, während welcher Zeit das Mauerwerk austrocknen soll.

Diese Vorschrift ist für den Rohbau nicht nothwendig, da dessen äussere Seite nicht verputzt und somit die Mauer im Austrocknen nicht gestört wird. Freilich dürfen dann auch die Fugen nicht mit fettem Cement verstrichen werden, was dann ebenfalls für das Austrocknen schädlich ist.

Die beim Bau des Hauses verwandte Wassermenge ist überhaupt nach Möglichkeit zu beschränken, weil ein Zuviel den Austrocknungsprozess verlangsamt, ohne dabei technisch günstig zu wirken. Auch ist bei niedrigem Wassergehalt die Gefahr eine geringere, dass der Mörtel in kalten Winternächten abfriert. Freilich darf auch der Wassergehalt nicht zu niedrig sein, weil sonst die Mauer austrocknet, ehe noch der Mörtel erhärtet ist.

Es ist ferner jedenfalls unrichtig, den äusseren Wandungen einen wasserdichten Anstrich zu geben — wie das vorher auch vom Verputz gesagt wurde — ehe der Mauermörtel getrocknet ist.

Will man die Mauer gegen den anschlagenden Regen schützen, so kann man das, indem man entweder vor die eigentliche Mauer in geringer Entfernung von einer halben Steinstärke noch eine zweite Mauer (Hohlmauer) aufführt, oder aber indem man die Aussenseite mit einer Schicht schuppenförmig übereinanderliegender Platten von Schiefer, Thon oder Schindeln bedeckt (sogenannte Wettermäntel), welche dann den Regen abhalten, ohne den Luftdurchtritt erheblich einzuschränken.

Die Luftmenge, welche durch die Mauern unserer Wohnhäuser hindurchtritt, ist übrigens keine sehr grosse (s. darüber auch unter Ventilation). Sie wird zumeist noch eingeschränkt durch den Anstrich der äusseren Hauswand und das Bekleben der inneren den Zimmern zugewandten Seite mit Tapeten.

Letztere können überdies noch schädlich werden, wenn sie für die Gesundheit nachtheilige Stoffe, vor allem Arsenik, enthalten. Wegen der prächtigen Farbe des Schweinfurtergrüns ist dieses Farbenpräparat früher häufig zur Herstellung von Tapeten benützt worden.

Die Verwendung des Arsens zu Tapeten, wie auch zu Möbelstoffen, Teppichen, Vorhängen, Kleidern, Masken, Kerzen ist nach dem Reichsgesetz vom 5. Juli 1887 verboten.

Das Arsen wird mit Hülfe des Marsh'schen Apparats nachgewiesen. Dieser besteht aus einem Kolben, in welchem aus arsenfreiem Zink und verdünnter Salzsäure Wasserstoff entwickelt wird. Das Wasserstoffgas wird zum Trocknen über Chlorcalcium geleitet und durchströmt schliesslich eine schwer schmelzbare Glasröhre, welche an einer Stelle verengt, an ihrem Ende umgebogen und zu einer Spitze ausgezogen ist.

Bei Ausführung der Untersuchung prüft man zunächst, ob die verwandten Reagentien (Salzsäure und Zink) arsenfrei sind. Es geschieht dies, indem man während der Entwickelung des Wasserstoffs unter die

schwer schmelzbare Glasröhre die Flamme eines Bunsen-
brenners bringt; ist Arsen vorhanden, so wird der gleichzeitig mit dem Wasserstoff gebildete Arsenwasserstoff
an der erhitzten Stelle in Wasserstoff und Arsen zerlegt,
das Arsen lagert sich an der Verengerung der Röhre
als glänzender Metallspiegel ab.

Hat nun die Vorprüfung das Freisein der Reagentien
von Arsen ergeben, so wird die zu untersuchende Substanz
in verdünnter Salzsäure gelöst in den Kolben gebracht
und die Untersuchung auf Bildung eines Arsenspiegels
in der eben erläuterten Weise fortgesetzt. Bei Vorhandensein von Antimon bildet sich ein dem Arsen ähnlicher,
aber mehr matter Spiegel. Man kann nun den Arsen-
spiegel vom Antimonspiegel dadurch unterscheiden. dass
ersterer in einer Lösung von unterchlorigsaurem Natron,
die man durch Fällen von Chlorkalklösung mit Soda
erhält. gelöst wird, der Antimonspiegel aber nicht.

Ferner können Tapeten, wie überhaupt die innere
Wandseite von bewohnten Räumen, gefährlich werden,
wenn sich nach längerem Aufenthalt von Kranken
infektiöse Krankheitserreger an den Wänden festgesetzt
haben, die sich dann gelegentlich wieder loslösen. So
sind in der Nähe der Betten von Phthisikern die Tapeten
tuberkelbacillenhaltig gefunden worden, weshalb es sich
empfiehlt, nach infektiösen Krankheiten auch die Wände
der Räume zu desinficiren (s. Desinfektion). —

Ausser den oben genannten besteht ein weiterer
Vorzug des Massivbaues aus gebrannten oder natürlich
gebrochenen Steinen vor andern Bauten, wie dem Eisenbau. auf der schlechten Wärmeleitung der Mauern.
Während nämlich der Wärmeleitungscoefficient, welcher
anzeigt. wie viel Wärmeeinheiten ein Quadratmeter eines
Körpers während einer Stunde an seine Umgebung abgibt,
bei Eisen 2.8 beträgt, ist er bei Kalkstein nur 2.08—1.70.
bei Sandstein 1.32—1.27. Es wird also die Wandung
eines Massivbaues die äussere Temperatur nur sehr langsam nach innen zu vermitteln.

In demselben Sinne wirkt auch die Wärme-

capacität oder spezifische Wärme, d. i. die Zahl
von Wärmeeinheiten, welche nothwendig ist, um ein
Kilogramm der Mauer von 0 auf 1⁰ zu erhöhen. Sie
beträgt bei Ziegeln 0.189—0.241. Die grosse Masse
Mauerwerk eines in Backstein aufgeführten Massivbaues
bedingt die hohe Wärmecapacität eines solchen Hauses,
welche die excessiven Sommer- und Wintertemperaturen
in ihrer Einwirkung auf die Wohnräume bedeutend mildert.

Die einzelnen Stockwerke eines Gebäudes werden
durch die

Zwischendecken

von einander getrennt, welche von Balken getragen
werden, deren Enden in die Mauern zu ruhen kommen.
Die Balken sind nach unten hin mit Brettern versehen,
an welchen der Verputz angebracht wird. Ebenso
liegt auf der dem oberen Stockwerk zugekehrten Seite
der Balken eine Schicht lose zusammengefügter, un-
gehobelter Bretter, der Blindboden, auf welchen dann
der eigentliche Fussboden zu liegen kommt. Die Zwischenräume zwischen den beiden an der oberen und unteren
Fläche der Balken befestigten Bretterschichten nennt man
Fehlboden, auf dessen Füllung besondere Aufmerksamkeit zu verwenden ist. Benützt man hierzu, wie es früher
zumeist und auch jetzt noch häufig geschieht, unreines
Material, reich an organischen Stoffen und Mikroorganismen, so ist damit die Möglichkeit gegeben, dass
sich diese organischen Stoffe zersetzen und die dabei
entstehenden Fäulnissgase die Wohnungsluft andauernd
verpesten. Auch können die eventuell in der Fehlbodenfüllung vorhandenen pathogenen Mikroorganismen Infektionskrankheiten hervorrufen. Um dies zu vermeiden,
darf nur absolut reines Material zur Fehlbodenfüllung
genommen werden und es ist weiterhin auch dafür zu
sorgen, dass die Fehlbodenfüllung schon während des
Baues, dann aber auch nach dem Beziehen der Wohnung
nicht verunreinigt werden kann. Es ist das nur dann
möglich, wenn die auf dem Blindboden liegende Bretter-

schicht sorgfältig hergestellt und vollständig fugenfrei ist, so dass dann auch ein direkter Abschluss zwischen den beiden Stockwerken gegeben ist. Da ein solch' direkter Abschluss durch Holz allein schwer herzustellen, legt man zweckmässig unter die oberste Fussbodenbretterschicht (am besten Parquet) noch eine Schicht undurchlässiger, wasserdichter Pappe.

Als Füllmaterial für Fehlboden sind empfohlen gewaschener S a n d oder feiner K i e s , T o r f m o o s, K a l ktorf. K i e s e l g u h r. Fig. 70 zeigt das Profil einer solchen von Nussbaum empfohlenen Zwischendecke; es folgen von unten

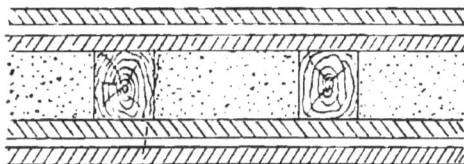

Fig. 70.

Zwischendecke nach Nussbaum.

nach oben. P u t z. R o h r u n g , S c h a l u n g , B a l k e n und F e h l b o d e n f ü l l u n g, wasserdichte Pappe, Riem e n b o d e n (P a r q u e t). In Fig. 71 ist eine von Emmerich empfohlene Zwischendecke gezeichnet. bei welcher auf den Blindboden ([4]) eine Schicht S a n d ([3]), dann A s p h a l t ([2]) und in diesem eingebettet der R i e m e n b o d e n ([1]) folgt.

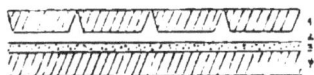

Fig. 71.

Zwischendecke nach Emmerich.

Zu den B o d e n und D e c k e n c o n s t r u k t i o n e n wie zu den übrigen Theilen des Hauses dürfen übrigens nicht beliebige H ö l z e r verwandt werden, da sonst Erkrankungen des Holzes auftreten und dem Hause selbst wie dessen Bewohnern Schaden bringen können. Neben dem sogenannten »F a u l e n« und »S t i c k e n des Holzes kommt besonders der von einem Pilz (M e r u l i u s l a c r y m a n s), erzeugte H a u s s c h w a m m in Betracht. Seine Verbreitung in Deutschland nimmt immer mehr zu und erzeugt bedeutenden Schaden. Um ihn von einem Hause fernzuhalten, müssen an das zu verwendende Holz folgende Anforderungen gestellt werden: Auf Lagerplätzen darf

13*

das neue Bauholz nie mit Holz, welches von abgebrochenen
Häusern herstammt, in Berührung kommen. Jede Verunreinigung eines Neubaues durch die Arbeiter ist mit
sofortiger Entlassung im Betretungsfalle zu bestrafen.
Humusreiche Substanzen, welche gleiche Gefahren wie
die Excremente hervorrufen, sind streng zu vermeiden.
Ebenso dürfen Coakes, Steinkohlenlösche, Asche u. s. w.
wegen ihres Gehalts an kohlensaurem Kali und ihrer
grossen Wassercapacität beim Bau nicht verwandt werden.
Das Holzmaterial muss möglichst trocken sein und darf
nicht mit feuchtem Füllmaterial in Berührung kommen.
Das Streichen der Fussböden mit Oelfarbe muss möglichst
lange hinausgeschoben werden. Die Fussböden dürfen
nicht hart an die Aussenmauern herantreten, sondern
müssen etwa 0.02 m davon abstehen. Die Balkenköpfe
sind mit Theer oder Carbolineum zu bestreichen.

Das Dach

soll das Haus vorzüglich gegen die Niederschläge, dann
aber auch gegen eine zu starke Erwärmung durch die
Insolation der Sonne im Sommer, und gegen die Kälte
im Winter schützen, es soll also, wie auch die senkrechten Wandungen des Hauses, die excessiven Temperaturdifferenzen vom Innern des Hauses abhalten; es
bedarf deshalb ebenfalls einer hohen Wärmecapacität
und eines geringen Wärmeleitungsvermögens.

Diesen Anforderungen würde ein Holz- oder Stroh-
dach am ehesten genügen, wenn es nicht zu feuergefährlich wäre. Dächer aus natürlichen (Schiefer,
Solenhoferplatten) wie künstlichen Steinen (Dach-
ziegel) sind feuersicher, haben jedoch nur geringen
Einfluss auf die Temperaturregulirung. Am ungünstigsten
in dieser Beziehung und deshalb hygienisch verwerflich
sind Metalldächer (Blei, Kupfer, Eisen verzinkt oder
mit Oelfarbe gestrichen, Zink), während Cementdächer
bessere Wärmeverhältnisse bieten. Da die Holzcement-
dächer auch zumeist horizontal ausgeführt werden,

gestatten sie noch die Verwerthung des Daches für
kleinere Gartenanlagen.

Das Treppenhaus

muss in erster Linie feuersicher hergestellt sein und so
liegen, dass die Treppe bei Ausbruch eines Feuers von
allen Theilen des Hauses leicht zu erreichen ist.

Sodann muss die Treppe so konstruirt sein, dass
sie leicht zu begehen ist. Dies ist abhängig von der
Form der Stufen und der Steigung der Treppe. Auf
Treppen mit geraden Stufen, welche an beiden Enden
gleich breit sind, geht man sicherer, als auf gewundenen
Treppen mit keilförmigen oder Wendelstufen, deren Breite
am centralen Theil der Treppe (an der Spindel) viel
geringer ist, als am peripheren. Die Steigung der Treppe
resultirt aus dem Verhältniss der Höhe der Stufen zu
deren Breite; die Treppe ist um so steiler, je höher
und schmäler die Stufen und umgekehrt. Man erhält
bequeme Steigungsverhältnisse, wenn man $2h + b = 64\,cm$
annimmt, wobei h die Steigung, b die Breite des
Auftritts bedeutet. Das höchste Maass für Steigungen
bei kurzen Treppen ist 21 cm; Haupttreppen erhalten
höchstens 16 cm Steigung und mindestens 32 cm breite
Auftritte. Ermüdend wirkt weiterhin eine Treppe, bei
welcher eine zu grosse Anzahl von Stufen aufeinander
folgen. Es ist zweckmässig nach 12, höchstens 15 bis
18 Stufen eine kurze ebene Strecke, einen sogenannten
Podest, Absatz oder Platzl einzuschalten.

Wünschenswerth ist es auch, dass dem Treppenhaus Luft und Licht in genügender Menge zugeführt
wird. Dies ist bei Treppenhäusern, welche seitliche,
direkt in's Freie gehende Fenster besitzen, leicht zu erreichen, viel schwieriger bei denen, welche nur Oberlicht
haben. Ein solches Treppenhaus, das vom Kellergeschoss
bis unter das Dach reicht, wirkt wie ein Schornstein.
In ihm ist stets eine von unten nach oben ziehende
Luftströmung vorhanden, welche lästig und sogar schädlich

werden muss, wenn, wie dies häufig bei grossen Mieths-
kasernen der Fall ist, im Keller Waschküchen, Werkstätten
und auf den Treppenpodesten Abtritte sich befinden.

Das Beziehen von Neubauten.

Ein technisch richtig aufgeführtes Haus, welches
auch in Bezug auf seine Lage, sein Fundament, die
Wandungen, die Ventilations-, Heizungs-, Abtrittsanlagen
u. s. w. allen hygienischen Anforderungen genügt, wird
nur dann seinen Zweck erfüllen, wenn die Benützung
der zum Wohnen bestimmten Räumlichkeiten unter bestimmten Einschränkungen erfolgt.

Vor allem ist das Beziehen von Neubauten und Um-
bauten erst dann zu gestatten, wenn die betreffenden
Räume genügend ausgetrocknet sind.

Die Wassermenge, welche beim Bau eines Hauses
(Backsteinbau) zum Benetzen der Steine, zum Anmachen
des Mörtels benöthigt wird, ist eine sehr erhebliche.
Pettenkofer hat die für den Bau eines gewöhnlichen
Wohnhauses von drei Etagen mit je fünf Zimmern und
Küche (Erdgeschoss, erster und zweiter Stock und Keller-
raum) nothwendige Wassermenge berechnet. Die hierzu
erforderlichen 167,000 Ziegeln, mit einem annähernden
Gewicht von fünf Kilo, nehmen beim Eintauchen und
Uebergiessen mindestens 5% ihres Gewichts an Wasser
auf, d. i. 41.750 Liter Wasser. Hierzu kommt das zum
Anmachen des Mörtels verwandte Wasser. Es wird
ungefähr ⅓ der Mauermasse an Mörtel gebraucht, welcher
jedoch viel mehr Wasser enthält, als zum Benetzen
der Ziegel nothwendig ist und es ist keinesfalls über-
trieben, wenn man das im Mörtel enthaltene Wasser
ebenso hoch annimmt, als das in den Steinen vorhandene,
so dass zur Herstellung des oben bezeichneten Neubaues
wenigstens 83.500 Liter Wasser nothwendig wären, welche
Wassermenge grossentheils entfernt sein muss, ehe der
Neubau ohne Schaden für die Gesundheit beziehbar ist.

Die hiebei sich abspielenden Prozesse sind folgende: Beim Mauern wird Mörtel aus Aetzkalk und Wasser hergestellt, $CaO + H_2O = Ca(OH)_2$; die vom Kalk aufgenommene Wassermenge nennt man das Hydratwasser. Es ist aber im Mörtel ausser dem vom Kalk gebundenen, dem Hydratwasser, noch mehr Wasser vorhanden, da ja der Mörtel im flüssigen Zustande aufgetragen wird. Dieses letztere Wasser wird nun nach beendetem Mauern allmälich von den Ziegelsteinen aufgenommen, sie saugen sich damit voll, der Mörtel hat dann, wie man sagt, angezogen. Später wird dieses Wasser wieder nach aussen abgegeben, indem erst die äusseren Partien der Mauer austrocknen und dann das Wasser von innen nach aussen weiter zur Verdunstung vorrückt. Durch dieses Trocknen wird jedoch der Mörtel nicht fest, er bildet auch nach Abgabe des vom Kalk nicht gebundenen Wassers nur eine leicht zerdrückbare Masse. Zum völligen Festwerden, zum steinigen Erhärten gehört noch ein anderer Vorgang.

Es muss nämlich das im Mörtel enthaltene Hydratwasser durch Kohlensäure verdrängt werden, wobei aus dem Aetzkalk kohlensaurer Kalk und Wasser entsteht, das dann ebenfalls verdunstet.

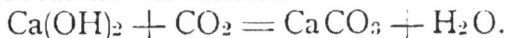

$$Ca(OH)_2 + CO_2 = CaCO_3 + H_2O.$$

Die geschilderten Prozesse verlaufen neben einander und man kann durch mechanische und chemische Untersuchungen feststellen, wieweit sie fortgeschritten sind.

Zur mechanischen Prüfung wird Mörtel aus den Fugen mit einem Hohlbohrer entnommen und auf seine Festigkeit (weich, bröcklich, hart) untersucht.

Zur genauen Bestimmung des Wassergehalts einer Wand muss man an verschiedenen (in jedem Stockwerk wenigstens vier) Stellen vom Putzmörtel (die die Wand bekleidende äussere Schicht) wie vom Fugenmörtel (die zwischen den Steinen befindliche, diese verbindende Schicht) mit Hammer und Meissel resp. Hohlmeissel Proben von 20—100 gr entnehmen. Die Untersuchung des Wassergehalts der Steine, welcher von dem des

Mörtels meist stark abweicht, kann die Analyse des Mörtels vervollständigen. Sind grössere Steine im Mörtel vorhanden, so müssen sie, nachdem die Gesammtprobe gewogen und nachdem die Masse in einer Reibschale zerkleinert ist, entfernt, später bei der Rechnung jedoch berücksichtigt werden. Der Mörtel wird dann in kleinen Kupferschiffchen in einem Wägeröhrchen mit Gummistopfen abgewogen und das Schiffchen in einer Röhre von schwer schmelzbarem Glas auf 100^0 eine bis anderthalb Stunden erwärmt, während gleichzeitig durch die Röhre ein Strom Luft gesaugt wird, welche vorher Vorlagen mit concentrirter Schwefelsäure und starker Natronlauge passirt und dabei ihren Wasser- und Kohlensäuregehalt abgegeben hat. Aus der erneuten Wägung ersieht man, wie viel freies Wasser im Mörtel enthalten war.

Den Gehalt an Hydratwasser kann man bestimmen, indem man den schon getrockneten Mörtel glüht, wobei das Hydratwasser entweicht

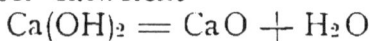

$$Ca(OH)_2 = CaO + H_2O$$

und dieses in einer gewogenen Vorlage von Schwefelsäure auffängt. Besser jedoch bestimmt man den Gehalt an Aetzkalk durch Titrirung und berechnet hieraus das vorhandene Hydratwasser.

Man kann Neubauten als trocken bezeichnen, wenn der Gesammtmörtel nicht mehr als 1 % Wasser enthält. (In ganz ausgetrockneten alten Häusern sinkt der Wassergehalt des Mörtels nicht unter 0.4—0.6 % freies Wasser.) Sind jedoch in einem Neubau gute Heizungs- und Lüftungsanlagen vorhanden, von denen man annehmen kann, dass sie nach Beziehen des Hauses auch benützt werden (Schulen u. s. w.), so kann man mit dem Grenzwerth noch in die Höhe gehen und $1^1/_2$—2 % freies Wasser im Gesammtmörtel als Grenze setzen.

Auf die mechanische und chemische Untersuchung zu verzichten und sich mit einer Inspektion, mit Betasten oder Beklopfen der Wand zu begnügen, ist nicht räthlich, da man hierdurch auch kein annähernd sicheres Resultat erhalten kann. Findet man bei der

Inspektion eines Neubaues in grösserer Ausdehnung feuchte Flecken, so zeigen diese natürlich schon ohne weitere Untersuchungen einen schädlichen Feuchtigkeitsgehalt an.

Der Aufenthalt in einem Hause, welches allen hygienischen Anforderungen genügt, kann fernerhin auch dadurch schädlich werden, dass dasselbe zu dicht bewohnt wird, oder auch wenn Räume als Wohn- und Schlafzimmer benutzt werden, welche hierzu nicht bestimmt sind. Es darf deshalb nicht gestattet werden, dass Gelasse als Schlafzimmer dienen, wenn sie nicht wenigstens für jedes Kind unter zehn Jahren einen Luftraum von 10 cbm und für jede ältere Person einen solchen von 15 cbm gewähren. Endlich ist es keinesfalls zu erlauben, dass Räume zu längerem Aufenthalt verwandt werden, welche die schon weiter oben angegebenen Bedingungen nicht erfüllen, besonders wenn sie nicht eine genügende Zufuhr von Licht und Luft ermöglichen.

Wohnungsämter.

Zur Durchführung der Hygiene des Wohnungswesens sind besondere Behörden zu schaffen, denen die fortwährende Ueberwachung der Wohnungen obliegt. Man hat für sie die Bezeichnung »Wohnungsämter« vorgeschlagen, deren Thätigkeit durch Gesetz zu regeln ist. Ihre Hauptaufgabe soll in einer regelmässig abzuhaltenden Wohnungsschau behufs Feststellung gesundheitsschädlicher Bauzustände und gesundheitswidriger Wohnungsbenützung bestehen. Auf Grund der dort ermittelten Thatsachen muss ihnen für bestimmte Fälle das Recht zuerkannt werden, die Schuldigen zur Beseitigung der Missstände anzuhalten, eventuell deren Bestrafung zu veranlassen, die Bewohnung bestimmter Räume oder Gebäude bis auf Weiteres oder dauernd zu untersagen, die Hausordnungen und Miethverträge zu überwachen.

Heizung.

Die in unserm Klima während eines grossen Theils des Jahres herrschenden Temperaturen sind für das Leben auch in geschlossenen Wohnräumen zu niedrig. Durch besondere Einrichtungen — Heizungsanlagen — muss deshalb in ihnen eine dem Menschen angenehme und gesunde Temperatur erzeugt werden. Dies geschieht durch Verbrennung von Heizmaterial, kohlenstoffreichen Substanzen, bei welchem Prozess Wärme frei wird.

Der Verlauf des Verbrennungsprozesses ist ein ziemlich complicirter. Durch die bei der Verbrennung entstehende Wärme wird zunächst das Brennmaterial vergast, indem verschiedenartige Kohlenwasserstoffe gebildet werden, die schliesslich zu CO_2 und H_2O verbrennen.

Bei mangelnder Luftzufuhr ist die Verbrennung eine unvollständige, Kohlenwasserstoffe bleiben unverbrannt oder werden zum Theil nur zu Kohlenoxyd (CO) umgewandelt. Bei mangelnder Luftzufuhr und Abkühlung der Flamme ist die Verbrennung noch unvollständiger; die abziehenden Verbrennungsgase enthalten dann ausser CO_2 und Wasserdampf, CO, Kohlenwasserstoffen noch unverbrannte Kohlenstofftheilchen, welche dann das Rauchen und Russen der Flamme bedingen.

Man nennt die bei vollkommener Verbrennung von 1 kg Brennstoff gebildete Wärmemenge calorimetrischen Effekt oder theoretischen Heizwerth und drückt diesen in Calorieen oder Wärmeeinheiten aus. Eine Calorie ist diejenige Wärmemenge, welche nothwendig ist, um 1 kg Wasser von 0 auf 1^0 zu erwärmen.

Der theoretische Heizwerth ist von der Zusammensetzung der Brennmaterialien abhängig, er beträgt bei

	Theoretischer Heizwerth	Theoret. Luftmenge in kg	Pyrometrischer Effekt
Kohlenstoff Verbrennung zu CO_2	8000 W.E.		
Kohlenstoff Verbrennung zu CO	2500 ,,		
Kohlenoxyd Verbrennung zu CO_2	2400 ,,		
Petroleum . .	12000 ,,		
Leuchtgas	10000 ,,		
Holz, lufttrocken . . .	2700 ,,	4.5	
Holz, vollständig trocken	4000 ,,	4.5	1950
Torf	2700 ,,	4.4	2110
Braunkohle	4000 ,,	6.3	2250
Steinkohle . .	5000—7500 ,,	10.7	2565
Holzkohle . .	7000 ,,	10.2	2480
Anthracit . . .	8000 ,,	10.7	2510
Coaks .	7000 ,,	10.3	2480

Im Gegensatz zu diesem theoretischen Heizwerth steht der wirklich nutzbare, der Heizeffekt,
der ganz von der Güte der Heizanlage abhängig ist.
Derselbe beträgt bei sehr guten Heizvorrichtungen
höchstens $^2/_3$ des theoretischen Heizwerthes; er kann bei
schlechten Heizanlagen (Kamine) auf nur 5% herabgehen.
   Zur Erzielung eines günstigen Heizeffekts ist die
Zufuhr einer bestimmten Luftmenge nothwendig. Wird
zu viel Luft eingeführt, so geht ein beträchtlicher Theil
der Wärme verloren, weil die überschüssige Luft auch
erwärmt werden muss und dadurch eine Abkühlung des
ganzen Verbrennungsprozesses hervorgerufen wird; wird
zu wenig Luft hinzugeführt, so ist die Verbrennung eine
unvollständige. Bei den gewöhnlichen Heizanlagen wird
bei Zufuhr der zwei- bis dreifachen Menge der zur Verbrennung theoretisch nothwendigen Luft den günstigsten
Heizeffekt hervorrufen. In obiger Tabelle sind die zur
Verbrennung der verschiedenen Heizmaterialien theoretisch
nothwendigen Luftmengen in der zweiten Spalte eingezeichnet. In der dritten Spalte ist der pyrometrische

Effekt eingezeichnet. d. i. die bei der Verbrennung des betreffenden Heizkörpers erreichbare höchste Temperatur, welche neben dem calorimetrischen Effekt den Werth des Heizkörpers bestimmt.

Um über den Werth der gebräuchlichsten Heizmaterialien im Verhältniss zu ihrem Preise ein Urtheil zu gewinnen, ist auf der nachfolgenden Tabelle zusammengestellt, wie viel Heizmaterial man für 1 Rm. erhält, und welcher theoretische Heizwerth ihnen zukommt.

Für 1 Rm. erhält man*)

Heizmaterial	Gewicht	welche einen theoretischen Heizwerth liefern von ungefähr
Braunkohle	62.5 Kilo	250,000 Calorieen
Steinkohle	66.5 „	452.200 „
Anthracit	28.0 „	224,000 „
Coaks	28.5 „	199,500 „
Holz, Fichten (weich)	55.6 „	150,100 „
„ Buchen (hart)	60.5 „	163,300 „
Steinkohlengas	5.4 Cub.-m	28,620 „

Die dem Menschen angenehme und zuträgliche Temperatur, welche durch die Heizung hervorgebracht werden soll, schwankt innerhalb ziemlich weiter Grenzen. Je nach dem Körperzustand, der Bekleidung, besonders aber der Beschäftigung ist eine mehr oder minder hohe Temperatur erwünscht.

Zweckmässig sind für

Wohnzimmer	17—20° C.
Kinderzimmer .	18—21° „
Badezimmer . . .	20—22° „
Schlafzimmer . . .	12—16° „
Arbeitszimmer	17—19° „
Werkstätten, je nach der Beschäftigung der Arbeiter	10—17° „
Turnsäle	13—15° „
Krankenzimmer	17—20° „
Theater, Versammlungssäle	19—20° „

---

*) Nach Münchener en gros Durchschnittspreisen 1890/91 berechnet.

Man muss nun vom hygienischen Standpunkte an eine Heizanlage folgende Anforderungen stellen:

1. muss sie die für den Raum geforderte Temperatur herstellen und auch bei wechselnder Aussentemperatur gleichmässig erhalten können; sie muss also regulirfähig sein;

2. darf sie der Luft des Wohnraumes weder gasnoch staubförmige Verunreinigungen zuführen;

3. darf sie die Luft des Wohnraumes nicht übermässig austrocknen (s. Luft pag. 65);

4. soll sie nicht feuergefährlich sein und

5. muss sie eine gute Ausnützung der Wärme der Verbrennungsgase gestatten.

Lokal- oder Einzelheizungen.

Die zur Erwärmung bewohnter Räume verwandten Heizanlagen unterscheidet man in Lokal- oder Einzelheizungen und Central- oder Sammelheizungen. Bei den ersteren wird die Wärme in jedem zu beheizenden Raume in einer besonderen Heizung erzeugt, während bei den letzteren eine Anlage für mehrere Räume in einem von diesen getrennten Lokale sich befindet.

Die Einzel- oder Lokalheizungen zerfallen in Kamin-, Ofen- und Gasheizungen.

Bei der Kaminheizung wird das Heizmaterial in einer Nische offen verbrannt; die Heizgase werden direkt in den Schornstein abgeführt. Das Feuer gibt fast ausschliesslich durch Strahlung Wärme ab, nicht durch Leitung. Der Heizeffekt ist desshalb ein sehr geringer und beträgt nur etwa 5% des theoretischen. Die gewöhnlichen Kamine sind daher in unserm Klima ohne jede praktische Bedeutung; sie dienen nur zur Ausschmückung der Wohnräume.

Etwas günstiger in der Wirkung ist der in Fig. 72 abgebildete Galton'sche Kamin, bei welchem um das Rauchrohr herum ein Kanal liegt, welcher mit der Aussenluft derart in Verbindung steht, dass die einströmende frische Luft an dem Rauchrohr emporsteigt, sich erwärmt und dann in das Zimmer eintritt.

Besser ist die Ausnützung der gebildeten Wärme bei der Ofenheizung; bei richtiger Konstruktion und sachgemässer Bedienung können bis 50% der gebildeten Wärme für die Heizung verwerthet werden.

Die einfachste Art der Ofenheizung ist die mit gusseisernen, sogenannten Kanonenöfen. In einem kurzen guss-eisernen Rohr (s. Fig. 73) wird das

Fig. 72.
Galtons Kamin.

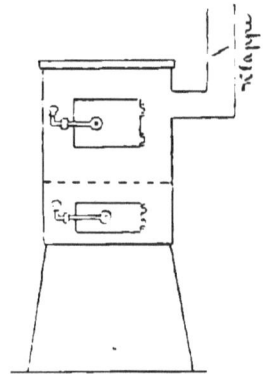

Heizmaterial verbrannt, die Heizgase treten dann sofort in das Rauchrohr ein. Derartige Oefen haben einen Vortheil, sie lassen sich schnell anheizen, sonst aber nur Nachtheile. Bei längerer Heizung muss fortdauernd Heizmaterial nachgeschürt werden, der Ofen braucht also eine ständige Bedienung. Das Gusseisen giebt, da es ein guter Wärmeleiter ist, die aufgenommene Hitze sehr schnell ab, eine Wärmeaufspeicherung findet nicht statt und erkaltet der Ofen, sowie das Feuer erloschen. Die Wandungen des Ofens werden leicht glühend; die auf dem Ofen abgelagerten Staubtheilchen verbrennen und verunreinigen die Luft

Fig. 73.
Gusseiserner Kanonenofen.

des Zimmers. Die Wärmeabgabe geschieht zumeist durch Strahlung, was unangenehm und schädlich ist.

Zur Verhinderung der schnellen Auskühlung hat

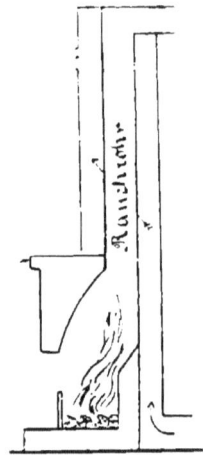

man früher im Rauchabzugsrohr eine Klappe angebracht, durch deren Schluss die Verbrennung des eingeführten Heizmaterials verlangsamt werden sollte. Bei allzu frühzeitigem Schliessen der Klappe traten die Heizgase in das Zimmer, das bei der unvollkommenen Verbrennung reichlich vorhandene Kohlenoxydgas (CO) verursachte Vergiftungen. Eine Gefahr, dass durch das glühend gewordene Gusseisen auch bei Oefen, welche keine Klappe haben, Kohlenoxyd austreten könne, besteht übrigens nicht, da die kältere und demnach schwerere Zimmerluft auf die bedeutend wärmere und leichtere Luft im Innern des Ofens einen Ueberdruck ausübt und ein Austreten der Heizgase in das Zimmer nicht gestattet.

Die vielen Nachtheile des gewöhnlichen gusseisernen Ofens sind bei einer grossen Anzahl Konstruktionen vermieden, welche in den letzten Jahren unter dem Namen Mantel-Regulir-Füllöfen eingeführt sind, von denen Fig. 74 ein Schema zeigt. Der Feuerraum besteht aus einem Cylinder, welcher durch eine oben angebrachte Thüre mit dem Heizmaterial angefüllt wird. Das Material reicht für eine ganze Heizperiode, zwölf bis vierundzwanzig Stunden, aus. Damit es nicht zu schnell verbrennt, wird die Luftzufuhr durch

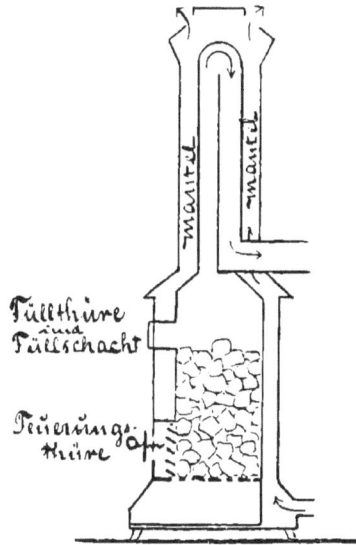

Fig. 74.
Mantel-Regulir-Füllofen.

die vor der Heizung befindliche Feuerungsthüre, welche beliebig geschlossen und geöffnet werden kann, regulirt. Wärmeabgabe durch Strahlung findet nicht statt, weil der Ofen in einer Entfernung von fünf bis fünfzehn Centimeter mit einem Mantel umgeben, dessen Innenraum mit der Zimmerluft kommunicirt. Dieser Raum kann auch mit der Aussenluft in Verbindung gesetzt werden, in welchem Fall der Ofen dem Zimmer frische, erwärmte Luft zuführt.

Die am meisten verbreitete Art eiserner Regulir-Füllöfen sind die Amerikanischen Oefen (Fig. 75). Ihnen eigenthümlich ist ein Korbrost, auf welchen das Heizmaterial — eine schlackenfreie sogen. Anthracitkohle — durch den Trichter nach Abnahme des Deckels eingebracht wird. Beim Anheizen treten die Heizgase direkt in das Rauchrohr ein. Später müssen dieselben zur besseren Ausnützung ihrer Wärme einen weiteren Weg nehmen. Nach Schluss einer Klappe gehen sie, nach unten steigend, in den röhrenförmigen Sockel des Ofens, durchstreichen den Sockel

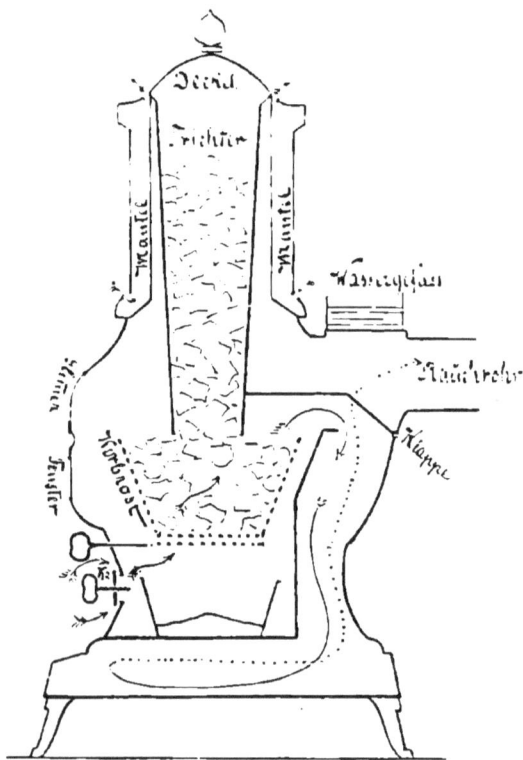

Fig. 75.
Amerikanischer Füllofen.

und treten auf der andern Seite in die Höhe und schliesslich in das Rauchrohr ein. (Der Weg ist in der Zeichnung durch die punktirte Linie angedeutet.) Der obere Theil des Ofens ist mit einem Mantel umgeben, durch welchen die Zimmerluft circuliren kann. An dem mittleren Theil sind zwei Reihen Glimmerfenster angebracht, welche das Feuer

sichtbar machen. Die Heizung wird regulirt, indem durch
verschiedene Stellung der Klappe (K_2) mehr oder weniger
Luft zugeführt wird. Am Ansatz des Rauchrohres ist
eine Platte angebracht, auf welcher man in einer flachen
Schale Wasser verdunsten lassen kann.

Die Bedienung der Oefen ist eine sehr einfache;
einmal angeheizt brennen die Oefen während des ganzen
Winters hindurch; man hat nur nöthig, jeden Tag den
Fülltrichter mit der freilich ziemlich theueren Anthracitkohle zu füllen und die Asche zu entfernen.

In Deutschland haben wohl die meiste Verbreitung
die Kachel- oder Massenöfen auch Berliner Oefen
genannt. Ihre Wandungen sind aus
Kacheln, das Innere aus Mauer- und
Dachziegeln hergestellt. In ihrem unteren
Theil befindet sich der Feuerraum mit
Planrost und Aschenfall, die durch fest
schliessende Thüren mit regulirbarer
Luftzufuhr verschlossen sein müssen.
Horizontal oder (wie in der Abbildung
Fig. 76) vertikal angebrachte Züge zwin-
gen die Heizgase, vor ihrem Eintritt in's
Rauchrohr einen möglichst langen Weg
zu nehmen, damit deren Wärme gut
ausgenützt wird.

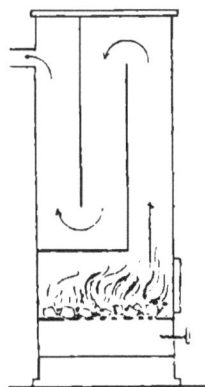

Die Kachelöfen bieten viele
Nachtheile. In Folge ihrer grossen Masse
lassen sie sich nur langsam anheizen

Fig. 76.

Kachel- oder Massen-
ofen.

und erwärmen den zu beheizenden Raum erst Stunden
lang nach Beginn des Heizens. Die Wärmemenge, welche
sie in sich aufspeichern, reicht dann zwar lange Zeit zur
Erwärmung aus, es besteht jedoch nur eine beschränkte
Möglichkeit, die Abgabe der Wärme zu reguliren. Nach
beendetem Anheizen müssen fernerhin zur Erhaltung der
dem Ofen innewohnenden Wärme die Aschen- und Heiz-
thüre geschlossen werden; der Ofen entnimmt dann dem
Zimmer keine Luft mehr und wirkt somit nicht wie andere Oefen, welche fortdauernd brennen und dabei stets

Luft absaugen, ventilatorisch. Es ist dies besonders desshalb ungünstig, weil die ventilatorische Wirkung aufhört, wenn der Ofen und das Zimmer warm und damit wohnbar geworden ist und bewohnt wird.

Zur Beseitigung der eben bezeichneten Uebelstände sind Oefen construirt worden, welche ein Mittelding zwischen eisernen und Kachelöfen bilden. Die inneren Theile sind aus Gusseisen construirt, die Wandungen mit Kacheln belegt. Solche Oefen lassen sich rascher anheizen wie gewöhnliche Kachelöfen, ohne so schnell abzukühlen wie die eisernen Oefen. In Nachahmung der Mantelöfen hat man auch die Kacheln doppelwandig gemacht und die Oefen derart eingerichtet, dass zwischen den beiden Wandungen die Zimmerluft circuliren und sich erwärmen kann.

Für schnelle Anheizung bei kurzer Benützung werden Gasheizungen verwandt. In der Möglichkeit, das Gas überall hinzuleiten und somit stets und schnell Wärme erzeugen zu können, ohne erst Heizmaterial herbeischaffen zu müssen, liegt der Hauptvortheil der Gasheizung. Als Heizkörper werden Oefen oder auch Kamine verwandt, welche die umgebende Luft theils direkt, theils durch Strahlung erwärmen.

Gasheizungen mit Leuchtgas sind nur dort zu verwenden, wo für einen genügenden Abzug der Verbrennungsprodukte Sorge getragen wird. Ohne einen solchen Abzug sind Gasheizungsöfen zu verbieten, da durch den Uebertritt der Verbrennungsgase in die Zimmerluft schon wiederholt Vergiftungen vorgekommen sind.

Die Gasheizung ist noch gefährlicher, wenn statt des Leuchtgases das bedeutend billigere Wassergas zur Verwendung kommt. Dieses wird hergestellt, indem heisser Wasserdampf über glühende Kohlen geleitet wird, wobei ein Gemenge von Wasserstoff (50), Kohlenoxyd (41), Kohlensäure (4) und Stickstoff (5 Volumprocent), letzterer von der atmosphärischen Luft herrührend, entsteht. Der hohe Gehalt an Kohlenoxyd und die Geruchlosigkeit des Gases bedingen die grosse

Gefahr bei dessen Benützung, welche ohne besondere Vorsichtsmassregeln (selbstthätiges Absperren der Leitung bei Erlöschen der Flamme, Beimengung riechender Substanzen zum Gase behufs leichterer Entdeckung undichter Stellen, Verlegung der Gasröhren ausserhalb der Wohnräume u. s. w.) nicht gestattet werden sollte.

Praktisch ohne erhebliche Bedeutung und vom hygienischen Standpunkte aus als schädlich, sind die Carbonatronöfen zu bezeichnen. Dieselben werden mit gereinigter Buchenholzkohle geheizt, ohne dass die dabei entstehenden Heizgase durch ein Rauchrohr abgeführt werden, weil, wie behauptet wird, hierbei schädliche Verbrennungsprodukte nicht entstehen. Wiederholt vorgekommene Vergiftungen bei Verwendung derartiger Oefen haben die Unrichtigkeit dieser Behauptung erwiesen.

Die Oefen enthalten gewöhnlich noch in einem besonderen Gefäss eine Mischung von 1 Theil essigsaurem und 10 Theilen unterschwefligsaurem Natron, welche Salze bei der Erhitzung in ihrem Krystallwasser schmelzen und dabei Wärme binden. Beim Erstarren wird dann die gebundene Wärme wieder frei und wirkt somit das Salzgefäss als Wärmereservoir. Diese Reservoire sind jedoch auch bei jeder anderen Heizungsart zu verwenden.

Central- oder Sammelheizungen.

Die Centralheizungen im Gegensatz zu den Lokalheizungen bieten verschiedene Vortheile.

1. Ist die Bedienung eine einfachere, da für sämmtliche zu beheizende Räume nur eine Heizanlage versorgt werden muss; die Heizmaterialien brauchen nicht in jeden einzelnen Raum, besonders nicht in die höheren Etagen transportirt zu werden,

2. die Verbrennung ist, weil leichter zu beaufsichtigen, besser zu reguliren, die Wärmeausnützung ist deshalb eine günstigere,

14*

3. die Wohnräume werden durch die Abfälle der Heizmaterialien, wie durch Rauch, Asche und Russ nicht verunreinigt,

4. können die Corridore und das Treppenhaus ohne bedeutende Mehrkosten mitbeheizt werden, wodurch das ganze Haus wohnlicher, die Erkältungsgefahr geringer wird.

Andrerseits sind Centralheizungen

1. in der Anlage kostspieliger,

2. benöthigen sie eine geschulte und aufmerksame Bedienung,

3. sind Fehler in der Anlage oft schwer zu beseitigen,

4. muss bei nothwendigen Reparaturen das ganze Gebäude die Heizung entbehren.

Die älteste der Centralheizungen ist die Luftheizung (1823 in Wien eingeführt). Sie beruht darauf, dass in einer Heizkammer, welche unter den zu beheizenden Wohnräumen liegt, die dort vorhandene Luft erwärmt und in besonderen Kanälen nach oben geführt wird.

Fig. 77 zeigt das Schema einer Luftheizungsanlage. Durch den Luftzuleitungskanal, dessen Ende, wenn möglich, in einen Garten so geleitet ist, dass eine Verunreinigung der zugeführten Luft ausgeschlossen, strömt die Luft in die Heizkammer ein, wo sie durch den darin befindlichen Calorifer erwärmt wird.

Die Heizkammer muss derart hergestellt sein, dass sich an den Wänden und am Boden kein Staub ablagern kann. Damit auch von aussen kein Staub eindringt, ist die Heizkammer durch eine doppelte Thür von der Umgebung abzuschliessen und jeden Monat wenigstens einmal gründlich zu reinigen. Auch der Ofen ist so einzurichten, dass er von aussen bedient werden kann, damit die Luft der Heizkammer weder durch den Heizer, noch durch die Heizmaterialien verunreinigt wird.

Auf die Construktion des Ofens ist besondere Sorgfalt zu verwenden; er muss absolut dicht sein, damit die Heizgase nicht in die Luft der Heizkammer übergehen.

Ferner muss die Heizfläche so gross gewählt werden,
dass eine Ueberhitzung derselben nicht nothwendig ist,
weil sonst etwa vorhandener Staub verbrennen und die
Verbrennungsprodukte der Heizluft sich beimengen würden.
Von der Heizkammer geht in jeden zu beheizenden
Raum ein besonderer Warmluftkanal; mit diesem
communicirt der Mischkanal, in welchen nach Belieben

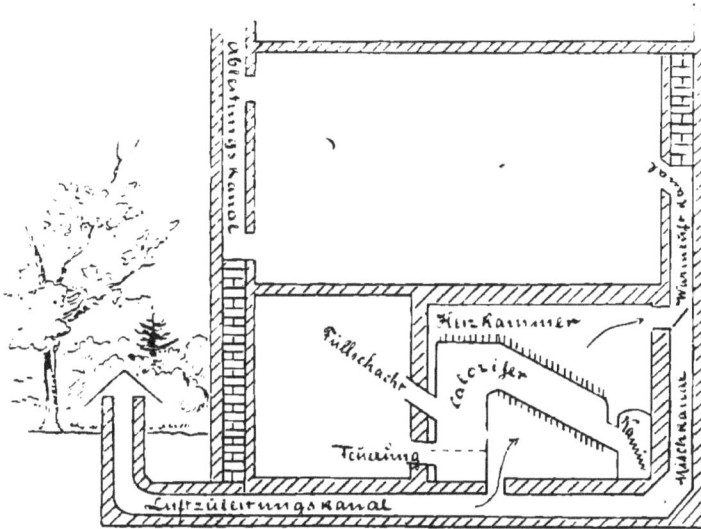

Fig. 77. Luftheizung.

frische, kalte Luft eingeführt werden kann, damit dann
die Mischluft eine dem Wärmebedürfniss entsprechende
Temperatur erhält. Die Temperatur der in die zu beheizenden Räume einströmenden Luft darf 40--50° nicht
übersteigen, die Ausströmungsöffnung muss über Kopfhöhe, also etwa 2 m über dem Fussboden liegen. Der
Querschnitt der Zufuhrkanäle ist so zu wählen, dass die
Geschwindigkeit der einzuführenden warmen Luft
einen Meter pro Sekunde nicht übersteigt. Zur Entfernung der verbrauchten Luft dienen die Ableitungs-
oder Ventilationskanäle, deren jeder in jedem Raum
zwei Ausströmungsöffnungen haben muss. Die eine
befindet sich in der Nähe des Fussbodens; die zweite, in

der Nähe der Decke, soll nur dann benützt werden, wenn die Temperatur so hoch, dass eine direkte Abführung der zugeführten erwärmten Luft erwünscht erscheint. Sie wird weiterhin ausschliesslich benützt, wenn die Luftheizungsanlage im Sommer zur Ventilation verwandt wird. Es tritt dann durch den Luftzuführungskanal kalte Luft ein, die sich mit der Zimmerluft vermischt, erwärmt, nach oben strömt und von dort durch die obere Ausströmungsöffnung abgesaugt wird.

Die Luftheizungen bieten viele Vortheile. Die Anlage, wie der Betrieb, sind billig; die Heizung bedingt gleichzeitig die Zufuhr frischer Luft. Dennoch wird über derartige Anlagen vielfach geklagt. Die Klagen betreffen zumeist die Beschaffenheit der Luft, sind jedoch nicht durch das System, sondern nur durch dessen häufig falsche resp. schlechte Ausführung (sowohl in Anlage als im Betrieb) begründet.

. Entweder wird nicht dafür gesorgt, dass die zugeführte Luft rein ist, in welchem Fall dann die Verunreinigungen sich der Wohnungsluft beimischen und die Athmungsorgane belästigen. Man kann dies umgehen, wenn man die Luft von einem Orte bezieht, wo. wie schon oben erwähnt, eine Verunreinigung ausgeschlossen ist, oder aber, indem man die Luft durch besondere Tücher filtrirt, welche dem Luftdurchgang nur wenig Widerstand entgegenbringen, aber dennoch alle staubförmigen Beimengungen zurückhalten. Ferner muss im Heizraum wie in den Luftzuleitungskanälen peinliche Sauberkeit herrschen.

Um der Luft. welche bei ihrer Erwärmung ein hohes Sättigungsdeficit erhält, Gelegenheit zu geben, Wasser aufzunehmen, sind verschiedene Methoden angegeben worden.

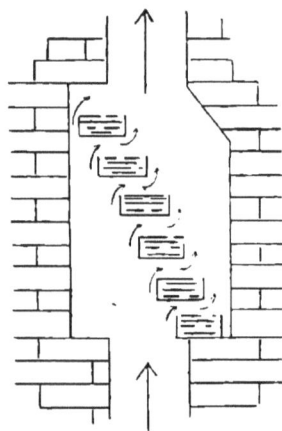

Fig. 78.

Luftbefeuchtungseinrichtung
für Luftheizung.

Man kann (Fig. 78) im Warmluftkanal eine Reihe von
Wasserschalen anbringen, über welche die Luft hin-
wegstreichen muss, wobei sie natürlich Wasser aufnimmt. Oder aber (Fig. 79) es be-
findet sich im Querschnitt des
Warmluftkanals ein Rädchen, dessen Flügel durch den Luftstrom
in Bewegung gesetzt, in eine darunter stehende Schale eintauchen
und hierbei Wasser verspritzen.
Auch kann man die Luft über
Baumwollstreifen leiten, deren
Enden in Wasser tauchen und
dabei stets wieder so viel Wasser
aufsaugen, als von der darüber
streichenden Luft aufgenommen worden ist.

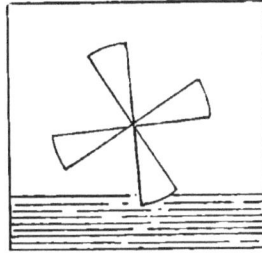

Fig. 79.
Luftbefeuchtungseinrichtung
für Luftheizung.

Ist eine Luftheizung richtig ausgeführt und wird
deren Betrieb genau überwacht, so gehört sie zu den
hygienisch besten Heizungsanlagen.

Die zweite Gruppe der Centralheizungen bilden
die Wasserheizungen. Die Wärme wird durch Wasser
übertragen und zwar unterscheidet man Dampf-, Warm-
und Heisswasserheizungen, je nachdem man das
Wasser in Dampfform oder als erwärmtes Wasser
zum Wärmetransport benützt.

Bei der Dampfheizung (Fig. 80) wird der Dampf
in einem Kessel erzeugt, in einem schmiedeisernen
Steigrohr nach dem höchsten Punkt der Anlage geleitet,
von dem ein Vertheilungsrohr ausgeht, welches durch
die Fallröhren den Dampföfen den Dampf zuführt. In
diesen condensirt sich der Dampf unter Wärmeabgabe;
das sich hierbei bildende Condensationswasser fliesst
durch eine besondere Leitung nach unten ab. Bei
dieser Heizung werden von jedem Kilo Wasser, welches
in Wasserdampf übergeführt ist, bei dessen Condensation
536.5 W. E. frei.

Zur Wärmeabgabe werden entweder Heizschlangen
und Rippenelemente oder verschiedenartig konstruirte

Oefen benutzt. Letztere sind nothwendig, wenn die Dampfheizung keinen continuirlichen Betrieb hat. Der Dampf speichert näm-lich nur eine geringe Menge Wärme auf und es condensirt sich dess-halb, sobald die Heizung abgestellt ist, der vor-handene Dampf in kur-zer Zeit; die ganze Heiz-anlage erkaltet. Um dies zu umgehen, verwendet man bei continuirlichem Heizbetrieb Oefen als Heizkörper, welche eine länger andauernde Wär-meaufspeicherung ge-statten. Es geschieht dies dadurch, dass man das Condenswasser im Ofen ansammeln und

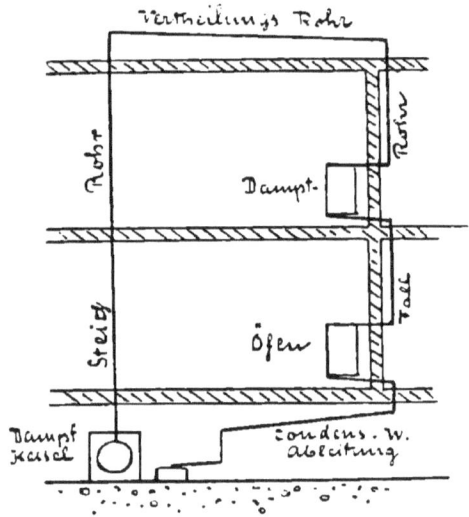

Fig. 80.

Dampfheizung.

die Temperatur des Dampfes annehmen lässt, wobei man in dem hoch temperirten Wasser ein Wärmereservoir erhält. Derartige Dampfwaseröfen sind in ver-schiedener Ausführung construirt. Fig. 81 zeigt einen, bei welchem der Dampf durch eine Spirale geleitet wird, welche sich in dem mantelförmigen Theil des Ofens be-findet, der bis etwa zur Hälfte mit Wasser gefüllt ist.

Die Dampfheizung ist leicht verwendbar, weil der Dampf schnell und leicht durch grössere Strecken ge-leitet werden kann, weil ferner die Leitung keinen grossen Röhrendurchmesser verlangt und die Heizung bequem zu reguliren ist.

Vielfache Verbreitung hat in neuerer Zeit die Niederdruckdampfheizung (System Bochem und Post) gefunden. Bei dieser Anlage (Fig. 82) wird der Dampf in einem Kessel erzeugt, in welchem sich ein 5 m hohes offenes Standrohr befindet, wesshalb der

Kessel zu den offenen zu rechnen ist und der gesetzlichen Revision nicht unterliegt, auch kein besonders
geschultes Heizpersonal bedarf. Das Steigrohr geht
vom höchsten Punkt des Kessels zu den verschiedenen
Heizkörpern; der Druck in
demselben schwankt zwischen
0.1 und 0.5 Atmosphären und
wird durch einen besonderen
Regulator selbstthätig regulirt.
Dieser Druckregulator be-
steht aus einem festen vom
Kessel auslaufenden Rohre R_1,
und einem zweiten oben offenen
an einer Spirale aufgehängten
Rohre R_2, welches soweit mit
Quecksilber gefüllt ist, dass
das erste Rohr immer in das
Quecksilber eintaucht. An dem
zweiten Rohr hängt eine Klappe,
welche die Oeffnung des Ka-
nales beherrscht, der die Luft
zur Kesselfeuerung zuführt.
Bei einer Vergrösserung des
Dampfdrucks im Kessel wird
Quecksilber aus dem Rohre 1
in das Rohr 2 ausgetrieben,
Rohr 2 wird schwerer und senkt
sich mit der Klappe, welche
dann weniger Luft zur Feuerung
zutreten lässt und damit die Kes-
selheizung einschränkt. Wird
andrerseits durch grösseren
Wärmeverbrauch in der Heiz-

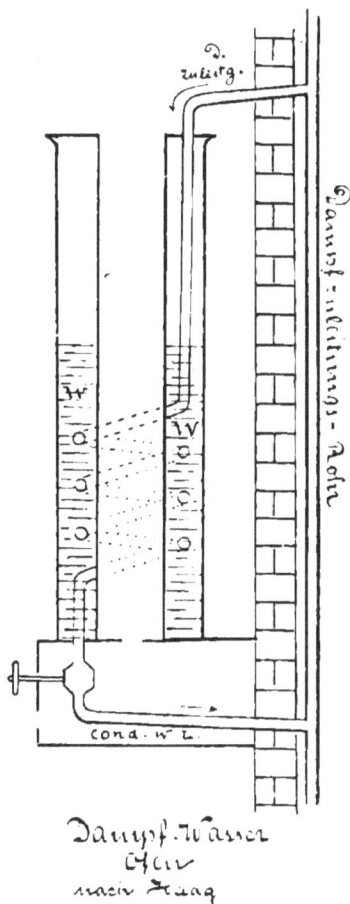

Fig. 81.

anlage mehr Dampf aus dem Kessel entnommen und damit
der Druck im Kessel verringert, so steigt das Quecksilber
in das Rohr 1 zurück, Rohr 2 wird leichter und mit der
daraufhängenden Klappe in die Höhe gezogen und erlaubt
wiederum eine grössere Luftzufuhr und damit eine stärkere
Heizung.

Die Heizung regulirt sich somit vollständig nach dem Wärmebedarf. Selbstverständlich muss die Wärmeabgabe in den einzelnen zu beheizenden Räumen besonders regulirt werden.

Der Betrieb bei der Niederdruckdampfheizung ist ein continuirlicher und sehr bequemer; man hat nur

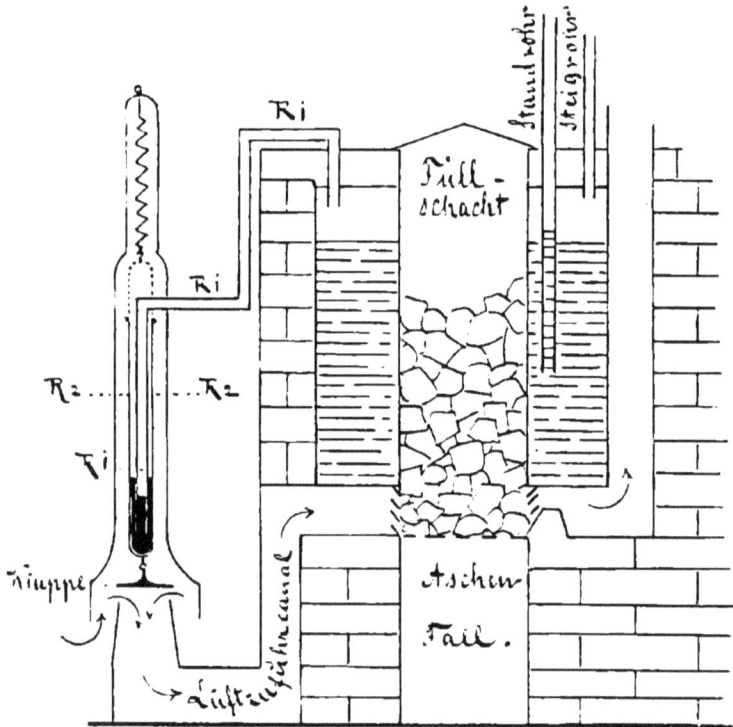

Fig 82. Niederdruckdampfheizung (System Bochem und Post).

nöthig, den Füllschacht täglich einmal mit Heizmaterial zu beschicken.

Die eigentlichen Wasserheizungen werden unterschieden in Warmwasser- oder Niederdruck- und Heisswasser- oder Hochdruckheizungen.

Bei den Warmwasser- oder Niederdruckheizungen ist das ganze System mit Wasser gefüllt. Das System ist oben offen, weshalb das Wasser nicht unter

Druck steht und daher beim Erhitzen nur auf etwa 100⁰
erwärmt werden kann. Fig. 83 zeigt das Schema einer
solchen Anlage.
Vom Kessel,
in welchem das
Wasser erhitzt
wird, steigt das
erwärmte und
deshalb leichtere
Wasser in dem
Steigrohr nach
dem Expansi-
onsgefäss. Ein
solches Gefäss
muss in die Leit-
ung eingeschaltet
sein, damit sich
das Wasser bei
der Erwärmung
ausdehnen kann.
Vom Expansi-
onsgefäss geht

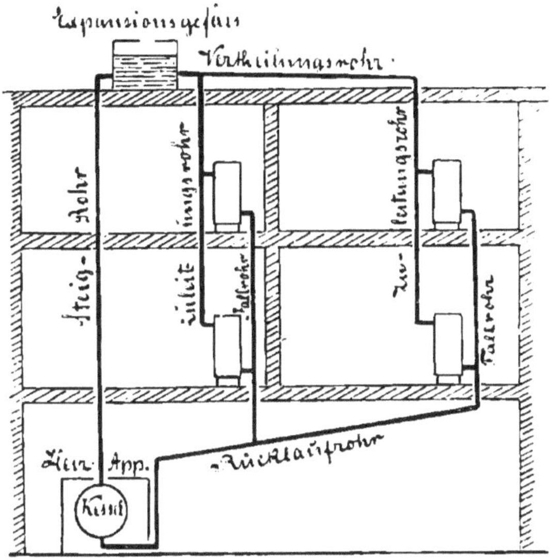

Fig. 83.
Warmwasserheizung.

das Vertheilungsrohr aus, von welchem die Zulei-
tungsrohre abzweigen, welche den Heizkörpern das
warme Wasser zuführen. Von den Heizkörpern läuft
das auf circa 50⁰ abgekühlte Wasser durch die Fallrohre und das Rücklaufrohr in den Kessel zurück.
Bei andern Einrichtungen liegt das Vertheilungsrohr
im Erdgeschoss, von dem dann direkt die verschiedenen
Steigrohre abzweigen.

Als Heizkörper werden verwandt

Cylinderöfen,

Röhrenöfen und

Rippenrohre oder Rippenregister.

Die Cylinderöfen (Fig. 84) sind hohe Gefässe aus
Eisenblech, welche von Röhren durchzogen sind, durch
welche die Luft circulirt.

Die Röhrenöfen (Fig. 85) sind aus Röhren zusammengesetzt, welche oben und unten in ein Gefäss münden; das warme Wasser strömt bei der Heizung in das obere Gefäss ein und aus dem unteren heraus, die Luft circulirt zwischen den einzelnen Röhren. Rippenrohre (Fig. 86) sind Röhren, deren Wandungen zur Vergrösserung der Wärme abgebenden Oberfläche mit sogenannten Rippen besetzt sind. Rippenelemente sindanalog construirte guss-

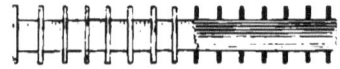

Fig. 85.
Röhrenofen.

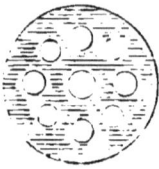

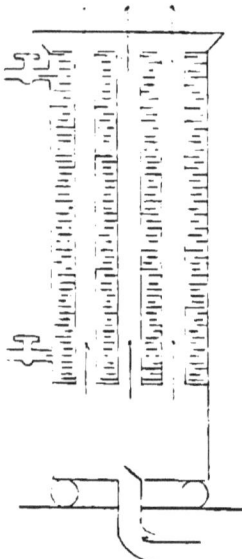

Fig. 84.
Cylinderofen.

Fig. 86. Rippenrohr.

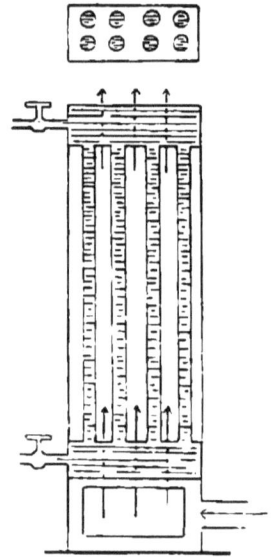

eiserne Kasten, die nach Bedarf in beliebiger Anzahl mit einander verbunden werden können. Die Rippenelemente oder Rippenrohre können ähnlich wie bei Fig. 88 in Fensternischen untergebracht werden, wobei man die Aussenluft direkt bei ihnen vorbei, einströmen und erwärmen lassen kann.

Bei den Heisswasser- oder Hochdruckheizungen (Fig. 87) ist ebenfalls das ganze System mit Wasser gefüllt. Die Anlage ist jedoch durchweg geschlossen, wesshalb das Wasser auf 125—200° C. erwärmt werden kann, was einem Druck von 2.3 bis

15 Atmosphären entspricht. Im Expansionsgefäss ist ein Ventil angebracht, welches bei höherem Druck sich öffnet und dadurch Explosionen verhütet.

Die ganze Anlage besteht aus schmiedeeisernen Röhren, welche sehr sorgfältig hergestellt sein müssen. Die Erwärmung des Wassers findet in der **Feuerschlange** statt, von derem oberen Ende das **Steigrohr** bis zum **Expansionsgefäss** hinaufläuft. Vom **Steigrohr** zweigen die **Heizschlangen** ab, welche die Wärmeabgabe in den einzelnen Räumen vermitteln. Bei der hohen Temperatur der Rohre der Heisswasserheizung ist eine Einschaltung besonderer Heizkörper in die Anlage überflüssig. Es wird schon durch die Rohrleitungen, **Steigrohr**, **Zuleitungs-** und **Fallrohr** Wärme an die Wände abgegeben und es ist nur noch nöthig, das **Zuleitungsrohr** schlangenförmig gebogen als sogenannte **Heizschlange** in den einzelnen Räumen als Heizkörper aufzustellen. Die Heizschlangen werden dann zumeist (Fig. 88) in den Fensternischen untergebracht, bei welcher Anordnung man entweder frische Luft von aussen über die Heizschlange führen, oder auch nach Schluss der Klappe 1 und Oeffnung der Klappe 2 die Wohnungsluft circuliren lassen kann.

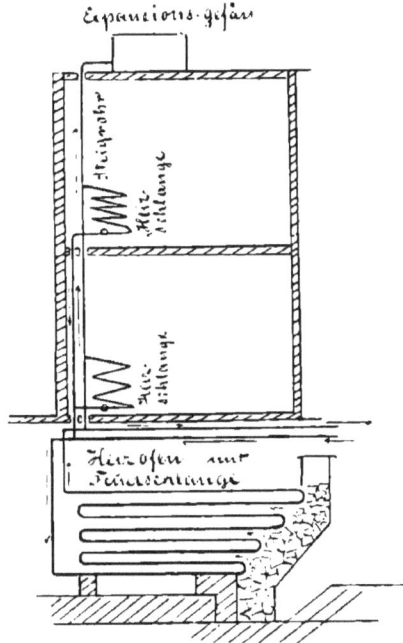

Fig. 87.

Heisswasserheizung.

Die Anlage von Heisswasserheizungen ist bedeutend leichter auszuführen und billiger als die von Niederdruck-

heizungen, besonders weil bei ersteren die Aufstellung kostspieliger Heizkörper wegfällt. Ferner ist die Wirkung einer Heisswasserheizung eine schnellere als die einer Warmwasserheizung. Die Hochdruckheizungen haben jedoch an-
drerseits verschiedene Nachtheile.
In Folge der hohen Temperaturen
der Heizschlangen kann der auf
diesen lagernde Staub verbrannt
werden, was zu üblem Geruch
Anlass giebt. Zweitens wird die
Wärme meistens durch Strahlung
abgegeben. Endlich sind die Heisswasserheizungen wegen des hohen
im ganzen System herrschenden
Drucks nicht ungefährlich.

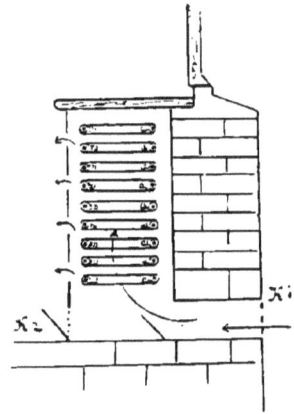

Die **K o s t e n** der verschiedenen Heizsysteme in Bezug auf
A n l a g e und **B e t r i e b** sind sehr

Fig. 88.

Heizschlange einer Heisswasserheizung in eine Fensternische
verlegt.

verschieden. Ein ungefähres Bild giebt die nachfolgende Tabelle.

System	Einrichtungskosten	Betriebskosten pro Tag
	pro 100 Cubikmeter Heizraum	
Dampfwasserheizung	642 Rm.	0.15 Rm.
Heisswasserheizung	347 ,,	0.17 ,,
Luftheizung	271 ,,	0.16 ,,
Gewöhnl. Ofenheizung	86 ,,	0.22 ,,
Leuchtgas	120 ,,	1.00 ,,

Ventilation.

In geschlossenen und bewohnten Räumen wird die Luft in ihrer Zusammensetzung fortdauernd verändert

1. durch die Lebensthätigkeit der Bewohner: Der erwachsene Mensch nimmt mit jedem Athemzug etwa einen halben Liter Luft auf, welche er in ihrem Gehalt an Sauerstoff und Kohlensäure verändert, wieder ausscheidet. Die in der Stunde von einem Erwachsenen ausgeschiedene Kohlensäuremenge beträgt etwa 22.6 Liter.

Ferner wird durch die Athmung wie von der Körperoberfläche Wasser abgegeben. Weiterhin producirt der Mensch eigenthümliche, hauptsächlich von Zersetzungen auf der Haut herrührende, riechende Stoffe, über deren Menge und Beschaffenheit noch nichts näheres bekannt ist (vergl. pag. 75).

Endlich können bei Erkrankungen infektiöse Organismen ausgeschieden werden und in die Luft übergehen;

2. wird durch Heizung und Beleuchtung eine Veränderung der Luft hervorgerufen. Die zur Erzeugung von Wärme und Licht vorgenommenen Verbrennungen können in die Wohnungsluft all' die Zersetzungs- produkte der Heiz- und Brennmaterialien (Kohlensäure, Wasser, Schwefelsäure, schweflige Säure, Salpetersäure, salpetrige Säure, Kohlenoxyd u. s. w.) übergehen lassen, welche bei den in Frage kommenden Verbrennungs- prozessen entstehen;

3. führen der Haus- und Gewerbebetrieb zu einer Verschlechterung der Wohnungsluft. Besonders ist dies bei technischen Betrieben der Fall, wenn für die

Gesundheit des Menschen gefährliche Gase hergestellt werden, oder als Nebenprodukte entstehen.

Es ist nun die Aufgabe der Ventilation, durch Beseitigung der verbrauchten Luft und durch Zufuhr frischer Luft dafür zu sorgen, dass die durch die eben geschilderten Ursachen entstehende Verschlechterung der Luft einen schädlichen Grad nicht erreicht.

Es ist schwer, genau zu sagen, wann dieser Moment gekommen ist, da einmal die Ursachen der Luftverschlechterung sehr verschiedene und verschiedenartige sind und da man zweitens nicht weiss, welchen Einfluss jedes dieser Momente auf den menschlichen Organismus ausübt.

Abgesehen nun von den bei technischen Betrieben entstehenden Gasen, ist von Pettenkofer empirisch festgestellt worden, dass eine Luft als schädlich zu betrachten ist, wenn der normaler Weise 0.3—0.4 pro mille betragende Kohlensäuregehalt 1 pro mille übersteigt. Damit ist nicht gesagt, dass ein höherer Kohlensäuregehalt der Luft als 1 $^0/_{00}$ das schädliche ist; wir wissen vielmehr, dass der Mensch auch in sonst reiner Luft, die ein und mehr Procent CO_2 enthält, ohne Schaden existiren kann. Ein pro mille CO_2 ist eben nur als Index dafür anzusehen, dass durch die Lebensthätigkeit des Menschen die Luft derart verändert ist, dass man sie als der Gesundheit zuträglich nicht mehr betrachten kann.

Hiermit ist auch die Möglichkeit gegeben, den

Ventilationsbedarf

festzustellen, d. h. zu bestimmen, wie viel Luft in bewohnte Räume zugeführt werden muss, damit der als Grenze zwischen guter und schlechter Luft betrachtete CO_2-gehalt von 1 $^0/_{00}$ nicht überschritten wird.

Jeder erwachsene Mensch scheidet in der Stunde etwa 22.6 Liter CO_2 aus. Diese Menge ist auf die

zuzuführende Luft so zu vertheilen, dass deren Gehalt
schliesslich 1 pro mille beträgt. Nun ist in der Atmosphäre bewohnter Gegenden schon $0.4^0/_{00}$ CO_2 enthalten
und erhalten wir daher die Gleichung

$$\frac{22.6 + x . 0.0004}{x} = \frac{1}{1000} \text{ oder } x = 38,000 \text{ Liter} = 38 \text{ cbm}$$

wobei x den Ventilationsbedarf bedeutet, d. h. wenn
die Luft eines Raumes durch die Athmung eines Menschen
verunreinigt wird, sind stündlich 38 cbm zuzuführen,
wenn der CO_2-Gehalt 1 pro mille nicht übersteigen soll.

In der Praxis ist diese Zahl etwas zu erhöhen, weil
ja zumeist, ausser durch die Athmung, noch auf anderem
Wege CO_2 der Luft zugeführt wird (Beleuchtung und
Heizung) und weil fernerhin die Ventilationsanlagen niemals so vollkommen funktioniren, dass eine vollständige
Mischung der Wohnungsluft und der zugeführten Ventilationsluft stattfindet.

Im Allgemeinen nimmt man bei Errichtung von
Ventilationsanlagen folgende Zahlen für die Bestimmung
des Ventilationsquantums als genügend an:

		pro Kopf und Stunde
Wohnräume		50 cbm
Krankenhäuser für gewöhnliche Kranke	60—70	,,
,, Verwundete und Wöch- nerinnen. . . .	100	,,
,, bei Epidemien . . .	150	,,
Werkstätten { gewöhnlicher Art . . .	60	,,
mit besonderen Quellen der Luftverderbniss .	100	,,
Kasernen { bei Tag . . .	30	,,
bei Nacht	40—50	,,
Theater	40—50	,,
Versammlungs- { bei längerem Aufenthalt	60	,,
räume { ,, kürzerem ,,	40	,,
Volksschulen	12—15	,,
Schulen für Erwachsene . . .	25—30	,,

Luftkubus.

Die zuzuführende Luftmenge darf nur mit einer bestimmten, nicht zu grossen Geschwindigkeit in den Raum
eintreten, weil sonst Zug entstehen würde. Es ist daher
nicht gleichgültig, ob pro Person ein Raum von 5 cbm
zur Verfügung steht, so dass bei einem Bedarf von
50 cbm pro Stunde die Luft in dieser Zeit zehnmal erneuert werden müsste, oder ob pro Person ein Raum
von 50 cbm vorhanden ist, in welchem Fall ein ein-
maliger Luftwechsel genügen würde. Der Luftkubus,
d. i. die Anzahl von Cubikmetern Rauminhalt, welche
auf jede der im Raume weilenden Personen bei gleicher
Raumvertheilung fällt, muss derart sein, dass ein zwei-,
höchstens dreimaliger Luftwechsel für die nothwendige
Luftzufuhr ausreicht. Sollen nun pro Person 50 cbm
frische Luft stündlich zugeführt werden, so muss demnach der Luftkubus für eine Person 17—25 cbm betragen, was einer Zimmergrösse von etwa 3 m Höhe,
3 m Länge und 1.9—2.8 m Breite entsprechen würde.

Natürliche Ventilation.

Die Räume, in denen wir arbeiten, wohnen und
schlafen, sind von der äusseren Atmosphäre nicht luftdicht abgeschlossen. Einmal sind die Materialien, aus denen
die Häuser hergestellt sind, mehr oder minder porös,
für Luft durchgängig, dann aber bilden besonders die
bei den Fenstern, Thüren, Böden u. s. w. vorhandenen
Ritzen und Spalten eine Verbindung der Innen- und
Aussenluft. Den auf diesem zweifachen Wege vor sich
gehenden Luftwechsel nennt man natürliche Ventilation.

Die Durchgängigkeit der Baumaterialien für Luft

ist indirekt und direkt erwiesen worden. Indirekt, indem man in einem Zimmer, dessen Fugen u. s. w. sorgfältig verklebt waren, doch noch die Abnahme der der Luft desselben beigemengten Kohlensäure zeigen konnte, was nur bei einer Communikation mit der Aussenluft durch die Poren der Zimmerwandungen möglich war.

Weiterhin hat man die Durchgängigkeit der Baumaterialien z. B. eines Ziegels für Luft experimentell nachgewiesen, indem man (s. Fig. 89) die vier Längsseiten des betreffenden zu untersuchenden Stückes mit einer

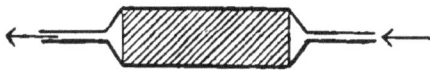

Fig. 89.

luftundurchlässigen Masse bedeckte und auf die Kanten der beiden Schmalseiten luftdicht Ansatzstücke befestigte, welche in Röhren auslaufen. Man kann dann von der einen Seite nach der andern zu hindurchblasen — ein Beweis für die Permeabilität des Versuchsmaterials.

Die Durchgängigkeit der Häuserwandungen ist sehr verschieden. Abhängig ist sie erstens von der Stärke und der Beschaffenheit des Materials. Ganz impermeabel für Luft sind die glasirten Klinker, wie sie für Siele verwandt werden, ebenso Cement und Beton, wenn sie sich längere Zeit unter Wasser befunden haben. Dann folgen nach dem Grad der Permeabilität geordnet Gyps, Sandstein, Ziegel (Backstein) und Luftmörtel.

Die Durchgängigkeit nimmt ferner ab, wenn die Wandungen feucht sind, wobei die Poren vom Wasser verstopft werden. Sie wird weiterhin reducirt durch jede Mauerbekleidung (aussen, wie innen), welche die Durchlässigkeit in der folgenden nach abnehmender Permeabilität geordneten Reihe verringert.

1. Kalkanstrich, 2. Leimfarbenanstrich,

3. Glanztapete, 4. ordinäre Tapete,

(3 und 4 wirken um so stärker, je dichter der Klebstoff, mit welchem sie befestigt sind),   15*

5. Oelfarbenanstrich, der im neuen Zustande die Permeabilität ganz aufhebt.

Die natürliche Ventilation ist also. abgesehen von den Ritzen und Spalten der Fenster, Thüren u. s. w., nur möglich, wenn die Wandungen luftdurchgängig sind; bewirkt wird sie durch die Druckdifferenz von Aussen- und Innenluft, und zwar ist diese wiederum die Folge der Luftbewegung (Wind) und der Temperaturdifferenz zwischen Atmosphäre und Zimmerluft. Nur wenn diese vorhanden, giebt es einen natürlichen Luft- wechsel und zwar ist er um so mächtiger, je stärker die Luftbewegung und je grösser die Temperaturdifferenz.*)

Denkt man sich einen höher als die Atmosphäre temperirten Raum von luftdurchgängigen Wandungen eingeschlossen, so wird die kältere und deshalb schwerere äussere Luft auf die Bodenfläche und den unteren Theil der vertikalen Wandungen einen Ueberdruck ausüben. Es wird daher durch die Bodenfläche und den unteren Theil der vertikalen Wände Luft eindringen, während durch die Decke und den oberen Theil der vertikalen Wände Luft entweichen wird. Dazwischen werden sich Aussen- und Innenluft das Gleichgewicht halten, es wird weder Luft ein- noch austreten, es befindet sich dort die neutrale Zone (Recknagel). Diese wird genau in der Mitte des Raumes liegen, wenn die Permeabilität der Wandungen überall gleich ist, sie wird weiter oben zu liegen kommen, wenn der Querschnitt der die natürliche Ventilation vermittelnden Poren, Ritzen und Fugen im oberen Theil des Raumes grösser ist, als im untern und umgekehrt. (Durch Fensterritzen »zieht« es nur, wenn dieselben unterhalb der neutralen Zone liegen. Man kann daher das als »Zug« bemerkbare lästige Einströmen der kalten Luft durch die Fensterfugen verhindern, wenn man die neutrale Zone tiefer legt, indem man einen Luft- zufuhrkanal anbringt.)

---

*) Diffusionsvorgänge kommen hierbei quantitativ nicht in Be- tracht.

Die Wirkung der natürlichen Ventilation kann man gut sichtbar machen, wenn man sich nach dem Vorgange Recknagels einen kleinen Pavillon (Fig. 90) construirt, dessen Wandungen theilweise aus Glas, zum andern Theil aus losem Seidenpapier bestehen. Bringt man im Innern dieses Pavillons eine Wärmequelle (Gas- oder Spiritusflamme) an, so dass die Luft eine höhere Temperatur erhält als die äussere Atmosphäre, so wird sich das lose Seidenpapier am Boden und an den untern Theilen der vertikalen Wandungen nach innen, an der Decke und den oberen Theilen der senkrechten Wände nach aussen vorwölben, während sich dazwischen die neutrale Zone befindet, d. h. Aussen- und Innenluft halten sich dort das Gleichgewicht.

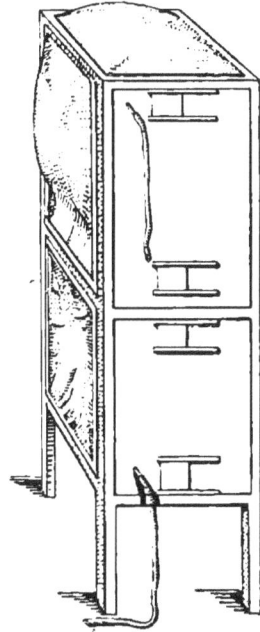

Fig. 90.
Recknagel's Pavillon zur Darstellung der Wirkung der natürlichen Ventilation.

Um über den Werth der natürlichen Ventilation klar zu werden, ist es nothwendig, seine Grösse zu bestimmen, welche von dem bei der Ventilation wirksamen Druck abhängig ist. Dieser Druck ist aus dem Gewicht der äusseren und inneren Luft zu berechnen, er beträgt bei einer Temperaturdifferenz von 20° und einer Zimmerhöhe von 3.5 m nur 0.311 mm Wasserdruck. Diese an und für sich geringe Druckdifferenz vertheilt sich durch die neutrale Zone noch derart, dass unterhalb derselben, am Boden des Zimmers, die äussere Luft mit einem Druck von 0.155 mm Wasser in das Zimmer hereingepresst wird, während oberhalb an der Decke die Zimmerluft mit demselben Druck von 0.155 mm Wasser aus dem Zimmer in das Freie herausgetrieben wird. Nach der neutralen Zone zu nehmen die Druckdifferenzen bis auf Null ab.

Da die gewöhnlichen Manometer nicht ausreichen, ist von Recknagel zur Messung des bei der natürlichen Ventilation in Betracht kommenden sehr geringen Drucke das sogenannte Differenzialmanometer angegeben worden, mit welchem man Druckdifferenzen von 0.01 mm Wassersäule durch Verschiebung der Endfläche einer Flüssigkeitssäule um 1 mm nachweisen kann.

Das Differenzialmanometer (Fig. 91) besteht aus zwei ungleich weiten Schenkeln. Der eine bildet eine 10 cm weite, vertikal stehende Metallbüchse (M.), der andere ist eine mit Millimetertheilung versehene, 200 mm lange, etwa 2 mm weite Glasröhre ($g.g_1$), welche nach dem Horizont beliebig geneigt und fixirt werden kann. Man bestimmt die Neigung der Glasröhre, indem man die Höhe des Nullpunktes und des Punktes 200 an einer hinter derselben angebrachten Skala abliest. Dividirt man die Höhendifferenz der beiden Marken durch 200, so erhält man den Reduktionsfaktor, mit welchem man die beobachteten Verschiebungen der Flüssigkeitssäule auf vertikale Millimeter Flüssigkeit reducirt.

Fig. 91. Differentialmanometer von Recknagel.

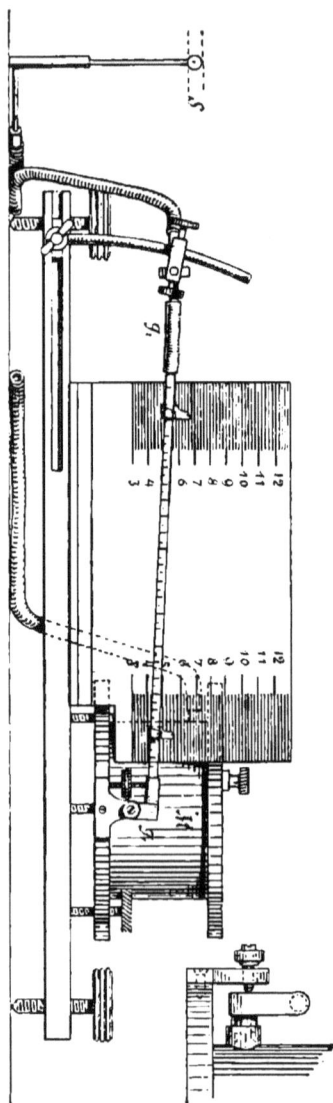

Das Manometer wird mit gefärbtem Weingeiste von spezifischem Gewicht 0.833 gefüllt.

Steht z. B. der 200-Punkt des beweglichen Schenkels 5 mm höher als der Nullpunkt, so ist der Reduktionsfaktor $\frac{5}{200} = 0.025$. Es bedeutet dann eine Verschiebung der Flüssigkeit um 10 mm eine manometrische Niveaudifferenz von $10 . 0.025 = 0.25$ mm Spiritus $= 0.25 . 0.831 = 0.208$ mm Wasser, da auf Wasser umgerechnet der Reduktionsfaktor $= \frac{5}{200} . 0.833$ ist.

Das Differentialmanometer gestattet, die Stelle, welche man auf einen gegenüber dem äusseren Luftdruck bestehenden Druckunterschied untersuchen will, durch einen Kautschukschlauch sowohl mit der Glasröhre als auch mit der Metallbüchse zu verbinden, so dass man zwei entgegengesetzte Ausschläge erhält. Nimmt man dann die Hälfte der Differenz der Grenzablesungen, so eliminirt man den Nullpunkt, dessen Einstellung bei sehr geringen Steigerungen unsicher sein soll.

Es ist leicht erklärlich, dass derartige geringe Druckdifferenzen, welche im Sommer bei höherer Aussentemperatur noch niedriger sind, nicht im Stande sind, irgendwie erhebliche Mengen von Luft durch die Poren der Baumaterialien hindurchzudrücken und so kommt es auch, dass die natürliche Ventilation nur in seltenen Fällen eine ausreichende ist. Es ist ferner erwiesen, dass der Luftwechsel durch natürliche Ventilation grossentheils nicht durch die vertikalen Wände, sondern durch Fussboden und Decke stattfindet, und dass sie somit nicht die Zufuhr frischer Luft von aussen, sondern zumeist nur den Austausch der Luft der einzelnen Stockwerke unter einander vermittelt. Fällt bei gut gelegten Fussböden diese Art der natürlichen Ventilation fort, so sinkt sie auf ein kaum in Betracht kommendes Minimum.

Die natürliche Ventilation wird daher nur unter sehr günstigen Verhältnissen ausreichen, wenn verhältnissmässig wenig Personen in grossen luftigen Zimmern mit trocknen, luftdurchlässigen Wandungen wohnen. Ueberall aber, wo mehrere Personen in einzelnen Räumen zu arbeiten, wohnen, oder zu schlafen gezwungen sind, wird man den natürlichen Luftwechsel durch eine künstliche Ventilation unterstützen müssen, wenn nicht die Luft eine der Gesundheit schädliche Beschaffenheit annehmen soll.

Den Uebergang von der natürlichen zur künstlichen Ventilation bilden Einrichtungen, welche die natürliche Ventilation zu unterstützen haben.

Hierher gehört die Firstventilation (Fig. 92), wie sie besonders zur Lüftung von Krankenbaracken verwandt wird. Das Dach der Baracke trägt einen Aufsatz, dessen senkrechte Wandungen aus Klappen bestehen, welche geöffnet und geschlossen werden können. Durch die so geschaffenen Oeffnungen tritt die verbrauchte Luft aus, während frische Luft durch Oeffnungen oder Kanäle eintreten kann, welche am Boden der Baracke angebracht sind.

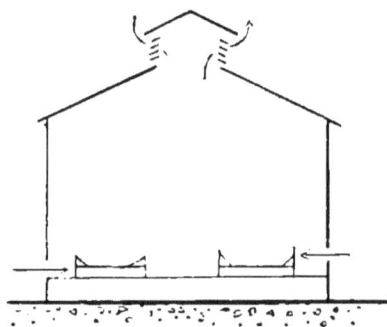

Fig. 92.
Firstventilation einer Krankenbaracke.

Eine Verstärkung der natürlichen Ventilation tritt auch ein, wenn der Querschnitt der bei den Fenstern an und für sich schon vorhandenen Ritzen und Fugen noch dadurch vergrössert wird, dass man den oberen Theil der Fenster klappenartig zum Oeffnen einrichtet, oder auch aus dem Glase kreisförmige Stücke ausschneidet, welche durch einen Parallelschieber geöffnet und geschlossen werden können. In derartige kreisförmige Oeffnungen ein Drehrädchen einzusetzen, ist nicht nur nutzlos, sondern sogar für die Zwecke der Ventilation nachtheilig, da es nur das Ausströmen der Luft behindert.

Wie man das natürliche Abströmen der verbrauchten Luft durch die vorgenannten Einrichtungen unterstützen kann, so kann man auch ohne weitere mechanische

Vorkehrungen durch zweckmässige Anlage von Oeffnungen und Kanälen den Zufluss reiner Luft befördern. Die Wirkung wird eine um so günstigere werden, wenn noch durch Anlage eines Abzugskanals für eine vollkommene Entfernung der verbrauchten Luft gesorgt wird. Der Luftwechsel ist dann wie bei der natürlichen Ventilation durch Poren, Ritzen und Fugen die Folge der verschiedenen Schwere der äusseren Luft und der Wohnungsluft (und des Windes), nur ist der Effekt hier ein unvergleichlich günstigerer, weil einmal die in Betracht kommenden Luftsäulen viel höhere und demgemäss deren Gewichtsdifferenz eine bedeutend grössere und weil zweitens die Widerstände sehr viel geringere sind. Die weiten Luftkanäle mit ihren glatten Wandungen, abgerundeten Biegungen u. s. w. setzen den eindringenden und ausströmenden Luftmengen einen bedeutend geringeren Widerstand entgegen, als die feinen Poren der Baumaterialien und die verhältnissmässig immer noch kleinen Spalten der Fenster und Thüren. Aber auch diese Ventilation hat den Nachtheil, dass sie nicht gleichmässig wirksam ist. Im Winter kann man, besonders wenn die Zuführungskanäle mit der Heizung in Verbindung stehen (s. Fig. 87) und wenn weiterhin die Abzugskanäle durch die nebenan verlaufenden Kamine erwärmt werden, sehr günstige Resultate erzielen, während im Sommer die Wirksamkeit eine sehr geringe sein wird.

Die Enden der Abzugskanäle sind über Dach zu führen und mit Schutzvorrichtungen zu versehen, damit ungünstiger Wind die nach oben steigende Luft

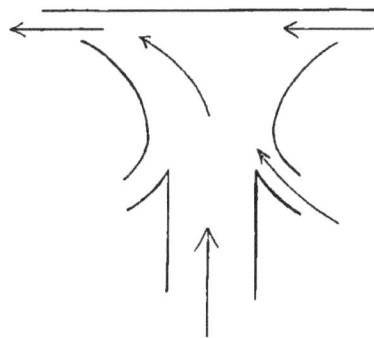

Fig. 93.

Wolpert's Rauch- oder Luftsauger.

nicht zurückdrückt. Fig. 93 zeigt eine solche Einrichtung, den Wolpert'schen Rauch- oder Luftsauger, welcher derart construirt ist, dass der Wind, von welcher Seite er auch kommen mag, saugend auf die im Abzugsrohr befindliche Luft wirkt. (Es ist unzweckmässig und kann sogar schädlich sein, die Luftabzugskanäle schon unter dem Dach im Boden oder Speicherraum enden zu lassen. Es sammelt sich dann dort die ganze verdorbene Luft an und kann bei Temperaturänderungen, wenn, wie im Sommer, die Aussenluft wärmer ist als die Innenluft, in die Wohnräume zurückgedrückt werden).

Umgekehrt kann auch der vom Wind ausgeübte Luftdruck direkt zu Ventilationszwecken benutzt werden, indem man an die Enden der Luftzufuhrkanäle winklig gebogene, trichterförmig erweiterte Ansätze anbringt, die durch eine Windfahne dem Wind entgegengestellt werden. Der Wind fängt sich dann in dem Trichter und presst die Luft in die Kanäle ein.

Die Enden der Luftzu- und Abfuhrkanäle müssen in dem zu ventilirenden Raume in ganz bestimmter Weise angebracht sein, da von ihrer gegenseitigen Lage die gleichmässige Vertheilung der zugeführten Luft abhängig ist. Es ist sonst möglich, dass die frische Luft abgesogen wird, ehe sie sich noch mit der Wohnungsluft vermengt hat und dass somit eine Ventilationsanlage trotz reichlicher Zufuhr frischer Luft den an sie zu stellenden Ansprüchen doch nicht genügt.

Es kommt nun ganz darauf an, ob vorgewärmte (Winter), oder kalte Luft (Sommer) zugeführt wird; im ersten Fall wird die Luftbewegung von oben nach unten, im letzteren von unten nach oben zu richten sein. Man unterscheidet demnach bei Anordnung der Ein- und Austrittsöffnungen zweierlei Lüftungen — eine Winter- und eine Sommerventilation.

Bei der Winterventilation (Fig. 94) wird die vorgewärmte Luft über Kopfhöhe oder nahe der Decke eingeleitet, steigt, da sie spezifisch leichter, bis an die Decke, kühlt sich allmälig ab, sinkt herunter und wird nahe dem Fussboden wieder abgesogen.

Bei der Winterventilation ist die Einströmungs-
öffnung für die warme Luft über Kopfhöhe, also
etwa 2 m vom Boden
entfernt, anzubringen,
damit eine Belästigung
der anwesenden Personen
nicht eintritt. Die Ge-
schwindigkeit der ein-
strömenden Luft soll
0.5 m pro Sekunde nicht
übersteigen, andernfalls
ist durch Blechschirme
für eine Ableitung des
Luftstromes nach oben
zu sorgen.

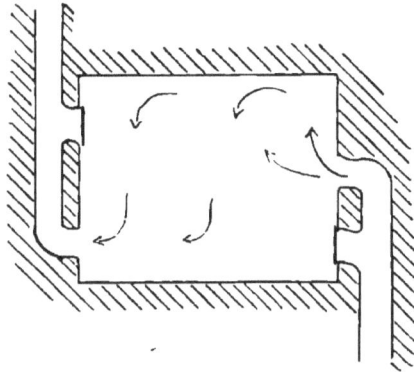

Fig. 94. Winterventilation.

Die Sommerventilation (Fig. 95) lässt die kalte
Luft in der Nähe des Fussbodens einströmen, die Luft
breitet sich dort aus, er-
wärmt sich, steigt in die
Höhe und entweicht
durch die in der Nähe
der Decke angebrachte
Ausströmungsöffnung.
Da die meisten Räume
während des Sommers
und Winters gebraucht
werden, sind an den
Kanälen für die Zuleitung
und Ableitung der Luft
in dem zu ventilirenden

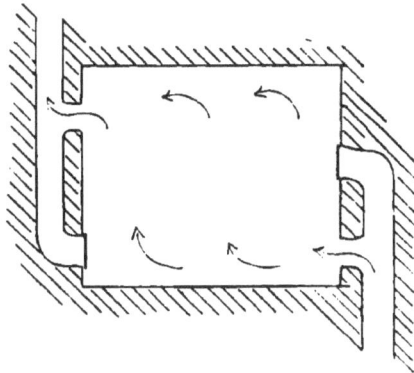

Fig. 95. Sommerventilation.

Raume oben und unten Ein- und Ausströmungsöffnungen mit verschliessbaren Klappen anzubringen,
damit jederzeit der Luftstrom an richtiger Stelle ein-
resp. ausgeleitet werden kann.

Künstliche Ventilation.

Aufgabe der künstlichen Ventilation ist es, die durch die Lebensfunktionen des Menschen, sowie durch dessen Thätigkeit verschlechterte Luft auf künstlichem Wege durch gute Luft in ausreichender Menge zu ersetzen.

Es geschieht dies im Allgemeinen auf zweierlei Weise:

1. indem durch besondere Vorrichtungen die verbrauchte Luft abgesogen wird, und man der Luft der Umgebung überlässt, den Verlust zu ersetzen — Aspirationssystem;

2. indem die zum Ersatz bestimmte Luft in die Anlage hineingepresst wird — Pulsionssystem.

Beim Aspirationssystem befindet sich der Motor hinter der zu ventilirenden Anlage, beim Pulsionssystem vor derselben.

Beide Systeme können den Ansprüchen, die man an eine gute Ventilation stellen muss, genügen, doch ist von vornherein dem Pulsionssystem der Vorzug zu geben, weil bei diesem eine bekannte Luft zum Ersatz für die verdorbene herangezogen wird, während das Aspirationssystem in erster Linie nur die verbrauchte Luft absaugt. Wenn jedoch beim Aspirationssystem durch besondere Vorkehrungen dafür gesorgt wird, dass für die entfernte Luft auch eine unverdächtige, reine Luft nachströmt, so ist das Aspirationssystem dem Pulsionssystem als gleichwerthig zu betrachten.

Durch Aspiration wirken ventilatorisch alle Lokalheizungen, da sie die zur Verbrennung nothwendige Luft dem Wohnraum entnehmen. Bei der Verbrennung eines Kilo Holz werden ungefähr 7.5 cbm Luft, bei der eines Kilo Steinkohle 17.5 cbm Luft verbraucht, so dass ein Ofen, in welchem pro Tag 20 Kilo Kohle verheizt werden, 350 cbm Luft entfernt. Diese Wirkung ist aber nicht sehr bedeutend und kommt zunächst nur bei Heizungen in Betracht, welche continuirlich brennen. Bei den Kachelöfen, deren Thüren, nachdem sie angeheizt sind, verschlossen werden, fällt die Wirkung gerade dann fort, wenn der Raum benutzbar geworden, wenn also gerade die Ventilation am nothwendigsten wäre.

Aspiratorisch wirken ferner Beleuchtungsapparate, wenn dieselben unterhalb eines Abzugskanals angebracht sind (Fig. 96). Durch die von den Gasflammen erzeugte Wärme wird auch die umgebende Luft des Ventilationskanals erwärmt, welche dann abströmt und Zimmerluft nachsaugt. Hierauf beruht auch der ventilatorische Effekt des im folgenden Kapitel beschriebenen und abgebildeten Siemensbrenners.

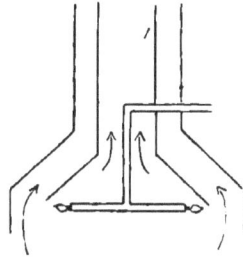

Fig. 96.
Ventilation durch Beleuchtungskörper.

Die Anwendung von Gasflammen für Ventilationszwecke auch unter Verzicht auf deren Leuchtkraft ist überhaupt eine häufige und besonders dort zu empfehlen, wo zeitweilig ventilirt, Luft abgesaugt werden soll. Es genügt, ein Gasrohr in den Abzugskanal hineinzuleiten und bei vorhandenem Bedürfniss die angebrachte Flamme anzuzünden; die Wandungen des Kanals werden erwärmt und wirken um so günstiger ventilatorisch, je höher der Kanal ist.

Bei der Einfachheit der Anlage und deren Leistungsfähigkeit wird sie auch zu continuirlichem Betrieb verwandt. So ist von Pettenkofer eine Ventilation von Abtrittgruben angegeben worden, bei welcher im oberen Theil des Fallrohrs eine Gasflamme angebracht ist. Durch die von ihr erzeugte Wärme wird die Luft verdünnt und erhält das Bestreben, nach oben zu entweichen. Es entsteht hierdurch bei geschlossener Grube und geschlossenen Abtritten ein luftverdünnter Raum, in Folge dessen stets ein Ansaugen der Gruben- und Abtrittgase nach dem Ventilationsrohr stattfindet; die Verunreinigung der Wohnungsluft durch den Abtritt ist hierbei ausgeschlossen.

Die mechanische Lüftung,

bei welcher die Bewegung der Luft durch Maschinen hervorgerufen wird, ist bei allen grösseren Lüftungsanlagen anzuwenden, wenn

1. ein sehr grosser Luftbedarf momentan zu befriedigen ist (Versammlungsräume, Theater u. s. w.);

2. die Luft durch Filter gereinigt werden muss, wobei ein erheblicher Widerstand zu überwinden ist (Krankenhäuser);

3. bei technischen Betrieben schädliche Gase, Staubarten u. s. w. erzeugt werden, welche möglichst schnell fortgeführt werden müssen.

Als eigentlich ventilirende, die Luft bewegende Apparate unterscheidet man:

Ventilatoren oder Bläser und

Exhaustoren oder Sauger;

erstere pressen die Luft in die Anlage hinein, letztere saugen sie aus derselben heraus.

Beide Arten können je nach der zu leistenden Arbeit von verschiedenen Motoren, Dampfmaschinen, Gasmotoren, Electricität, Wasserkraft betrieben werden.

Bei kleinen Anlagen verwendet man auch den Wasserstrahl zu Ventilationszwecken. Derartige Kosmosventilatoren, auch Aerophore genannt, bestehen aus einem U-förmig gebogenen Ventilationskanal, welcher den zu ventilirenden Raum mit der äussern Atmosphäre verbindet. In jedem der beiden Schenkel des U-förmigen Kanals ist eine Brause angebracht, welche, wenn sie geöffnet wird, durch das ausströmende Wasser die Luft in Bewegung setzt, je nachdem der Wasserstrahl von dem zu ventilirenden Raume abgekehrt, oder ihm zugewandt ist, durch Suktion oder Pulsion. Das ausfliessende Wasser wird an der tiefsten Stelle des Ventilationsrohres abgeleitet.

Zum Pulsionsbetrieb dienen die sogenannten Schraubenbläser. Dieselben bestehen aus Flügelrädern, bei welchen an einer Axe 12—24 radial, jedoch schräg zur Axe gestellte, nach Art der Schiffsschraube geformte Schaufeln angebracht sind, durch deren schnelle Bewegung die Luft fortgetrieben wird.

Bei den Schleuderbläsern (Centrifugalventila-toren) [Fig. 97] wird die Luft in der Richtung der Axe des Flügelrades in das Gehäuse des Ventilators hereingetrieben und erhält durch die schnelle, rotirende Bewegung des Flügelrades eine so grosse Umfangsgeschwindigkeit und Centrifugalkraft, dass die Luft tangential zum Umfange des Flügelrades und senkrecht zu dessen Axe ausströmt.

In jüngster Zeit ist auch die Druckluft zu Ventilationszwecken verwandt wor-

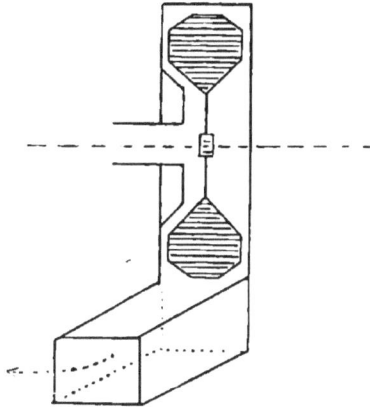

Fig. 97.

Schleuderbläser, Centrifugalventilator.

den. Stark comprimirte Luft tritt aus einer feinen Oeffnung mit grosser Geschwindigkeit heraus, hierbei die Luft der Umgebung mit sich reissend. Die Druckluft kann für Aspiration oder Pulsion verwandt werden. Die absolute Gefahrlosigkeit des Betriebes, sowie die Möglichkeit einer allgemeinen Verwendung unter beliebiger Regulirung des Ventilationseffektes sind die Hauptvorzüge derartiger Druckluft-Ventilationsanlagen.

Bestimmung der Ventilationsgrösse.

Der Effekt, welcher durch Ventilationen — künstliche wie natürliche — erreicht wird, kann bestimmt werden durch Messung der in die Luftzufuhrkanäle ein- resp. aus den Luftabfuhrkanälen ausströmenden Luftmengen. Diese sind das Produkt aus Querschnitt der Kanäle und

Geschwindigkeit des Luftstroms. Der Querschnitt muss mit einem Maass genau ausgemessen werden, die Luftgeschwindigkeit ist mit Anemometern (s. pag. 99) zu bestimmen.

Es genügt jedoch nicht, eine solche Bestimmung auszuführen und nachzusehen, wie gross etwa die Geschwindigkeit in der Mitte des Kanals ist; man muss vielmehr mehrere, zum mindesten fünf, derartige Bestimmungen (in der Mitte, oben rechts, oben links, unten rechts und unten links) ausführen, und das Mittel dieser fünf Bestimmungen mit dem Querschnitt multipliciren.

Auf diese Weise erhält man jedoch nur die Luftmengen, welche dem Raum durch den betreffenden Kanal zuströmen, resp. aus ihm fortgeführt worden sind, aber nicht den wirklichen Ventilationseffekt. Es ist leicht möglich, dass bei unrichtig angebrachten Oeffnungen des Zuführungs- und des Abluftkanals, oder auch bei falscher Stellung der diese Oeffnungen beherrschenden Klappen die eingeführte Luft sich nicht vollkommen, oder überhaupt gar nicht mit der Wohnungsluft vermischt, in welchem Fall trotz reichlicher Luftzufuhr der Ventilationseffekt ein schlechter sein wird. Man muss daher, um über die Wirkung einer Ventilationsanlage ein richtiges Urtheil zu erhalten, noch eine Untersuchung des Ventilationseffekts nach einer von Pettenkofer angegebenen, von Petri modificirten, Methode ausführen.

In dem genau ausgemessenen Raume wird CO_2 entwickelt und nach gehöriger Vertheilung eine CO_2-Bestimmung ausgeführt; man lässt dann die Ventilation in Wirksamkeit treten und bestimmt nach einiger Zeit wiederum den CO_2-Gehalt der Luft und berechnet die Menge der eingeströmten Luft, d. i. die Ventilationsgrösse, nach der Seidel'schen Formel .

$$X = 2.303 . m . \log \frac{p_1 - a}{p_2 - a} \text{ cbm}$$

wobei X die Ventilationsgrösse, m der Cubikinhalt des Raumes, p_1 der Kohlensäuregehalt am Anfang, p_2 der Kohlensäuregehalt am Ende des Versuchs und a der Kohlensäuregehalt der eingeströmten Luft ist.

Die gefundene Zahl giebt dann den Werth für den Effekt der natürlichen und der künstlichen Ventilation an. Will man die Wirkung der natürlichen allein erhalten, so führt man dieselbe Bestimmung aus, ohne die künstliche Ventilation in Betrieb zu setzen. Will man den Effekt der künstlichen Ventilation berechnen, so muss man von der gesammten Ventilationsgrösse die für die natürliche Ventilation gefundene Zahl abziehen.

Die Kosten der künstlichen Ventilation.

Das fast vollständige Fehlen künstlicher Ventilationsanlagen in unsern Privatgebäuden und auch die relativ seltene Verwendung in öffentlichen Anstalten, in Schulen, kleineren Krankenhäusern u. s. w. legen die Vermuthung nahe, dass die Kosten derselben so hohe sind, dass sie allgemein nicht eingeführt werden können. Dem ist jedoch nicht so.

Sieht man von den Einrichtungskosten ab, welche sich im Verhältniss zu den übrigen bei einem Hausbau anfallenden Ausgaben sehr niedrig stellen, so bleiben noch die Kosten für den Betrieb, welche wiederum zerfallen in die Betriebskosten des Ventilators und die Kosten für Erwärmung der zugeführten Luft.

Man kann annehmen, dass man für zwei Pfennig[*]) 3000 effektive Wärmeeinheiten (Kilogrammkalorieen) erhält (ein Kilogramm Steinkohle liefert 6000 Wärmeeinheiten und setzt daher obige Annahme nur eine Ausnützung von etwa 50% der gelieferten Wärme voraus). Zur Erwärmung von 100 cbm Luft um 20^0 C. sind nun, da 1.3 kg das Gewicht eines Cubikmeters Luft und 0.24 die spezifische Wärme der Luft ist,

$$100 . 20 . 1{,}3 . 0{,}24 = 634 \text{ Kalorieen}$$

nöthig, welche nach obiger Annahme 0.416 Pfg. kosten.

---

[*]) Nach einer von Recknagel ausgeführten Rechnung.

Prausnitz, Hygiene.   16

Rechnet man weiterhin, dass während der ganzen Heiz-periode von 180 Tagen stündlich mit 100 cbm gelüftet wird und dass diese Luftmenge durchschnittlich um 20° C. zu erwärmen ist, so kostet die Erwärmung der Ventilationsluft täglich $24 . 0.416 = 10$ Pf., also jährlich 18 Rm.

Schwieriger ist eine genaue Berechnung der Betriebs-kosten des Ventilators; diese sind ganz abhängig von der Wahl des Ventilators und des Motors. Um 100 cbm während einer Stunde die Geschwindigkeit von 2 m zu geben, sind, da $^1/_4$ Meterkilogramm nothwendig, um einem Kubikmeter diese Geschwindigkeit zu verleihen, nur $^1/_4 . 100 : 75 . 3600 = \frac{1}{10800} =$ ein Zehntausendstel einer Pferdekraft erforderlich. Giebt der Motor, welcher den Ventilator in Bewegung setzt, nur 10% Nutzeffekt, so gebraucht man also ein Tausendstel einer Pferdekraft. In einer Centralanlage stellt sich der Preis einer Pferde-kraft auf 30 Pf. und somit die continuirliche Beschaffung von 100 cbm Luft $30 . 24 . 360 . \frac{1}{1000} = 2{,}60$ Rm.

Verwendet man einen Schraubenventilator, welcher durch einen kleinen Wassermotor in Bewegung gesetzt wird, so gebraucht man für die Zufuhr von 500 cbm Luft 140 Liter Wasser. Diese kosten (Preis der Mün-chener Wasserversorgung: 1 cbm Wasser = 5 Pf.) $^5/_7$ Pf., 100 cbm also $^1/_7$ Pf. Unter diesen relativ sehr ungünstigen Verhältnissen kostet also der continuirliche Betrieb einer Ventilation, welche stündlich 100 cbm Luft liefert, im Jahr $^1/_7 . 365 . 24 = 1250$ Pf. = 12.50 Rm.

Für 30 Rm. kann man also den gesammten fort-dauernden Betrieb einer Ventilation von 100 cbm (Be-schaffung der Luft und Heizung derselben während der Heizperiode) bestreiten, einer Menge, welche für eine kleine Familie als vollkommen ausreichend bezeichnet werden muss, wenn man unter Verwendung von Klappen die Luft am Tage den Wohn-, in der Nacht den Schlaf-zimmern zuführt.

Beleuchtung.

Vom hygienischen Standpunkt sind an eine Beleuchtung folgende Anforderungen zu stellen:

1. die dargebotene Lichtmenge muss für die zu leistende Arbeit stets in ausreichender Quantität vorhanden sein;

2. ihrer Qualität nach soll die Beleuchtung dem Tageslicht möglichst gleichen;

3. sollen bei der Beleuchtung keine den Organismus schädigende oder belästigende Nebenwirkungen (strahlende Wärme, Verunreinigungen der Luft durch die Beleuchtungskörper selbst, oder ihre Verbrennungsprodukte, Explosionen) entstehen;

4. muss die Beleuchtung möglichst wenig Kosten erfordern.

Diese Bedingungen erfüllt selbstverständlich in erster Linie das

Tageslicht,

sofern dafür gesorgt ist, dass es in genügender Menge in die Wohn- resp. Arbeitsräume eintreten kann.

Die Beleuchtung eines Wohnraums ist ausreichend, wenn in demselben, beziehungsweise an den in den Arbeitsräumen befindlichen Arbeitsplätzen, die Helligkeit eine solche, dass ein normales Auge ohne Anstrengung die von einem solchen zu fordernde Seharbeit leisten kann. Als Probe hierfür kann man die bekannte Snellen'sche Tafel benutzen, welche aus verschiedenen Reihen von Buchstaben besteht, die in einer bestimmten jeweilig angegebenen Distanz von dem gesunden Auge eines Erwachsenen noch deutlich erkannt werden müssen. Die Distanz ist so gewählt, dass die Buchstaben unter einem Sehwinkel von fünf Minuten wahrgenommen werden.

16*

Eine allgemeine Bedeutung kann eine derartige Feststellung der Helligkeit eines Raumes nicht haben, weil sie
das stete Vorhandensein eines normalen Auges voraus-
setzt, eine Bedingung, die nicht überall erfüllt sein wird
und weil ferner auf subjektiver Empfindung basirende
Untersuchungsmethoden einen immerhin beschränkten
Werth haben.

Einen sicheren Anhalt bekommt man durch zwei
weitere Methoden, nämlich durch Untersuchungen mit
dem Weber'schen Photometer und dem von demselben Autor angegebenen Raumwinkelmesser.

Das Photometer
gestattet die Helligkeit
eines Punktes oder einer
kleinen Fläche zu bestim-
men, indem durch die von
diesen ausgehende Licht-
menge der eine Theil einer
matt geschliffenen Milch-
glasplatte beleuchtet wird,
deren anderer Theil von
einer anderen bekannten
Lichtquelle in verschie-
dener, aber jeweilig zu
messender Entfernung, sein
Licht erhält. Die Entfer-
nung des Normallichts lässt
sich so reguliren, dass beide
Theile der Milchglasplatte
gleich hell erscheinen und
zwar in folgender Weise:

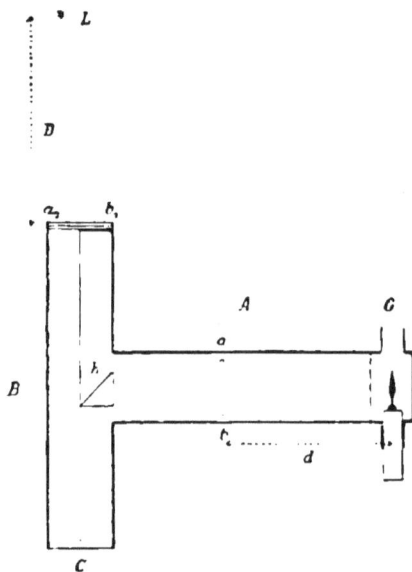

Fig. 98.

Photometer von Weber.

Das Photometer (Fig. 98) besteht aus einem
horizontalen festen Tubus A und einem dazu senkrechten
um A als Axe drehbaren Tubus B. Im ersteren liegt
ein Gehäuse G, welches die als Vergleichslichtquelle
dienende Benzinlampe aufnimmt. Das Gehäuse ist gegen
die Röhre A durch eine vollkommen durchsichtige Glasplatte, nach der entgegengesetzten Seite durch einen

Metalldeckel abgeschlossen. Durch eine von einer Glimmerplatte gedeckte Spalte, über welche eine Metallklappe herabgelassen werden kann, ist die Beobachtung der Benzinflamme ermöglicht. Hinter derselben ist im Gehäuse ein kleiner Spiegel angebracht, der auf beiden Seiten von Millimeterskalen begrenzt ist, wodurch man genau kontroliren kann, ob die Flamme die vorgeschriebene Höhe von 20 mm hat.

In dem Tubus A befindet sich senkrecht zur Axe eine kreisrunde Milchglasplatte ab, die durch einen Trieb in der Röhre beliebig verschoben werden kann. Ihr jeweiliger Abstand (d) kann an einer aussen angebrachten Skala abgelesen werden.

Der drehbare Tubus B wird auf die zu messende Lichtquelle L (bezw. auf die zu beleuchtende Fläche) eingestellt. Das dem Lichte zugewendete Ende der Röhre trägt ein Blechgehäuse, in welches nach Bedarf verschiedene Milchglasplatten a, b, eingesetzt werden können, und ausserdem ein Abblendungsrohr zur Abhaltung seitlichen Lichts.

Durch eine längs der Achse verlaufende vertikal stehende Blende ist der drehbare Tubus in einen rechten und einen linken Halbcylinder getheilt. In dem rechten liegt beim Kreuzungspunkte der beiden Tubus das Reflexionsprisma so angebracht, dass die von der Benzinflamme ausgehenden Strahlen, nachdem sie die Milchglasplatte ab passirt haben, an der Hypotenusenfläche gegen das Ocularende C reflectirt werden. Der Beobachter sieht dann durch diese sinnreiche Anordnung ein ovales Gesichtsfeld, dessen rechtsseitige Hälfte die von der Benzinlampe beschienene Milchglasplatte, dessen linke die ausschliesslich von den Strahlen der zu messenden Lichtquelle beleuchtete Milchglasplatte bildet.*)

---

*) Statt des einfachen Reflexionsprismas ist neuerdings die Lummer-Brodhun'sche Prismen-Combination benützt worden, welche derart wirkt, dass im Centrum des Gesichtsfeldes eine Kreisfläche erscheint, die ausschliesslich von Strahlen der zu messenden Lichtquelle beleuchtet wird, während die äussere Zone ihre Beleuchtung nur von Strahlen der Benzinflamme empfängt.

Zur Messung der Helligkeit punktförmiger Lichtquellen wird der drehbare Tubus auf das Objekt gerichtet, so, dass die Lichtquelle in der Mitte der linksseitigen Hälfte des Gesichtsfeldes erscheint. Der Raum wird dann gegen fremdes Licht abgeschlossen, eine (oder mehrere) entsprechende Milchglasplatten in den Blechkasten G geschoben und schliesslich die Einstellung d in Centimetern auf gleiche Flächenhelligkeit vorgenommen.

Die Helligkeit B, ist dann $= C\,\dfrac{D^2}{d^2}$ Normalkerzen, wobei die in der Formel enthaltene Plattenconstante C aus der dem Instrumente beigegebenen Constantentafel zu entnehmen ist, D ist die Entfernung der zu messenden Lichtquelle von der Milchglasplatte a, b.

Hat die Lichtquelle nicht dieselbe Farbe wie das Benzinlicht, so bestimmt man durch Einschieben eines rothen und dann eines grünen Glases die Lichtintensität für beide Farben getrennt und berechnet dann die Beleuchtungskraft nach einer anderen Formel, welche in der dem Apparat beigegebenen Beschreibung entwickelt ist.

Die Beleuchtungskraft des diffusen Lichtes wird gemessen, indem man entweder einen matten weissen Schirm benützt, der an die zu untersuchende Stelle des Raumes gebracht wird, oder aber, indem man statt des Abblendungsrohres eine Milchglasplatte vor den drehbaren Tubus schiebt: auch über diese Messung ist das nähere in der Beschreibung nachzusehen; hier ist nur das zum Verständniss des Apparats Nothwendige mitgetheilt worden.

Der Raumwinkelmesser von Weber (Fig. 99) giebt für die vorhandene Lichtmenge keine absoluten Zahlen, sondern gestattet nur, die Fläche Himmel zu bestimmen, welche für den betreffenden Platz Licht aussendet und die für die dort vorhandene Lichtmenge in erster Linie massgebend ist. Denkt man sich von dem zu untersuchenden Punkte des Zimmers nach den Umgrenzungslinien des sichtbaren Himmels (d. s. die Ränder des Fensters) Linien gezogen, so bildet die Gesammtheit dieser Linien je nach dem Contur des Fensters eine Ecke, einen Kegel oder eine gemischte räumliche Figur. Die Ecke wird, von den verschiedenen Punkten des Zimmers aus konstruirt, ungleich gross sein, und zwar um so grösser, je näher der untersuchte Punkt dem Fenster liegt. Die Grösse der Ecke misst nun Weber

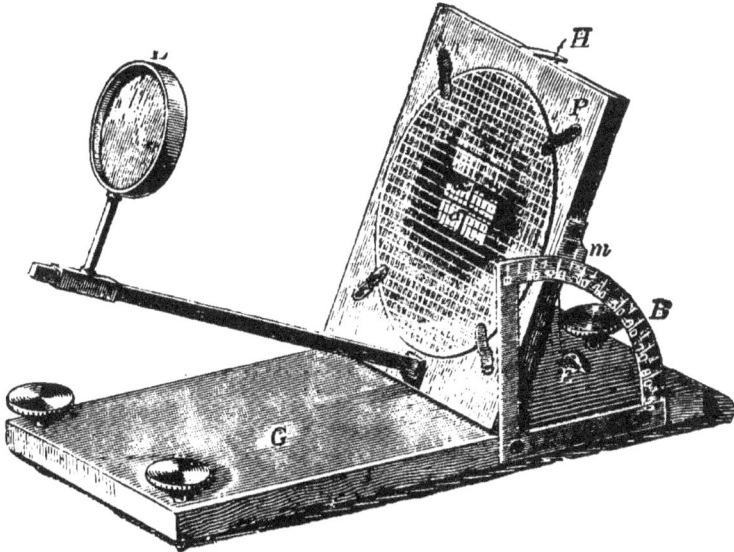

Fig. 99. Raumwinkelmesser von Weber.

mit seinem Raumwinkelmesser. Er denkt sich um die Spitze der Ecke als Mittelpunkt eine Kugel konstruirt und deren Oberfläche in 41,000 Quadrate getheilt. Je grösser nun die Ecke, um so mehr Quadrate wird sie aus der Kugeloberfläche ausschneiden, so dass die Anzahl der Quadrate ein direktes Maass derjenigen Himmelsfläche ist, welche direkt Strahlen zu dem betreffenden Punkte sendet. Die Anzahl der Quadrate wird mit dem Raumwinkelmesser bestimmt. Das Instrument besteht aus einer Glaslinse L von 114 mm Brennweite, welche auf ein in kleine Quadrate von 2 mm Breite getheiltes Papier P ein umgekehrtes Bild der geradeüberliegenden

Gegenstände, Fenster, Fensterkreuz und innerhalb dieses der gegenüberliegenden Dächer und des direkt beleuchtenden Stücks freien Himmels wirft. Man kann dann leicht die dem Raumwinkel entsprechenden Quadrate, die vom Himmel eingenommen werden, zählen. Aus den mit dem Instrumente vorgenommenen Untersuchungen Hermann Cohns weiss man nun, dass

1. an Plätzen, auf welche gar kein Himmelslicht fällt, deren Raumwinkel = 0 ist, die Helligkeit an trüben Tagen nur 1—3 Meterkerzen beträgt;

2. wenn der Raumwinkel an einem Platze kleiner als 50 Quadratgrad ist, die Helligkeit an trüben Tagen weniger als 10 Meterkerzen beträgt;

wenn 3. der Raumwinkel grösser als 50°, so ist auch an trüben Tagen die Helligkeit grösser als zehn Meterkerzen.

Eine Helligkeit von zehn Meterkerzen ist als unterste Grenze für die Beleuchtung eines Platzes zu verlangen, an welchem gelesen und geschrieben werden soll.

Die Helligkeit eines durch Tageslicht beleuchteten Raumes und der in demselben vorhandenen Arbeitsplätze ist nun von verschiedenen Faktoren abhängig

1. von der zuströmenden Sonnenlichtmenge; diese hängt wiederum ab

   a) von der Entfernung der Sonne von der Erde,

   b) von dem Hoch- oder Tiefstand der Sonne (je senkrechter die Strahlen auffallen, um so stärker beleuchten sie),

   c) von der Grösse der Absorption der Sonnenstrahlen (Wolken, Nebel),

2. von der Grösse der Fensteröffnung. Dieselbe (excl. Fensterkreuze, Vorhänge, Rouleaux u. s. w.) muss im bestimmten Verhältnisse zur Bodenfläche stehen und soll nicht weniger als $1/5$ dieser betragen,

3. von der Grösse des durch das Fenster sichtbaren Stückes Himmelsgewölbe, welche

wiederum von der freien Lage des Hauses abhängig ist
(durch den Weber'schen Raumwinkelmesser zu bestimmen).

4. von der Entfernung der Arbeitsplätze vom
Fenster. Je weiter dieselben vom Fenster abliegen,
um so geringer die Helligkeit, und zwar nimmt diese
proportional dem Quadrat der Entfernung ab; 3 Meter
vom Fenster ist sie beiläufig neunmal so gering, als
1 Meter vom Fenster.

Künstliche Beleuchtung.

Bei der künstlichen Beleuchtung wird Licht erzeugt,
indem chemische Spannkräfte — zumeist aufgespeicherte
Sonnenwärme — in Wärme zurückverwandelt wird, mittelst
welcher Körper zum Erglühen gebracht werden.

Hierbei finden Verwendung:

1. Feste Körper:
   Talg, Stearin, Paraffin, Wachs, Wallrath.
2. Flüssige Körper:
   Petroleum, Alkohol, verschiedene Oele.
3. Gase:
   Holz-, Torf-, Kohlen-, Wassergas.

Bei Verbrennung dieser Körper wird Sauerstoff verbraucht, Kohlensäure und andere Verbrennungsprodukte
gebildet.

Diese werden nicht (oder nur in sehr geringer
Menge) erzeugt bei Benützung der

4. Electricität zu Beleuchtungszwecken, wobei
durch Einschaltung eines Widerstandes Electricität in
Wärme und Licht umgewandelt wird.

Der Besprechung der verschiedenen Arten der
künstlichen Beleuchtung sei folgende instruktive von
Rubner ergänzte Tabelle von F. Fischer vorangeschickt,
welche über den Preis, die entwickelten Mengen von
Wasser, Kohlensäure und Wärme der verbreitetsten
Beleuchtungsarten Auskunft gibt.

Für die stündliche Erzeugung von 100 Kerzen*) sind erforderlich

Beleuchtungsart	Menge	Preis derselben in Pf.	Dabei werden entwickelt		Wärme W.-E.
			Wasser Kilogr.	Kohlensäure cbm bei 0°	
Electrisches Bogenlicht	0,09 bis 0,25 Pferdekr.	6 bis 12	0	Spuren	57 bis 158
" Glühlicht . . .	0,16 bis 0,85 Pferdekr.	15 bis 30	0	0	290 bis 536
Leuchtgas: Siemens Regenerativbrenner	0,35 bis 0,56 Kubikm.	6,3 bis 10,1	—	—	etwa 1500
" Argand	0,8 Kubikm. (bis 2)	14,4 (bis 36)	0,86	0,46	4860
" Zweiloch . . .	2 Kubikm. (bis 8)	36,0 (bis 144)	2,14	1,14	12150
" Glühlicht . . .		11,2	0,61	0,35	3700
Erdöl, grösster Rundbrenner . .	0,20 Kilogrm.	4	0,22	0,32	2400
" kleiner Flachbrenner . .	0,60 "	12,0	0,80	0,95	7200
Solaröl, Lampe von Schuster und Baer	0,28 "	6,2	0,37	0,14	3360
" kleiner Flachbrenner	0,60 "	13,2	0,80	0,95	7200
Rüböl, Carcellampe . . .	0,43 "	41,3	0,52	0,61	4200
" Studirlampe . .	0,70 "	67,2	0,85	1,00	6800
Paraffin	0,77 "	139	0,99	1,22	9200
Wallrath	0,77 "	270	0,89	1,17	7960
Wachs	0,77 "	308	0,88	1,18	7960
Stearin	0,92 "	166	1,04	1,30	8940
Talg	1,00 "	160	1,05	1,45	9700

*) Unter Kerze versteht man die Lichtmenge, welche von einer Paraffinkerze erzeugt wird, welche bei einem Durchmesser von 20 mm, einer Flammenhöhe von 50 mm stündlich 7.7 gr Paraffin verbrennt; das Kerzenmaterial soll möglichst reines Paraffin sein und einen nicht unter 55° liegenden Erstarrungspunkt haben. Für die Angaben von Lichtmengen wird auch noch die von einer Carcellampe ausstrahlende Lichtmenge benutzt, welche in einer Stunde 42 gr Rüböl verbraucht. Eine Carcellampe entspricht 9,8 Kerzen.

Wie die Tabelle lehrt, sind die aus den festen Leuchtstoffen hergestellten Talg-, Stearin-, Wachs-, Paraffinkerzen zunächst sehr theuere Leuchtkörper; sie sind aber auch deshalb vom hygienischen Standpunkte zu verurtheilen, weil sie sehr viel (verhältnissmässig bedeutend mehr als alle übrigen Beleuchtungsarten) Wasser, Wärme und CO_2 produciren. Besonders bei den Talglichtern wird die Zimmerluft ausserdem noch durch andere Verbrennungsprodukte, Kohlenwasserstoffe, Kohlenoxydgas, Fettsäuren, Acroleïn verunreinigt.

Auch ist das Flackern der Flamme eine das Auge belästigende Beigabe der Beleuchtung durch die vorgenannten Leuchtkörper.

Bedeutend rentabler ist die Beleuchtung mit flüssigen Leuchtstoffen, vor allen mit Petroleum.

Der in grossen Mengen in einzelnen Theilen Nordamerikas und am kaspischen Meere vorkommende Rohstoff, ein Gemenge verschiedener Kohlenwasserstoffe, muss vor seiner Benutzung sorgfältig gereinigt und durch fraktionirte Destillation von den leichter flüssigen Kohlenwasserstoffen getrennt werden.

Durch die Destillation wird das Rohpetroleum in folgende Produkte zerlegt (die Siedepunkte sind in Klammern beigefügt): Rhigolen (unter 37.7°), Petroleumäther (40—70°), Gasolin (90°), Petroleumbenzin (80 bis 110°), Ligroïn (80—120°), Putzöl (120—170°), endlich raffinirtes Petroleum, welches bei 150—250° siedet und ein spezifisches Gewicht von 0.81 hat.

Durch die Beimengung der niedriger siedenden billigeren Bestandtheile des Rohstoffes zum raffinirten Petroleum entsteht eine Explosionsgefahr. Wenn nämlich durch die beim Brennen des Petroleums gebildete Wärme diese Körper verdampfen, so können sie mit der Luft ein explosibles Gemenge bilden, welches, sobald es mit der Flamme in Berührung kommt, eine Explosion hervorruft. Auch verbrennen diese Beimengungen des raffinirten Petroleums nicht vollständig; die Verbrennungsprodukte gehen dann in die Luft der

Umgebung über und können so Schädigungen der Gesundheit hervorrufen.

Es genügt nun nicht, zur Erkennung einer derartigen Fälschung nur das spezifische Gewicht zu bestimmen. da bei den Fälschungen ausser den spezifisch leichteren Produkten noch ein schwereres Oel zugesetzt wird, wobei das ursprüngliche spezifische Gewicht des raffinirten Petroleums resultirt.

Es muss vielmehr das Petroleum auf seinen Entflammungspunkt untersucht werden, unter welchem man die niederste Temperatur versteht, bei welcher das Petroleum entflammbare Gase entwickelt. Von diesem ist wohl zu unterscheiden der beträchtlich höher liegende Entzündungspunkt, d. i. die Temperatur, bei welcher das Petroleum zu brennen beginnt.

Nach deutschem Reichsgesetz darf Petroleum, welches unter einem Barometerstand von 760 Millimetern schon bei einer Erwärmung auf weniger als 21 Grade Celsius entflammbare Dämpfe entweichen lässt, nur in solchen Gefässen verkauft und feilgehalten werden, welche die deutliche Inschrift ·Feuergefährlich: und weiterhin ·Nur mit besonderen Vorsichtsmassregeln zu Brennzwecken verwendbar tragen. Die Untersuchung des Petroleums auf seine Entflammbarkeit muss mit dem Abel'schen Petroleumprüfer geschehen. Die in Deutschland gesetzlich vorgeschriebene Form des Apparates besteht aus einem kleinen Petroleumgefäss, welches in ein bedeutend grösseres Wasserbad eingezetzt ist. Im Wasser- wie im Petroleumgefäss befinden sich die Kugeln von Thermometern. deren Skalen ausserhalb abgelesen werden können. Das Wasserbad wird erwärmt und damit auch das Petroleum und dann bei verschiedener Temperatur geprüft, ob sich schon entflammbare Dämpfe gebildet haben.

Die nähere Beschreibung des Apparates und seiner Benützung ist ziemlich complicirt und kann aus der jedem Apparat beigegebenen Gebrauchsanweisung entnommen werden.

Die zur Verbrennung von Petroleum dienenden Lampen sind neuerdings sehr verbessert worden. Anstatt der früheren Flachbrenner sind Rundbrenner eingeführt, bei denen reichliche Zufuhr erwärmter Luft von aussen, dann aber auch central durch einen mitten durch das Petroleumgefäss gelegten Kanal eine äusserst günstige Verbrennung und damit einen sehr guten Lichteffekt bewirken.

Ein Doppelcylinder (Fig. 100) lässt weiterhin bei dem die Flamme einschliessenden Cylinder continuirlich Luft vorbeistreichen und verhindert so die Abgabe strahlender Wärme und damit eine Belästigung der in der Nähe der Lampe arbeitenden Personen.

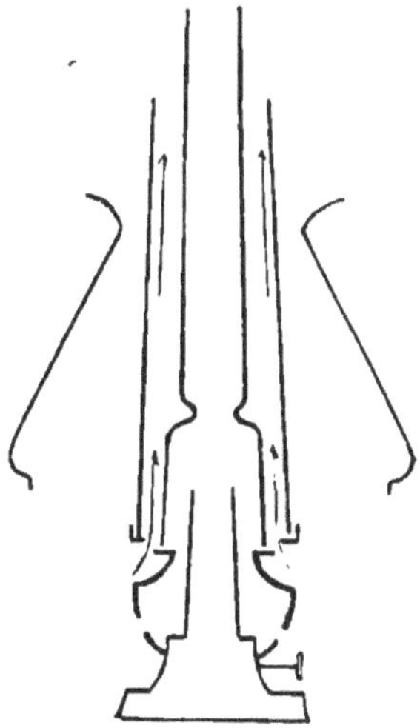

Zur Speisung von Arbeitslampen wird auch noch Solaröl benützt, ein dem Petroleum nahe verwandtes, ebenfalls nur aus Kohlenwasserstoffen bestehendes farbloses oder schwach gelblich gefärbtes Oel. Es ist aus Braunkohle hergestellt und besitzt ein spezifisches Gewicht von 0.825—0.830; der Siedepunkt liegt zwischen 160 und 196^0.

Fig. 100.

Normallampe nach Schuster und Baer.

Das Leuchtgas wird gewöhnlich aus Steinkohlen bereitet, welche in eisernen Retorten einer Destillation unterzogen werden. Hierbei entstehen das Leuchtgas selbst, dann theerige Produkte; welche später condensirt und dadurch vom Leuchtgas getrennt werden, während in den Destillationsretorten Coaks zurückbleibt. Nach der Condensation der Theerbestandtheile wird das Leuchtgas in sogenannten Scrubbern, mit Coaks gefüllten Gefässen, einem fortwährenden Regen ausgesetzt, wobei dasselbe gewaschen von den letzten Theerresten, wie von einem Theil des Schwefelwasserstoffes, des Schwefelammons und Ammoniaks befreit wird. Die übrigen Ver-

unreinigungen werden durch eine trockene Reinigung
mit Kalkhydrat und Eisenoxyd (Laming'sche Masse, welche
zwischen Sägespähnen vertheilt sind) entfernt; Kalkhydrat
absorbirt die Kohlensäure, Schwefelwasserstoff und
Schwefelammonium, das neugebildete Schwefelcalcium
nimmt den Schwefelkohlenstoff auf.

Das fertige Gas gelangt dann in eiserne Gasometer,
wo es über Wasser aufbewahrt, an dieses noch Ammoniak-
und Cyanverbindungen abgiebt. Der Gasometer dient
zur Ansammlung des Gases bis zum Verbrauch desselben
und zur Erzeugung des für die Vertheilung in den
Leitungen nothwendigen Druckes von etwa 16 mm
Wasser.

Das fertiggestellte Steinkohlengas enthält schliesslich

Schwere Kohlenwasserstoffe . . 3,5
Leichte   „   . 36.2
Kohlenoxyd 9.1
Wasserstoff 50.2

Das Leuchtgas kann für die Gesundheit gefährlich
werden, wenn beim Brennen desselben etwa vorhandenes
Ammoniak in das giftige Ammoniumcyanid (NH_4CN)
übergeht.

Es ist ein weiterer Nachtheil des Leuchtgases, dass
sich bei dessen Verbrennung schweflige Säure und
Schwefelsäure, sowie Untersalpetersäure, salpetrige Säure und Salpetersäure bilden, welche der
Vegetation schädlich sind und auch auf die Mobilien,
besonders Möbelstoffe und Vorhänge eine zerstörende
Wirkung ausüben.

Die grösste Gefahr liegt aber in dem Gehalt an
dem für den Menschen giftigen Kohlenoxydgas, wenn
sich dieses beim Undichtwerden von Röhren der Athmungsluft beimischt. Unter gewöhnlichen Verhältnissen bemerkt
man jedoch den Austritt des Gases, noch ehe es gefährlich werden kann, an dem ihm eigenthümlichen, von
geringen Mengen von Naphthalin und Schwefelkohlenstoff
herrührendem Geruche. Während nämlich schon ein
Gehalt von 0.01—0.02 % Leuchtgas mit ungefähr 0.001 CO

in der Luft durch den Geruch erkennbar ist, wirkt erst ein solcher von 0.05 % CO (also in 50facher Menge) schädlich. Dieser Geruch verschwindet jedoch, wenn das Gas durch Bodenschichten hindurchtritt, wenn hierbei die riechenden Stoffe vom Boden absorbirt werden. Es kann dann das Gas bei Rohrbrüchen unbemerkt in die Wohnungen eintreten und zu Vergiftungen führen; dies ist besonders im Winter möglich, wenn bei einem Rohrbruch der Strassenleitung das warme Haus auf die kalte Umgebung saugend wirkt und überdies die Strassenoberfläche gefroren oder mit einem dichten Pflaster belegt ist. Durch Herstellung eines undurchlässigen Fundaments können Häuser vor dem Eindringen des Gases geschützt werden.

Endlich liegt noch eine Gefahr in der Explosionsfähigkeit des Gases. Eine Explosion erfolgt jedoch erst, wenn das Gas mit dem 4—10-fachen Volumen Luft vermischt ist.

Die Anwendung des Leuchtgases zu Beleuchtungszwecken ist eine sehr verschiedene.

Der Einlochbrenner besteht aus einem kurzen, in eine feine Oeffnung auslaufenden Cylinder; er dient nur für Illuminationszwecke.

Der Schnitt- oder Schlitzbrenner (Fig. 101) hat im oberen knopfförmigen Ende einen Einschnitt; wegen der Form der Flamme, die man mit diesem Brenner erhält, wird er auch Fledermausbrenner genannt,

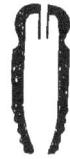

Fig. 101.
Schnitt- oder Fledermausbrenner.

Der Zweiloch- oder Fischschwanzbrenner (Fig. 102) hat zwei unter einem Winkel von 90° gegen einander geneigte Oeffnungen. Die Flamme hat die Form eines Fischschwanzes.

Die vorgenannten Brenner sind für Arbeitszwecke nicht zu verwenden; sie geben, weil durch einen Glascylinder nicht geschützt, ein unruhiges, flackerndes Licht, verunreinigen die Luft sehr stark, erzeugen auch im Ver-

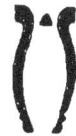

Fig. 102.
Zweiloch- oder Fischschwanzbrenner.

hältniss zur gebildeten Lichtmenge von allen Beleuchtungsarten am meisten Wärme.

Für Zimmerbeleuchtung zu Arbeitszweken wird hauptsächlich der Argandbrenner (Fig. 103) benutzt. Seine Flamme besteht aus einer Reihe kleiner Strahlen, welche aus den feinen Oeffnungen des kranzförmigen Brenners heraustreten.

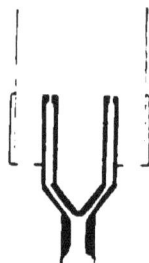

Fig. 103.
Argandbrenner.

Der Argandbrenner und die anderen vorher genannten Brenner haben den gemeinsamen Nachtheil, dass sie die bei der Verbrennung entstehenden Verbrennungsprodukte, besonders Kohlensäure und Wasser, der Zimmerluft mittheilen, wodurch diese unter Umständen erheblich verunreinigt wird. Im Gegensatz zu ihnen ist es ein Vorzug der Regenerativ-Gasbrenner, diese Nachtheile durch eine constante Ventilation zu umgehen. Das Princip derselben ist aus der Fig. 104 zu ersehen. Das zuströmende Gas wird bei diesem System ebenso wie die zur Verbrennung nöthige Luft durch die Flamme selbst vorgewärmt. Das Gas tritt zu der ringförmigen Leuchtflamme, welche zwischen dem Porzellancylinder P und dem Hartglascylinder H brennt aus dem ringförmigen Rohr R nach oben. Das obere Ende der Flamme wird durch den Zug nach der Mitte zu abgebogen und die Verbrennungsgase in der Richtung des Pfeiles durch den Seitenarm nach dem Zugrohr abgesogen. Sie treten dann durch den an der Decke befindlichen Trichter in den Ventilationskanal über, indem sie dabei gleichzeitig in Folge ihrer Wärme die Zimmerluft mit absaugen.

Das Leuchtgas sowohl als auch die zuströmende Luft erwärmen sich an dem Regenerator und wird somit die Wärme der abziehenden Verbrennungsprodukte, welche bei den andern Brennern die Temperatur des Raums erhöht, für die Erzeugung einer günstigen Verbrennung und damit einer vortheilhaften Beleuchtung verwerthet.

Wenn das Licht nach unten geworfen werden soll,

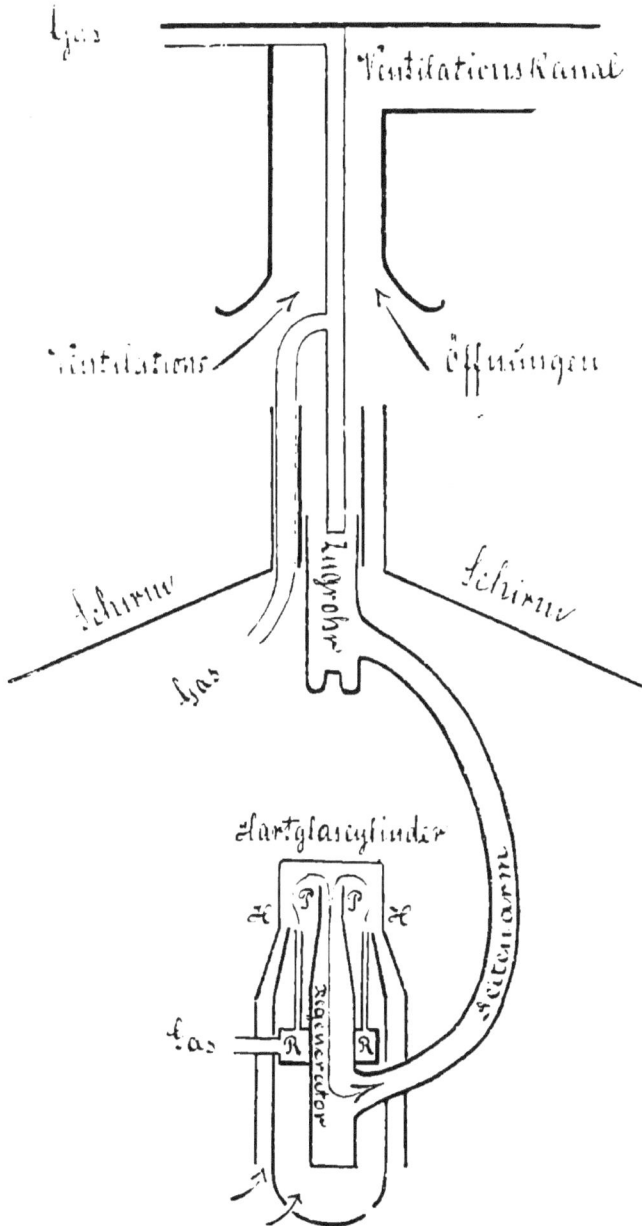

Fig. 104. Siemens' Regenerativbrenner.

so werden derartige umgekehrte Brenner mit Vor-
wärmung, sogenannte invertirte Regenerativbrenner
benützt.

Ausser dem Leuchtgas finden noch andere Gas-
arten Verwendung.

Das Oelgas wird aus Fetten, Erdölrückständen,
Paraffinöl u. s. w. hergestellt und bildet ein schweres
Gas von grosser Leuchtkraft.

Wassergas wird benützt bei Herstellung des sogenannten Fahnejelm'schen Glühlichts, welches sich
gut bewährt hat. Das Glühlicht besteht aus einem mit
Wassergas gespeisten Fischschwanzbrenner, durch dessen
Flamme zwei Reihen von Magnesianadeln, welche über
der Flamme kammartig angebracht sind, zur Weissgluth
erhitzt werden; der Brenner strahlt dann ein kräftiges,
vollkommen weisses Licht aus.

Es ist jedoch auch hier (s. Heizung) gegen die
Verwendung des Wassergases zu Beleuchtungszwecken
der Einwand zu erheben, dass es wegen seines hohen
Gehalts an CO als gefährlich bezeichnet werden muss,
wenn nicht durch besondere Einrichtungen (wie Impräg-
nirung mit riechenden Stoffen u. s. w.) dafür Sorge getragen wird, dass ein Ausströmen des geruchlosen Gases
sofort bemerkt wird. —

Die Electricität dient in zweierlei Form zur
Beleuchtung,

erstens als Bogenlicht,

zweitens als Glühlicht.

Das electrische Bogenlicht entsteht, indem in
einen electrischen Strom zwei 3—6 mm· von einander
entfernte Kohlenspitzen eingeschaltet werden; es hat
eine bläuliche Farbe.

Das Glühlicht wird erzeugt, indem eine gewöhnlich
U-förmig gebogene verkohlte Bambusfaser (Edison-
lampe) oder auch eine verkohlte Baumwollfaser
(Swanlampe), welche zur Verhütung der Verbrennung

in eine luftleer gemachte Glaskugel eingeschlossen sind, durch den electrischen Strom zur Weissgluth erhitzt werden; das Glühlicht hat ein dem Gaslicht der Farbe nach ähnliches gelbröthliches Licht.

Die Hauptvorzüge, welche das electrische Licht vor allen übrigen Beleuchtungsarten voraus hat, beruhen darin, dass es verhältnissmässig nur sehr wenig Wärme und gar keine Verbrennungsprodukte — das Bogenlicht nur Spuren — erzeugt, somit also die Luft gar nicht verschlechtert.

Dies geht sehr deutlich aus der oben mitgetheilten Tabelle von Fischer hervor. Die grossen Vorzüge des electrischen Lichts werden noch klarer veranschaulicht durch die im Zuschauerraum des Münchner Hoftheaters von Renk angestellten Beobachtungen, welche den Werth eines im Grossen durchgeführten Experiments besitzen. Es wurden dort während zweier Opern-Vorstellungen bei ausverkauftem Hause (anwesend 1790 resp. 1780 Personen), von denen die eine bei Gasbeleuchtung, die andere bei electrischer Beleuchtung abgehalten wurde, in den verschiedenen Räumen des Hauses zu verschiedenen Zeiten

1. vor dem Anzünden der Flammen,
2. am Ende der Ouvertüre,
3. am Ende des 1. Actes,
4. am Ende des 2. Actes,
5. am Ende des 3. Actes

Beobachtungen über die Temperatur, den Kohlensäure- und Wassergehalt der Luft angestellt, welche unter anderen folgende interessante Resultate ergaben.

Die Differenz zwischen niedrigster (Anfangs-) und höchster Temperatur betrugen:

	bei Gasbeleuchtung	bei electrischer Beleuchtung
Parket	11.7^0	7.7^0
Gallerie	12.8^0	7.4^0

Die wünschenswerthe Temperatur von 20^0 wurde überschritten

	bei Gasbeleuchtung um	bei electrischer Beleuchtung um
Parket	6.6^0	2.4^0
Gallerie	10.6^0	$6,2^0$

Aehnlich verhielt sich die Kohlensäurebildung. Die absolute höchste Zunahme betrug:

	bei Gasbeleuchtung	bei electrischer Beleuchtung
Parket	$2.611\,^0/_{00}$	$1.408\,^0/_{00}$
Gallerie	$3.282\,^0/_{00}$	$1.859\,^0/_{00}$

Der Grenzwerth von $1.0\,^0/_{00}$ Kohlensäure wurde überschritten

	bei Gasbeleuchtung um	bei electrischer Beleuchtung um
Parket	$2.926\,^0/_{00}$	$1.005\,^0/_{00}$
Gallerie	$2.966\,^0/_{00}$	$1.535\,^0/_{00}$

Endlich zeigten auch die Beobachtungen des Wassergehalts der Luft während zweier Vorstellungen mit Gas- resp. electrischer Beleuchtung die grossen Vorzüge der letzteren vor der ersteren. —

Was die Farbe des electrischen Lichts betrifft, so ist die des Glühlichts dem röthlichen Gaslicht sehr ähnlich, während das Bogenlicht mehr bläulich ist. Die Annahme, dass ein blaues Licht dem Auge schädlicher ist, als ein gelbes, ist nicht sicher bewiesen. Eine nachtheilige Einwirkung auf das Auge scheint übrigens auch nicht von der Farbe, sondern von der Intensität und dem Glanz des Lichtes abzuhängen.

Unter Glanz einer Lichtquelle versteht man (nach E. Voit) diejenige Lichtmenge, welche von der Flächeneinheit derselben ausgeht; der Glanz ist bei den verschiedenen Beleuchtungsarten sehr verschieden, so ergab pro 1 □mm leuchtende Fläche

Gas	Einlochbrennern . . .	0.0006 Kerzen
	Argandbrennern . . .	0.0030 „
	kleinen Siemensbrennern	0.0038 „
	grossen Siemensbrennern	0.0060 „
electrische	Glühlampen	0.4000 „
Beleuchtung	Bogenlampe	4.8400 „

Die schädliche Einwirkung auf das Auge ist nun
nicht dem Glanz genau proportional, sodass also nach den
oben angeführten Zahlen eine Glühlampe das Auge nicht
133mal so stark afficiren würde als ein Argandbrenner;
sie ist vorhanden, aber nicht in so hohem Maasse. Man
kann sie aufheben, wenn man durch Anbringen einer
matten Glocke das direkte Einfallen der blendenden
Strahlen in's Auge verhindert, wodurch natürlich die
Helligkeit des betreffenden Beleuchtungskörpers eine Ein-
busse erleidet. Dieselbe ist jedoch nicht so erheblich —
sie beträgt bei Verwendung matt geätzten Glases nur
etwa 20—25% — dass sie bei der für das Auge so
wohlthuenden Wirkung in Betracht käme. Auch müssen
ja bei den anderen Beleuchtungsarten — Gas und
Petroleum — im Interesse der Hygiene des Auges
derartige schützende Glocken angebracht werden, welche
dann ebenfalls einen Verlust an Helligkeit hervorrufen.

Der electrischen Beleuchtung werden noch zwei
Vorwürfe gemacht, welche nicht in ihrer Funktion als
Beleuchtungskörper, sondern in ihrer Anlage beruhen;
sie soll feuergefährlich sein und durch den starken
im System kreisenden Strom zu Unglücksfällen Anlass geben.

Eine Feuersgefahr kann entstehen, wenn die Isolir-
massen zweier in verschiedener Richtung neben einander
verlaufender Drähte beschädigt werden, so dass sich die
Drähte berühren. Der Strom nimmt dann einen anderen
Weg von geringerem Widerstand, die Stromstärke wächst
an und hat eine bedeutende Erwärmung des Leitungsdrahtes zur Folge. Hierdurch können dann Brände verursacht

werden. Man kann sich jedoch hiergegen leicht schützen, wenn man sogenannte Sicherheitsschaltungen anbringt, welche bei zu starker Erhitzung des Leitungsdrahtes ausbrennen und damit den Strom unterbrechen. Auch die direkte Gefährdung des Lebens durch den elektrischen Strom bei zufälligen Berührungen mit dem Leitungsdraht grösserer Anlagen ist bei den in Deutschland in Anwendung kommenden Systemen nicht vorhanden. Die in Deutschland eingeführten Beleuchtungsanlagen benützen einen Gleichstrom mit einer Spannung von höchstens 120 Volt, während in anderen Ländern, besonders Amerika, Wechselströme mit Spannungen von durchschnittlich 2000 Volt zur Verwendung kommen. Man kann aber aus den an Thieren gemachten Untersuchungen den Schluss ziehen, dass für den Menschen ein Gleichstrom von 1000 Volt Stärke noch ungefährlich ist, während Wechselströme schon bei 160 Volt einen Menschen zu tödten im Stande sind. So lange also Gleichströme mit den bisherigen Spannungen verwandt werden, ist eine Gefahr für den menschlichen Organismus durch zufällige Berührung nicht vorhanden.

Ausser bei Verwendung elektrischer Beleuchtung kann

übergrosse Lichtintensität

für das Auge nachtheilig sein bei direkter Betrachtung der Sonne mit ungeschütztem Auge (bei Sonnenfinsternissen), bei Ueberschreiten grell beleuchteter Schneeflächen (Schneeblindheit), bei gewissen technischen Betrieben, wenn die Augen andauernd unter dem Einfluss zu grellen Lichtes stehen (Heizer. Spiegelmacher, Eisenarbeiter, Glasbläser).

Abfallstoffe.

Unter Abfallstoffen versteht man:

1. die festen und flüssigen Excremente der Menschen und Thiere,

2. die Abwässer der Küchen, Waschküchen, Badeanstalten, Schlachthäuser u. s. w.,

3. die Abwässer aus Fabriken und gewerblichen Anlagen,

4. die Regenwasser von Dächern, Höfen und Strassen,

5. die festen Abgänge der Küchen, Schlachthäuser, Fabriken,

6. den Strassenkehricht.

Ueber die Mengen der verschiedenen Abfallstoffe lassen sich genaue Zahlen nicht angeben. Man weiss aus den Untersuchungen von C. v. Voit, dass der normale, ausgewachsene Arbeiter täglich bei mittlerer Nahrung 131 gr Kot und 1254 gr Harn ausscheidet, d. s. im Jahre 47.81 Kilo Kot und 457.7 Kilo Harn. Da diese Zahlen als Durchschnitt für eine aus Männern, Frauen und Kindern bestehende Bevölkerung viel zu hoch wären, hat v. Pettenkofer pro Jahr und Kopf durchschnittlich 34 Kilo Kot und 428 Kilo Harn angenommen.

Viel schwieriger ist es für die unter 2. und 3. oben genannten Abwässer Mittelwerthe zu nennen. Die Mengen richten sich nach den lokalen Verhältnissen, nach der Wasserzufuhr, nach den örtlichen Gebräuchen und nach dem Wasserbedarf der jeweiligen Betriebe. In modernen Städten mit reicher Wasserversorgung, Water-Closets und Schwemmkanalisation kann man die

Abwässermenge pro Kopf und Tag auf 100—150 Liter schätzen.

Die unter 5. genannten festen Abgänge aus Küchen, Schlachthäusern, Fabriken sind einer Schätzung überhaupt nicht zu unterwerfen, ebenso die Mengen des Strassenkehrichts, welche zumeist von der Beschaffenheit des Strassenpflasters abhängig ist (s. dieses pag. 181).

Die Beseitigung aller dieser Abfallstoffe ist eine ebenso wichtige wie schwierige Frage, an deren Lösung gearbeitet worden ist, seitdem die Menschen das nomadisirende Leben aufgegeben und sich an bestimmten Plätzen niedergelassen haben. Der bei der Zersetzung der Abfallstoffe auftretende unangenehme Geruch, sowie die Vermuthung, dass durch ihre Anhäufung in der Umgebung des Menschen und die dadurch erzeugte Verpestung von Luft, Boden und Wasser Krankheiten entstehen können, war die Ursache, dass man sich mit ihnen beschäftigte, ehe noch eine wissenschaftliche Hygiene die in ihnen schlummernden Gefahren genau erkannte.

Wie auf fast allen Gebieten der Hygiene und öffentlichen Gesundheitspflege ist auch hier der Theorie die Praxis weit vorangeeilt und wie weit sie es gebracht hat, das sehen wir aus den Ueberlieferungen und den Ueberresten von Abwasseranlagen aus längst vergangener Zeit.

Trotz dieser vielfachen Erfahrungen, die die Menschheit in Jahrtausenden gemacht hat, ist man von einer definitiven Lösung der Frage der Beseitigung der Abfallstoffe sehr weit entfernt. Eine solche wird es überhaupt, wie eben die Geschichte zeigt, niemals geben, da die jeweiligen örtlichen Verhältnisse einen besonderen Modus der Beseitigung werden wünschenswerth erscheinen lassen.

Hierzu kommt noch Eins. Während es die Gesundheit der Bevölkerung verlangt, die Abfallstoffe möglichst rasch zu entfernen, zu beseitigen, liegt es im volkswirthschaftlichen Interesse, die in ihnen enthaltenen Dungstoffe zu verwerthen. Die Landwirthschaft hat deshalb stets darauf bestanden, dass bei der Beseitigung der städtischen Abfallstoffe ein Verfahren gewählt wird, welches die nachherige Benützung derselben zur Düngung der Felder gestattet.

Als schwer wiegender Grund gegen deren beliebige Beseitigung wird angeführt, dass der Boden verarmen muss, wenn ihm nicht die Zersetzungsprodukte der Eiweisskörper, wie sie bei der Aufnahme vegetabilischen und animalischen Eiweisses im Thierkörper entstehen, wieder zugeführt werden, weil die Pflanze sonst kein Material hat, aus dem sie wiederum Eiweiss bilden kann, da ihr der Stickstoff der Atmosphäre als solcher unzugänglich und nur seine Verbindungen (Ammoniak, salpetrig- und salpetersaure Salze) zur Eiweissbildung verwendbar sind. Dies ist nicht richtig. Einmal besitzen bestimmte Pflanzen die Fähigkeit, den elementaren, in der Atmosphäre enthaltenen Stickstoff aufzunehmen, dann aber wird bei jedem Gewitter durch die electrischen Entladungen Stickstoff in salpetrige Säure übergeführt und damit für die Pflanzen zugänglich gemacht.

Die principielle Frage, ob bei Wahl eines Verfahrens der Entfernung der städtischen Abfälle auf die Landwirthschaft Rücksicht zu nehmen, ist nun aber von vornherein dahin zu entscheiden, dass in erster Linie die Sorge für das Wohl der Bevölkerung maassgebend ist; nur wenn die hygienischen und landwirthschaftlichen Interessen nicht collidiren, ist es selbstverständlich am Platze, den Kreislauf der Elemente nicht zu unterbrechen, sondern den Feldern wieder zuzuführen, was grossentheils von den Feldern stammt. Andernfalls aber bedarf die Landwirthschaft dieser Unterstützung auf Kosten der Gesundheit der städtischen Bevölkerung nicht.

Die Düngerproduktion auf dem Lande ist eine viel ausgedehntere, als in der Stadt, weil die Landbevölkerung die städtische überwiegt und weil ferner auf dem Lande bedeutend mehr Vieh gehalten wird, als in der Stadt. Der auf dem Lande anfallende Dünger wird nun von den Landwirthen keineswegs in genügend sparsamer Weise behandelt und verwerthet. Im Gegentheil ist es eine

Ausnahme, dass Abtritt- und Stalljauche in dichten Gruben aufgefangen und bis zum Bedarf gesammelt wird; die Sammelstätten sind gewöhnlich sogenannte Versitzgruben, welche einen beträchtlichen Theil der Jauche in den Boden versickern lassen. Da sie offen sind, wäscht ein jeder Regen die löslichen Salze aus, schwemmt sie oberflächlich ab oder führt sie ebenfalls dem Boden der Düngergrube zu.

Es besteht also kein Grund, die landwirthschaftlichen Interessen über Gebühr in den Vordergrund zu stellen, die öffentliche Gesundheitspflege hat vielmehr in erster Linie die Pflicht, alle zu den städtischen Abfallstoffen zu rechnenden Verunreinigungen derart zu beseitigen, dass die Gesundheit nicht geschädigt wird.

Entfernung der Excremente.

Für die Anlage eines Aborts darf nicht jeder beliebige Raum eines Wohngebäudes verwandt werden, es muss vielmehr ein jeder Abort ein unmittelbar in das Freie gehendes Fenster haben, damit eine ausreichende Lüftung ermöglicht ist. Von dieser Forderung sollte niemals abgewichen werden, weil sonst die Wohnungsluft mit Abtrittsgasen verunreinigt wird.

Die Anzahl der erforderlichen Aborte eines Gebäudes ist nach der Zahl der sich in demselben aufhaltenden Personen zu bestimmen. Wenn möglich, ist für jede Wohnung ein besonderer, umwandeter, bedeckter, verschliessbarer Abort einzurichten.

Bei der Beseitigung der menschlichen Excremente unterscheidet man zwei verschiedene Arten von Einrichtungen. Die eine sammelt die Excremente in besonderen im Hause selbst oder in dessen nächster Umgebung befindlichen Gefässen. Von dort aus werden sie dann oberirdisch per Axe fortgefahren. Hierher gehören das Gruben- und das Tonnensystem, die Closetanlagen.

Bei der andern Art werden Harn und Kot sofort in ein Kanalsystem eingeleitet, durch welches sie unter- irdisch aus den Häusern befördert werden. Dies be- zwecken: das pneumatische System Liernurs und die Schwemmkanalisation.

Beim
Grubensystem

werden die Fäkalien, eventuell auch Harn, Küchenspül- wasser u. s. w. in Gruben geleitet, welche in dem zum Hause gehörigen Hofe unterirdisch angelegt sind.

In diese Gruben münden die Fallrohre der Ab- tritte; sie müssen glattwandig und aus einem un- durchlässigen Material hergestellt sein (glasirte Thon- röhren, emaillirte gusseiserne Röhren). Die Hauptrohre verlaufen senkrecht, der Winkel, den sie mit den zu den Abtritten abzweigenden Seitenrohren bilden, darf 25 bis 28⁰ nicht übersteigen. Die Abtrittstrichter müssen eine vertikale oder sogar nach hinten abweichende hintere Wand haben, damit der Kot nicht hängen bleibt.

Die Gruben, in welche die Rohre münden, sollen nicht unter bewohnten Räumen liegen, auch nicht direkt an die Grundmauern des Hauses anstossen. Sie müssen aus möglichst undurchlässigem Material gebaut sein. Ganz dichte Gruben sind sehr schwer herzustellen, da selbst Cement durch das Ammoniumcarbonat der Jauche allmählich angegriffen wird. Der Cubikinhalt der Grube muss daher möglichst klein sein, damit sie häufig geleert wird und wenig Gelegenheit vorhanden ist, die Um- gebung zu verunreinigen. Auch wenig benützte Gruben sind von Zeit zu Zeit zu leeren, weil sonst der Gruben- inhalt in derselben fault und die Umgebung verpestet.

Da das Fallrohr eine direkte Verbindung zwischen Wohnung und Grube bildet, wird die Wohnungsluft durch die Grubengase verunreinigt werden, wenn man nicht das Aufsteigen derselben verhindert. Dies ist möglich durch Einrichtung von Waterclosets (s. pag. 280), welche durch einen Wasserverschluss das Abtrittrohr nach

oben abschliessen. Der grosse Wasserverbrauch bei Verwendung von Watercloscts hat jedoch eine zu schnelle
Anfüllung der Grube zur Folge, sie sind deshalb beim
Grubensystem nicht allgemein einführbar. In diesem Falle
ist es zweckmässig, den Abtritttrichter nach unten hin
durch eine Klappe zu verschliessen, welche nach beendeter
Defäkation die Fäces herunterfallen lässt und dann wieder
die Oeffnung ver-
schliesst. Ist die-
ser Verschluss,
wie er in Fig. 105
aufgezeichnet
ist, auch nicht
vollständig luft-
dicht, so ist er
doch immerhin
sehr wirksam, da
das Aufsteigen
der Abtrittgase
durch ihn fast
ganz verhindert
wird.

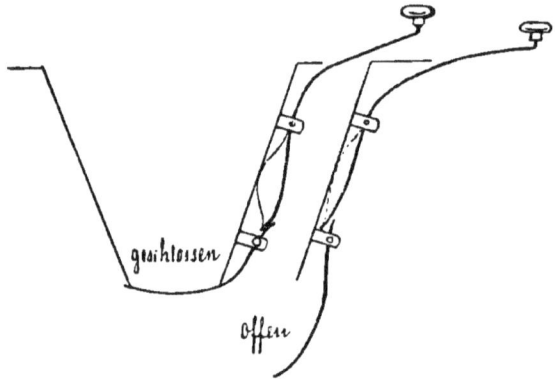

Fig. 105.

Stölzle's Abtrittverschluss.

Noch bessere Resultate erzielt man durch eine
Ventilation, indem man nach Angabe Pettenkofers das
Fallrohr über Dach führt und durch eine in demselben
angebrachte Wärmequelle die in ihm enthaltene Luft
verdünnt und damit dem Luftstrom eine Richtung von
der Grube und den Abtritten aus nach aussen zu giebt.

Eine Desinfektion des Grubeninhalts ist nur möglich bei Verwendung grosser Mengen von sehr wirksamen
Desinficienten. Das Einschütten geringer Mengen beliebiger Desinficienten hat gar keinen Zweck. Zur Desinfektion empfehlen sich durch ihre Billigkeit und Wirksamkeit rohe Salzsäure und Aetzkalk, und zwar muss so
viel zugesetzt werden, dass nach gehöriger Durchmischung
der Grubeninhalt 2% Salzsäure oder 1% Kalk enthält.

Von einer Desinfektion wohl zu unterscheiden ist
die Desodorirung, welche in erster Linie den Zweck

hat, den üblen Geruch der Grubengase zu zerstören, nicht aber den Grubeninhalt zu desinficiren vermag. Zur Desodorirung benutzt man entweder Chemikalien, welche die entstehenden den üblen Geruch verursachenden Fäulnissgase, Schwefelwasserstoff, Schwefelammonium. Ammoniak binden, so Eisenvitriol und Manganchlorür, oder poröse, feinpulvrige Substanzen (Erde, Torfmull, gepulverte Holzkohle), welche nicht auf chemischem Wege, sondern nur durch Flächenattraktion die Gase absorbiren.

Zur Einschränkung der Fäulniss sind auch Gruben empfohlen worden, in welchen die festen (Kot) von den flüssigen Substanzen (Harn) getrennt werden; es hat sich jedoch die Einrichtung der »Separateurs« in den Abtrittgruben nicht bewährt.

Die Entleerung des Grubeninhalts wurde früher in primitivster Weise vorgenommen, indem die Grube ausgeschöpft und der Inhalt in grossen Tonnen abgeführt wurde. Jetzt entleert man in den Städten die Gruben auf pneumatischem Wege, indem man die zur Aufnahme des Grubeninhalts bestimmten Fässer, welche durch weite Schläuche mit der Grube in Verbindung stehen, mit einer Dampfluftpumpe aussaugt, wodurch dann die Jauche in die Fässer einsteigt. Bisweilen muss aber auch dann noch ein am Boden der Grube befindlicher fester Absatz mit Schaufeln herausgehoben werden. Die pneumatische Entleerung kann geruchlos ausgeführt werden, wenn man die abgesaugten Gase durch die Feuerung der saugenden Lokomobile treten und hierbei verbrennen lässt.

Bei der pneumatischen Entleerung können auch die früher häufiger beobachteten Unfälle nicht mehr vorkommen, welche dadurch entstanden, dass die zur Leerung beauftragten Personen in die Grube einstiegen und durch die angesammelten Gase vergiftet wurden. Man muss desshalb überall, wo die Grubenreinigung noch manuell vorgenommen werden muss, die Grube erst längere Zeit lüften, ehe sich die Arbeiter hineinwagen dürfen.

Tonnensystem.

Vom Grubensystem unterscheidet sich das
Tonnensystem (auch Fasselsystem genannt) nur dadurch, dass bei diesem die Excremente aus den Fallröhren direkt in transportable Tonnen gelangen
(s. Fig. 106).

Die Tonnen (fosses mobiles) haben entweder
die Form eines stehenden Cylinders und sind dann aus
verzinntem Eisenblech gearbeitet, oder es sind Holztonnen
(alte Petroleumfässer), welche
innen getheert werden. Sie werden
in der zu ebener Erde oder auch
im Keller befindlichen Latrinenkammer aufgestellt, welche mit
undurchlässigem Fussboden versehen sein muss. Die Tonne wird
an das Fallrohr luftdicht angeschlossen und Abtritt und Fallrohr am besten in derselben
Weise ventilirt, wie es vorher bei
dem Grubensystem angegeben,
in Fig. 106 aufgezeichnet ist. In
dem über Dach geführten Abfallrohr befindet sich eine Gasflamme,
welche die verdorbene Luft nach
oben absaugt.

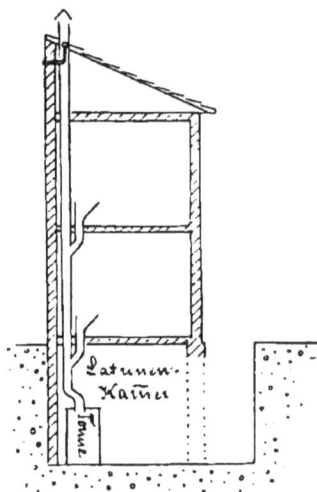

Fig. 106. Tonnensystem

In einigen Städten haben die Tonnen ein Ueberlauf-
rohr, aus welchem bei gefüllter Tonne die flüssige Jauche
in einen vorgestellten Eimer abfliessen kann. Es ist ein
ziemlich werthloser Nothbehelf, da bei nicht rechtzeitiger
Entfernung der Tonne auch der Eimer bald voll ist,
überläuft und dann die Latrinenkammer verunreinigt.

Es ist deshalb die regelmässige Abfuhr und Aus-
wechselung der Tonnen von grosser Wichtigkeit.
Diese muss mit peinlicher Sauberkeit durch bestimmte
Unternehmer unter strenger Aufsicht der Behörde geschehen. Der Abholungstermin ist nach der Grösse der

Abortanlage und der dieselbe frequentirenden Anzahl Personen zu bestimmen.

Da der Tonneninhalt nicht immer sofort zur Düngung der Felder benützt werden kann, müssen Sammelstätten errichtet werden, die an einem Orte anzulegen sind, wo eine Belästigung der Umgebung ausgeschlossen ist.

Die Kosten des Tonnensystems wie Grubensystems sind beträchtliche, weil für den Dünger von den Landwirthen zumeist nichts gezahlt wird; der Hausbesitzer muss vielmehr noch für das Abfahren der Tonnen und des Grubeninhalts die Kosten tragen.

Gruben- wie Tonnensystem könnten allen hygienischen Anforderungen genügen, wenn in jedem Fall die Anlage eine richtige wäre und die Abfuhr mit Sorgfalt ausgeführt würde. Beides geschieht nur in seltenen Fällen. Es fehlt bei der Anlage gewöhnlich die wichtige Ventilationseinrichtung, welche allein die Wohnung vor Luftverunreinigung schützen kann, da besonders beim Tonnensystem Watercloseets nicht verwendbar sind. Auch die Abfuhr geschieht in praxi selten mit der peinlichen Sauberkeit, welche nöthig ist, wenn das Publikum nicht belästigt werden soll.

Beide Systeme müssen daher in grossen Städten immer zu Missständen führen, während sie in kleineren Städten, wo den oben angeführten Anforderungen eher genügt werden kann, wo auch wegen der kleineren Entfernungen die Abfuhr nicht so beschwerlich ist, bei sehr strenger Kontrole ihren Zweck erfüllen werden.

Closetanlagen.

In dem Bestreben, die Fäkalien zu desodoriren und sie für die Landwirthschaft verwerthbar zu machen, hat man verschiedenartige Closets eingeführt, bei welchen die Excremente bald nach ihrer Ausscheidung mit dazu geeigneten feinporösen Substanzen vermischt werden.

Das Erdcloset, vom Engländer Moule zuerst angegeben, erfordert für eine Defäkation von ungefähr

125—150 gr Kot und 250—300 gr Harn 750—1000 gr
getrockneter Erde zur Beseitigung des Geruchs und
Absorption des Harns.

Beim Aschencloset wird Steinkohlenasche verwendet. Man gebraucht weniger Asche als Erde für
die Desodorirung. pro Tag und Kopf etwa 600 gr.

Beide Closets können in grösseren Städten keine
oder nur ganz vereinzelte Anwendung finden, weil sie
die an und für sich hohen Transportkosten der Fortschaffung der menschlichen Excremente noch bedeutend
erhöhen. Am höchsten stellen sie sich bei Benützung
von Erde, die ja auch noch hereintransportirt werden
muss, während Asche so wie so auch in den Städten
producirt wird und deshalb mit geringen Kosten stets
beschafft werden könnte.

Billiger als die vorgenannten sind die Torfstreu-
closets, für welche die leicht transportable und besser
als Erde und Asche desodorirende Torfstreu Verwendung findet. Die Torfstreu besitzt ein Aufsaugungs-
vermögen, welches dem neunfachen des eigenen Gewichts gleich ist; sie wird nach jeder Defäkation ein-
geschüttet oder fällt automatisch in den Abort.

Closets mit Trennung von Harn und Kot.

Sodann sind Closeteinrichtungen angegeben worden,
welche Harn und Kot trennen. Der Harn fliesst in die
Kanäle ab, der trockne Kot bleibt zurück. Bei diesen
Systemen ist man von der falschen Voraussetzung aus-
gegangen, dass nur der feste Koth werthvolle Dung-
bestandtheile enthält, während diese im Gegentheil im
Harn bedeutend überwiegen.

Es sind dann weiterhin noch eine ganze Reihe von
Closets angegeben worden, bei welchen der Harn resp.
die Jauche erst dann in die Kanäle eingelassen werden,
nachdem sie durch Einwirkung bestimmter Substanzen
ihre Dungstoffe abgegeben haben:

Müller-Schür's Closet verwendet Torf, Carbolsäure, Aetzkalk.

beim Süvern'schen Verfahren werden Theer, Magnesium und Aetzkalk zugesetzt.

der in England übliche A-B-C-Prozess benützt Alaun (**A**lum), Blut (**B**lood) und Thon (**C**lay),

Petri's Verfahren besteht in einem Zusatz von Torfkleie, Steinkohlengrus und Gastheer,

Friedrich benützt Kalk, Thonerdehydrat, Eisenoxydhydrat und Carbolsäure u. s. w.

Die vorgenannten Einrichtungen haben einen beschränkten Werth, weil sie nur bei kleinem Betrieb und sorgfältiger Controle gute Resultate geben und die landwirthschaftliche Verwerthung selten den erhofften Nutzen bringt.

Ebenso haben sich die verschiedenen Versuche, aus Fäkalien Poudrette herzustellen, wenig oder gar nicht bewährt. Man versteht unter Poudrettebereitung das Trocknen der Fäkalien und Isoliren der in ihnen enthaltenen werthvollen Dungstoffe.

Liernur's pneumatisches System.

Von allen vorgenannten unterscheiden sich die nun zu besprechenden Einrichtungen zur Beseitigung der menschlichen Excremente dadurch, dass bei diesen der Transport vom Haus aus unterirdisch geschieht und damit die Verunreinigung der Umgebung der Wohnhäuser und die Belästigung der Bewohner vermieden wird.

Bei der Liernur'schen pneumatischen Abfuhr werden die Fäkalien aus den Abtritten durch ein luftdichtes, eisernes Röhrennetz nach einem Reservoir resp. einer Centralstation abgesaugt, wo sie zu Dünger verarbeitet werden sollen.

Der Sitztrichter des Abtritts endet in eine Röhre, welche S-förmig abgebogen ist, wobei durch die zungenartig in die Biegung hinabragende Trichterwand ein Verschluss gebildet wird, sobald dieser Syphon (s. pag. 278) mit Kot erfüllt ist. Das Rohr führt dann zu dem in der Strasse liegenden Hauptrohre, vor welchem nochmals ein Syphon angebracht ist.

Die Entleerung der Nebenrohre und Abtritttrichter findet täglich ein- oder zweimal statt. Es werden dann zunächst die Mündungen zum Strassenrohr geschlossen und das Reservoir auf $^3/_4$ Vacuum luftleer gemacht. Die Hähne werden geöffnet und der Inhalt der Häuserleitungen nach dem Strassenreservoir aspirirt. Der Inhalt des Strassenreservoirs wird dann in fahrbare Wagen umgefüllt (aspirirt) und durch diese nach der Centralstation befördert.

Das Liernur'sche System hat verschiedene Nachtheile. Erstens schützt es die Wohnung nicht vor Uebertritt der Abtrittsgase in dieselbe, dann gestattet es nicht die Reinhaltung der Abtrittschüssel unter Verwendung von Spülwasser, auf welche sogar Strafen gesetzt sind. Es kommen bei dem System sehr häufig Verstopfungen der Abtrittrohre vor, die sich durch ein eckelhaftes Anstauen der Kotmassen im Abtritttrichter äussern. Neben der Anlage muss fernerhin doch noch ein weiteres Kanalsystem angelegt werden, welches die Strassen-, Regen-, sowie die Haus-, Küchen- u. s. w. -Wässer abführt. Die Kosten der Beseitigung der Abfallstoffe werden also bedeutend erhöht. Es ist deshalb die Liernur'sche pneumatische Abfuhr auch bisher in keiner Stadt allgemein eingeführt worden.

Schwemmkanalisation.

Unter Schwemmsystem versteht man die unterirdische Ableitung sämmtlicher menschlicher Fäkalien, des Regenwassers, der Schmutzwässer, der Abwässer von Küche, Haus und Strasse und der gewerblichen Anlagen.

Bei diesem System wird das ganze zu entwässernde Gebiet von Hauptkanälen durchzogen, in welche die Haus- und Strassenkanäle einmünden.

Der Plan der Anlage, welcher gut vorbereitet sein
muss, richtet sich nach den örtlichen Verhältnissen. In
grossen, flachgelegenen Städten wird die Stadt in mehrere
Bezirke getheilt, welche von einem Sammelkanal eingeschlossen werden, in welchen die radial verlaufenden,
im Centrum beginnenden Kanäle einmünden (Radialsystem).

In anderen Städten, welche eine unebene Oberfläche
haben, wird das ganze Gebiet von einem oder mehreren
der gegebenen Bodenoberfläche folgenden Kanälen durchzogen, oder aber die Hauptkanäle werden in einen vereinigt. Der Inhalt des Haupt- oder Sammelkanals gelangt
dann mit natürlichem Gefäll oder auf künstlichem Wege
aus der Stadt.

Je nach der Grösse der anzulegenden Kanäle werden
verschiedene Profile und Materiale verwandt.

Die Röhrenkanäle (kreisförmig mit einem Durchmesser unter 0.5 m) werden aus hartgebranntem, innen
glasirtem Thon oder aus Beton hergestellt. Die Ver-
bindungsstellen werden mit getheerten Stricken und
Thon gedichtet.

Die grösseren gemauerten Kanäle haben zumeist
eiförmiges Profil (s. Fig. 107). Diese Form hat den
Vorzug vor runden oder solchen mit
horizontaler Basis, dass bei geringen
Kanalwassermengen die Flüssigkeit
nicht stagnirt, sondern einen Strom,
wenn auch von geringer Tiefe, bildet.
Die Haupt-Sammelkanäle, in
welchen immer eine grössere Menge
Flüssigkeit vorhanden ist, haben
wiederum einen kreisrunden Querschnitt, welcher bei geringstem Umfang das weiteste Lumen hat, demnach im Verhältniss zu den Herstellungskosten die grösste Leistungsfähigkeit besitzt.

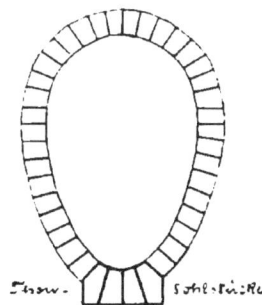

Fig. 107.

Ovales Kanalprofil mit Thon-
Sohlstück.

Beim Bau der gemauerten Kanäle ist die Kanalsohle von besonderer Bedeutung. Sie muss aus wasser-
dichtem Material hergestellt sein. Man benützt hierzu
Sohlstücke aus hartem Sandstein. Granit, oder aus
Steingut, Beton, Klinkersteinen. Die Sohlstücke sind
von kleineren am Ende der Leitung offenen Kanälen
durchzogen, welche die Drainage des Grundwassers
vermitteln. Der übrige Theil der grösseren Kanäle wird
aus Backsteinen und Cement gemauert. Derartig hergestellte Kanäle sind zwar nicht absolut dicht, doch ist
die Menge der durchsickernden Kanalflüssigkeit so gering,
dass irgend welche hygienische Schäden nicht entstehen
können.

Die Weite der Kanäle ist nach den abzuführenden
Kanalwassermengen einzurichten. Es ist in Betracht zu
ziehen erstens die Grösse des zu entwässernden Gebietes
in Bezug auf die bei starkem Regen niederfallenden
Wassermengen, zweitens die an das Kanalstück an-
zuschliessenden Haus- resp. Fabrikwasserableitungen.

Die Profile der Hauptkanäle so gross zu wählen,
dass sie auch bei ausnahmsweise starkem Regen ausreichen, würde den Bau der Kanäle sehr vertheuern und
hätte auch den Nachtheil, dass unter gewöhnlichen Verhältnissen die verhältnissmässig sehr grosse Breite der
Kanalsohle das rasche Abfliessen des Sielwassers hindern
würde. Für diese Fälle sind Sturm- oder Regen-
auslässe zu erbauen, welche im Nothfalle zu öffnen
sind und dann das Kanalwasser dem nächsten Fluss
direkt zuführen.

Die kleinsten röhrenförmigen Kanäle haben einen
Durchmesser von 21 cm, die grösseren gemauerten
gewöhnlich eine Höhe von 1.2—2 m. Bei einer Höhe
von 1.46 m können die Arbeiter die Räumung und
Reparatur der Kanäle noch bequem vornehmen.

Das Gefäll der Siele bedingt die Geschwindigkeit der in denselben sich fortbewegenden Flüssigkeits-
massen. Diese müssen eine bestimmte Geschwindigkeit
haben, damit die suspendirten Bestandtheile möglichst

wenig sedimentiren, sich am Boden ablagern. Erfahrungs-
gemäss darf die Geschwindigkeit

	in der Sekunde
bei grossen Sielen von über 1 m Durchmesser nicht weniger als	0.67—0.75 m
bei mittleren Sielen von über 0.5—1 m Durchmesser nicht weniger als	1 m
bei kleinen Sielen von über 0.15—0.5 m Durchmesser nicht weniger als	1.15 m

betragen.

Die Spülung der Kanäle bezweckt die Reinhaltung des ganzen Systems, besonders auch der
Strecken, welche wenig benutzt werden, in denen daher
die Flüssigkeiten stagniren und die suspendirten Bestandtheile sich absetzen können. Man benützt zur Spülung
in erster Linie den Kanalinhalt selbst. In bestimmten
Abständen von einander werden Stauschleussen eingesetzt, welche, wenn sie geschlossen sind, den Kanalinhalt aufhalten. Hat sich eine bestimmte Menge angesammelt, angestaut, so werden die Schleussen-
thüren geöffnet und die gesammte Wassermasse stürzt
dann, alles Abgelagerte mit sich reissend, mit grösserer
Gewalt vor, als wenn wenig Kanalwasser in langsamem
Strome das Kanalnetz durchfliessen würde.

Sodann werden zur Spülung der Kanäle an deren
Enden Spülbehälter angelegt. Es sind dies 30—100 m
lange Kanalhaltungen mit Stauschleussen, welchen aus
den Wasserleitungen Wasser zugeführt werden kann,
das dann ebenfalls zum Durchspülen der Kanäle dient.

Die Einleitung der Strassenwässer
in die Kanäle geschieht durch die sogenannten Strasseneinläufe. Zur Abhaltung der mit den Strassenwässern
mitgeschwemmten thierischen Excremente, Sand u. s. w. müssen dieselben
mit Schlammsammlern, Sinkkasten,
auch Gullys genannt, versehen werden.
Fig. 108 zeigt einen solchen Gully, in
welchen das Wasser durch den Strasseneinlauf seitlich oben

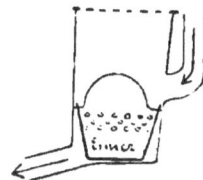

Fig. 108.

Gully oder Schlamm-
kasten.

hereinströmt. Es tritt zunächst in den Eimer ein, dessen Wandungen im oberen Theil durchlöchert sind. Während sich nun die festen Bestandtheile am Boden des Eimers absetzen, läuft der überstehende flüssige Inhalt durch die Löcher nach dem Hauptkanal ab. Der feste Inhalt des Eimers ist von Zeit zu Zeit zu entleeren.

Zum Begehen der Kanäle müssen von oben aus Zugänge geschaffen werden, Einsteigschächte oder Mannlöcher. Sie liegen gewöhnlich an den Strassenkreuzungen und sind so vertheilt, dass man von einem zum andern die dazwischen liegende Kanalstrecke leicht controliren kann, wozu dann in den einen Einsteigschacht eine Lampe eingebracht wird, welche die betreffende Strecke erleuchtet und eventuell vorhandene Schäden oder Schmutzanhäufungen erkennen lässt.

Die Hausleitungen werden am besten aus glasirten Steinzeugröhren hergestellt und haben einen Durchmesser von 15—16 cm. Sie münden im spitzen Winkel nach möglichst flachem Kreisbogen in das Strassenrohr ein. Das Gefäll soll nicht weniger als 1 : 50 betragen.

In die Hausleitungen münden die Fallrohre der Waterclosets, die Abflüsse der Küchenausgüsse, Badewannen, Waschküchen u. s. w.

Die aus Eisen mit einem inneren Durchmesser von 10—14 cm hergestellten Fallrohre der Waterclosets werden bis über das Dach hinaus verlängert; zwischen ihnen und den Waterclosets sind Syphons eingeschaltet.

Unter Syphon versteht man ein S-förmig gebogenes Rohr, dessen Krümmung derartig gelagert ist, dass beim Durchfliessen der flüssige Inhalt nicht ganz ablaufen kann, sondern in der ersten Krümmung des S so viel Wasser zurückbleibt, dass ein Abschluss nach beiden Seiten gegeben ist. Derartige Syphons (s. Fig. 109) sind bei allen von Wohnräumen ausgehenden Abwasseranlagen einzufügen, damit eine Communication zwischen Kanälen und Wohnraum nicht vorhanden ist.

Unter gewissen Bedingungen kann jedoch ein Syphon seinen Dienst versagen, was dem Gesundheitstechniker bekannt sein muss. Befinden sich nämlich mehrere Ausguss- oder Closetbecken mit gefüllten Syphons an einem gemeinschaftlichen, oben verschlossenen Fallrohr, und giesst man in eine der Schalen Wasser, so läuft dasselbe durch das Fallrohr ab, aber auch gleichzeitig fast der ganze Inhalt der Syphons, so dass er wenig oder gar nicht mehr abschliesst — der Syphon wird leer gezogen. Es kann dann auch der eine oder der andere der oberhalb gelegenen Syphons leergezogen und endlich auch aus dem untersten Syphon das abschliessende Wasser herausgestossen werden, der Wasserverschluss wird gebrochen. Das Leerziehen eines Syphons bei seinem Gebrauch wird dadurch verursacht, dass das einlaufende Wasser den ganzen Syphon und weiter das ganze Lumen des Fallrohrs anfüllt und dass dann eine Entleerung durch Heberwirkung eintritt.

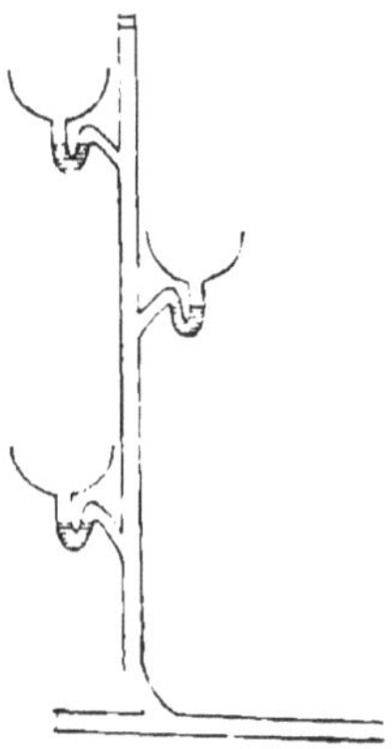

Fig. 109.
Fallrohr mit Abtritttrichtern u. dazwischen eingeschalteten Syphons.

Das Leerziehen eines Syphons bei Benützung eines anderen wird hervorgerufen, wenn das abfliessende Wasser das ganze Lumen des Abfallrohrs einnimmt und dann auf die oberhalb gelegenen Syphons wie der Saugkolben einer Pumpe wirkt.

Ein Syphon wird durchbrochen, wenn die im Abfallrohr herabstürzende Flüssigkeitssäule die Luft in demselben comprimirt und auf die den Wasserverschluss bildende Flüssigkeitsmenge einen Druck ausübt, welcher stark genug ist, diese Flüssigkeit herauszutreiben.

Zur Vermeidung dieser Missstände, welche die Wirkung der eingeschalteten Syphons aufheben, muss man das Fallrohr offen über Dach führen, oder aber dessen Lumen so weit und das der Syphons so eng nehmen, dass das durch die Syphons abströmende Wasser nie den ganzen Querschnitt des Abfallrohrs einnehmen kann. Hierbei wird sowohl das Leerziehen, als auch das Brechen vermieden. Auch sind besondere Ventile angegeben worden. welche eine Störung in der Funktion der Syphons verhindern. Endlich sollen zwischen die Hausleitungen und dem Strassenkanal nicht noch weitere Syphons eingeschaltet sein, weil sonst das in den Fallrohren der Waterclosets abfliessende Wasser gehemmt wird und die Syphons der Waterclosets brechen können.

Die Waterclosets sind bei weitem die zweckmässigste Einrichtung zur Aufnahme der Fäkalien. Keine andere kann so leicht sauber gehalten werden. ist so einfach im Gebrauch und verhindert gleichzeitig bei richtiger Anlage so absolut sicher die Verunreinigung der Wohnungsluft, wie die Waterclosets.

Es sind eine sehr grosse Anzahl Systeme angegeben worden. Fig. 110 zeigt ein solches. Den oberen Rand des Beckens bildet ein röhrenförmiger Wulst, der mit der Wasserzuflussröhre communicirt. Beim Oeffnen derselben strömt Wasser in den Wulst und durch eine Reihe an dessen unterem Rande

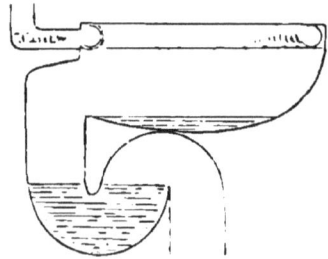

Fig. 110.

angebrachter Oeffnungen auf den Boden des Beckens. Das ganze Becken wird hierdurch nach jedesmaliger Benützung mit Wasser gespült und gereinigt. Bei genügendem Wasserzufluss werden die Excremente aus dem Becken in den anschliessenden Syphon und von diesem nach dem Fallrohr befördert. Die Höhe der abschliessenden Wassersäule des Syphons muss wenigstens 2.5 cm betragen, weil sonst von unten aufsteigende Luftströme den Syphon durchbrechen können.

Die Abfallrohre aus Küchen. Waschküchen, Badestuben haben gewöhnlich einen Durchmesser von 5—8 cm und enden ebenfalls über Dach. Zur Abhaltung der Kanalluft sind gleichfalls Syphons eingeschaltet; am

Boden der Küchenausgüsse verhindert ein dort angebrachtes Gitter die Verunreinigung und das Verstopfen der Rohrleitung durch Küchenabfälle. Um den zum Scheuern vielfach benützten Sand von den Strassenleitungen fernzuhalten, werden vor Eintritt der Hausleitungen Gullys in letzteren angebracht, welche den Sand abfangen.

Die Regenrohre, welche das von den Dächern ablaufende Regenwasser aufnehmen, werden ohne Einschaltung von Syphons direkt mit der Grundleitung verbunden und dienen so gleichzeitig der Ventilation der Strassenkanäle.

Berücksichtigt man ferner, dass durch die mit nur einem Gitter verschlossenen Einsteigschachte Luft in die Kanäle eintreten kann, während andrerseits durch die zahlreichen über Dach geführten Regenrohre und Fallrohre von Closets, Küchen u. s. w. die Sielluft fortwährend abgesaugt wird, so ist es erklärlich, dass sich in einem richtig angelegten Kanalisationssystem trotz der dort vorhandenen, leicht zersetzlichen Flüssigkeit eine relativ gute, von üblen Gerüchen freie Luft befindet, wovon man sich in grösseren Städten (Berlin, Hamburg, München u. s. w.) stets überzeugen kann.

Es beweist übrigens auch die durch statistische Untersuchungen festgestellte Thatsache, dass die dauernd in Kanälen beschäftigten Arbeiter sich eines guten Gesundheitszustandes erfreuen, dass die Kanalluft besondere Schädlichkeiten nicht enthält. Auch haben die chemischen Analysen der Kanalluft ergeben, dass sie keinesfalls giftig wirken kann, wie auch durch bakteriologische Untersuchungen ein nur geringer Gehalt an Mikroorganismen gefunden wurde. Ueberdies sind es ja gerade die bei der Schwemmkanalisation allein allgemein einführbaren Wasserclosets, welche die Luft der Wohnungen von den Abfallröhren und Kanälen vollständig abzuschliessen gestatten, so dass die häufig geäusserte Ansicht, die Schwemmkanalisation müsse durch die Communikation der Wohnräume mit den Kanälen die Verbreitung von Infektionskrankheiten befördern, eine irrige ist.

Die Zusammensetzung des Kanalwassers

ist eine sehr ungleiche. Sie ist einmal abhängig von der Herkunft und der Beschaffenheit der in die Kanäle eingeführten Abwässer und zwar sind die Sielwässer am stärksten verunreinigt, welche die Effluvien technischer Betriebe aufnehmen.

In Bezug auf die chemische Zusammensetzung der Kanalwässer macht es wenig Unterschied, ob die Einleitung der Fäkalien in die Kanäle principiell ausgeschlossen sind oder nicht. Es werden einmal doch trotz des Verbots stets gewisse Mengen von Excrementen durch die an den Gruben angebrachten Ueberläufe, welche mit den Kanälen communiciren, in dieselben eingeleitet, was bisher überall, wo ein solches Verbot besteht, beobachtet worden ist. Dann aber sind dort, wo die Ableitung von Kot und Harn in die Kanäle gestattet ist, stets Waterclosets eingeführt, durch deren Wasserverbrauch das Kanalwasser wieder entsprechend verdünnt wird.

Eine vergleichende Untersuchung, bei welcher das Kanalwasser von fünfzehn englischen Städten mit Fäkalabfuhr und sechzehn englischen Städten mit Waterclosets analysirt wurde, ergab die in der nachfolgenden Tabelle aufgezeichneten Resultate.

In dieser sind dann auch noch die Zahlen von Analysen von Kanalwässern einiger deutscher Städte und der Abwässer verschiedener Fabriken aufgeführt. Sie zeigen, dass die Verunreinigungen durch technische Betriebe die Abwässer viel intensiver beeinflussen, als die städtischen Abfallstoffe.

(Tabelle s. pag. 283.)

Wie die chemische Analyse, so erlaubt auch die bakteriologische einen Schluss auf die Beschaffenheit der Kanalwässer.

Milligramm pro Liter

	Gelöste Bestandtheile						Suspendirte Bestandtheile		
	Gesammtgehalt an löslichen Stoffen	Organischer Stickstoff	Ammoniak	Stickstoff in Form von Nitriten und Nitraten	Gesammtgehalt an chemisch gebundenem Stickstoff	Chlor	Anorganische	Organische	Gesammtgehalt
Kanalwasser von (15) Abfuhrstädten . . .	824	19.8	54.4	0	64.5	115.4	178	213	391
Kanalwasser von (16) Waterclosetstädten	722	22.1	67.0	0	77.3	106.6	242	205	447
Kanalwasser von Frankfurt a. M.	2256	63.2			121.0		377	919	1298
Kanalwasser von Essen . . .	1019	6.9	43.8				284	258	542
Kanalwasser von Berlin . . .	850				86.7	167.5	210	327	537
Abwässer a. einer Deckenfabrik	6780	195	9.4	0	223	356	604	3142	3746
Abwässer aus 15 Wollenfabriken	3370	104	116.5	0.4	200.2	219.4	1024	3724	4748
	12480	911.9	800.1	0	1570	1600	3460	17334	20794

Es sind enthalten im Cubikcentimeter Kanalwasser von

München etwa . . .	200,000
Berliner Spüljauche . .	38,000,000
Frankfurter Kanalwasser	3,000,000
Essener „	2,000,000
Potsdamer „	257,000,000 u. s. w.

Die Beseitigung der Kanalwässer ist eine der wichtigsten und schwierigsten Fragen der öffentlichen Gesundheitspflege, deren Lösung von den örtlichen Verhältnissen abhängig ist.

Der einfachste Modus ist die Einleitung in den vorbeiziehenden Strom. Die Stadt, welcher diese Möglichkeit gegeben, erspart kostspielige Einrichtungen und entledigt sich auf's schnellste der für die Bewohner lästigen und schädlichen Abfallstoffe. Dieses Verfahren ist deshalb auch schon seit Jahrtausenden mit Erfolg angewandt worden, so in Rom, wo von jeher der Tiber die Kanalwässer der Riesenstadt aufnimmt und in's Meer fortschwemmt. Aber auch in Flüsse, deren Mündung in's Meer nicht so nahe, wie die des Tiber bei Rom, sind schon seit langer Zeit die Abwässer grosser Städte eingeleitet worden, ohne dass man, wie zunächst zu vermuthen wäre, eine Verschlammung des Flusses beobachtet hätte. Die Ursache dieses überaus günstigen Verhaltens liegt in einem Prozess, der als »Selbstreinigung der Flüsse« schon lange bekannt ist, mit dem sich die Wissenschaft in neuerer Zeit eingehend beschäftigt hat. Man versteht unter ›Selbstreinigung‹ die den Flüssen innewohnende Fähigkeit, sich auf natürlichem Wege, ohne jede künstliche Beihilfe, der ihnen zugeführten Verunreinigungen zu entledigen.

Der Prozess ist noch nicht ganz aufgeklärt, seine Ursachen sind jedenfalls verschiedene. Der Sauerstoff der Luft, welche das Wasser absorbirt, oxydirt einen Theil der organischen Substanzen, Ammoniak wird in salpetrige Säure und Salpetersäure verwandelt. Durch Sedimentation werden die vorhandenen ungelösten, suspendirten Bestandtheile, dann auch gelöste Verbindungen, welche in ungelöste übergehen, am Boden und an den Ufern abgesetzt. Weiterhin werden durch das Leben der niederen Pflanzen und Thiere anorganische und organische Verbindungen zerlegt und aufgenommen. Endlich tritt durch zutretendes Grundwasser und das Einströmen von Nebenflüssen eine allmäliche Verdünnung ein.

Der Verlauf der Selbstreinigung ist zumeist ein sehr schneller. Bei der Oder und der Isar ist beobachtet worden, dass die diesen Flüssen durch die Kanalisationen

von Breslau und München zugeführten Verunreinigungen
nach 30—35 Kilometern in circa 15 Stunden verarbeitet
waren, so dass das Wasser dann wieder dieselbe chemische
Zusammensetzung zeigte, wie oberhalb der Stadt. Langsamer verschwinden die mit dem Kanalwasser einge-
schwemmten Bakterien, wenn auch eine rasche Abnahme
derselben stets nach Vermischung des Kanal- und Flusswassers zu beobachten ist.

Die selbstreinigende Kraft der Flüsse ist jedoch
keine unbegrenzte, sie versagt, wenn dem Flusse zuviel
zugemuthet wird, wenn das Verhältniss der eingeführten
Kanaljauche zur Wasserfracht des Flusses ein ungünstiges
ist. Auch scheint eine Beimengung von chemischen Substanzen, welche das organische Leben im Wasser stören,
die Selbstreinigung aufzuheben oder wenigstens zu ver-
langsamen.

So hat man besonders in England, wo die hoch
entwickelte Industrie den relativ kleinen und wasser-
armen Flüssen sehr stark verunreinigte Fabrikwasser zugeführt hat, ein Verschlammen der Flüsse bemerkt,
welches zu einer sehr heftigen Opposition gegen die
Flussverunreinigung Anlass gab. Wenn diese auch in
bestimmten Fällen berechtigt war, so ist es doch falsch,
die Einleitung von Schmutzwässern, besonders städtischer
Kanalwässer principiell zu verbieten. Die Entscheidung
muss vielmehr von Fall zu Fall getroffen und abhängig
gemacht werden:

1. von der Menge des Kanalwassers,
2. von dessen Beschaffenheit,
3. von der Menge des Flusswassers (nach Pettenkofer tritt eine schädliche Verunreinigung des Flusses
nicht ein, wenn die Menge des Flusswassers mindestens
fünfzehnmal so gross, als die der Kanalwässer ist),
4. vom Gefäll des Flusses.

Vom hygienischen Standpunkt ist es besonders
wichtig, noch zu wissen, ob
5. das Flusswasser unterhalb des Kanaleinlaufs zum
Trinken oder als Gebrauchswasser Verwendung findet.

Sind in nächster Nähe keine Ortschaften, oder aber ist die dort wohnende Bevölkerung vom Flusse unabhängig und in der Lage, sich anderweitig mit Wasser zu versorgen, sind ferner die unter 1—4 genannten Bedingungen günstige, dann ist es unrichtig, die Einleitung städtischer Kanalwässer in die Flüsse zu verbieten, weil durch ein solches Verbot die Einführung der Schwemmkanalisation behindert und damit das Wohl der städtischen Bevölkerung geschädigt wird.

Dort aber, wo ein genügend grosser Fluss nicht vorhanden ist, oder wo die örtlichen Verhältnisse die Einleitung nicht gestatten, muss die Kanaljauche anderweitig beseitigt werden. Sie muss von den in ihr enthaltenen suspendirten und gelösten Bestandtheilen und Mikroorganismen soweit befreit werden, dass das Wasser als rein und sanitär unbedenklich betrachtet werden kann. Um dies zu erreichen, sind eine grosse Anzahl von Verfahren angegeben worden, welche beruhen auf

1. Absitzenlassen,

2. Electrolyse,

3. Erzeugung von Niederschlägen durch Zusatz chemischer Substanzen,

4. Filtration durch Bodenschichten,

5. Berieselung.

Durch Absitzenlassen allein kann ein Wasser zwar von einem grossen Theil der suspendirten Bestandtheile befreit, aber niemals vollständig gereinigt werden.

Die Reinigung der Abwasser durch Electricität steht noch im Versuchsstadium. Das Wasser wird hierbei durch Reservoire geleitet, in denen sich die Electroden befinden. Die positive Electrode besteht aus Kohlen-, die negative aus Eisenplatten. Die Electricität, welche von einer Dynamomaschine oder von Batterieen geliefert wird, soll das Wasser in etwa 15 Minuten klären. Die gelösten organischen Substanzen nehmen bis zur Hälfte ab und die suspendirten werden durch das an der Oberfläche der Eisenelectroden gebildete Eisenoxydhydrat niedergeschlagen. Der Geruch der Abwasser bessert sich merklich. Die Mikroorganismen werden nur theilweise vernichtet. Die Kosten sind sehr hohe.

Viel günstiger sind die Resultate der chemischen Reinigung; sie beruht darauf, dass durch den Zusatz von Chemikalien unlösliche Verbindungen gebildet werden, die sich absetzen und dabei die suspendirten Bestandtheile mit zu Boden reissen. Als solche Zusätze finden vor Allem Verwendung Kalk (Kalkhydrat, Kalkmilch), welcher allein oder mit anderen Verbindungen vermengt, sowohl auf die Sedimentation als auch auf die Vernichtung der Mikroorganismen von grossem Einfluss ist.

Die verbreitetsten dieser Fällmittel (s. auch die pag. 273 beschriebenen, für die Reinigung von Grubeninhalt benützten Verbindungen) sind Kalk, Chlormagnesium und Thon (Süvern); Eisenvitriol, Eisenchlorid, Carbolsäure (Friedrich); Kalk, lösliche Kieselsäure, Aluminiumsulfat (Müller-Nahnsen); Thomasschlacke. lösliche Kieselsäure, Aluminiumsulfat mit oder ohne Zusatz von Kalk (Müller-Nahnsen); Salzgemisch von Eisenthonerde und Magnesiapräparaten, Kalk und präparirten Zellfasern (Hulwa); Kalk und Aluminiumsulfat (Röckner-Rothe).

Die Wirkung auf die Abwasser ist nur dann eine vollständig befriedigende, wenn die zuzusetzenden Chemikalien mit dem Abwasser gründlich vermischt werden und wenn auch das zugesetzte Fällmittel in richtiger Menge beigefügt wird. Die zuzusetzende Menge richtet sich nach der Zusammensetzung der Jauche und muss in jedem Fall besonders ausprobirt werden.

Nach der Vermischung werden die Wässer in geeignete Becken geleitet, wo die niedergeschlagenen Substanzen absitzen.

Es sind hierfür zwei Verfahren in Gebrauch. Entweder wird das mit dem Klärmittel versetzte Schmutzwasser langsam durch eine Reihe von Klärbecken geleitet und lässt hierbei seine Verunreinigungen absinken, oder aber das Schmutzwasser wird am Boden der Klärvorrichtung eingeleitet. die spezifisch schwereren Bestandtheile bleiben zurück, das gereinigte Wasser steigt nach oben. Eine derartige Einrichtung ist das in Fig. 111 schematisch dargestellte Klärverfahren von Röckner-Rothe.

Das Schmutzwasser wird, nachdem es vorher von den gröberen, schwimmenden Bestandtheilen befreit ist, mit den Chemikalien vermischt, auf den Boden des Klärapparats geleitet, über welchem ein Kessel angebracht ist. Der Kessel steht durch ein an seiner Decke angesetztes Rohr mit einer Luft-pumpe in Verbindung, welche die Luft entfernt und das Wasser aufsteigen lässt. Ist dieses bis zu einer bestimmten Höhe gestiegen, so fliesst es durch die seitlich angebrachte Heberleitung ab. Unter dem Kessel befindet sich ein aus Latten bestehender Vertheiler, der die Flüssigkeit nochmals gründlich durchmischt und die sich bildenden unlöslichen Produkte am Aufsteigen hindert. Der Schlamm wird von einer Schlammpumpe abgesaugt, abgepresst und soll

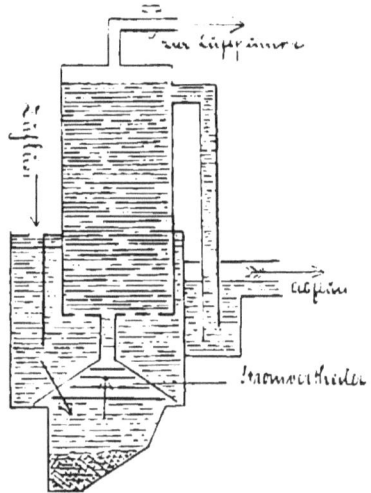

Fig. 111.

für landwirthschaftliche Zwecke verwendet werden.

Die Kosten der chemischen Reinigung richten sich nach der Qualität der zu reinigenden Jauche und der von dieser abhängigen Menge zuzusetzender Chemikalien; sie sind ziemlich hoch. Der Schlamm ist zumeist auch schwer zu verwenden, da er keine für die Düngung geeignete Zusammensetzung hat.

Bei Filtration durch Bodenschichten werden in Bezug auf die Reinigung des Wassers ebenfalls günstige Resultate erhalten, da der Boden die in der Jauche vorhandenen Mikroorganismen wie die suspendirten Bestandtheile zurückhält und die stickstoff- und kohlenstoffhaltigen Substanzen mineralisirt. Diese Wirkung ist jedoch keine andauernde, sie hört auf, wenn die oberen Bodenschichten verschlammen und damit für Luft und Wasser undurchgängig werden. Die obersten Schichten müssen dann gelockert und durchgearbeitet werden, der Boden muss auch eine bestimmte Zeit warten, bis er wieder seine reinigende Kraft erhält.

Die Resultate sind daher bessere, wenn statt der einfachen Filtration Rieselfelder zur Reinigung der Abwässer angelegt werden. Hierbei werden die stickstoff- und kohlenstoffhaltigen Substanzen nicht nur durch die Wirkung der im Boden vorhandenen Mikroorganismen zerlegt, die Zersetzungsprodukte werden auch zum Aufbau von Pflanzen verwandt und ein beträchtlicher Theil des Wassers durch die Pflanzen verdunstet, so dass der Boden nicht überlastet wird und verschlammen kann.

Die Wirkung von Rieselfeldern ist eine sehr günstige, wenn der Boden geeignet ist, die Rieselfelder eine für die Bewältigung der Abwässer genügende Grösse besitzen und rationell bewirthschaftet werden.

Für die Beschaffenheit des Bodens kommt besonders die Durchlässigkeit in Betracht. Als genügend gross ist ein Rieselfeld zu betrachten, wenn 1 ha mit ungefähr 15000 cbm Kanalwasser im Jahre berieselt wird.

Die Jauche wird durch natürliches Getäll oder künstlichen Druck in einem grossen Kanal dem Rieselgute zugeführt, von welchem kleinere Zuleitungsgräben zu den einzelnen Feldern abzweigen.

Die Felder müssen sorgfältig hergerichtet sein. An der dem Zuleitungsgraben abgewandten Seite liegt der Hauptauslassgraben, welcher die gereinigten Wässer aufnimmt; er muss so gelagert sein, dass das Wasser nur dann in ihn eintreten kann, wenn es eine genügend weite Strecke durch Boden zurückgelegt (filtrirt) hat. Ist der Hauptzuleitungsgraben gedeckt, so hat das Wasser auch im Winter eine Temperatur von 8—10°; der Rieselbetrieb wird dann erst bei starkem Frost behindert.

Für solche Fälle sind sogenannte Einstau-Bassins vorgesehen, tiefe Teiche mit lockerem Boden, in denen das Kanalwasser nach Zurücklassung der Schlammtheile versitzt.

Die Rieselfelder sind für die Beseitigung städtischer Sielwässer sehr gut geeignet; ihre Anlage ist aber eine theuere und zumeist unrentable, da die Ländereien in der Nähe der Städte nur für hohen Preis zu erwerben sind. Die Benützung weit abliegender Güter ist wiederum zu kostspielig, weil dann die grosse Kanalwassermenge sehr weit transportirt werden muss, was dann wieder hohe Anlage- und Betriebskosten erfordert.

Es liegt die Vermuthung nahe, dass der Gesundheitszustand auf solchen Rieselgütern kein guter sein kann, weil die Kanaljauche mit ihren vielen pathogenen Bakterien zur Verbreitung von Infektionskrankheiten Anlass geben muss. Dem ist jedoch nicht so. Wie die Kanalarbeiter, welche unausgesetzt in Sielen beschäftigt sind und sich und ihre Hände dort mit Kanaljauche verunreinigen, nicht häufiger an Infektionskrankheiten erkranken, als andere Arbeiterklassen, so beobachtet man auch bei den auf den Rieselfeldern Beschäftigten keine erhöhte Morbidität und Mortalität; der Gesundheitszustand ist zumeist ein sehr guter.

Zu gelegentlichen Klagen geben unangenehme, faulige Gerüche Anlass, welche innerhalb der Rieselfelder häufig und in deren Umgebung bei ungünstigen Windverhältnissen auftreten und es daher rathsam erscheinen lassen, Rieselfelder möglichst entfernt von bewohnten Gegenden anzulegen. Auch muss die vorherrschende Windrichtung berücksichtigt werden.

Die Küchen- und Hausabfälle

dürfen ebenfalls nicht in der Umgebung der Häuser angesammelt werden, weil sie viele fäulniss- und gährungsfähige Substanzen enthalten, deren Zersetzung üblen Geruch verbreiten und die Luft verpesten kann. Es ist daher zweckmässig, sie möglichst rasch zu entfernen.

Zur Aufsammlung verwendet man eiserne Tonnen, welche häufig und in geeigneter Weise entleert werden. Die Entleerung muss derart vorgenommen werden, dass die Verstäubung möglichst verhindert wird (vgl. pag. 182 die Abfuhr des Strassenkehrichts). Noch zweckmässiger ist es, die Tonnen jeden Tag abzufahren und erst ausserhalb der Stadt zu entleeren. Am folgenden Tage wird die leere Tonne zurückgestellt, die volle wiederum abgeholt.

Hierbei entsteht weniger Staub, die Umgebung der Häuser, die Strassen u. s. w. werden weniger stark verunreinigt, als wenn diese Stoffe in Gruben gesammelt und erst dann mit Schaufeln entleert werden, wenn die Grube gefüllt ist.

Die Verwerthung dieser Stoffe für landwirthschaftliche Zwecke giebt keine besonders günstigen Resultate. Vom hygienischen Standpunkte ist die in mehreren englischen Städten eingeführte und bewährte Verbrennung als das rationellste Verfahren zu betrachten, besonders da hierbei auch ihre technische Ausnützung ermöglicht ist.

Endlich ist bei Besprechung der Abfallstoffe noch

die Beseitigung der Kadaver

gefallener Thiere zu erörtern.

Vorzüglich, wenn die Todesursache eine infektiöse, auch auf den Menschen übertragbare Erkrankung gewesen, kann durch den Thierkadaver eine Verbreitung von Krankheiten möglich werden.

Das vom hygienischen Standpunkte allein zu billigende Verfahren ihrer Beseitigung besteht in der technischen Verarbeitung des Kadavers, wie auch der in Schlachthäusern anfallenden und dort confiscirten kranken Organe des Schlachtviehes in Leimsiedereien, Knochenbrennereien u. s. w., wobei dieselben einer so hohen Temperatur ausgesetzt werden, dass eine Abtödtung der pathogenen Mikroorganismen mit Sicherheit erfolgt.

Die Abdeckereien, auch Wasenmeistereien genannt, in denen die Verarbeitung der Thierkadaver erfolgt, müssen von bewohnten Gegenden möglichst abseits liegen. Freilich darf die Entfernung nicht so gross sein, dass der Transport der Kadaver ein zu beschwerlicher würde. Auch auf die herrschende Windrichtung ist bei Auswahl des Platzes Rücksicht zu nehmen, da solche Einrichtungen nur schwer geruchlos zu halten sind.

Der Transport der gefallenen Thiere nach der Abdeckerei muss in verschliessbaren, leicht zu reinigenden Kastenwagen vorgenommen werden.

Eine strenge Ueberwachung der ganzen Anlage, sowie des Betriebes ist absolut erforderlich, da man bei den Personen, welche diesem Gewerbe obliegen, ein Verständniss für die in ihm schlummernden Gefahren und eine dementsprechende Rücksicht auf die umwohnende Bevölkerung nicht immer wird voraussetzen können.

Leichenbestattung.

Mehrfache Gründe erfordern eine möglichst schnelle Entfernung der Leichen nach Eintritt des Todes.

Die Anwesenheit der Leiche giebt zu steten Auf regungen Anlass, welche den durch die vorausgegangene Krankheit und den Todeskampf angegriffenen Familienmitgliedern besser erspart bleiben.

Bei der bei weitem grössten Mehrzahl der Familien besteht die Wohnung aus einem oder höchstens zwei Zimmern, welche nothwendig gebraucht werden; ein nicht bewohnter Raum für die Aufbahrung der Leiche ist nur selten vorhanden. Es wird daher durch die bald nach dem Tode eintretende Fäulniss die Luft der unentbehrlichen Wohnräume mehr oder minder erheblich verschlechtert werden, wenn nicht für die Fortschaffung der Leiche gesorgt wird.

Dies ist dringend nothwendig, wenn die Todesursache eine infektiöse Krankheit war, wenn die Möglichkeit besteht, dass von der Leiche noch eine Verbreitung der Krankheit ausgehen kann. Dann ist die Leiche unter Fortlassung der sonst üblichen Formalitäten in ein mit 2 % Carbolsäure getränktes Tuch einzuwickeln zu versargen und in das Leichenhaus zu schaffen.

Aber auch bei Todesfällen nicht ansteckender Krankheit ist die Aufstellung der Leichen in besonderen Toten- oder Leichenhallen aus obigen Gründen erwünscht.

Der Transport dorthin hat in besonderen Wagen zu geschehen, welche im Innern einfach construirt, leicht gereinigt werden können. Der Kinderleichentransport in Droschken und anderen für den öffentlichen Gebrauch bestimmten Wagen ist zu verwerfen; auch Kinderleichen sind in Leichenwagen nach der Leichenhalle überzuführen.

Die Leichenhalle ist mit guter Ventilation einzurichten und auch äusserlich so auszustatten, dass sich die Bevölkerung der Ortschaften, wo dies bisher noch nicht der Fall war, allmälich an die baldige Ausstellung der Leichen in den Totenhallen gewöhnt.

Neben einer grösseren Halle sind noch kleinere Räume anzulegen, in denen die an ansteckenden Krankheiten Verschiedenen bis zur Bestattung ausgestellt werden.

Zur Beruhigung des Publikums und zum Schutz gegen das Lebendigbegrabenwerden sind vielfach Vorrichtungen eingeführt, welche eine jede Bewegung des Scheintoten mittelst einer electrischen Leitung mit Läutewerk dem Friedhofwärter signalisiren würden.

Die definitive Beerdigung findet bei uns hauptsächlich in zweierlei Form statt. Die Leichen werden eingegraben oder (viel seltener) in gemauerte Grüfte versenkt, die dann später wieder verschlossen werden.

In beiden Fällen wird die Leiche in einen Sarg gelegt.

Der Sarg ist gewöhnlich aus Holz gebaut; metallene oder steinerne Särge lassen die Luft nicht zutreten und verhindern desshalb den schnellen Eintritt der Verwesung. Sie werden gewöhnlich auch nur bei Beisetzung in Grüfte verwandt.

In neuerer Zeit werden auch luftdurchlässige Gypssärge empfohlen.

Nach dem Tode werden die Leichen durch die Thätigkeit pflanzlicher und thierischer Organismen zerstört, so dass nach beendeter Zersetzung nur noch das Skelett zurückbleibt. Der normale Verlauf der Leichenzersetzung ist der, dass zunächst die in der Leiche (hauptsächlich im Magen-Darmkanal) enthaltenen Spaltpilze die stinkende Fäulniss einleiten, welche etwa drei Monate andauert. Später treten thierische Organismen auf (Larven von Fliegen und Nematoden)

und endlich werden durch Schimmelpilze die noch
vorhandenen trockener gewordenen organischen Bestandtheile zerlegt (Verwesung). Die hiebei sich abspielenden
chemischen Prozesse sind sehr complicirt. Bei der
Fäulniss werden unter Sauerstoffabschluss CO_2, H, SH_2,
CH_4 und die den ekelhaften Geruch bedingenden unvoll-
ständigen Zersetzungsprodukte der Eiweisskörper (Leucin,
Tyrosin, Skatol, Indol u. s. w.) gebildet; die Produkte
der unter Sauerstoffzutritt sich abspielenden Verwesung
sind hauptsächlich CO_2, H_2O, N_2O_5.

Ein normaler Verlauf der Zersetzung wird jedoch
nur dann beobachtet, wenn die Bodenverhältnisse
dem Zersetzungsprozess günstig sind. Es sind daher
an die Begräbnissplätze in Bezug auf den Boden
bestimmte Anforderungen zu stellen.

Der Grundwasserstand darf niemals so hoch
steigen, dass die Leichen in denselben zu liegen kommen.

Der Boden muss ferner porös, für Luft durchgängig sein, am besten aus Sand oder Kies bestehen.

Ist dies der Fall, dann ist die Zersetzung einer
Kinderleiche nach ungefähr 4 Jahren, einer Leiche eines
Erwachsenen nach 7 Jahren beendet, während der Prozess
in Lehmboden länger andauert (etwa 15 Jahre).

Nach den jeweilig an der betreffenden Oertlichkeit
gemachten durch die Bodenbeschaffenheit bedingten Erfahrungen richten sich auch die Bestimmungen über den
Turnus d. i. die Zeit, innerhalb welcher ein Grab nicht
neu belegt werden darf. Derselbe beträgt 6, 10 und
mehr Jahre.

Die Grösse der Gräber Erwachsener ist
200 : 100 cm zu wählen, als Zwischenwandungen zwischen
zwei Gräbern genügen 60 cm, so dass also auf ein Grab
ein Flächenraum von 4.16 Quadratmeter kommt. Derselbe Raum genügt für zwei Gräber von Kindern unter
10 Jahren.

Die Tiefe eines Grabes sei derart, dass der Sarg-
deckel noch von einer 100 cm hohen Erdschicht (incl.
Grabhügel) bedeckt ist, wodurch Austreten von üblen

Gerüchen sicher vermieden wird. Durch Tieferlagern der Leichen wird die Arbeit des Begrabens vergrössert, der Verwesungsprozess verläuft langsamer, weil die Sauerstoffzufuhr eine geringere und die Leiche dem Grundwasser mehr genähert ist.

Die Grösse des Friedhofes muss bei Neuanlagen nach der Bevölkerungszahl, der durchschnittlichen Mortalität und der voraussichtlichen Zunahme der Bevölkerung projektirt werden.

Bei ungünstigen Bodenverhältnissen, wenn der Boden zu feucht oder auch zu kalt und trocken ist, werden Veränderungen der Leiche beobachtet, die als Leichenwachsbildung und Mumification beschrieben sind.

Leichenwachs- oder Adipocirebildung besteht in einer noch nicht aufgeklärten Veränderung der Leiche oder einzelner Leichentheile, bei welcher diese in einen eigenthümlichen, wachsartigen Zustand übergehen. Es ist noch nicht sicher festgestellt, ob das dabei gefundene Fett aus Eiweiss umgebildet ist oder aber schon im Körper vorhanden war.

Die Leichen sind hierbei zuweilen ihrer Gestalt nach ganz erhalten und auch die Struktur der einzelnen in Fettwachs umgewandelten Gewebe ist noch mikroskopisch erkennbar. Der Fundort aller dieser Adipocirebildungen in Flüssen, sehr feuchten Kirchhöfen weist darauf hin, dass grosse Feuchtigkeit und wahrscheinlich auch der hierdurch bedingte Sauerstoffmangel die Ursache dieser Veränderungen sind.

Im Gegensatze hierzu giebt ein sehr trockener, kalter oder auch sehr warmer grossporiger Boden zu Mumification Anlass, bei welcher die Leichen unter annähernder Beibehaltung ihrer Gestalt mumificiren — eintrocknen. Die Mumification findet auch statt, wenn nach vorhergegangener Vergiftung (durch Phosphor, Alkohol, besonders Arsenik und Sublimat) der Eintritt der normalen Fäulniss verhindert wird. Eine Mumification, welche durch die örtlichen Verhältnisse nicht erklärt werden kann, weist daher auf eine vorausgegangene Vergiftung hin.

Genügen die Begräbnissplätze den oben angeführten und begründeten Anforderungen, so ist zu einer weiteren Befürchtung kein Grund vorhanden. Die früher vielfach verbreitete und auch jetzt noch von Laien vertretene Anschauung, dass ein Friedhof, welcher nicht sehr weit von menschlichen Wohnungen entfernt liegt, gefährlich wäre und zur Verbreitung von infektiösen Krankheiten Anlass geben könnte, ist irrig. Durch Versuche ist es sichergestellt, dass die Bakterien der Cholera in etwa zwei Wochen, die Typhus- und Tuberkelbacillen in circa drei Monaten nach der Beerdigung zu Grunde gehen. Auch innerhalb dieser Zeit ist zur Infektion keine Gelegenheit gegeben, da sie, selbst wenn sie in das Grundwasser gelangen, nicht weiter transportirt, sondern von dem gut filtrirenden Boden zurückgehalten werden, auch im Grundwasser ziemlich schnell bei den ungünstigen Temperaturverhältnissen und Lebensbedingungen unterliegen.

Für die Gesundheit gefährlich können gelegentlich Grüfte werden. Besonders wenn rasch hintereinander oder sogar zu gleicher Zeit Leichen in einer Gruft beigesetzt werden, bilden sich in derselben beträchtliche Mengen giftiger Gase, die dann bei unvorsichtigem Betreten der Gruft Schaden hervorrufen können. Bei der seltenen Verwendung von Grüften und bei der vorhandenen Möglichkeit, die Gefahr zu vermeiden, wenn man die Grüfte vor dem Betreten einige Zeit offen stehen lässt, kommt diesem Verhalten eine besondere Bedeutung nicht zu.

Nach dem vorher Gesagten sind im Allgemeinen hygienische Bedenken gegen das »Begraben« der Leichen nicht vorhanden. Ist ein Begräbnissplatz vorhanden, welcher eine günstige Lage besitzt, die passenden Boden- und Grundwasserverhältnisse zeigt, wird die Verwaltung des Friedhofs in richtiger Weise gehandhabt, so ist für die Wahl eines anderen Verfahrens zur Leichenbestattung kein Grund vorhanden. Wenn jedoch, wie

dies besonders in grossen Städten der Fall ist, geeignete
Plätze fehlen oder wegen der grossen Anzahl der anfallenden Leichen nur schwer zu beschaffen sind, so wird
man die in früheren Zeiten gebräuchliche Sitte, die Leichen
durch Feuer zu vernichten, mit Vortheil wieder ein-
führen.

Die Feuerbestattung geschieht in besonders hier-
für konstruirten Oefen, in welchen die Leichen in kurzer
Zeit bei sehr hoher Hitze einer vollständigen Verbrennung
(Endprodukte N, CO_2, H) ausgesetzt werden.

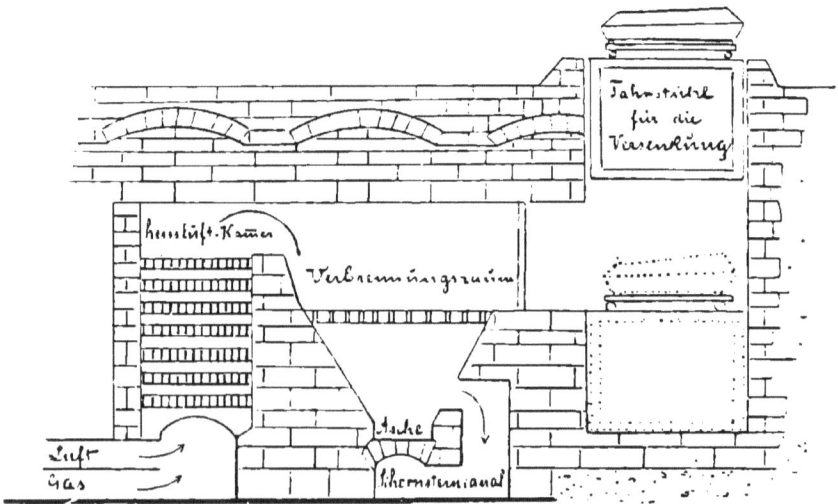

Fig. 112.   Leichenverbrennungsofen nach Siemens.

Während in Italien und in der Schweiz die Leichen-
verbrennung schon an vielen Orten eingeführt ist, hat
Deutschland bis vor kurzer Zeit nur in Gotha eine derartige Einrichtung besessen. Der dortige Verbrennungs-
ofen ist nach dem System Siemens angelegt. Er besteht
(s. Fig. 112) aus dem Vorwärmer, dem Verbrennungsraum und dem Aschenfall. Im Vorwärmer befinden sich Reihen von feuerfesten Ziegeln, durch Luft-
räume durchbrochen, welche durch eine Gasheizung auf
sehr hohe Temperatur gebracht werden können. Nach-

dem der Vorwärmer angeheizt, wird der in der Leichenhalle befindliche Sarg auf einer Versenkung herabgelassen
und durch eine Thüre in den Verbrennungsraum hinein-
geschoben. Die Verbrennung erfolgt dann nur durch
heisse Luft; welche über den vorher angeheizten Vorwärmer gleitet, die Temperatur der Ziegeln angenommen
hat. Die Verbrennungsgase ziehen den durch die Pfeile
markirten Weg nach dem Kamin, die völlig weisse Asche
fällt auf den Aschenfall, wo sie gesammelt wird.

Die Verbrennung einer Leiche erfordert bei den
verschiedenen im Gebrauch befindlichen Systemen eine
bis zwei Stunden.

Die Kosten sind zunächst noch sehr hohe. In
Gotha betragen dieselben für eine Verbrennung exclusive
der Gebühren für Leichenträger, Wagen u. s. w. 59 bis
76 Rm. In Zürich wird für eine Verbrennung 90 bis
180 Fr., für eine Urnennische (zwanzig Jahre) 10 Fr.
gezahlt. In Paris kostet die Feuerbestattung 50—250 Fr.
Die Kosten werden noch dadurch erhöht, dass in Deutschland zunächst nur in wenigen Städten Verbrennungsöfen
aufgestellt sind und dass der Leichentransport auf Eisen-
bahnen sehr theuer ist.

Krankenhäuser.

An die allgemeine Wohnungshygiene, welche in den vorigen Kapiteln erörtert wurde, ist noch die Besprechung von Anstalten anzuschliessen, welche für den Aufenthalt einer grösseren Menschenanzahl bestimmt sind, ohne dass in ihnen der Einzelne im Stande ist, als Wirth oder Miether seinen Einfluss auf eine rationelle und den heutigen Fortschritten der Hygiene entsprechende Gestaltung der Wohnungsverhältnisse auszuüben.

Erfordert das Zusammensein vieler Menschen zur Sicherung ihrer Gesundheit schon an und für sich besondere Einrichtungen, so muss in noch höherem Maasse für möglichste Durchführung aller auf diesem Gebiete gemachten Erfahrungen gesorgt werden, wenn es sich darum handelt, für kranke Personen einen zur Herstellung ihrer Gesundheit geeigneten Aufenthaltsort zu schaffen.

Die öffentliche Gesundheitspflege hat sich daher schon seit langer Zeit mit den Principien beschäftigt, welche bei dem Bau von Krankenhäusern zur Geltung kommen sollen.

Der Platz für ein solches muss so gewählt werden, dass eine Belästigung oder Schädigung der Kranken durch naheliegende Fabriken u. s. w. ausgeschlossen ist; seine Lage wie auch der zu bebauende Boden müssen den an einen hygienisch guten Bauplatz zu stellenden Anforderungen in vollstem Maasse genügen. Er muss ausser für die Aufführung der nothwendigen Baulichkeiten auch noch ausreichenden Raum zur Anpflanzung von Gartenanlagen gewähren.

Diese Bedingungen sind, besonders in grösseren
Städten, wenn es sich um Neuanlage von Krankenhäusern handelt, nur in der Peripherie der Städte zu
erfüllen, weshalb bei der weiten Entfernung vom Centrum
und den jenseits dieses liegenden Stadttheilen für einen
geordneten und bequemen Krankentransportdienst
gesorgt sein muss.

Die Grösse des Platzes richtet sich nach der
Anzahl der voraussichtlich aufzunehmenden Kranken und
stellt sich in den neueren Anlagen auf 100—150 Quadratmeter pro Person.

Das Unterbringen der Kranken in mehrstöckigen,
kasernenartigen Bauten hat zwar in administrativer
Hinsicht viele Vortheile, gestattet jedoch nicht, jedem
Raume eine ausreichende Menge frischer Luft zuzuführen,
und giebt zur Verbreitung von Infektionskrankheiten
häufigen Anlass. Man ist desshalb von der Errichtung
der sogenannten Korridorbauten, bei welchen Krankensäle, Verwaltung, Oekonomie u. s. w. in einem Gebäude
untergebracht sind, abgekommen und zum »Pavillon-
system« übergegangen. Bei diesem wird eine immer
nur kleine Anzahl von Kranken in isolirt gelegenen,
leicht gebauten, gut ventilirbaren, meist einstöckigen
»Pavillons« untergebracht. Sie liegen entweder ganz
frei oder stehen durch einen Gang mit einander in Verbindung.

Die Stellung der Pavillons wird von den örtlichen Verhältnissen, den herrschenden Winden u. s. w.
abhängig sein. Im Allgemeinen ist es zweckmässig, sie von
Norden nach Süden zu legen, weil dann beide Seiten
ziemlich gleichmässig von der Sonne beleuchtet und erwärmt werden.

Jeder Pavillon enthält ausser dem Hauptsaal für die
Kranken noch ein oder einige Isolirzimmer, Räume für
die Wärterinnen und ausserdem noch Closets, Bad, Spül-
küche u. s. w. Fig. 113 zeigt die Raumeintheilung eines
Pavillons des vorzüglich eingerichteten Hamburger
Krankenhauses.

Der Hauptraum eines Pavillons enthält Platz für 20—50 (gewöhnlich 30) Kranke, denen pro Kopf ein Luftraum von 40—50 cbm zur Verfügung steht. An Flächenraum kommt für das Bett 7—15 Quadratmeter.

Eine Unterkellerung des Pavillons ist nicht nothwendig, wenn nicht etwa besondere Kellerräume für die Heizung erforderlich sind, da bei richtiger Bauausführung und guter Heizanlage auch ohne Keller trockene und genügend warme Fussböden zu erzielen sind. Das Wegfallen der Unterkellerung verringert die Baukosten bedeutend.

Für die Fussböden ist ein leicht zu reinigendes Material zu wählen (Stein, in Cement eingelegte Fliese,

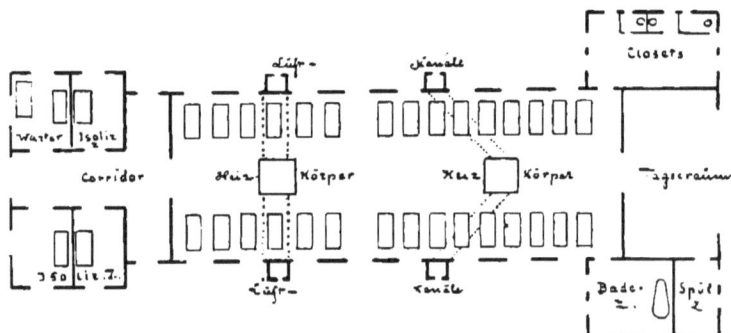

Fig. 113. Pavillon des Hamburger Krankenhauses (nach Dencke).

Terrazo u. s. w.), auch die Wände müssen bequem zu reinigen sein und dürfen keine Vorsprünge, Nischen u. dergl. haben, auf und in denen sich dann schwer zu beseitigender Staub niederlassen kann.

Die Decke bildet gewöhnlich ein mit Dachreiter versehenes Giebeldach, welches, wie schon pag. 232 ausgeführt, die Ventilation begünstigt. Die Ventilation muss ausgiebig sein und einen Luftwechsel von 60 bis 100 cbm pro Person garantiren. (Ueber die hierzu nothwendigen Einrichtungen s. unter Ventilation).

Das Mobiliar muss möglichst einfach gehalten und leicht zu säubern sein. Dies gilt besonders von den

Betten, welche nur aus Eisen gebaut sein dürfen. Auch Tische und Stühle aus Eisen, erstere mit abnehmbarer Glasplatte, haben sich in neuerer Zeit sehr bewährt.

Die Verpflegung infektiöser Kranker darf nur in besonderen kleinen Isolirpavillons stattfinden, sowie endlich für die Durchführung einer genügenden Desinfektion im ganzen Bereiche des Krankenhauses gesorgt sein muss. Wäsche, Kleidung und Betten von Kranken, welche an Infektionskrankheiten leiden, sind in strömendem Dampf zu sterilisiren (s. Desinfektion).

Für die Erbauung von Krankenhäusern kleinerer Städte gilt im allgemeinen dasselbe. Nur wird sich dort die Errichtung eines Gebäudes, welches Krankensäle und Oekonomie-Räume u. s. w. gemeinsam enthält, empfehlen. Eine kleine Isolirbaracke für die Aufnahme an Infektionskrankheiten Leidender ist aber auch bei kleineren Krankenhäusern ebenso wie die Beschaffung eines Desinfektionsapparates dringend geboten.

Schulhygiene.

Die Erfahrung, dass beim Besuch der Schule die Gesundheit von Lehrer und Schüler geschädigt werden kann, hat dazu geführt, den Schulverhältnissen eine grössere Aufmerksamkeit zuzuwenden, damit alles vermieden wird, was eine Gefährdung der Schulbesucher zur Folge haben kann. Es ist dies um so mehr nothwendig, weil der Schulbesuch kein fakultativer ist, weil vielmehr die Eltern gezwungen sind, ihre Kinder in die Schule zu schicken und daher auch von Staat und Gemeinde die weitgehendsten Garantieen für die Erhaltung der Gesundheit der Kinder fordern können.

Man kann die durch den Schulbesuch entstehenden Gefahren theilen in solche, welche durch den Aufenthalt und solche, welche durch die Beschäftigung in der Schule hervorgerufen werden.

Zu den ersteren, welche für Schüler und Lehrer gemeinsam sind, gehört die Verbreitung von Infektionskrankheiten. insbesondere Masern, Scharlach, Diphtherie, Keuchhusten, welche zweifellos durch den Schulbesuch stattfindet. Eine rechtzeitige Entfernung der kranken Kinder aus dem Schulbereich und eine möglichst späte Zulassung zum Schulbesuch nach beendeter Erkrankung sind das sicherste Mittel gegen diese Gefahren, die sich ganz nie werden verhindern lassen.

Was die Tuberkulose betrifft, so ist die Wahrscheinlichkeit einer Infektion durch die Schule eine sehr geringe. Nichts destoweniger wäre es sehr erwünscht,

wenn auch schon in der Schule der Grund für eine
Prophylaxe gegen diese furchtbare Krankheit gelegt
würde, indem man den Kindern das Speien auf den
Boden verbietet und sie zur Benützung der in ausreichender Menge aufgestellten Spucknäpfe anhält.

Im übrigen gilt natürlich auch bei der Schulhygiene,
was bei Verhütung der Infektionskrankheiten im All-
gemeinen gesagt werden wird, und dort nachzulesen ist.
Im besonderen sei nur noch erwähnt, dass durch eine
peinliche Sauberkeit in den Schulen — in Haus und
Hof — und durch eine Erziehung der Kinder zur
Reinlichkeit in Bezug auf ihren Körper und ihre Kleidung
die Verbreitung der Infektionskrankheiten sicherlich würde
eingeschränkt werden. In dieser Hinsicht ist auch der
Werth der Schulbäder nicht hoch genug zu schätzen.
Es sind dies Brausebäder (s. pag. 126), welche, im
Schulhause eingerichtet, von den Schülern während der
Schulstunden benützt werden. Sie werden auf die Pflege
des Körpers der Kinder und auf die Reinhaltung ihrer
Wäsche und Kleidung, welche sonst so häufig die
Infektionsträger beherbergen und verschleppen, einen
günstigen Einfluss ausüben.

Eine weitere Schädigung von Lehrer wie Schüler
kann eintreten, wenn der Unterricht in hygienisch ungünstigen Lokalitäten gegeben wird. Die Wahl des
Bauplatzes, die Aufführung des Baues, die Beleuchtung,
Beheizung und Ventilation der Schulzimmer, die Anlage
der Abtritte kann eventuell zu Schädigungen führen,
wenn nicht die bei Besprechung der Bau- und Wohnungshygiene im allgemeinen aufgeführten Anforderungen
erfüllt werden. Je nach der Widerstandsfähigkeit der
einzelnen Individuen werden sich dann die gemachten
Fehler als Erkrankungen (Kopfweh u. s. w.) oder auch
nur darin äussern, dass die Kinder matt und ohne Lust
dem Unterricht folgen und ihren Lehrern und sich das
Lehren resp. Lernen erschweren.

Die Grösse des Schulzimmers muss derart sein,
dass bei richtiger Ventilation (zwei- bis dreifacher Luft-

wechsel in der Stunde) die Luft niemals so verschlechtert wird, dass der Kohlensäuregehalt der Luft 1 pro mille übersteigt. Diese Anforderung könnte bei jeder beliebigen Schülerzahl erfüllt werden, wenn nicht noch andere Punkte zu berücksichtigen wären. Es darf nämlich die Länge eines Schulzimmers ein gewisses Maass (etwa 10 m) nicht überschreiten, weil sonst der Lehrer die Schüler nicht mehr genügend beaufsichtigen kann, weil er seine Stimme zu sehr anstrengen müsste. um in dem übergrossen Raume verständlich zu sein, und weil die Schüler, welche zu weit von d e r Wand entfernt werden, an welcher die Schultafel, Wandkarten u. s. w. angebracht sind, dem Unterricht zu folgen nicht im Stande sind.

Auch die Breite des Schulzimmers muss eine beschränkte sein. Man hat zu berücksichtigen, dass zur Beleuchtung desselben fast ausschliesslich Tageslicht zu benützen ist, welches (ausser bei Oberlicht) nur von der linken Seite einfallen darf. Die Helligkeit ist dann von der Breite des Zimmers abhängig und es hat sich durch vielfache Erfahrungen herausgestellt, dass sie nicht mehr als 7 m betragen darf (s. auch unter Beleuchtung, wo Näheres über die an jedem Arbeitsplatz nothwendige Lichtstärke und die Methoden. wie diese zu bestimmen, angegeben ist).

Die Höhe des Zimmers darf endlich 4 m gar nicht oder nur wenig übersteigen, weil es sich in zu hohen Zimmern schlecht spricht und auch die Heizung eine sehr schwierige ist.

Damit ist also die Grösse des Zimmers gegeben, da in Bezug auf Länge, Breite und Höhe· bestimmte, nicht zu überschreitende Grenzen gesetzt sind.

Jedes Schulzimmer ist mit Ventilation zu versehen, weil auch ein sehr grosser Raum mit relativ wenig Schülern ohne Luftwechsel in kurzer Zeit zu einer lästigen, beziehungsweise für empfindliche Lehrer und Schüler schädlichen Luftverschlechterung führen würde.

Im Uebrigen muss auch bezüglich der Ventilation und Heizung der Schulen auf die Kapitel Ventilation und Heizung pag. 202 u. ff. verwiesen werden.

Wohl die am meisten beobachteten Schädlichkeiten rühren nicht von dem Aufenthalt in der Schule, sondern von der Beschäftigung her. Hierbei ist freilich zu bedenken, dass für die durch die Thätigkeit der Schulkinder entstehenden Schäden die Schule allein nicht verantwortlich gemacht werden kann, da die im schulpflichtigen Alter stehenden Kinder nicht nur in der Schule, sondern auch im Elternhause beschäftigt werden, wo die hygienischen Verhältnisse zumeist viel ungünstiger sind, als in den öffentlichen Schulen.

Die fraglichen Schädigungen werden vorzüglich durch das Lesen und das Schreiben hervorgerufen und beziehen sich auf das Auge und die Entwickelung des ganzen Körpers, besonders die der Wirbelsäule.

Dass das Auge durch den Schulbesuch oder, wie man sich vielleicht richtiger ausdrücken würde, während der Zeit des Schullebens geschädigt wird, ist jetzt über allen Zweifel erhaben. Man wurde zuerst durch die Untersuchungen von Herman Cohn auf die rapide Zunahme der Myopie in den Schulen aufmerksam. Nach seinen schon im Jahre 1867 veröffentlichten Zahlen waren unter 1486 Dorf- und 8574 Stadtkindern 83% emmetropisch (normaler Augenbau), 13% mit Refraktionskrankheiten (abnormer Augenbau) und 4% mit sonstigen Augenkrankheiten behaftet,

Myopische (Kurzsichtige) fand er in

5 Dorfschulen	1.4%
20 Elementarschulen	6.7%
2 höheren Töchterschulen	7.7%
2 Mittelschulen . . .	10.3%
2 Realschulen	19.7%
2 Gymnasien . . .	26.2%

Den Klassen nach waren Kurzsichtige in der

	I. Cl.	II. Cl.	III. Cl.	IV. Cl.	V. Cl.	VI. Cl.
den Dorfschulen	1.4%	1.5%	2.6%	—	—	—
„ Elementarschulen	3.5%	9.8%	9.8%	—	—	—
„ Realschulen	9.0%	16.7%	19.2%	25.1%	26.4%	44.0%
„ Gymnasien	12.5%	18.2%	23.7%	31.0%	41.3%	55.8%

Aehnliche Feststellungen liegen heute in grosser Anzahl vor, alle zeigen dasselbe Resultat, eine rasche Zunahme der Kurzsichtigkeit während der Schulzeit.

Die Ursachen dieser rapiden Zunahme sind noch nicht absolut sicher festgestellt, man führt sie auf die Anstrengungen des Auges beim Schreiben und Lesen zurück.

Was das Lesen und Schreiben betrifft, so kommt zunächst die Beleuchtung in Betracht. Welche Anforderungen an diese zu stellen sind, ist auf pag. 248 näher auseinandergesetzt.

Bei Schulen wird es sich zumeist um natürliche Beleuchtung handeln. Möglichst breite und hohe Fenster müssen dem Licht den Zutritt zu den Schulzimmern gestatten. Sie sollen bis nahe an die Decke reichen und das durch den oberen Theil des Fensters einfallende Licht darf nicht durch Gardinen oder Rouleaux abgehalten werden. Im allgemeinen wird die Beleuchtung ausreichend sein, wenn die Fensterfläche 20% der Bodenfläche beträgt, besonders wenn das Licht nicht durch nahe dem Hause stehende Bäume oder Häuser abgehalten wird.

Gegen direkt einfallendes Sonnenlicht oder stark reflektirende Wände muss das Auge durch mattgraue Vorhänge (ungebleichte Leinwand) geschützt werden.

Beim Druck ist zu berücksichtigen:

1. die Höhe und Breite der Buchstaben,

2. die Approche, Zwischenraum zwischen benachbarten Buchstaben,

3. die Interlignage (der Durchschuss), der Zwischenraum zwischen zwei Zeilen.

Die gebräuchlichsten hier in Betracht kommenden Druckarten sind:

Schriftgrade	Fraktur	Schwabacher	Antiqua	Cursiv	Höhe der Buchstaben (n)
Nonpareille	Schule	Schule	Schule	Schule	etwa 1.0 mm
Petit	Schule	Schule	Schule	Schule	1.25 „
Corpus	Schule	Schule	Schule	Schule	1.5 „
Cicero	Schule	Schule	Schule	Schule	1.75 „

Der Druck für Schüler niederer Klassen soll Buchstaben haben, deren Höhe 1.75 mm, deren Breite 0.25 mm beträgt. Für höhere Klassen genügt eine Buchstabenhöhe von 1.5 mm. Die Approche sei 0.5 mm.

Wie günstig eine weitere Approche auf die Lesbarkeit eines Druckes einwirkt, ist aus diesen »gesperrt« gedruckten Zeilen ersichtlich, zu welchen zwar dieselben Buchstaben, aber eine grössere Approche gewählt wurde.

Noch deutlicher und leichter lesbar wird der Druck, wenn der Durchschuss, die Interlignage eine grössere, wie an diesen Zeilen zu erkennen ist.

Die Breite einer Zeile sei höchstens 10 cm; je schmäler dieselbe, um so leichter ist das Ueberspringen auf die nächste Zeile.*)

(Note hiezu s. pag. 310 unten.)

Der Druck muss scharf und deutlich sein, das
bedruckte Papier soll eine schwach gelbliche Farbe
haben und so stark sein, dass der Druck auf der andern
Seite nicht durchscheint (in minimo 0.075 mm). —
Grösser noch sind die Anstrengungen und eventuell
auch die Schädigungen des Auges beim Schreiben,
da hier das Auge nicht nur die gegebenen Bilder zu
erkennen braucht, sondern die Form der entstehenden
Buchstaben fortgesetzt zu controliren hat. Die Schäden
für das Auge sollen nach der Art des Schreibens verschieden sein und zwar hat man zu unterscheiden verschiedene Lagen des Hefts und verschiedene Schrift-
arten.

Es giebt eine Mittellage und eine Rechtslage;
bei der ersteren liegt das Heft (genau genommen die
Mitte des Heftes) vor der Mitte des Körpers, bei der
letzteren rechts von dieser. Es giebt dann weiter eine
grade (richtiger wäre frontale) Heftlage, bei welcher
dieses dem unteren Tischrande parallel liegt und eine
schräge, wenn der untere Heftrand nach links gedreht
ist. Bei grader Mittellage ist nur eine Schrift mit
senkrecht stehenden Buchstaben möglich, d. h. leicht
ausführbar, die Steilschrift, während bei schräger
Mittellage oder schräger Rechtslage eine sich nach
rechts neigende Schrift, rechtsschiefe Schrift, Schräg-
schrift geschrieben wird.

Es haben nun diesbezügliche Untersuchungen ergeben, dass die Brechung der beiden Augen nicht immer
die gleiche ist (Anisometropie), dass vielmehr das
rechte Auge häufig das stärker brechende ist und dass
diese Differenz mit den Schuljahren wächst. Es hat sich
ferner gezeigt, dass Verkrümmungen der Wirbelsäule

---

*) Der Druck dieses Buches hat eine

Buchstabenhöhe von etwa			1.5	mm
Approche . .	„	„	0.5—0.75	„
Interlignage .	„	„	2.0	„
Zeilenbreite .	„	„	90.0	„

nach links vorkommen. Beide Schädigungen sollen durch das Schreiben, Schiefschrift bei Rechtslage des Heftes, bedingt werden.

Eine Einigkeit über die hier in Betracht kommenden Fragen ist bei den Augenärzten resp. Schulhygienikern noch nicht vorhanden, nur das wird allgemein zugegeben, dass eine übertriebene Rechtslage und Schräglage des Heftes nachtheilig sind, während es noch nicht sicher

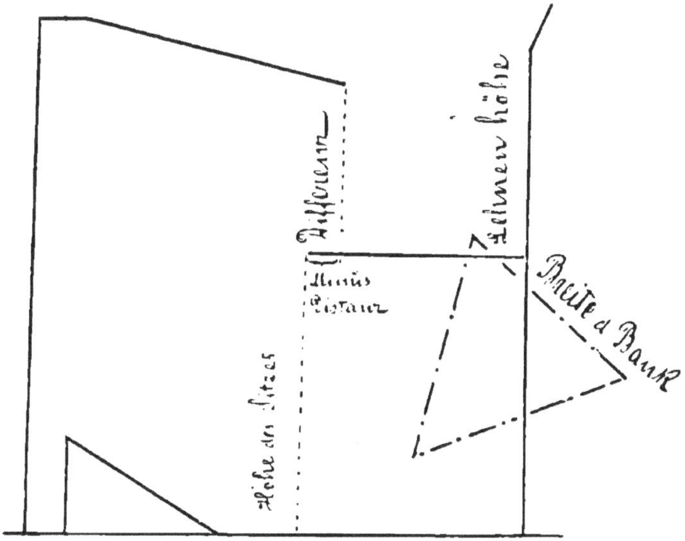

Fig. 114. Schema einer Schulbank.

festgestellt ist, ob überhaupt Rechts- und Schräglage im Gegensatz zu Mittellage und Steilschrift grössere Schäden bedingen. Dies muss erst noch durch weitere Untersuchungen eruirt werden. Jedenfalls scheint aus den bisherigen Resultaten hervorzugehen, dass bei Einführung der Steilschrift die Haltung der Kinder eine bessere ist.

Von besonderer Wichtigkeit zur Verhinderung gesundheitlicher Schäden ist ferner die richtige Konstruktion der Subsellien.

Man hat bei einer Schulbank hauptsächlich zu berücksichtigen:

Höhe und Breite der Bank,

Höhe der Lehne,

horizontale und vertikale Entfernung des Tisches von der Bank.

Die Höhe der Bank (Entfernung vom Fussboden) ist abhängig von der Länge des Unterschenkels; bei aufliegendem Oberschenkel muss der Fuss auf den Boden zu stehen kommen. Ist die Bank zu hoch, so wird der Fuss nicht den Boden erreichen, der Unterschenkel muss schweben und wird dadurch zu leicht ermüden; ist die Bank zu niedrig, so kann sich der Oberschenkel nicht seiner ganzen Länge nach auf die Bank auflegen.

Die Breite der Bank muss der Länge des Oberschenkels entsprechen, damit dieser seiner ganzen Länge nach aufliegen kann, wenn sich der Rücken an die Lehne anlehnt (Fig. 115).

Die Banklehne muss nach dem Rücken geformt sein und die Lenden- und Brustwirbelsäule unterstützen. Eine Kreuzlehne allein gibt der Wirbelsäule, besonders beim Lesen nicht den nothwendigen Halt.

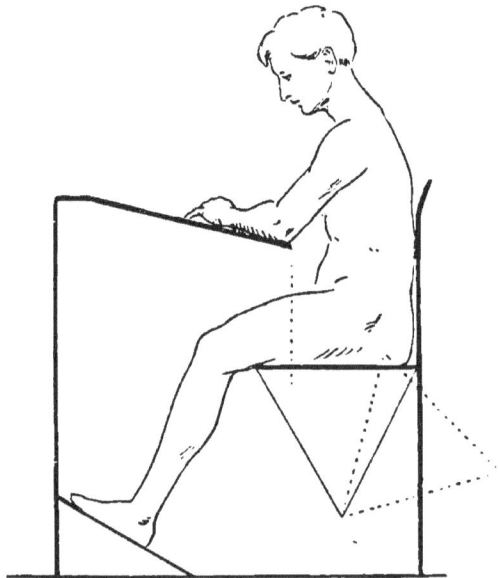

Fig. 115.

Normaler Sitz bei richtig construirter Schulbank.

Die horizontale Entfernung des Tisches von der Bank, also der Abstand der hinteren Tisch- von

der vorderen Bankkante wird Distanz genannt. Bei
normalem Sitzen (Fig. 115), wenn der Rücken sich an
die Lehne anlegt und der Oberschenkel seiner ganzen
Länge nach auf der Bank aufruht, muss die hintere
Tischkante über die vordere Bankkante nach hinten zu
hineinragen — Minusdistanz. Andernfalls, wenn eine
positive horizontale Entfernung zwischen Tisch und Bank
vorhanden ist (Plusdistanz), wie dies bei allen älteren
Schulbänken der Fall war, kann sich der Rücken beim
Schreiben der Lehne nicht bedienen (Fig. 116). Die
Wirbelsäule wird nach vorn gebogen und kann dem
Kopf nicht die nöthige Stütze gewähren, der Kopf sinkt
zu weit nach vorn, das Auge wird dem Heft zu stark
genähert. Eine Verkrümmung der Wirbelsäule und eine
Ueberanstrengung des Auges sind eine nothwendige
Folge derartig falsch konstruirter Subsellien mit Plus-
distanz.

Da nun zum Schrei-
ben Minusdistanz ab-
solut nothwendig ist,
während andererseits
die Schüler bei Minus-
distanz nicht auf-
stehen, d. h. beim Auf-
stehen nicht gerade
stehen können, müs-
sen die Sitze beweg-
lich eingerichtet wer-
den, am zweckmässig-
sten so, dass (Fig. 115)
beim Aufstehen der
Sitz nach hinten klappt,
beim Sitzen aber durch
die Schwere des Kör-
pers wieder nach vorn

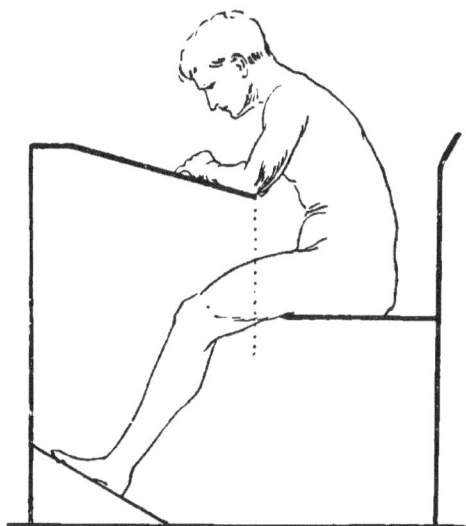

Fig 116.

Schlechter Sitz bei Schulbank mit Plusdistanz.

gebracht wird. Zur Herstellung der Plusdistanz sind auch
Subsellien angegeben, bei denen der ganze Sitz (Einzel-
sitz oder auch die ganze zweisitzige Bank) rückwärts

verschiebbar sind, oder bei denen die Tischplatte zusammengeklappt werden kann. Keine dieser Konstruktionen ist so einfach und praktisch wie die in Fig. 115 dargestellten, in einem Gelenk beweglichen Klappsitze.

Die vertikale Entfernung (Differenz) des Tisches von der Bank muss ebenfalls der Grösse des Schülers entsprechen und zwar soll sie etwas grösser sein, als der Abstand der Ellbogen vom Sitz. Ist die Differenz zu gross, so wird die Tischplatte dem Auge übermässig genähert, der Schüler muss ferner die Arme zu stark heben, oder aber, da ihn dies anstrengen wird, lässt er (Fig. 117) den linken Arm sinken und stützt nur den rechten auf die Tischplatte, der Sitz wird ein schiefer, die Verkrümmung der Wirbelsäule begünstigt; ist die Differenz zu klein, so muss sich der Schüler nach vorn bücken, Kopf und Oberkörper sinken nach vorn.

Die Tischplatte zerfällt in zwei Theile; der rückwärtige, dem Schüler zugewandte Theil ist schwach geneigt, wodurch der Arm bei den Schreibbewegungen und auch das Auge weniger angestrengt wird, der vordere, bedeutend schmälere Theil ist horizontal, damit auf ihm die Schreibmaterialien u. s. w. ohne herabzugleiten Platz finden.

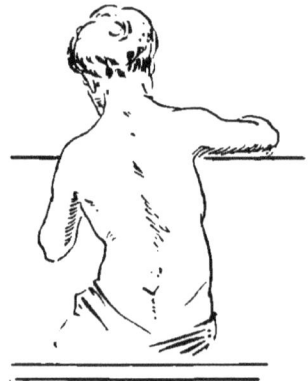

Fig. 117.
Schlechter Sitz bei übergrosser Differenz.

Wie aus dem Vorigen ersichtlich ist, kann eine Schulbank immer nur für eine bestimmte Schülergrösse passen, es müssen daher für die verschiedenen Grössen verschiedene Bänke construirt werden. Man kommt mit 6 Grössen gut aus und stellen sich dann die einzelnen Maasse (nach Remboldt) wie folgt:

	I	II	III	IV	V	VI
Schülergrösse	115	125	135	145	155	165
Bankreihe	23 (21)*)	25 (23)	27 (25)	25 (27)	31 (25)	35 (33)
Bankhöhe	33	36	39	41	44	47
Differenz	20 (21)	21 (23)	23 (25)	25 (27)	26 (25)	28 (31)
Minusdistanz	4	4	5	5	5	6
Höhe der Lehne	29	31	34	36	39	41
Banklänge für jeden Schüler	48	52	56	58	60	65

*) Die in Klammern beigefügten Zahlen betreffen Mädchen, die dickere Kleidung derselben bedingt die kleinen Differenzen.

Am Beginn des Schuljahres hat deshalb der Lehrer die Schüler zu messen und die für sie passenden Schulbänke auszuwählen.

Zur Durchführung der als richtig anerkannten schulhygienischen Vorschriften hat man die Einsetzung von Schulärzten vorgeschlagen, welchen eine ständige Beaufsichtigung der Schulen und der sie besuchenden Schüler obliegen soll. Es ist zweifellos, dass ihr Wirken ein segensreiches sein kann, wenn noch manche schulhygienische Fragen mehr geklärt sein werden und wenn die hygienische Durchbildung der Aerzte eine vollkommenere sein wird, als bisher.

Die Ernährung.

Wie die Hygiene erst eine sehr junge Wissenschaft, so auch der zu ihr gehörige Theil, welcher sich mit der Ernährung des Menschen beschäftigt.

Erst durch die bahnbrechenden Untersuchungen Karl von Voit's ist auf diesem Gebiet Klarheit geschaffen worden. Voit hat die Ernährung nicht nur vom physiologischen Standpunkt aus erfolgreich bearbeitet, sondern auch soweit sie hygienisches Interesse beansprucht. Was wir über die Bedeutung der verschiedenen Nahrungsmittel, die Zusammensetzung einer guten Kost, die Massenverpflegung u. s. f. wissen, ist zum bei weitem grössten Theile das Resultat der Voit'schen Arbeiten.

Die Aufgabe der Ernährung ist es, dem Körper eine ausreichende, zusagende und unschädliche Nahrung zuzuführen.

Ausreichend ist die Nahrung, wenn sie alles enthält, was der Körper des Erwachsenen zu seiner Erhaltung, der kindliche Organismus zu seiner Entwickelung, der Kranke zur Wiederherstellung der in gesunden Tagen vorhanden gewesenen Körperbeschaffenheit gebraucht.

Die gemischte Nahrung, wie sie der Mensch gewöhnlich geniesst, besteht aus verschiedenen Nahrungsmitteln und Getränken, welche zunächst alle die Elemente enthalten müssen, welche im Körper vorhanden sind. Es sind dies Kohlenstoff, Wasserstoff, Sauerstoff, Stickstoff, Schwefel, Phosphor, Chlor, Natrium, Kalium, Calcium, Magnesium und Eisen. Fehlt auch nur eins in der Nahrung, so ist die weitere Existenz nicht mehr möglich. Die Zufuhr der isolirten Elemente genügt aber noch nicht, der Körper kann sie im allgemeinen ebenso wenig verwerthen wie die einfach zusammengesetzten anorganischen Verbindungen, Kohlensäure, Ammoniak, Salpetersäure u. s. w., aus welchen die Pflanze sich aufzubauen und die höher constituirten Eiweisskörper, Cellulose u. s. w. zu bilden vermag.

Zur Erhaltung des Organismus sind deshalb ausser Wasser und den in der Asche der verschiedenen Organe enthaltenen Salzen noch hoch constituirte Verbindungen nöthig, die Eiweisskörper, Fette und Kohlehydrate. Man nennt alle diese Verbindungen Nahrungsstoffe und versteht darunter (nach Voit) jeden Stoff, welcher im Stande ist, einen zur Zusammensetzung des Organismus nothwendigen Stoff zum Ansatz zu bringen, oder dessen Abgabe zu verhüten oder zu vermindern.

Zur Ernährung genügt ein einziger Nahrungsstoff nicht, es müssen vielmehr stets mehrere zugeführt werden und zwar so viele, als zum Ersatz der verbrauchten und aus dem Körper ausgeschiedenen nothwendig sind. Jeder Nahrungsstoff, der dies thut, ist nahrhaft, ganz gleichgiltig, was und wie viel er leistet und was er kostet. Das Wasser ist ebenso nahrhaft wie das Eiweiss und dieses wieder ebenso nahrhaft wie das Fett.

Die Nahrungsstoffe werden in den Nahrungsmitteln, gewöhnlich zu mehreren vereint, aufgenommen. Die Nahrung ist schliesslich ein Gemisch von Nahrungsmitteln, derart zusammengestellt, dass bei ihrem Genuss der Körper auf seinem stofflichen Bestande erhalten, oder in einen gewünschten stofflichen Zustand versetzt wird.

Die Bedeutung der einzelnen Nahrungsstoffe

zu würdigen, ist im allgemeinen Aufgabe der Physiologie. Die Hygiene hat nur insofern auf diese Rücksicht zu nehmen, als es bei der Zusammensetzung einer allen Ansprüchen genügenden Nahrung nöthig ist.

Anorganische Nahrungsstoffe.

Wasser und Salze (Aschebestandtheile) müssen dem Organismus zugeführt werden, soweit dies zum Ersatz der ausgeschiedenen Mengen nothwendig ist. Diese Nahrungsstoffe haben sonst keine weitere Bedeutung für den Organismus, d. h. es kann durch ihre Aufnahme Kraft und Wärme nicht erzeugt werden. Dies vermögen nur die

Organischen Nahrungsstoffe,

die Eiweisskörper, die Fette und Kohlehydrate.

Die Zufuhr von Eiweisskörpern ist für den Körper Existenzbedingung. Das Eiweiss ist nächst dem Wasser der Hauptbestandtheil der Muskeln. Es kann im Körper nur zum Ansatz kommen, die Muskulatur kann sich nur bilden und stärker werden, wenn der Körper Eiweiss erhält.

Das Eiweiss ist im Körper in zweierlei Art anwesend. Die Hauptmasse befindet sich in den organisirten Zellen, Voit's »Organeiweiss«, während der kleinere Theil, aus der Blutbahn kommend, in den intermediären Säftestrom übertritt und die Zellen umspült, Voit's Circulationseiweiss.

Das letztere zersetzt sich unter dem Einfluss der Zellen. Ist es in reichlicher Menge vorhanden, so können aus ihm neue Zellen gebildet werden, ist nur wenig da (Hunger), so schmilzt Organeiweiss in Circulations-eiweiss um.

Die Zersetzung und damit der Verbrauch von Eiweiss ist von drei Faktoren abhängig, erstens der Menge des vorhandenen Organeiweiss, zweitens der Menge des circulirenden Eiweiss, welche mit grösserer Eiweisszufuhr ansteigt, und drittens von der Menge der übrigen dem Körper zugeführten Stoffe, den sogenannten Eiweiss-schützern. Zu diesen gehören vor allem Peptone und Leim, ferner die Fette und Kohlenhydrate, welche, wenn in genügender Menge vorhanden, den Zerfall des Organeiweiss verhindern oder auch Ansatz von Organeiweiss aus dem circulirenden Eiweiss unterstützen können.

Eine gewisse Menge Eiweiss muss jedoch auch bei reichlichster Aufnahme von Eiweissschützern dem Organismus zugeführt werden, da stets Eiweiss zerfällt und dieses nur von Eiweiss ersetzt werden kann. Dagegen ist der Körper im Stande, bei genügender Zufuhr von Eiweiss auszukommen; er ist auf Fett und Kohlehydrate nicht angewiesen.

Der Körper besteht zu ungefähr 22% seiner Trockensubstanz aus Eiweiss.

Eiweiss ist den pflanzlichen Nahrungsmitteln (Pflanzenkasein-Legumin, Conglutin, Glutenkasein, Glutenfibrin u. s. w.) und in den animalischen, besonders als Syntonin (Muskelfleisch, im frischen Muskel Myosin), Albumin (Ei) und Kasein (Milch) enthalten; pflanzliches wie animalisches Eiweiss sind in ihrer Wirkung auf den Organismus ziemlich gleich.

Die Fette

liefern einen Theil der vom Körper zu leistenden Arbeit und der zu producirenden Wärme. Der Ueberschuss kann zum Ansatz kommen. Das Körperfett kann auch aus anderen organischen Nahrungsstoffen, Eiweiss und Kohlehydraten, gebildet werden.

Fett ist im gut genährten Körper in noch grösserer Menge enthalten als Eiweiss und zwar sind es etwa 45% der Trockensubstanz. Es wird gewöhnlich als Neutralfett (Oleïn, Palmatin, Stearin u. s. w.) aufgenommen, Verbindungen von Glycerin mit verschiedenen Fettsäuren. Fette finden sich weiterhin in allen Nahrungsmitteln, wenn auch in sehr schwankender Menge vor. (S. die nachfolgende Tabelle.)

Die Kohlehydrate

spielen nahezu dieselbe Rolle im Organismus wie die Fette. Durch ihren Zerfall wird Wärme gebildet und

Arbeit geleistet. Sie schützen, da sie sehr leicht an-
greifbar sind und immer zuerst angegriffen werden, das
im Körper vorhandene Fett und Eiweiss und können
auch zum Ansatz von Fett führen.

Im Organismus sind Kohlehydrate nur in geringen
Mengen abgelagert und zwar als Glykogen, Traubenzucker, und Milchzucker.

Die Kohlehydrate werden hauptsächlich mit den
vegetabilischen Nahrungsmitteln aufgenommen, deren
Hauptbestandtheil sie bilden. Bei den animalischen
Nahrungsmitteln kommt nur der in der Milch enthaltene
Milchzucker in Betracht. Die wichtigsten Vertreter der
Kohlehydrate sind das Stärkemehl, die verschiedenen
Zuckerarten, Rohrzucker, Traubenzucker, Milchzucker,
dann Dextrin und schliesslich das verbreitetste Kohle-
hydrat, die Cellulose.

Zu den organischen Nahrungsstoffen zählt man
schliesslich noch den

Alkohol.

Er wird zum grossen Theil im Körper verbrannt, der
Rest wird unverändert mit dem Harn und durch Haut
und Lungen ausgeschieden. Eine Bedeutung in dem
Sinne, dass bei Genuss von Alkohol andere Nahrungsstoffe erspart werden, kommt ihm, wenn er in mässigen
Mengen genossen wird, nicht zu. Da er ja auch nicht,
um zu ernähren, sondern wegen seiner Nebenwirkungen
getrunken wird, ist er richtiger den Genussmitteln zuzurechnen.

Nahrungsaequivalente.

Wie im Vorhergehenden auseinandergesetzt wurde,
können sich einzelne organische Nahrungsstoffe gegenseitig vertreten. So vermag Eiweiss für Fett und Kohlehydrate, Fett für die Kohlehydrate und umgekehrt die
Kohlehydrate für Fett einzutreten.

Die Leistungen gleicher Mengen der verschiedenen
Nahrungsstoffe sind jedoch nicht gleichwerthig. Ein

Gramm Eiweiss erzeugt nicht ebensoviel lebendige Kraft (Wärme, Muskelbewegung u. s. w.) als 1 gr Fett und 1 gr Fett wieder eine andere Menge als 1 gr eines Kohlenhydrats.

Die Nahrungsaequivalente vertreten sich vielmehr nach ihrem physiologischen, calorischen Nutzeffekt, d. h. nach der Wärmemenge, welche sie im Körper bei ihrer Zersetzung (Verbrennung) bilden.

Die diesbezüglichen Untersuchungen von Rubner haben ergeben, dass folgende Gewichtsmengen (Trockensubstanz) der einzelnen Nahrungsstoffe mit 100 gr Fett »isodynam« sind:

Stärke . . . . . 223 gr   Milchzucker . 243 gr
Rohrzucker . . . 235 gr   Traubenzucker. 255 gr
Muskelfleisch (Eiweiss) 235 gr.

Unter weiterer Erwägung der bei der Ernährung vorliegenden Verhältnisse kommt Rubner zu dem Resultat, dass in der sogenannten gemischten (aus animalischen und vegetabilischen Nahrungsmitteln bestehenden Kost, wie sie vom Menschen aufgenommen wird,

pro 1 gr Eiweiss   4.1 Cal.
„ 1 „ Fett   9.1 „
„ 1 „ Kohlehydrat 4.1 „

als Wärmewerth einzusetzen ist, dass somit 1 gr Fett = 2.27 gr Eiweiss oder Kohlehydrat isodynam ist.

Neben den Nahrungsstoffen muss eine Nahrung noch

Genuss- und Gewürzmittel

enthalten. Durch sie wird die Nahrung überhaupt erst geniessbar.

Ihre Wirkung im Organismus wird am ehesten verständlich, wenn man sie mit der Schmiere einer Maschine vergleicht. Die Maschine läuft besser, wenn sie gut geschmiert wird, die Schmiere macht jedoch die Heizung der Maschine keineswegs überflüssig.

Man verglich die Wirkung der Genussmittel weiterhin mit der eines Peitschenschlags. Der Schlag der Peitsche spornt das ermattete Thier zu neuer Arbeit an und lässt es den Wagen wieder weiterziehen; eine Zufuhr von Kraft ist jedoch durch den Peitschenschlag nicht erfolgt.

Beide Gleichnisse geben jedoch kein vollständig klares Bild von der Thätigkeit der Genussmittel im Thierkörper, da einige von ihnen auch noch eine mehr oder minder erhebliche Menge von Nahrungsstoffen enthalten und somit nicht nur anregend wirken und den Gang der Maschine erleichtern, sondern auch Material zur Erzeugung lebendiger Kraft zuführen.

Zu den Genussmitteln sind nun nicht allein bestimmte Speisen und besonders Getränke (Kaffee, Thee, Alkoholica) u. s. w., sondern auch die Stoffe zu rechnen, welche den Speisen ihren eigenthümlichen Geruch und Geschmack verleihen.

Die Wirkung der Genussmittel im Organismus ist eine verschiedene.

Erstens machen sie die Speisen geniessbar, erwecken den Appetit und tragen dazu bei, dass die Nahrung in gehöriger Menge aufgenommen wird. Eine Nahrung, die ganz frei ist von Genussmitteln, also rein dargestelltes Eiweiss, Fett und Kohlehydrate, könnten wir nicht zu uns nehmen.

Weiterhin üben die Genussmittel auf die Verdauung einen direkten Einfluss aus, indem sie die Thätigkeit der die Verdauungssäfte bildenden Drüsen beeinflussen. Beim wohlthuenden Geruch einer Speise wird der Speichel abgesondert, »das Wasser läuft uns im Munde zusammen«, es wird weiterhin Magensaft gebildet, was man zwar nicht direkt an sich beobachten, wohl aber bei Hunden sehen kann, welche eine sogenannte Magenfistel besitzen, einen die Bauchdecken durchbohrenden, in den Magen mündenden Kanal. Setzt man solchen Hunden frisches Fleisch vor, so kann man sofort die Ausscheidung des Magensaftes bemerken.

Eine weitere Wirkung der Genussmittel beruht
darauf, dass sie, wenn sie in den Magen-Darmkanal gelangt sind, direkt die Schleimhäute reizen und zur Ab-
sonderung der Verdauungssäfte veranlassen. Deshalb
ist es für Kranke zweckmässig, Bouillon zu geniessen,
welche nur als Genussmittel wirkt und die Verdauungs-
thätigkeit des geschwächten Magens anregt. Nahrungsstoffe sind in der Fleischbrühe nur in ganz geringen
Mengen vorhanden, sie vermag daher nicht zu ernähren,
sondern nur den Verdauungsapparat für die Wieder-
aufnahme seiner Funktionen vorzubereiten.

Endlich vermögen verschiedene Genussmittel, besonders die Alkaloide enthaltenden, auf das Centralnervensystem einzuwirken, den Menschen zu erfrischen,
zu ermuntern und den scheinbar kraftlos gewordenen
Organismus zu neuer Arbeit zu veranlassen, ohne dass
sie selbst in berücksichtigenswerther Menge Nahrungsstoffe zuführen, welche dem Körper neue Kraft geben
können. Hierher gehören Kaffee, Thee, Cacao, Tabak,
Alkohol, Morphium u. s. w.

Qualitativ sind also zur Ernährung Nahrungsstoffe und Genussmittel nothwendig; erstere geben
demselben das Material, mit welchem sich der Körper
auf seinem stofflichen Bestande erhält, letztere regen
zum Genuss der Nahrung und zur Leistung der zugemutheten Arbeit an.

Die Nahrungsmenge,

welche gegeben werden muss, damit sich der Körper
im Gleichgewicht erhält, welche also verhindern soll, dass
der Organismus Verluste erleidet, kann nicht für alle
Fälle durch einige wenige Zahlen festgesetzt werden.

Sie ist von der Grösse und dem Gewicht des Individuums und der Beschaffenheit seines Organismus, von
der von ihm zu leistenden Arbeit, von den äusseren
Verhältnissen, unter welchen es lebt und thätig ist,
abhängig. Es ist daher erst durch eine grosse Anzahl

mühevoller Untersuchungen gelungen, auf die vorliegende Frage eine genügende Antwort zu geben, und zwar waren es drei Wege, welche zum gewünschten Ziele führten.

Einmal hat man bei verschiedenen Menschen unter wechselnden Bedingungen alle Ausgaben genau bestimmt und daraus ersehen, wieviel Material im Körper bei Ruhe, Arbeit, bei Zufuhr von Nahrung oder bei Hunger zerstört wird. Hierbei wurde nicht nur Harn und Kot genau analysirt, sondern auch alle gasförmigen Ausscheidungsprodukte, sodass man von der vollständigen Bilanz des Organismus Kenntniss erhielt.

Diese mühevollen Versuche wurden mit dem von Pettenkofer angegebenen Respirationsapparat gemacht; sie sind jedoch nicht so zahlreich, dass allgemein gültige Schlüsse aus ihnen allein zu ziehen möglich wäre.

Man hat zweitens bei Personen, welche sich ihre Nahrung nach Belieben wählten und dabei ihr Gewicht nicht veränderten, genau bestimmt, wieviel Nahrung und welche Nahrungsstoffe sie in der Nahrung aufnahmen. So fand Forster:

	Eiweiss	Fett	Kohlehydrate	N.	C.
Arbeiter, Dienstmann 36 Jahre	133	95	422	21	331
„ Schreiner 40 Jahre . . .	131	68	494	20	342
Junger Arzt	127	89	362	20	257
„ „	134	102	292	21	280
Kräftiger alter Mann . . .	116	68	345	—	—

Endlich hat man bei Leuten, die ihre Nahrung nicht selbständig zu wählen in der Lage waren, sondern welche das essen müssen, was ihnen vorgesetzt wurde, die auf jeden Einzelnen fallende Nahrungsmenge berechnet und dabei durch Beobachtung ihres Gewichts und ihres Wohlbefindens controlirt, ob die Nahrung ausreichend war. So fand man:

	Eiweiss	Fett	Kohlehydrate	N.	C.	Autor
Normalration e. Erwachsenen	130	—		20	310	Playen
„ „ „ „	119	51	530	18	337	Playfair
Mann bei mittlerer Arbeit	130	40	550	20	325	Moleschott
„ „ „ „	120	35	540	19	331	Wolff
Soldat, leichter Dienst . .	117	35	447	18	288	Hildesheim
„ im Felde	146	44	504	23	336	„
Niederländische Soldaten .	100	—	—	16	—	Mulder

Auf Grund dieser verschiedenen Untersuchungen, welche in grosser Zahl ausgeführt, hier aber nur durch einige Beispiele belegt wurden, ist Voit zu dem Resultat gekommen, dass für die Ernährung eines erwachsenen Arbeiters von etwa 70 Kilo Gewicht bei mittlerer Arbeit ausser 118 gr Eiweiss noch 265 gr Kohlenstoff in einer gemischten, aus animalischen (Fleisch) und vegetabilischen Nahrungsmitteln bestehenden Kost zuzuführen sind.

Die fehlenden 265 gr Kohlenstoff sind durch Zufuhr von Fett und Kohlehydraten zu decken.

Obwohl nun, wie früher auseinandergesetzt wurde, Fett und Kohlehydrate sich gegenseitig vertreten können, ist es doch nicht ganz gleichgiltig, ob man mit Fett oder Kohlehydraten die nöthigen 265 gr Kohlenstoff einführt, da für den Organismus die Aufnahme und Verarbeitung von Fett oder Kohlehydraten allein nicht möglich, oder doch mit Nachtheilen verknüpft ist.

Voit hält es deshalb nicht für angezeigt, dem
Organismus des Arbeiters mehr als 500 gr Kohlehydrate
zuzuführen; was dann noch fehlt, um den Kohlenstoff-
bedarf zu decken, ist als Fett in der Nahrung zu
reichen.
Unter Berücksichtigung aller dieser Momente empfiehlt nun Voit als Nahrungsmenge für einen e r -
wachsenen Arbeiter von ungefähr 70 Kilo Gewicht
bei mittlerer Arbeit von neun bis zehn Stunden
pro Tag

118 gr Eiweiss, 56 gr Fett und 500 gr Kohlehydrate.

Es muss scharf betont werden, dass dies aber nur
die Nahrungsmenge für diesen speziellen Fall sein soll.
Einen mittleren Kostsatz für alle Arbeiter aufzustellen,
ist unmöglich, in jedem Fall ist unter Berücksichtigung
der Grösse und der Körperbeschaffenheit der Arbeiter,
der äusseren Verhältnisse und der von ihnen zu leistenden
Arbeit dieser Kostsatz zu modificiren.
Um die nothwendigen 18.3 gr Stickstoff entsprechend
118 gr Eiweiss und 328 gr Kohlenstoff zuzuführen,
können verschiedene Nahrungsmittel benützt werden,
so sind 18.3 gr N in etwa 300 gr Käse oder 4.5 Kilo
Kartoffeln enthalten, während für 328 gr Kohlenstoff
circa 1200 gr Käse oder nur 3 Kilo Kartoffeln nothwendig wären. Man würde daher, wenn man für die
Nahrung nur ein Nahrungsmittel nehmen würde, das
richtige Verhältniss der Nahrungsstoffe zu einander zumeist
nicht finden. Es ist deshalb zweckmässig, den Bedarf an
Eiweiss und Fett durch animalische Nahrungsmittel,
Fleisch, dann auch Eier, Käse, Milch oder die
eiweisshaltigen Leguminosen zu decken, während
zur Darreichung der Kohlehydrate die an diesen
Körpern so reichen vegetabilischen Nahrungsmitteln,
vor allen die Stärkemehle, heranzuziehen sind.

Ausnützung der Nahrungsmittel.

Es ist weiterhin bei Zusammenstellung einer Nahrung zu berücksichtigen, dass für den Organismus nicht alle Nahrungsmittel gleichwerthig sind, dass nämlich ihre Leistung ihrer chemischen Zusammensetzung, ihrem Gehalt an den verschiedenen Nahrungsstoffen nicht ganz entspricht. Während nämlich die Nahrungsstoffe der einen vom Körper nahezu vollständig aufgenommen werden, ist der Magendarmtractus bei anderen Nahrungsmitteln dies zu thun, nicht im Stande. Man nennt die Fähigkeit, aus dem Gereichten eine bestimmte Menge aufzunehmen, zu verwerthen »Ausnützung« und versteht unter Ausgenütztem den Theil der aufgenommenen Nahrung, welcher vom Magendarmkanal aus in die Körpersäfte übergeht, während der nicht ausgenützte Theil der Nahrung mit Darmsekreten vermischt als Kot ausgeschieden wird.

Die nachfolgende Tabelle zeigt die Ausnützung verschiedener Nahrungsmittel nach den grösstentheils von Rubner ausgeführten Versuchen.

Procent-Verlust durch den Kot

bei Genuss von	Trocken-substanz	organische Substanzen	Stick-stoff	Asche
Reis	4.5	3.7	20.4	15.0
Weissbrod	4.5	4.3	22.2	21.4
Fleisch	5.2	4.5	2.7	18.1
Eier	5.2	4.7	2.6	18.1
Milch	9.0	7.0	11.2	37.1
Kartoffeln, kleine Menge, in Breiform	4.6	9.6	19.5	—
„ grosse Menge, geschnitten	9.4	9.2	32.2	15.8
Erbsen, kleine Menge	9.1	8.2	17.5	32.5
„ grosse Menge	14.5	13.7	27.8	35.8
Schwarzbrod.	15.0	14.0	32.0	36.0
Bohnen	18.3	15.1	30.3	28.3

Die Zahlen zeigen, dass die Ausnützung der verschiedenen Nahrungsmittel eine ungleiche ist, dass aber auch bei demselben Nahrungsmittel die dargereichte Menge, wie die Art seiner Zubereitung die Ausnützung beeinflusst.

Temperatur der Nahrung.

Es ist nicht gleichgiltig, welche Temperatur die Nahrung — Speisen sowohl wie Getränke — besitzt. Extreme Temperaturen nach oben wie nach unten führen zu Schädigungen besonders der Zähne und des Magens und können auch die Verdauung in ungünstiger Weise beeinflussen.

Absolut unschädlich sind Speisen, welche bei Körpertemperatur genossen werden; aber auch Temperaturen, welche sich nicht allzuweit von ihr entfernen, können keine Nachtheile für die Gesundheit hervorrufen.

Durchschnittszahlen anzugeben ist nicht am Platze, da es auf die Art der Nahrung ankommt und den Zweck, welchen wir bei ihrer Aufnahme erreichen wollen.

Getränke, welche abkühlen sollen, haben am besten eine Temperatur von 9—12° C. Niedrigere Temperaturen sind zu verurtheilen. Getränke, welche erwärmen sollen, dürfen nicht höher als auf 50° C. temperirt sein; etwa 45° warme Bouillon, Caffee u. s. w. ist für den Genuss gerade angenehm.

Breiige Speisen werden zweckmässig auf höchstens 40—45° erwärmt genossen.

Die Nahrungsmittel.

*) Die nachfolgenden Tabellen sind nach J. König, »Chemische Zusammensetzung der menschlichen Nahrungs- und Genussmittel«, zusammengestellt.

Unter Eiweiss- oder Stickstoff-Substanz sind Zahlen angegeben, welche erhalten werden, wenn man den bei der Analyse gefundenen Stickstoffgehalt mit 6.25 multiplicirt, von der Voraussetzung ausgehend, dass in reiner Stickstoffsubstanz (Eiweiss) 16% Stickstoff enthalten sind.

Unter Fett ist allgemein der Aetherextract zu verstehen, der dem wirklichen Fettgehalt nicht genau entspricht, da ja der Aether ausser dem Fett noch andere in Aether lösliche Stoffe (wenn auch in unbedeutender Menge) extrahirt.

Mit N.-freien Extraktstoffen sind diejenigen Stoffe bezeichnet, welche nach Subtraktion der andern summirten Bestandtheile von 100 übrig blieben; es sind dies die verschiedenen Kohlehydrate, Alkohol u.s.w.

Zusammensetzung der verbreitetsten Nahrungsmittel (nach König).*)

Animalische Nahrungsmittel	Wasser	Eiweiss (Stickstoff-Substanz)	Fett	N.-freie Extraktstoffe	Asche
Ochsenfleisch, sehr fett	53.05	16.75	29.28		0.92
» » mittelfett	72.03	20.96	5.41	0.46	1.14
» » mager	76.37	20.71	1.74		1.18
Kalbfleisch, fett	72.31	18.88	7.41	0.07	1.33
» » mager	78.84	19.86	0.82		
Hammelfleisch, sehr fett	53.31	16.62	28.61	0.54	0.93
» » halbfett	75.99	17.11	5.77		1.33
Schweinefleisch, fett	47.40	14.54	37.34		0.72
» » mager	72.57	20.25	6.81		1.10
Pferdefleisch	74.27	21.71	2.55	0.46	1.01
Rindstalg	1.33	0.44	98.15		0.08
Schweineschmalz	0.70	0.26	99.04		Spuren
Fische.					
a. frisch					
Lachs oder Salm	64.29	21.60	12.72		1.39
Flussaal	57.42	12.83	28.37	0.53	0.85
Häring	74.64	14.55	9.03		1.78
Hecht	79.60	18.71	0.51		1.18
Schellfisch	81.50	16.93	0.26		1.31
Saibling oder Forelle	77.51	19.18	2.10		1.21
b. conservirt					
Stockfisch (getr. Schellfisch) gesalzen	13.20	73.72	3.37		9.92
Häring, gesalzen (Pökelhäring)	46.23	18.90	16.89	1.57	16.41
Lachs, geräuchert	51.46	24.19	11.86	0.45	12.04
Sardelle, gesalzen	51.77	22.30	2.21		23.27
Bückling (geräuch. Häring)	69.49	21.12	8.51		1.24
Caviar	43.89	30.79	15.66		8.09
Muschel- und Krustenthiere etc.					
Austern (Fleisch)	82.03	8.25	1.77	6.16	1.79
Miesmuschel	75.74	15.62	2.42	6.22	
Flusskrebs } in Kochsalz	72.74	13.63	0.36	0.21	13.06
Froschschenkel } eingemacht	63.64	24.17	0.91	2.82	8.46
Wild und Geflügel.					
Hase	74.16	23.34	1.13	0.19	1.18
Haushuhn	70.06	18.49	9.34	1.20	0.91
Gans	38.02	15.91	45.59		0.49
Fleischconserven, Würste.					
Carne pura (getrockn. Fleischpulver)	10.99	69.50	5.84	0.42	13.25
Rauchfleisch } vom Ochsen	47.86	27.10	15.35		10.59
Zunge }	35.74	24.31	31.61		8.51
Schinken (westfäl.)	28.11	24.74	36.45	0.16	10.54
Amerikan. Fleisch (Büchsenfleisch)	49.11	28.87	0.18	0.77	21.07
Mettwurst	20.76	27.31	39.88	5.10	6.95
Cervelatwurst	37.87	17.64	39.76		5.44
Leberwurst	48.70	15.93	26.33	6.38	2.66
Erbswurst	6.53	15.46	37.94	31.38	8.69
Fleischextrakt	21.64	{ Organ. Subsz. darin Stickstoff } 60.47	8.27		17.89
Hühner-Eier	73.67	12.55	12.11	0.55	1.12
» -Eiweiss	85.50	12.87	0.25	0.77	0.61
» -Eigelb	51.03	16.12	31.39	0.48	1.01

a) Die animalischen Nahrungsmittel.

Das Fleisch.

Wir verstehen unter Fleisch nicht nur die Muskulatur der Schlachtthiere, welche wir geniessen, sondern im weiteren Sinne die gesammten Weichtheile mit Ausschluss der Haut, des Magendarmkanals, des Knochengerüstes und des Centralnervensystems (Gehirn und Rückenmark).

Das käufliche Fleisch enthält neben Fettgewebe, Sehnen, Blutgefässen und Nerven auch noch Knochen. Bei kleinerem Consum erhält der Käufer gewöhnlich 20—25% des Gesammtgewichts an Knochen, während bei ganzen Schlachtthieren auf 100 sogenanntes Fleisch 8.4 Knochen, 8.6 Fettgewebe, 83.0 reines Muskelfleisch kommen.

Diese Zahlen unterliegen natürlich Schwankungen; bei sehr gut genährten Thieren ist verhältnissmässig mehr Fett und Muskelfleisch enthalten.

Das Fleisch verschiedener Thiere derselben Race ist nicht gleichwerthig; sein Geschmack und Werth ist abhängig vom Alter, von der Lebensweise. dem geschlechtlichen Leben, der Fütterung u. s. w. des Thieres. Aber auch die verschiedenen Stücke desselben Thieres haben einen sehr verschiedenen Werth. In England, wo man für die Güte und den Geschmack des Fleisches grosses Verständniss zeigt, wird das Fleisch des Rindes in vier Klassen mit achtzehn Unterabtheilungen getheilt.

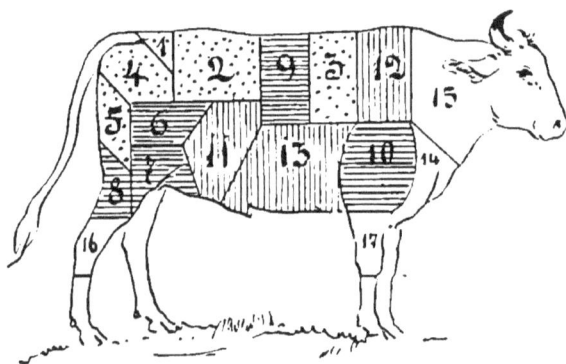

Fig. 118.

Die Vertheilung der einzelnen Stücke, sowie ihre Lage, sind aus der nachfolgenden Tabelle und der beigesetzten Abbildung (Fig. 118) ersichtlich.

Klasse	Stücke	Procent des Schlachtgewichts
I	1. Schwanzstück, 2. Lenden, 3. Vorderrippe, 4. Hüfte, 5. Hinterschenkel.	45.7
II	6. u. 7. Obere und untere Weiche, 8. Wade, 9. Mittelrippe, 10. Oberarmstück.	24.0
III	11. Flanke, 12. Schulterblatt, 13. Brustkern.	17.4
IV	14. Wamme, 15. Hals, 16. u. 17. Beine.	12.9

Die Verschiedenheit der Fleischstücke bezieht sich übrigens nur auf die Schmackhaftigkeit. Der Nährwerth von 1 gr Fleisch von der Lende ist gerade so gross als der von 1 gr Fleisch eines anderen dem Geschmack und deshalb auch dem Preise nach minderwerthigen Stückes.

Zubereitung des Fleisches.

Das Fleisch wird nicht sofort nach dem Tode, sondern erst, nachdem etwa 24 Stunden verstrichen, zum Kochen verwandt. Es hat dann schon die kurze Zeit nach dem Tode eingetretene Todtenstarre aufgehört, das Fleisch hat eine deutlich saure Reaction angenommen, wodurch es einmal einen besseren Geschmack bekommt, dann aber auch weicher und mürber wird.

Das Fleisch wird nur ausnahmsweise roh genossen, wie später auseinandergesetzt werden wird, sollte es überhaupt niemals roh verzehrt werden.

Bei seiner Zubereitung unterscheidet man »Kochen« und »Braten«.

Beim Kochen wird das Fleisch mit etwa der doppelten Menge Wasser angesetzt und gekocht. Je nachdem man das Fleisch in kaltes oder kochendes Wasser einbringt, ist die Menge der in dieses — die spätere

Brühe oder Bouillon — übergehenden Stoffen eine
grössere oder geringere. In kochendes Wasser eingelegt, gerinnen die äusseren Partien alsbald, das Fleisch
erhält eine weniger leicht durchdringliche Oberfläche, es
gehen deshalb lösliche Stoffe in geringerer Menge in die
Brühe über, als wenn man es in kaltes Wasser einlegt
und dieses erst langsam zum Kochen bringt.

Zum Braten wird das Fleisch nicht in Wasser,
sondern nur in etwas Butter oder Fett eingelegt; aus
diesen und dem während des Bratens austretenden
Fleischsaft bildet sich die sogenannte Sauce, mit welcher
der Braten beschöpft werden muss, damit die oberflächlichen Partien nicht austrocknen.

Das Fleisch, welches ursprünglich etwa 24% Trockensubstanz enthält, verliert bei der Zubereitung so viel
Wasser, dass es nach dem Braten (gar) 28—34, halbgar
36—40, nach dem Kochen 40—46% Trockensubstanz
enthält (Forster).

Der Verlust an anderen Substanzen kommt quantitativ kaum in Betracht, gebratenes Fleisch schmeckt
besser, ist aber nicht nahrhafter als gekochtes.

Die Menge Fleisch, welche zweckmässig pro Tag
und Individuum gegeben werden soll, ist nicht genau zu
bestimmen, da, wie aus den früheren Auseinandersetzungen
hervorgeht, die Menge des zu reichenden Eiweiss von der
Constitution des Individuums, seinem Eiweissbestand,
den in der Nahrung noch vorhandenen übrigen Nahrungsstoffen u. s. w. abhängt.

Auch bei Annahme eines speciellen Falles, der Ernährung eines kräftigen Arbeiters mit 118 Eiweiss,
56 Fett und 500 Kohlehydraten, wäre ja zunächst die
Möglichkeit gegeben, dieses Eiweiss vegetabilischen
Nahrungsmitteln zu entnehmen. Eine derartige Nahrung
würde aber zu voluminös sein, den Darmtractus überanstrengen, weshalb es rationeller ist, einen Theil des
zu reichenden Eiweiss in Form von Fleisch zu geben.

Nach vielfachen Zusammenstellungen verschieden
guter Ernährungsweisen hält es Voit für richtig, zu einer

»guten Kost« für einen Mann als täglichen Bedarf
230 gr vom Metzger ausgehauenes Fleisch mit 18 gr,
21 gr Fett und 191 gr reinem Fleisch zu geben. In
diesen 191 gr Fleisch sind 6.5 gr Stickstoff enthalten,
die übrigen 11.8 gr Stickstoff sind auf andere Weise zu
beschaffen.

Wenn im Detailverkauf dem Fleisch mehr Knochen
beigegeben werden, ist eine entsprechend höhere Fleisch-
menge einzusetzen.

Die Fleischkonserven.

Der Umstand, dass sich Fleisch nach dem Tode
des Thieres nur kurze Zeit (wenige Tage) unzersetzt oder
richtiger geniessbar erhält, liess es von jeher als wünschenswerth erscheinen, dasselbe durch besondere Con-
servirungsmethoden haltbarer zu machen.

Das Einsalzen oder Einpökeln ist das belieb-
teste Verfahren. Hierbei wird das Fleisch mit Kochsalz,
oft auch unter Beigabe geringer Mengen Salpeter, behandelt. Es gehen nach E. Voit geringe Mengen von
Nährstoffen in die Pökelflüssigkeit über und zwar 2.1%
der organischen Stoffe mit 1.1% des Eiweisses, 13.5%
der Extraktivstoffe und 8.5% der Phosphorsäure.

Mit dem Einpökeln wird zuweilen das Räuchern
combinirt, wobei das Fleisch dem Holzrauch ausgesetzt
wird. Hierdurch trocknet es und bekommt in Folge der
Einwirkung der Destillationsprodukte des Holzes den
bekannten Geschmack des Rauchfleisches.

Vielfach wird Fleisch als Wurst verarbeitet. Prä-
parirte Därme oder besonders hergestellte Pergament-
schläuche werden mit gehacktem Fleisch gefüllt, die
man je nach den dazu verwandten verschiedenen Zu-
thaten in eine grosse Anzahl von besonderen Arten
(s. d. Tabelle pag. 329) eintheilt.

Die Würste bieten den Vortheil, Fleisch in geringen
Mengen für den Genuss fertig einkaufen zu können und
befördern damit den Fleischgenuss. So kann der un-

verheirathete Arbeiter sich unmöglich Fleisch beim Metzger einkaufen und zubereiten, wie auch für das Abendessen einer Familie die Wurst eine zweckmässige Beigabe ist, da dann ohne besondere Mühe ein Theil des nothwendigen Eiweiss in Form von Fleisch zugeführt werden kann.

Wie leicht erklärlich, wird, besonders dort, wo eine strenge Controle beim Schlachten nicht existirt, Fleisch von kranken Thieren zur Wurstfabrikation verwandt. Es sollte deshalb niemals Wurst ungekocht verzehrt werden.

Eine Schädigung des Käufers, aber nur in pekuniärer Hinsicht tritt ein, wenn die Würste zu wasserreich und mit einem erheblichen Zusatz von Stärke bereitet werden, worüber die chemische Untersuchung Aufschluss giebt. Durch diese kann auch die Verwendung von Farbstoffen nachgewiesen werden, welche jedenfalls unstatthaft ist.

Weitere aus Fleisch hergestellte Präparate, wie das Infusum carnis (Liebig), der Succus carnis (Voit und Bauer), die Fleischpeptonpräparate (Leube, Rosenthal u. A.) haben keinen hygienischen, sondern nur klinisch-therapeutischen Werth.

Dagegen hat ein anderes Verfahren zur Conservirung von Fleisch, wie auch anderer Nahrungsmittel, eine hohe Bedeutung, die Anwendung von Kälte.

Am meisten bewährt hat sich die Kühlung der zur Aufbewahrung von Nahrungsmitteln dienenden Räume durch ein Röhrensystem, in welchem auf etwa — 6° abgekühltes Salzwasser circulirt. Mit diesem System kann man beliebig grosse Räume gleichmässig kühl halten und damit die Nahrungsmittel relativ lange Zeit vor Fäulniss schützen, Fleisch besonders dann, wenn es bald nach dem Ausschlachten in die Kühlräume eingelegt wird.

Die allgemeinere Einführung von Kühlanlagen ist im Interesse der Volksernährung sehr zu wünschen, da jetzt noch etwa 10% der Nahrungsmittel auf dem Wege vom Producenten bis zum Consumenten verderben, wodurch der Preis der Nahrungsmittel indirekt stark beeinflusst wird.

Das Fleisch kranker Thiere.

Durch den Genuss des Fleisches können Krankheiten erzeugt werden, wenn in ihm Krankheitserreger (pflanzliche oder thierische Parasiten) enthalten sind.

Pathogene Mikroorganismen können im Fleisch vorhanden sein, wenn das Thier an Krankheiten gelitten, welche durch diese erzeugt werden.

Hier kommt vor allem in Betracht die unterm Schlachtvieh, besonders den Rindern, sehr stark verbreitete Tuberkulose. (Von etwa 50000 im Jahre 1887 in München geschlachteten Rindern wurden über 3% tuberkulös gefunden.) Die Krankheit tritt zumeist als sogenannte »Perlsucht« auf, wobei hauptsächlich auf den serösen Häuten, Pleura und Peritoneum weissliche perlenartige bis kinderfaustgrosse Knoten gebildet werden. Die Tuberkulose kann sich aber auch auf andern Organen entwickeln, so ist von besonderer hygienischer Bedeutung die Tuberkulose des Euters.

Im Anfangsstadium ist den tuberkulösen Thieren nichts von einer Erkrankung anzumerken, während sie in fortgerückteren Stadien sichtbar abmagern.

Im Vergleich zur Tuberkulose treten die übrigen bei Schlachtthieren vorkommenden, durch pflanzliche Parasiten hervorgerufenen Infektionskrankheiten stark zurück.

Der Milzbrand kommt relativ häufig bei Rindern und Schafen, seltener bei Pferden und Schweinen vor. Die Erkrankung bietet ein charakteristisches Krankheitsbild; überdies ist der mikroskopische Nachweis der grossen in allen Organen vorhandenen Bacillen sehr leicht.

Schweinerothlauf ist eine bei Schweinen häufig epidemisch auftretende Erkrankung.

Ferner sind noch zu nennen die seltener zu beobachtenden Actinomycose, Rotz, Rauschbrand, Lungenseuche des Rindes, Wild- und Rinderseuche, Hühnercholera, deren Erreger pag. 30 und 31 beschrieben wurden.

Wahrscheinlich durch verschiedene Bakterienarten werden endlich Erkrankungen hervorgerufen, die
nach Verletzungen, Geburten u. s. w. als pyaemische
und septiaemische Processe auftreten.

Das Fleisch von Thieren, welche an den oben genannten Krankheiten gelitten, oder gestorben sind, ist
vom menschlichen Genusse auszuschliessen, weil durch
dasselbe die Gesundheit gefährdet wird.

Kaum minder häufig werden durch

thierische Parasiten

Erkrankungen oder Todesfälle bei Schlachtthieren hervorgerufen.

Die Trichinen befallen von den zum Schlachtvieh
zu rechnenden Thieren nur die Schweine. Beim Genuss
trichinösen Fleisches treten die jungen 0.1—0.15 mm
langen Thiere durch die Darmwand in die Muskeln ein,
wo sie sich innerhalb vierzehn Tagen bis zu einer Länge
von 1 mm vergrössern (Fig. 120).

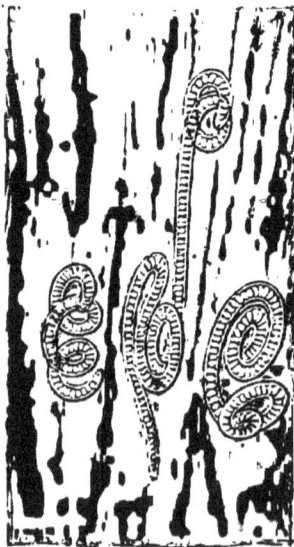

Später hören sie
auf zu wandern,
es bildet sich um
die Trichinen eine
Kapsel, welche
nach und nach
vollständig ver-
kalkt (Fig. 119).

Die Trichinen
breiten sich in der
Muskulatur nicht
gleichmässig aus;
sie haben beson-
dere Lieblings-
plätze: Zwerch-
fell-, Bauch-, Hals-,
Augen-, Zungen-

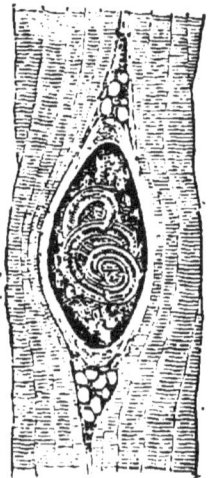

Fig. 119.
Eingekapselte Muskeltrichine.

Fig. 120.
Junge Muskeltrichinen
(nach Heller).

wurzel-, Kehlkopf- und Intercostalmuskeln.

Der Nachweis der Trichinen im Schweinefleisch erfolgt durch mikroskopische Betrachtung dünner Schnitte des Fleisches bei etwa achtzigfacher Vergrösserung. —

In verschiedenen Thierspezies kommen Finnen oder Blasenwürmer vor, aus denen sich, wenn sie in den Magendarmkanal des Menschen kommen, Bandwürmer entwickeln.

Es sind dies im Schweinefleisch der die Taenia solium erzeugende Cysticercus cellulosae, im Rindfleisch der Cysticercus taeniae saginatae, die Jugendform der späteren T. saginata s. mediocannelata.

Als Blasenwurm (Finne) kommt auch im Menschen, ferner beim Rinde vor der Echinococcus hominis et veterinorum, der sich im Menschen zum Bandwurm nicht ausbildet, nur beim Hunde.

Die Finnen oder Blasenwürmer bilden, wenn sie ausgewachsen sind, im Muskelfleisch erbsengrosse, rundliche, mit klarer Flüssigkeit gefüllte Blasen,

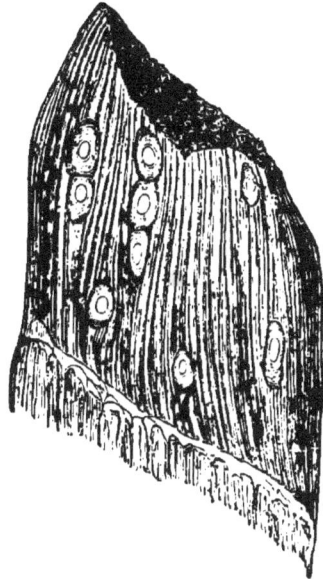

Fig. 121.
Schweinefleisch mit Finnen in natürlicher Grösse
(nach Birch-Hirschfeld).

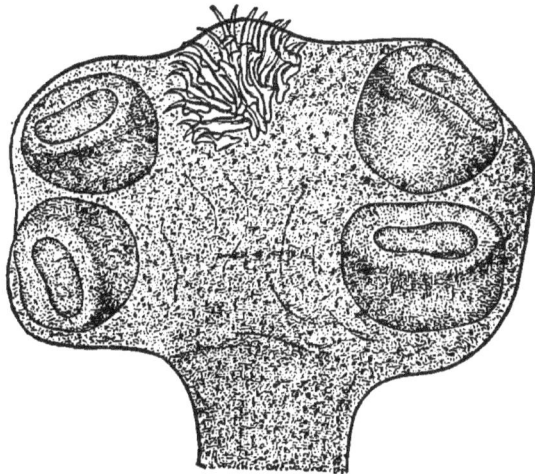

Fig. 122. Kopf von Taenia solium (nach Heller).

an deren einer Stelle der Kopf sichtbar ist (Fig. 121), welcher durch leichten Druck auf die Blase hervortritt.

Bei schwacher Vergrösserung (achtzigfach) zeigt der Finnenkopf vier Saugnäpfe und ausserdem bei der Schweinefinne (T. solium) einen aus zweiunddreissig Haken gebildeten, doppelten Hakenkranz (Fig. 122).

Die Schweinefinnen sind in Deutschland ziemlich häufig (auf 324 Schweine ein finniges); viel seltener ist die Rindsfinne.

Die Echinococcen, d. s. die Finnen des kurzen (nur 4—6 mm) Hundebandwurms, sind in vielen Theilen Deutschlands zumeist in Leber und Lunge von Rind, Schaf und Schwein anzutreffen.

Fleischbeschau.

Zur Verhütung der Gefahren, welche durch Genuss von Fleisch kranker Schlachtthiere dem Menschen drohen, sind bestimmte Vorsichtsmassregeln nothwendig.

Das sicherste Mittel ist die Einführung der obligatorischen Fleischbeschau. Dieselbe wird am zweckmässigsten und leichtesten gehandhabt, wenn alle Schlachtungen in besonderen öffentlichen gemeinsamen Schlachthäusern vorgenommen werden. Die Thiere müssen noch lebend, dann auch nach beendeter Schlachtung alle ihre Organe, von tüchtig durchgebildeten mit der Fleischbeschau genügend bekannten Thierärzten untersucht werden.

Der Verkauf von Fleisch nothgeschlachteter Thiere darf nur dann gestattet werden, wenn es feststeht, dass die Ursache der Nothschlachtung eine schwere Verletzung oder Geburtshinderniss gewesen ist, dass die Thiere sonst aber gesund waren, weil es erwiesen ist, dass ein grosser Theil der Erkrankungen nach Fleischgenuss durch Fleisch nothgeschlachteter Thiere hervorgerufen wurde.

Bei dem Fleisch kranker Thiere hat man minderwerthiges und völlig ungeniessbares Fleisch wohl zu unterscheiden.

Waren nur lokale Erkrankungen (vereinzelte Finnen
u. s. w.) vorhanden, welche keinen oder nur einen geringen
Einfluss auf den Gesammtzustand des geschlachteten
Thieres haben, so wäre es falsch, den Verkauf des gesammten, von diesem Thiere stammenden Fleisches zu
verbieten. Die an und für sich hohen Fleischpreise würden
dadurch erhöht, die Volksernährung geschädigt werden.

Das Fleisch solcher Thiere ist nach Entfernung der
kranken Theile unter Angabe seiner Minderwerthigkeit
auf sogenannten Freibänken zu einem ermässigten
Preise zu verkaufen. Diese Freibänke sind Einrichtungen,
in welchen unter besonderer Aufsicht der Behörden der
Verkauf minderwerthigen Fleisches gehandhabt wird; sie
haben sich in den letzten Jahren mit grossem Erfolg in
vielen Städten eingebürgert.

Ungeniessbares Fleisch jedoch, worunter man
dasjenige Fleisch zu verstehen hat, welches verzehrt,
den Eintritt einer Erkrankung möglich und wahrscheinlich macht, muss vom menschlichen Genuss sicher ausgeschlossen, am besten chemisch oder thermisch verarbeitet werden (s. auch pag. 291).

Das sicherste Mittel, sich vor den meisten durch Fleisch
entstehenden Krankheiten zu schützen, ist das Kochen
desselben, da auch bei einer gut durchgeführten Fleischbeschau das Uebersehen isolirter Krankeitsherde (ver-
einzelter Finnen u. s. w.) möglich ist.

Die Kuhmilch

ist neben dem Fleisch das wichtigste und verbreitetste
aller animalischen Nahrungsmittel. Ihre Hauptvorzüge
bestehen in ihrer Billigkeit und in ihrem Gehalt an allen
Nahrungsstoffen, Eiweiss, Fett, Kohlehydraten und
Salzen. Für den kindlichen Organismus kann sie in Vertretung der Muttermilch lange Zeit — sogar Jahre lang —
die ausschliessliche Nahrung bilden und auch erwachsene
Menschen können sich mit ihr Tage lang ernähren und
dabei in Stickstoff- und Körpergleichgewicht bleiben. Es

22*

genügen hierzu etwa drei Liter Milch, mit welchen man
für den geringen Preis von 36—45 Pf. ungefähr 105 gr
Eiweiss, 119 gr Fett und 140 gr Milchzucker aufnimmt.

Die Anforderungen, welche die Hygiene an die
Milch zu stellen hat, beziehen sich nach Soxhlet,
welcher sich um die Lehre der Milch die höchsten Ver-
dienste erworben hat, auf deren Nährwerth und deren
diätetischen Werth.

Der hohe Nährwerth der Milch wird sehr oft beeinträchtigt durch die Verfälschungen der Milch,
welche vorgenommen werden, um aus derselben einen
höheren Gewinn zu erzielen. Die gewöhnlichsten sind:
1. Versetzen der Milch mit Wasser, 2. Abrahmen der
Milch (zur gesonderten Gewinnung des Butterfetts, des
werthvollsten Milchbestandtheils), 3. Wässern und Abrahmen.

Abgesehen von der finanziellen Schädigung des
Käufers können für den Konsumenten durch die eben
genannten Fälschungen auch noch gesundheitliche Schäden
entstehen, wenn zur Wässerung unreines Wasser verwandt
wird, oder wenn die Entrahmung vorgenommen wird,
nachdem die Milch schon in ungeeigneten Räumen bei
zu hoher Temperatur gestanden hat, in welchem Falle
sie dann nicht mehr frisch, sondern schon dem Verderben
(Sauerwerden) nahe, verkauft wird. Beim Abrahmen und
Wässern der Milch können sich die beiden Schäden
summiren.

Es ist daher von grosser Bedeutung, die Fälschung
der Milch zu verhindern oder wenigstens zu erkennen,
wo sie ausgeführt wird, damit die Bestrafung den Producenten vor weiteren Fälschungen warnt.

Die Zusammensetzung der Kuhmilch und der aus
ihr hergestellten Molkereiprodukte ist aus der nachfolgenden Tabelle ersichtlich.

Milch- u. Molkereiprodukte	Wasser	Eiweiss	Fett	Milch-zucker	Asche	
Frauenmilch	87.41	2.29	3.78	6.21	0.31	
Kuhmilch	87.17	3.55	3.69	4.88	0.71	Rohr-
Condensirte Milch (mit						zucker
Rohrzuckerzusatz) . .	25.61	11.79	10.35	13.84	2.19	36.22
Butter	13.59	0.74	84.39	0.50	0.66	
Käse, Rahmkäse . . .	36.33	18.84	40.71	1.02	3.10	
„ Emmenthaler . .	34.38	29.49	29.75	1.46	4.92	
„ Magenkäse . . .	46.00	34.06	11.65	3.42	4.87	
„ Sauermilchkäse						
(Quark, Topfen) .	52.36	36.64	6.03	0.90	4.07	
Magermilch	90.43	3.26	0.87	4.74	0.70	
Buttermilch	90.12	4.03	1.09	4.04	0.72	
Molken	93.79	0.60	0.07	5.10	0.44	Alkohol
Kumys (aus Stutenwein) .	90.44	2.24	1.46	1.77	0.42	1.91
Kefir	91.21	3.19	1.44	2.41	0.68	0.75

Ergiebt die chemische Analyse ein bedeutendes Abweichen von den Mittelzahlen, so ist damit die Fälschung erwiesen. Es ist jedoch ganz ausser Möglichkeit, bei der sehr häufig auszuführenden Kontrole stets eine genaue Bestimmung der einzelnen Bestandtheile zu machen, besonders wenn schon auf dem Markte, wo der Verkauf stattfindet, die Entscheidung gefällt werden soll. Hierfür genügt die Bestimmung des spezifischen Gewichts und des Fetts.

Das spezifische Gewicht der Milch beträgt bei 15° 1.029—1.034, sofern die Milch von einer Anzahl Kühe genommen ist — Marktmilch. Das spezifische Gewicht der Milch von einzelnen Kühen kann innerhalb weiterer Grenzen schwanken.

Die Messung wird mit besonderen Aräometern ausgeführt, welche Lactodensimeter heissen. Die Skala derselben darf nicht zu eng sein, damit die Grade leicht abgelesen werden können.

Das Lactodensimeter wird in die sorgfältig durchmischte Milch, deren Temperatur vorher mit einem kleinen Thermometer bestimmt wurde, eingesenkt. War die

Temperatur nicht genau 15°, so muss eine Korrektion nach einer jedem Lactodensimeter beigegebenen Tabelle vorgenommen werden.

Das spezifische Gewicht der Milch wird niedriger, wenn diese gewässert wird, es wird erhöht, wenn das Fett, welches ja leichter wie Wasser ist, abgeschöpft wird. Durch Vornahme beider Manipulationen, Wässern und Abrahmen, kann daher der Producent eine Milch von normalem spezifischem Gewicht herstellen. Es genügt deshalb die alleinige Bestimmung des spezifischen Gewichts nicht. d. h. ein normales Gewicht beweist nicht die Güte der Milch, während ein anormales freilich schon auf eine Fälschung zu schliessen erlaubt.

Die nothwendigste Vervollständigung der Milchkontrole besteht in der Fettbestimmung. Da in loco eine chemische Untersuchung nicht ausgeführt werden kann, sind verschiedene Methoden angegeben worden, welche darauf beruhen, dass die Milch in ihrer normalen Zusammensetzung in Folge der in ihr vertheilten Fetttröpfchen einen bestimmten Grad von Undurchsichtigkeit besitzt, welcher abnimmt, wenn dieselbe mit Wasser versetzt wird.

Im Gebrauch ist zumeist die Feser'sche. Das Feser'sche Lactoskop besteht aus einem Glascylinder, in dessen unteres verjüngtes Ende ein kleiner Milchglascylinder eingefügt wird, auf welchem mehrere schwarze Querstriche angebracht sind. Füllt man in den Cylinder mit der beigefügten Pipette 4 ccm Milch, so verschwinden die Theilstriche, die undurchsichtige Milch verdeckt sie. Setzt man aber Wasser hinzu und schüttelt tüchtig, so werden die Theilstriche nach genügendem Wasserzusatz wieder sichtbar. Der Apparat ist nun so eingerichtet, dass man nur am Stand der Milch-Wassermischung den procentigen Gehalt an Fett abzulesen braucht. Das Lactoskop giebt nur annähernd richtige Werthe.

Das Marchand'sche Lactobutyrometer (Fig. 123) dient ebenfalls zur annähernden Bestimmung des Fetts in der Milch. Es besteht aus einer graduirten Glasröhre mit eingeschliffenem Stöpsel.

Man bringt mit der dem Instrumente beigefügten Pipette 10 ccm der gründlich gemischten Milch in die Glasröhre, setzt drei bis fünf Tropfen einer fünfprocentigen Essigsäure hinzu und schüttelt die verschlossene Röhre tüchtig durch. Darauf giebt man mit der Aetherpipette 10 ccm Aether hinzu und schüttelt so lange, bis das Ganze eine gleichmässige Masse bildet. Schliesslich werden mit der Alkoholpipette noch 10 ccm 90—92-procentigen Alkohols zugefügt. Man schüttelt wiederum, bis das ausgefällte Casëin in feine Flöckchen zertheilt ist, wobei man einige Male zur Entfernung der überschüssigen Aetherdämpfe den Stopfen lüftet. Die Röhre wird dann fünf bis zehn Minuten in einen mit 40—45° warmem Wasser gefüllten Cylinder gesetzt, in welcher Zeit die Aetherfettlösung sich oben absetzt. Dann stellt man die Röhre in 20° warmes Wasser, liest ab, wie viel Zehntel die Aetherfettlösung von der aufgeführten Skala einnimmt und berechnet dann den Fettgehalt der Milch nach der dem Lactobutyrometer beigegebenen Tabelle.

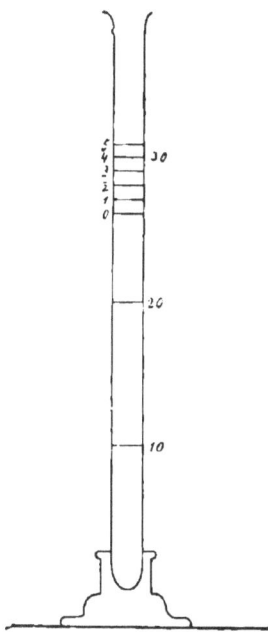

Fig. 123.
Marchand's Lactobutyrometer.

Zur genauen Fettbestimmung werden 10 ccm in Hofmeister'schen Schälchen auf Gypspulver oder Quarzsand bei 100° getrocknet, die Masse nach dem Trocknen pulverisirt und im Soxhlet-Scombathi'schen Aetherextraktions-Apparat extrahirt, der Aetherextrakt wird gewogen.

Der gewichtsanalytischen Methode vollständig gleichwerthig, aber bedeutend einfacher und in sehr kurzer Zeit — bei einiger Uebung kann man in einer Stunde drei Doppelbestimmungen ausführen — zu beenden, ist die Soxhlet'sche aräometrische Methode. Sie beruht darauf, dass die Milch mit Aether geschüttelt wird. wobei der Aether das Fett aufnimmt. Aus dem spezifischen Gewicht der Aetherfettlösung ist nach den empirisch ausgearbeiteten Tabellen der Fettgehalt zu entnehmen.

200 ccm auf 17—18° erwärmte Milch werden mit 10 ccm Kalilauge (spezifisches Gewicht 1.27) gut durchgeschüttelt. Hierzu giebt man 60 ccm wasserhaltigen Aethers (durch Schütteln von Aether mit $^1/_5$—$^1/_{10}$ Wasser und Abgiessen der darüberstehenden Aetherschicht erhalten). Die mit Gummistopfen versehenen Flaschen werden erst eine halbe Minute kräftig. dann eine viertel Stunde lang. jede halbe Minute durch drei bis vier leichte, senkrechte Stösse geschüttelt. in der Zwischenzeit in ein Gefäss mit Wasser von ungefähr 17.5 eingesetzt. Nach weiterem viertelstündigen Stehen hat sich die Aetherschicht oben klar abgesetzt (besonders. wenn die Milch frisch zur Untersuchung kommt. sonst dauert es etwas länger). Die Aetherschicht muss nun abgehoben werden. Zu diesem Zweck wird der Gummistopfen entfernt und ein anderer. doppelt durchbohrter. eingesetzt. durch dessen eine Bohrung ein rechtwinklich gebogenes Glasrohr eingefügt ist. welches mit einem kleinen Kautschukgebläse verbunden ist (Fig. 124). Das in der zweiten Bohrung steckende Glasrohr reicht

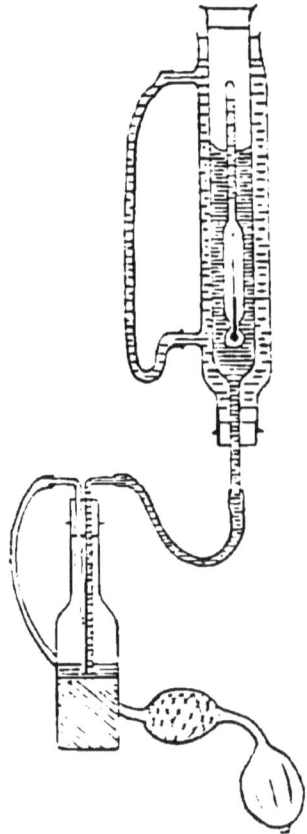

Fig. 124.

Apparat zur aräometrischen Fettbestimmung nach Soxhlet.

in die Aetherfettschicht und communicirt mit einem Kühler, in dessen Inneren das zur spezifischen Gewichtsbestimmung der Aetherfettlösung dienende Aräometer sich befindet. Durch Einpumpen von Luft mit dem Gebläse wird dann die Aetherlösung in den Kühler übergeführt, bis das Aräometer zu schwimmen beginnt. Man liest, nachdem die Spindel in Ruhe gekommen, das spezifische Gewicht und die Temperatur der Lösung auf dem an der Spindel angebrachten Thermometer ab, nimmt, wenn die Temperatur nicht 17.5^{0} beträgt, eine Correktion vor. indem für je 0.1^{0} m e h r 0.1 zur abgelesenen Zahl hinzuaddirt, für je 0.1^{0} weniger 0.1 abgezogen wird und liest aus der jedem Apparat beigegebenen Tabelle den der Zahl entsprechenden procentischen Fettgehalt ab.

Kennt man das s p e z i f i s c h e G e w i c h t und den F e t t g e h a l t einer Milch, so kann man nach der von Hallenke und Möslinger angegebenen Formel die T r o c k e n - s u b s t a n z mit ziemlicher Genauigkeit bestimmen und zwar ist

$$\underset{\text{(Trockensubstanz)}}{T} = \left\{ \underset{\text{wicht bei }15^{0}}{\frac{S}{5}} \text{(spezifisches Ge-} + \underset{\text{(Fettgehalt)}}{F} \right\} \cdot \frac{10}{8} \cdot \%$$

G e w i c h t s a n a l y t i s c h bestimmt man die T r o c k e n - s u b s t a n z, indem man 10 ccm der sorgfältig durchmischten Milch in einem mit trockenem Quarzsand gefüllten und vorher gewogenen Tiegel einbringt, dann erst auf dem Wasserbad und zuletzt im Trockenschrank bei 100^{0} trocknet und wägt.

Der Gehalt an E i w e i s s resp. S t i c k s t o f f s u b s t a n z e n wird mit 5 ccm Milch nach der Kjeldahl'schen Methode bestimmt, doch ist deren Analyse, wie auch die des Milchzuckers, für hygienische Zwecke zunächst nicht nothwendig.

Für den diätetischen Werth der Milch kommen in Betracht:

1. der Grad der Verunreinigung;

2. die in der Milch vorhandenen Mikroorganismen

und die durch einen Theil dieser hervorgerufenen Veränderungen der Milch;

3. fremde Zusätze.

Die Verunreinigung wird hauptsächlich durch Un-
sauberkeit im Stall (Lager, Euter des Thieres, Hände
des Melkenden, Staub des Futters), dann auch durch
Unreinlichkeit der zum Auffangen und zum Versandt der
Milch gebrauchten Geräthe hervorgerufen. Die Menge der
Verunreinigungen wird bestimmt, indem man die Milch
(nach Renk) in einem Glascylinder absetzen lässt, die
überstehende Flüssigkeit abhebert, mehrfach mit Wasser
versetzt, jedes Mal sedimentiren lässt, abhebert und
schliesslich den in klarer wässeriger Lösung befindlichen
Schmutz auf vorher getrocknetem und gewogenem Filter
sammelt, trocknet und wägt.

Die durch die Verunreinigung und das Stehen der
Milch bei zu hoher Temperatur rapid vor sich gehende
Bakterienzunahme wird auf bakteriologischem Wege
analog der Wasseruntersuchung bestimmt. Bei dem zu-
meist sehr hohen Bakteriengehalt darf nur sehr wenig
Milch zur Analyse verwandt werden.

Zumeist wird die Bestimmung der Säure, welche
in Folge der Bakterienentwickelung in der Milch entsteht, in kürzerer Zeit ein Urtheil über den diätetischen
Werth der Milch verschaffen. Es werden 50 ccm Milch
mit 2 ccm Phenolphtaleinlösung versetzt und mit $^1/_{10}$ Normalnatronlauge titrirt, bis bleibende Röthung eintritt.

Zur Verschleierung des Sauerwerdens und
dem dadurch entstehenden Ausfallen des Caseïns wird
der Milch Soda oder Natriumbikarbonatlösung zugefügt,
welche die Bildung freier Säure und damit das Ausfallen des Caseïns verhindern sollen. Dieser (übrigens
nur selten verwandte) Zusatz ist streng zu verurtheilen,
weil in derartiger mit Alkali versetzter Milch die Bakterien
vorzüglich gedeihen, ohne dass man dies durch das sonst
auftretende Ausfallen des Caseïns bemerken kann.

Der Nachweis solchen Zusatzes wird geführt, indem man entweder die Milch verascht und dann einen

abnormen hohen Aschengehalt findet; oder, indem man
10 ccm Milch mit 10 ccm neutralem Alkohol und 1 ccm
Rosolsäure versetzt; tritt Röthung ein, so ist ein Vorhandensein von Soda oder doppeltkohlensaurem Natron
bewiesen.

Die beim Sauerwerden der Milch in Frage kommenden Milchsäurebakterien sind zunächst nur für den
Säugling gefährlich, da der Erwachsene sauere Milch,
welche pro ccm Millionen von Keimen enthält, zumeist
gern und ohne Schaden geniesst. Bei diesen kann Milch
Krankheiten erzeugen, wenn in ihr pathogene Bakterien
vorhanden sind, für welche die Milch ebenfalls ein vorzüglicher Nährboden ist.

So ist es besonders durch Bollinger und seine
Schüler bewiesen, dass die Milch tuberkulöser Kühe in
mehr als der Hälfte aller Fälle Tuberkelbacillen enthält;
sie kommen in der Milch vor, auch wenn die Euter der
Kühe noch nicht von der Tuberkulose ergriffen sind.
Es ist ferner festgestellt, dass auch Scharlach, Milzbrand,
Typhus, Pocken, Ruhr durch Milch verbreitet wurde.
Die öffentliche Gesundheitspflege hat daher die Pflicht,
Maassregeln zu ergreifen, welche die Verbreitung von
Krankeiten durch den Genuss der Milch behindern. Dies
kann in dreifacher Weise geschehen:

1. durch häufige Untersuchung der Kühe durch
Thierärzte und Ausschaltung der verdächtigen Thiere
aus der Milchwirthschaft;

2. strenge Controle der Milchwirthschaft vom Moment
des Melkens bis zur Ablieferung an die Producenten;

3. durch Vernichtung der schädlichen Keime der
Milch (Sterilisation).

Besonders wegen ihrer Verwendung zur Säuglingsernährung muss schon in den Ställen die peinlichste
Sauberkeit herrschen. Als sehr zweckmässig haben sich
Rinnen bewährt, welche direkt hinter dem Stand der
Kühe (s. Fig. 125) im Boden angebracht. Kot und Harn
sammeln sich dann in denselben, ohne die Streu zu verunreinigen und können aus ihnen leicht entfernt werden.

Vor dem Melken sind die Euter der Kühe zu säubern, wie auch die Melkenden ihre Hände zu reinigen haben. Die Milch wird dann in sauberen Gefässen aufgefangen, sofort gekühlt und erhält sich gut abgekühlt (10⁰) bis 70 Stunden ohne nachweisbare Zersetzung.

Die Milch einer grösseren Anzahl Kühe desselben Stalles muss vermischt werden, weil dann eventuelle Schädlichkeiten eine starke Verdünnung erfahren und damit die Gefahr einer Erkrankung verringert wird.

Weiterhin muss der Milchhandel genau beaufsichtigt werden; besonders ist dafür zu sorgen, dass die Geschäftslokalitäten, in denen Milch aufbewahrt und verkauft wird, von Wohn- und Schlafzimmern strenge getrennt wird.

Da der Producent diesen Forderungen nur in seltenen Fällen nachkommen wird, muss sich der Konsument selbst vor den durch die Verunreinigung und das nachfolgende Bakterienwachsthum entstehenden Gefahren schützen,

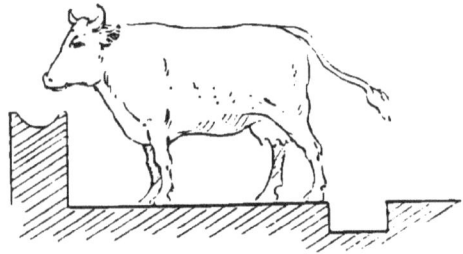

Fig. 125.

Kuhstall mit Rinne zur Aufnahme von Kot u. Harn.

indem er die beim Bezug der Milch in ihr enthaltenen Keime durch Sterilisation der Milch abtödtet und die Milch vor einer erneuten Entwickelung von Mikroorganismen schützt.

Was zunächst die Säuglingsmilch betrifft, so war es wiederum Soxhlet, welcher die Nothwendigkeit einer genügenden Sterilisirung und einer bis zum Gebrauch andauernden Sterilerhaltung der Milch besonders betonte und auch den Modus angab, wie man diesen Anforderungen am zweckmässigsten nachkommen kann.

Das von Soxhlet angegebene Verfahren ist folgendes: Die Milch wird in kleine Flaschen (s. Fig. 126) eingefüllt, welche mit einer kleinen runden Gummischeibe bedeckt werden, die durch ein kurzes übergestülptes Rohrstück vor dem Herunterfallen geschützt ist. Die Flaschen werden dann in einem passenden Einsatz in einen Kochtopf gestellt, welcher zur Hälfte mit Wasser angefüllt ist. Das Wasser wird im zugedeckten Topf zum Sieden erhitzt und fünfundvierzig Minuten lang im Sieden erhalten. Nimmt man dann die Flaschen aus dem Wasser heraus, so presst sofort der äussere Luftdruck die Gummiplatten an den Flaschenrand an, einen sehr fest haftenden, bakteriendichten Verschluss bildend. Auch bei starkem Schütteln werden die Plättchen nicht losgerissen, so dass man die Flaschen bequem transportiren kann. Die Sterilisation ist so vollständig, dass die Milch sich Monate lang unverändert erhält.

Trotz der kurzen Zeit, welche seit Einführung der Soxhlet-Apparate verflossen (1886) haben sie doch schon eine ausserordentliche Verbreitung gefunden und überall haben sie sich bei der Säuglingsernährung vorzüglich bewährt.

Ausser dem Soxhlet'schen Verfahren sind noch eine Reihe anderer Methoden zur Milchsterilisirung für Säuglinge angegeben worden.

Escherich empfiehlt einen Apparat, in welchem die Milch in toto sterilisirt wird und direkt vor dem Genuss die einzelnen Portionen abgezapft werden (Zapfapparat) u. s. f.

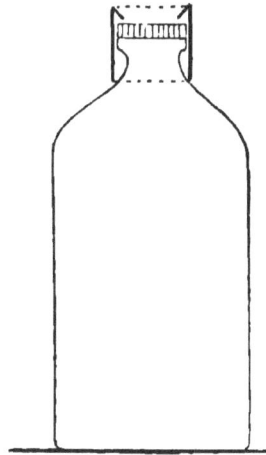

Fig. 126.
Sterilisation der Kindermilch nach Soxhlet.

Für den Hausgebrauch ist es am zweckmässigsten (Fig. 127), die Milch in einen Topf einzufüllen, welcher in einen zweiten grösseren gestellt ist, welcher Wasser enthält (Wasserbad). Man erhitzt die beiden Töpfe bis das Wasser siedet und lässt noch 10—15 Minuten weitersieden.

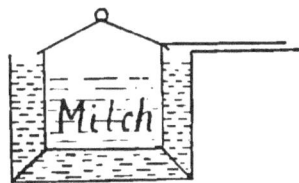

Fig. 127.

Eine derartige Anordnung ist nothwendig, weil Milch nicht gekocht werden kann, da sie, sobald sie die Siedetemperatur erreicht, »überläuft«; dies wird vermieden, wenn die Milch im Wasserbade oder strömenden Dampf erhitzt wird, wobei sie die Siedetemperatur nicht ganz erreicht.

Für die Sterilisirung im Grossen verwendet man eine noch niedrigere Temperatur, um ihr das natürliche Aroma, welches sonst etwas verändert wird, zu erhalten. Die Milch wird »pasteurisirt«, d. h. auf circa 75⁰ erwärmt und dann schnell auf niedere Temperatur circa 8⁰ durch besondere Kühlapparate abgekühlt. Pasteurisirte Milch ist nicht vollständig steril, hält sich jedoch einige Zeit unverändert.

Milchpräparate.

Butter ist das auf mechanischem Wege gesammelte und zu einer festen Masse verarbeitete Milchfett.

Ausser diesem enthält die Butter noch von der Milch herrührend Wasser, Casëin, Milchzucker und Salze. In verschiedenen Gegenden werden ihr mehr oder minder erhebliche Mengen von Kochsalz zugesetzt.

Schmilzt man die Butter durch Erwärmen über den bei 41—44⁰ liegenden Schmelzpunkt, so erhält man das Butterfett an der Oberfläche schwimmend, das man dann von den übrigen Bestandtheilen abgiessen kann. Das so rein dargestellte Butterfett heisst Schmalz.

Wie neuerdings festgestellt, sind zwar zahlreiche Mikroorganismen in der Butter enthalten, 10—20 Millionen pro Gramm Butter; dieselben sind jedoch für den Erwachsenen ebenso unschädlich, wie der Genuss von saurer Milch, mit der man eine noch viel erheblichere Menge von Mikroorganismen aufnimmt, als beim Verzehren von Butter.

Der Nachweis, dass sich pathogene Bakterien (Cholera-, Typhus- und Tuberkelbacillen) wochenlang in der Butter lebend erhalten und die dadurch gegebene

Möglichkeit der Uebertragung dieser Krankheiten beim Genuss der Butter, führt jedoch ebenfalls darauf hin, dass der Milchwirthschaft eine besondere Aufmerksamkeit geschenkt werden muss, wie dies weiter oben auseinandergesetzt wurde. —

Die Butter erfährt öfters Verfälschungen, welche zwar nicht zu einer gesundheitlichen, wohl aber zu einer pekuniären Schädigung des Consumenten führen.

Es handelt sich um übermässige Beimengungen von Wasser, Topfen (Caseïn) und Salzen oder um Vermischung mit minderwerthigen pflanzlichen und thierischen Fetten, welche durch die Analyse leicht nachzuweisen sind.

Zur Verhütung der Verfälschungen von Butter ist ein deutsches Reichs-Gesetz erlassen (12. Juli 1877), nach welchem Gemische von Milchfett und anderen Fetten nur unter dem Namen »Margarine« verkauft werden dürfen. Die Verwendung von Milchfett zur Herstellung von Margarine ist nur dann gestattet, wenn höchstens 100 Gewichtstheile Milch oder 10 Gewichtstheile Rahm bei 100 Theilen der nicht der Milch entstammenden Fette benützt werden.

Käse besteht zum grossen Theil aus dem in der Milch enthaltenen Eiweiss (Caseïn) und Fett.

Durch Zusatz von Lab (ein in der Schleimhaut des Kälbermagens enthaltenes Ferment) wird das Caseïn der Milch flockig ausgefällt und dieses dann zum Käse verarbeitet. Hierbei geht Fett in verschiedener Menge und ausserdem noch Wasser, Milchzucker, Asche, bei Verwendung länger gestandener Milch, deren Zersetzungsprodukte, Milchsäure u. s. w. in den Käse über.

Der Käse, besonders der aus entrahmter Milch bereitete Magerkäse ist für die Volksernährung von enormer Bedeutung. Neben der Sauermilch stellt er den billigsten Eiweissträger dar.

Erkrankungen durch Käse sind bisher nur selten beobachtet und zwar durch Ptomaïne, welche sich im faulenden Käse bilden. Das die Vergiftungen hervorrufende sogenannte Tyrotoxicon (Käsegift) ist noch wenig untersucht. ebenso wie die Mikroorganismen, durch welche es gebildet wird, nicht näher bekannt sind.

Verschimmelter oder mit Würmern durchsetzter Käse muss als ekelhaft bezeichnet und schon deshalb vom Genuss ausgeschlossen werden.

b) Pflanzliche oder vegetabilische Nahrungsmittel.

Als pflanzliche Nahrungsmittel geniessen wir zumeist die Samen der Pflanzen, nur selten die Pflanzen selbst.

Die pflanzlichen Nahrungsmittel unterscheiden sich von den thierischen, wie ein Blick auf die beigefügten Tabellen lehrt, durch den verschiedenen procentigen Gehalt an den einzelnen Nahrungsstoffen. Während bei den animalischen Nahrungsmitteln Eiweiss und Fett vorwiegen, sind in den vegetabilischen Nahrungsmitteln hauptsächlich Kohlehydrate enthalten. Fett fehlt fast ganz und Eiweiss enthalten in grösserer Menge (20 bis 25%) nur die Leguminosen.

Die pflanzlichen Nahrungsmittel müssen fast durchweg durch vorherige Behandlung (Kochen, Backen u. s. w.) in einen Zustand versetzt werden, in welchem sie der Darm leichter resorbiren kann. Ein Theil der in ihnen enthaltenen Kohlenhydrate, nämlich Cellulose oder Rohfaser, bleibt aber auch dann für den menschlichen Organismus werthlos, d. h. die Rohfaser kann durch die Säfte des Magen-Darmkanals nicht derart umgewandelt werden, dass eine Aufnahme der Umwandlungsprodukte in den Säftestrom möglich wäre.

Ein grosser Unterschied zwischen animalischen Nahrungsmitteln und vegetabilischen liegt ferner darin, dass mit den ersteren die Nahrungsstoffe in concentrirterer Form genossen werden, während der ursprüngliche Wasserreichthum der letzteren, sowie die zu ihrer Zubereitung nothwendige Wassermenge eine bedeutende

Vegetabilische Nahrungsmittel	Wasser %	Stickstoffhaltige Substanz %	Rohfett %	Stickstofffreie Extraktstoffe %	Rohfaser %	Asche %
Weizen .	13.37	10.93	1.65	70.01	2.12	1.92
Roggen .	13.37	10.81	1.77	70.21	1.78	2.06
Gerste . .	14.05	9.62	2.30	64.84	6.70	2.43
Hafer . .	12.11	10.66	4.99	58.37	10.58	3.29
Mais . .	13.35	9.45	4.29	69.33	2.29	1.29
Reis . .	12.58	6.73	0.88	78.48	0.51	0.82
Hirse . .	11.79	10.51	4.26	68.16	2.48	2.80
Buchweizen	12.68	10.18	1.90	71.73	1.65	1.86
Leguminosen.						
Erbsen . . .	13.92	23.15	1.89	52.68	5.68	2.68
Bohnen . . .	13.49	25.31	1.68	48.33	8.06	3.13
Linsen . . .	12.33	25.49	1.93	52.84	3.92	3.04
Mehle, Brod.						
Weizenmehl, feinstes .	13.37	10.21	0.94	74.71	0.29	0.48
,, ,, gröberes .	12.81	12.06	1.36	71.83	0.98	0.96
Roggenmehl . . .	13.71	11.57	2.08	69.61	1.59	1.44
Gerstenmehl . . .	14.83	11.38	1.53	71.22	0.45	0.59
Hafermehl	9.65	13.44	5.92	67.01	1.86	2.12
Maismehl	14.21	9.65	3.80	69.55	1.46	1.33
Stärkemehl	16.04	1.18	0.06	82.13	0.13	0.36
Weizenbrod, feineres .	35.59	7.06	0.46	56.58	0.32	1.09
,, ,, gröberes .	40.45	6.15	0.44	51.12	0.62	1.22
Roggenbrod . . .	42.27	6.11	0.43	49.25	0.49	1.46
Pumpernickel . . .	43.42	7.59	1.51	45.12	0.94	1.42
Wurzelgewächse, Gemüse und Pilze.						
Kartoffel	74.98	2.08	0.15	21.01	0.69	1.09
Kohlrübe	87.80	1.54	0.21	8.22	1.32	0.91
Mohrrübe	86.79	1.23	0.30	9.17	1.49	1.02
Rettig	86.92	1.92	0.11	8.43	1.55	1.07
Gurke	95.20	1.18	0.09	2.31	0.78	0.44
Kopfsalat	94.33	1.41	0.31	2.12	0.73	1.03
Champignon (frisch)	91.28	3.74	0.15	3.51	0.84	0.48

	Obst, frisch und getrocknet. freie Säure	Wasser		Zucker		Asche
Aepfel . . . 0.82	84.79	0.36	7.22	5.81	1.51	0.49
Birnen . . . 0.20	83.80	0.36	8.26	3.54	4.30	0.31
Kirschen . . 0.91	79.82	0.67	10.24	1.76	6.07	0.73
Weintrauben . . 0.79	78.17	0.59	14.36	1.96	3.60	0.53
Himbeeren ; . 1.12	85.74	0.40	3.86		7.44	0.48
Zwetschgen (getrocknet) .	29.30	2.25	44.41	13.65	1.52	1.37
Aepfel ,, .	27.95	1.28	42.83	12.12	4.99	1.57
Birnen ,, .	29.41	2.07	29.13	25.20	6.87	1.67
			Fett			
Wallnüsse (Kerne) . .	7.18	15.77	57.43	13.03	4.59	2.00

ist und damit das grosse Volumen vegetabilischer Kost bedingen.

Als Vorzug der vegetabilischen Nahrungsmittel vor den animalischen ist schliesslich noch zu erwähnen, dass die Gefahr bei ihrem Genuss, Infektionskrankheiten zu erwerben, eine sehr geringe ist. Auch können beim Genuss zersetzter Vegetabilien nur ausnahmsweise Schädigungen eintreten, da sie bei ihrer Zersetzung nur sehr selten gefährliche Gifte bilden und da eine vorausgegangene Fäulniss gewöhnlich sehr leicht zu bemerken ist.

Die prinzipielle Frage, ob der Genuss von Vegetabilien der animalischen Nahrung vorzuziehen, ist dahin zu beantworten, dass zwar die Möglichkeit vorliegt und wissenschaftlich festgestellt ist, dass man mit Vegetabilien allein existiren kann, dass jedoch eine aus animalischen und vegetabilischen Nahrungsmitteln bestehende »gemischte Kost« als Ideal einer Nahrung aufgefasst werden muss.

Bei der ausschliesslichen Aufnahme von Vegetabilien ist es nur schwer möglich, ein richtiges Verhältniss zwischen den einzelnen Nahrungsstoffen, Eiweiss, Fett und Kohlehydraten, zu erhalten. Es fehlt am Eiweiss, weshalb auch die meisten Vegetarianer noch Milch, Käse und Eier geniessen. Auch die Völkerschaften, welche hauptsächlich auf vegetabilische Kost angewiesen sind, suchen diesen Mangel durch Genuss von Fischen, Milch und Käse zu beseitigen.

Das Volumen einer ausschliesslich vegetabilischen Kost ist auch ein so grosses, dass an den Magen-Darmkanal bei deren Bewältigung sehr hohe Anforderungen gestellt werden, besonders wenn die Nahrung ausreichen soll, einen stark arbeitenden Körper auf seinem stofflichen Bestande zu erhalten.

1. Samen der Getreidearten oder Cerealien.

Die Samen oder, wie sie gewöhnlich genannt werden, Körner des Getreides sind das wichtigste Nahrungsmittel des Menschen. Sie werden zunächst zu Mehl verrieben und als solches zu den verschiedensten Nahrungsmitteln oder Speisen verwandt.

Das Getreidekorn besitzt keine g l e i c h m ä s s i g e Zusammensetzung, die peripheren Theile sind eiweiss-reicher als die centralen. Beim Mahlen des Getreides zerfallen die inneren Theile in ein feines Pulver, während die äusseren zäher und elastischer sind und deshalb ein gröberes Mehl bilden. Es sind daher die gröberen Mehle eiweissreicher (circa 15%) als die feineren (etwa 10%).

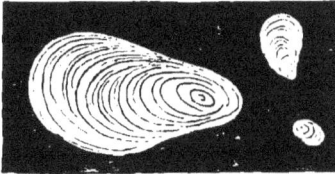 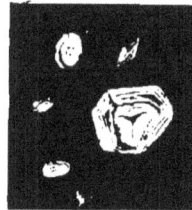

Fig. 128. Kartoffeln.

Fig 132. Mais.

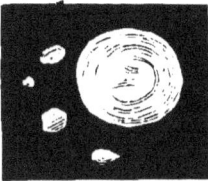 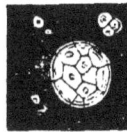 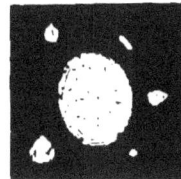

Fig. 130.

Fig. 131. Weizen.　　　Hafer.　　　Fig. 129. Reis.

(Vergrösserung sämmtlicher Abbildungen 300-fach.)

Ebenfalls verschieden ist das m i k r o s k o p i s c h e Bild der in den einzelnen Samen enthaltenen Stärke-körner. In den Figuren 128—132 sind die Stärkekörner der verbreitetsten Stärkearten bei 300facher Vergrösserung (nach Möller) aufgezeichnet, und zwar von Kartoffeln (Fig. 128), Reis (Fig. 129), Hafer (Fig. 130), Weizen (Fig. 131), Mais (Fig. 132). Es sei jedoch bemerkt, dass für diese Abbildungen charakteristisch aussehende Körner der einzelnen Arten ausgewählt wurden. Die

mikroskopische Untersuchung der Stärkekörner ist nicht
ganz leicht und erfordert einige Uebung, besonders wenn
es sich um sehr feines Mehl handelt. Eine sichere Unter-
scheidung kann erst durch die Berücksichtigung der Form
etwaiger beigemengter Fruchthüllenbestandtheile erfolgen.

Fälschungen des Mehls werden vorgenommen,
indem billigere Arten mit theueren vermischt werden;
derartige Fälschungen haben keine hygienische Bedeutung.
Ferner werden dem Mehl, um es schwerer zu machen,
Gyps, Schwerspath, Kreide, kohlensaure Magnesia und
andere Mineralbestandtheile zugesetzt; sie sind durch Ver-
aschung des Mehls und Auffinden eines erhöhten Aschen-
gehalts (über 2 %) nachzuweisen.

Schäden für die Gesundheit können entstehen,
wenn das Mehl gewisse Pilze oder deren Sporen enthält.
Hierher gehört vor allem das Mutterkorn (Secale
cornutum), welches dadurch entsteht, dass sich ein Pilz
Claviceps purpurea (pag. 14) auf den Getreidekörnern
(zumeist Roggen) niederlässt und dort Sclerotien bildet.
Es sind 2—3 cm lange, 2—5 mm dicke, aussen blau-
schwarze, innen weisse, schwach gekrümmte Körner.

Ferner sind zu nennen die Ustilagineen oder
Brandpilze (Ustilago carbo, Tilletia caries u. s. w.),
welche die Getreidekörner zerstören (pag. 14).

Weiterhin kommen im Mehl verschiedene Unkraut-
samen vor, so die Kornrade, Wicken, Taumellolch.

Alle diese Beimengungen können mikroskopisch
nachgewiesen werden. Einfacher noch gestaltet sich die
chemische Untersuchung, indem man nach Vogl ungefähr
2 gr des Mehls in einem Reagensglas mit 10 ccm eines
salzsäurehaltigen Alkohols 70 ccm absoluten Alkohols,
30 ccm Wasser, 5 ccm Salzsäure erwärmt und schüttelt.
Dieser wird roth bis violett bei Anwesenheit von Secale,
orangeroth bis gelb durch Kornrade oder Taumellolch,
grün durch Wicken.

Das Mehl findet seine hauptsächliche Verwendung
zur Herstellung des Brodes. Kleberhaltige Mehle

werden mit Wasser zu einem Teig vermengt, welcher erst gelockert werden muss, da er sonst nicht geniessbar ist. Hierzu benützt man die Fähigkeit der Hefe, aus Zucker Kohlensäure zu bilden, welche in kleinen Blasen sich bildet und dabei den Teig auseinanderreisst, lockert. Man setzt deshalb dem Teig entweder Presshefe (s. pag. 17) zu, oder Sauerteig, d. i. schon in Gährung befindlicher Teig, den man vom vorherigen Backen zurückbehalten hat.

Der Teig wird dann bei 25—30⁰ der Gährung überlassen, bei welcher der vorhandene Zucker in Alkohol und Kohlensäure zerlegt wird und durch ein Ferment (Cerealin) neuer Zucker aus Stärke gebildet wird. Nebenbei werden noch einige Säuren (Milch- und Essigsäure) gebildet, auch einige Produkte, welche dem Brod seinen eigenthümlichen Geschmack verleihen. Bei Zusatz von schlechter, durch Bakterien stark verunreinigter Hefe oder Sauerteig kann die Gährung auch einen anormalen Verlauf nehmen, zu viel Säure gebildet werden. Man hat deshalb vorgeschlagen, die Kohlensäure auf rein chemischem Wege im Brode entstehen zu lassen, durch Zusatz von kohlensauren Salzen und verdünnten Säuren (Horsford'sches Backpulver) oder Verdampfen von kohlensaurem Ammon (Liebig) oder endlich durch Beimengung von Kohlensäuregas. Die Herstellung derartigen ungegohrenen Brodes ist eine schnellere, soll auch billiger sein; allgemeine Verwendung findet sie jedoch nicht, weil das Brod nicht so schmackhaft wird, wie gegohrenes.

Nach der Lockerung des Teiges wird dieser im Backofen gebacken, indem er eine bis zwei Stunden einer Temperatur von circa 200⁰ ausgesetzt wird. Hierbei wird der Teig zunächst noch lockerer, dann verflüchtigt sich die durch die Gährung gebildete Kohlensäure und der Alkohol. Die Oberfläche des Brodes wird geröstet.

In Folge der hohen Temperatur, welche auch im Innern des Brodes über 100⁰ steigt, sterben die Hefepilze und Mikroorganismen ab.

Das Brod wird beim Liegen hart altbacken , was jedoch nicht nur durch den Wasserverlust bedingt ist, da man altbackenes Brod, wenn es nicht schon 70% des ursprünglichen Wassers verloren hat, durch Erwärmen wieder weich machen kann.

Verdorbene Mehle können nicht verbacken werden, weil der in ihnen enthaltene Kleber verändert ist, seine Elasticität verloren hat und deshalb beim Gähren des Teiges die Kohlensäure nicht zurückhält; der Teig wird nicht locker. Solche Mehle werden backfähig gemacht, indem man dem Teig schwefelsaures Kupfer zusetzt; das Kupfer bildet mit dem Kleber eine unlösliche Verbindung. Zum selben Zweck wird auch dem für das Backen bestimmten Mehle Alaun zugesetzt. Wenn auch diese Substanzen bei der gewöhnlichen Verwendung geringer Mengen unschädlich sind, so ist ihr Zusatz doch zu verbieten, da sie nicht in das Brod gehören und nur zur Verwendung minderwerthigen Mehls führen.

Von den weiteren aus Mehl hergestellten Produkten wären vom hygienischen Standpunkte noch die Conditoreiwaaren zu erwähnen, welche Gefahren erzeugen können, wenn für ihre Herstellung schädliche Beimengungen, vor allem giftige Farben, benützt werden. Der Nachweis derartiger Zusätze ist auf chemischem Wege zu führen.

Die Bedeutung der

Leguminosen (Hülsenfrüchte)

liegt in ihrem hohen Gehalt an Eiweiss. Sie sind deshalb zweckmässig als Eiweissträger zu benützen, wo Eiweiss möglichst billig beschafft werden soll.

Unter den

Wurzelgewächsen (Knollen)

hat die Kartoffel für die Ernährung der ärmeren Volksklassen eine sehr hohe Bedeutung. Ihre Hauptvorzüge sind ihr billiger Preis und die Möglichkeit, auf leichte

Weise verschiedenartige, schmackhafte Gerichte herzustellen. Die Kartoffel zeichnet sich dadurch vor den Leguminosen aus, dass sie fortdauernd genossen werden kann, ohne dass Abneigung gegen ihre Aufnahme eintritt. Für die ausschliessliche Ernährung der arbeitenden Klassen ist sie wegen ihres geringen Gehalts an Eiweiss ungeeignet, weshalb bei ihrem Genuss für das fehlende Eiweiss durch Fleisch, Milch, Käse u. s. w. gesorgt werden muss.

Die Gemüse, Kräuter und Pilze,
wie auch das Obst

sind diejenigen Nahrungsmittel, welche den Genussmitteln am nächsten stehen. Sie werden zumeist wegen ihres Gehalts an riechenden und schmeckenden Stoffen genossen; die Mengen, welche gewöhnlich mit der Nahrung verzehrt werden, enthalten nur wenig Nahrungsstoffe.

Der Nährgeldwerth der Nahrungsmittel.

Der Wohlhabende wird zumeist ohne weitere wissenschaftliche Studien, wenn er nur seinem Gefühl folgt, sich richtig ernähren. Der weniger Bemittelte wird sich aber häufig nicht nach seinem Geschmack, dem Hungergefühl u. s. w. allein richten können, für ihn ist auch der Geldpunkt maassgebend, seine Nahrung muss auch möglichst billig sein. Dieses Postulat muss auch dort erfüllt werden, wo grosse Massen zu ernähren sind, wo es nicht in dem Belieben des Einzelnen steht, seine Nahrung zu wählen. Da ist es Pflicht der Verwaltung, aus den gegebenen Mitteln diejenigen Nahrungsmittel zu beschaffen, welche bei relativ niedrigem Preis und verhältnissmässig hohem Gehalt an Nahrungsstoffen die zweckmässigsten sind.

Dies kann erst geschehen, wenn man die Kenntnisse der Zusammensetzung der Nahrungsmittel und deren

Preis in Beziehung bringt und aus diesen beiden Faktoren den Nährgeldwerth jedes einzelnen Nahrungsmittels berechnet, worunter man den in Geld ausgedrückten physiologischen Werth eines Nahrungsmittels versteht. Dies ist nicht ganz einfach. Wären alle Nahrungsmittel gleichmässig zusammengesetzt, so brauchte man nur die Trockensubstanz der Einzelnen zu bestimmen und hätte dann den Einheitspreis durch den Gehalt an Trockensubstanz zu dividiren, um den Nährgeldwerth zu erhalten. So aber bestehen fast alle Nahrungsmittel aus den drei Nahrungsstoffen Eiweiss, Fett und Kohlehydraten, welche nicht unter einander gleichwerthig sind, wodurch die Rechnung bedeutend complicirt wird und zunächst unausführbar erscheint, da man zumeist Gleichungen mit drei Unbekannten erhält.

Es sind jedoch zur Lösung dieser für die Volksernährung überaus wichtigen Frage schon mehrfach Vorschläge gemacht worden. Zunächst hat König eine genaue Werthbestimmung der Nahrungsmittel auf Grund von Analysen aufgestellt, in welcher er die Werthberechnung der animalischen und vegetabilischen Nahrungsmittel getrennt bestimmte. Er fand für je ein Kilogramm des Nahrungsstoffes:

	Eiweiss	Fett	Kohlehydrate
Animalisches Nahrungsmittel	6.50	2.00	—
Vegetabilisches „	1.50	0.45	0.25

Diese Werthberechnung hat mit Recht eine allgemeine Anerkennung nicht gefunden, sie ist durch andere ersetzt worden, bei deren Ausarbeitung man entweder vom Marktpreis oder vom physiologischen Werth der in den Nahrungsmitteln enthaltenen Nahrungsstoffe ausging. Hier soll nur auf eine näher eingegangen werden, bei welcher Demuth den Nährwerth der einzelnen Nahrungsmittel nach ihren physiologischen Wärmewerthen und ihrer Preiswürdigkeit unter Zugrundelegung des Marktpreises bestimmte. Ein Unterschied zwischen vegetabilischen und animalischen Nahrungsmitteln wurde nicht gemacht und dies mit Recht, da die Eiweisskörper

sowohl wie die Fette beider Arten eine annähernd gleiche
Bedeutung für die Ernährung haben. Demuth berechnete
zunächst wie viel von den verbreitetsten 62 animalischen
und 48 vegetabilischen Nahrungsmitteln man nach den
Detailpreisen der Jahre 1880—89 für eine Reichsmark
erhielt und welche Mengen von Nahrungsstoffen in diesen
enthalten waren.

Er fand, dass im Durchschnitt enthalten waren in:

	Eiweiss	Fett	Kohle-hydrate
	gr	gr	gr
1 Rm. animal. Nahrungsmittel	183.24	139.16	47.81
1 Rm. vegetabil. Nahrungsmittel	187.98	65.58	1072.35
1 Rm. animal. und vegetabil. Nahrungsmittel	185.31	107.04	494.88

Weiterhin berechnete Demuth den Werth des Fettes
nach den Mengen, welche man für eine Reichsmark
durchschnittlich erhält und zwar beim Einkauf von zwei
vegetabilischen Fetten (Rapsöl und Olivenöl) und zwei
animalischen Fetten (Rinder- und Schweinefett) zu
0.12 Pf. das Gramm.

Da für den Organismus 1 gr Fett dieselben Dienste
leistet wie 2.4 Kohlenhydrate, so stellt sich demgemäss
der Werth von ein Gramm Kohlehydrat auf durchschnittlich 0.05 Pf.

Substituirt man diese Zahlen für Fett und Kohlehydrate in die obige Gleichung, 1 Rm. = 185.31 gr Eiweiss + 107.04 gr Fett + 494.88 gr Kohlehydrat, so erhält man durch Auflösung der Gleichung ein Gramm
Eiweiss = 0.33 Pf.

Es war nun auf Grund der so gefundenen Zahlen
leicht festzustellen, welchen Nährgeldwerth jedes einzelne Nahrungsmittel besitzt, man brauchte nur die für
eine Reichsmark in demselben zu erhaltenden Nährstoffe
berechnen und für diese die gefundenen Geldwerthe zu
substituiren. Es stellte sich hierbei heraus, dass man für
1 Rm. animalischer Nahrungsmittel nur 78 Pf. Nahrungsstoffe, für 1 Rm. vegetabilischer Nahrungsmittel aber
1.22 Rm. Nahrungsstoffe erhält. Dabei ist aber zu bemerken, dass die animalischen Nahrungsmittel vom

Körper vollständiger resorbirt, ausgenützt werden, als die vegetabilischen. Unter Berücksichtigung auch dieses Verhaltens hat nun Demuth schliesslich berechnet und zusammengestellt, wie viel von jedem Nahrungsmittel man für eine Reichsmark erhält, wie viel Nahrungsstoffe überhaupt und wie viel resorbirbare Nahrungsstoffe diese enthalten, wie viel Calorieen die resorbirbaren Nahrungsstoffe liefern und welchen Nährgeldwerth sie haben. Aus seinen Zahlen ist die folgende Tabelle zusammengestellt.

Für 1 Reichsmark erhält man

Nahrungs- mittel	Gesammt- gewicht	Nahrungsstoffe überhaupt			resorbirbare Nahrungsstoffe			Nebengenannte Nahrungsstoffe	
		Eiweiss	Fett	Kohle- hydrate	Eiweiss	Fett	Kohle- hydrate	liefern Wärme- einheiten	haben einen Nährgeld- werth
									in Pf.
Ochse, mittelfett	666	139.3	34.6	3.2	135.8	32.8	3.2	1.027.888	48 7
Kalb, fett	727	137.3	53.9	0.5	133.8	51.2	0.5	1.197.480	50.3
Hammel, halbfett	666	114.0	38.4		111.1	36.5		935.570	41.0
Schwein, fett	666	96.8	248.7		94.4	236.3		2.806.234	59.5
Pferd	2000	434.2	51.0	9.2	423.4	48.5	9.2	2.676.230	145.5
Gans	444	70.6	202.4		68.9	192.3		2.242.710	45.8
Huhn	444	82.1	41.5	5.3	80.1	39.4	5.3	792.380	31.2
Reh	400	79.1	7.7	5.7	77.1	7.3	5.7	472.460	23.6
Leberwurst	833	108.3	183.3	111.1	105.6	174.1	111.1	2.255.248	57.5
Schinken	444	106.4	162.0	6.7	103.8	153.9	6.7	2.047.628	32.9
Hecht	400	73.4	2.0	2.5	71.5	1.9	2.5	390.969	23.8
Schellfisch	1000	107.9	3.4		166.6	3.3		898.130	
Häring, gesalzen	1000	189.0	168.9	15.7	184.3	160.5	15.7	2.551.260	55.4
„ geräuchert	500	105.6	42.6		103.0	40.4			79.1
(Bückling)								931.606	39.0
Kuhmilch	6250	213.1	228.1	300.6	202.5	216.7	306.6	4.409.242	108.0
Magermilch	10000	311.0	74.0	475.0	295.5	70.3	475.0	4.172.832	129.7
Magerkäse	1250	437.4	142.1	67.5	419.9	135.0	67.5	3.783.322	158.1
Hühnerei	800	100.4	96.9	4.4	97.4	92.0	4.4	1.426.460	43.4
Erbsen	2500	571.3	44.8	1589.5	457.0	40.7	1430.6	8.640.809	227.2
Bohnen	2500	581.3	53.5	1434.0	464.2	48.7	1290.6	8.482.462	223.6
Linsen	2250	578.3	42.5	1283.2	462.6	38.7	1154.9	7.519.706	215.0
Reis	1500	88.1	27.6	1178.3	70.4	25.7	1166.5	5.400.281	84.0
Weizenbrod	2000	141.2	3.2	1116.0	114.5	3.1	1104.8	5.155.566	88.4
Roggenbrod	4000	244.4	17.2	1989.2	188.2	15.5	1889.7	8.878.226	158.5
Kartoffeln	16666	325.0	25.0	3578.2	221.0	23.3	3291.9	14.874.004	240.3
Gelbe Rüben	50000	520.0	105.0	5400.0	312.0	98.7	4320.0	20.301.660	330.5
Schnittbohnen	10000	272.0	14.0	778.2	223.0	13.2	661.3	4.000.106	108.3
Spargel	1000	17.9	2.5	36.7	14.7	2.4	31.2	227.286	6.7
Kopfsalat	3333	47.0	10.3	97.3	38.5	9.7	82.7	634.759	18.0
Frisches Obst	4500	22.5		720.0	18.5		612.0	2.605.140	36.7
			Alko- hol			Alko- hol			
Bier	4125	18.2	373.7		17.7	373.7		1.024.292	24.5
Pfälzer Wein	1000		136.4			136.4		559.240	6.8

Die Genussmittel

deren Wirkung schon oben (p. 321) besprochen wurde, theilt man zweckmässig in zwei Arten.

1. solche, welche nicht selbst Speisen bilden, sondern entweder nur in der Rohsubstanz enthalten sind, oder bei deren Zubereitung entstehen, oder endlich zugesetzt werden. Hierher gehören die schmeckenden und riechenden Bestandtheile des Brodes, des Fleisches u. s. w. und die Gewürze, Pfeffer, Senf u. s. f.,

2. sind es einzelne Getränke, auch Speisen, welche wegen ihres Wohlgeschmacks und ihrer anregenden Eigenschaften genossen werden, nicht aber wegen der in ihnen vorhandenen Nährstoffe, welche zu gering sind, als dass sie bei mässigem Genuss derselben in Betracht kommen könnten.

Zur ersten Art gehören

die Gewürze,

wohlriechende und wohlschmeckende Stoffe, deren Wirkung durch aetherische Oele und Harze hervorgerufen werden.

Eine Gefahr für die Gesundheit kann durch ihren Genuss nicht entstehen.

Wegen des relativ hohen Preises, den sie haben, werden einzelne von ihnen vielfach gefälscht. Die Fälschung besteht gewöhnlich im Zusatz minderwerthiger aber unschädlicher Pflanzentheile zu den gepulverten Gewürzen, deren Erkennung zum Theil durch die chemische Analyse, zumeist aber durch Betrachtung des mikroskopischen Bildes ermöglicht wird.

Die verbreitetsten Gewürze sind nach Emmerich und Trillich:

1. Früchte: Pfeffer, Paprika, Muskatnüsse, Kardamonen, Vanille, Anis, Kümmel, Koriander und Senf.
2. Blüthen: Gewürznelken, Safran, Kapern.
3. Rinden: Zimmet, Galgant.
4. Wurzeln: Ingwer.
5. Knollen: Zwiebel, Knoblauch.

Zur zweiten Art der Genussmittel, die wir als Speisen oder Getränke aufnehmen, gehören zunächst die

Alkaloidhaltigen Genussmittel,

über deren Zusammensetzung die nachfolgende Tabelle Aufschluss giebt.

Alkaloidhaltige Genussmittel.

	Wasser	Stickstoff-substanz	Alkaloid	Fett	Gummi und Zucker	Sonst. N.-freie Extraktstoffe	Rohfaser	Asche
Kaffee ungebrannt .	11.53	12.07	1.21	11.27	8.55	33.79	18.17	3.92
» gebrannt . .	1.15	13.98	1.24 Coffeïn	14.48	0.66	45.09	19.89	4.75
Grüner Thee .	9.51	24.50	3.58 Theïn	6.39	6.44	32.09	11.58	5.65
Cacao (deutscher) .	6.35	21.50	1.82	27.34	2.53	31.65	5.44	5.19
» (holländischer)	4.54	19.66	1.74 Thebro-min	31.61		29.86	5.85	8.48
Chokolade .	1.89	6.18	0.67	21.02	54.44	13.27	1·35	1.89

Der Kaffee wird aus dem bohnenförmigen Samen des Kaffeebaumes (Coffea arabica) hergestellt. Die Bohnen werden geröstet »gebrannt« wobei sich ihre Zusammensetzung ändert (s. Tabelle). Von dem gemahlenen Pulver werden 10—15 gr. mit ungefähr 150 gr. kochendem Wasser übergossen und nur das Filtrat getrunken.

Die Wirkung des Kaffees besteht, wie auch die des Thees, darin. dass die Nerven angeregt werden; das Gefühl der Müdigkeit schwindet.

Im allgemeinen übt der Kaffee, wenn er in mässigen Mengen genossen wird, eine schädliche Wirkung nicht aus. Es giebt jedoch auch Personen. die ihn nicht vertragen, bei denen er das Nervensystem angreift.

Die Fälschung des gemahlenen Kaffees besteht im Zusatz minderwerthiger Substanzen. besonders auch schon abgekochten Kaffees, sogenannten Kaffeesatzes. Durch Einkauf der ganzen Bohnen kann man sich vor dieser übrigens hygienisch bedeutungslosen Fälschung schützen.

Statt des Kaffees, werden durch den Handel vielfach Kaffeesurrogate verbreitet, welche aus gebrannten und zerkleinerten Zichorie, Zuckerrüben, Mohr- und gelben Rüben, Feigen und Cerealien, Leguminosen u. s. w. hergestellt werden. Vom hygienischen Standpunkte wäre gegen diese Kaffeesurrogate nichts einzuwenden, da ihr Genuss für den Menschen ganz indifferent ist. Nur muss man verlangen, dass diese Surrogate auch mit ihrem wahren Namen bezeichnet werden und dass die Fabrikanten darauf verzichten, dem Publikum vorzutäuschen, dass ihr Genuss nicht nur wohlschmeckend und anregend, sondern auch nährend sein soll.

Der Thee wird aus den nach besonderem Verfahren getrockneten oder gerösteten Blättern des Theestrauches (Thea chinensis) hergestellt. Man übergiesst etwa 5 gr Thee mit einer Tasse siedenden Wassers, lässt circa fünf Minuten stehen (»ziehen«) und erhält dann beim Abgiessen ein schwach bräunlich gefärbtes Getränk. Bei längerer Einwirkung des heissen Wassers auf die Theeblätter wird der Thee bitter, weil dann Gerbstoff in zu grosser Menge aufgenommen wird.

In hygienischer und physiologischer Hinsicht gilt vom Thee dasselbe, was über den Kaffee gesagt wurde.

Die Fälschungen des Thees beruhen zumeist in der Verwendung schon abgesottener Theeblätter und im Zusatz fremder Blätter, welch' letzteres durch mikroskopische Untersuchung festgestellt werden kann.

Der Cacao wird aus den Früchten des Cacaobaumes (Thebroma cacao) bereitet, die man aufschneidet, einen Tag lang der Selbstgährung überlässt (Rotter) und dann trocknet. Die gemahlenen und theilweise entfetteten Samen werden als Cacao verkauft. Zur Herstellung des Getränks kocht man etwa 10 gr Cacaopulver mit 15 gr Zucker mit einer Tasse Wasser auf; das Getränk wird unfiltrirt genossen.

Der Cacao ist das mildeste der alkaloidhaltigen Getränke, hat vor diesen auch noch den Vorzug voraus, dass er verhältnissmässig viel Nahrungsstoffe enthält. Wird der Cacao fabrikmässig mit Zucker und Gewürzen (Vanille und Zimmet) zu einer festen Masse verarbeitet, so nennt man dieses vielverbreitete Präparat Chokolade. Diese wird als solche gegessen oder zur Herstellung von Speisen und Getränken benützt.

Auch der Cacao, wie die aus ihm hergestellte Chokolade werden durch Zusatz minderwerthiger Stoffe. Cacaoschalen, Stärkemehl, billige Fette, mineralische Substanzen u. s. w. zum pekuniären aber nicht zum Schaden der Gesundheit des Käufers häufig gefälscht.

Bei den alkaloidhaltigen Genussmitteln ist noch der Tabak zu erwähnen. Durch Aufnahme des beim Glimmen der Tabakblätter (verschiedener Nicotianaarten) entstehenden Rauchs erzeugen wir ebenfalls eine für unsere Nerven zumeist angenehme Wirkung.

Der Rauch, aus den Verbrennungs- und Destillationsprodukten der Tabakblätter bestehend, enthält neben geringen Mengen von Nikotin, Pyridin- und Piccolinbasen, Schwefelwasserstoff, Blausäure, Ammoniak, Kohlensäure, Kohlenoxyd u. s. w.

Die Wirkung des Tabakrauchens ist verschieden: sie ist abhängig von der Stärke des gerauchten Tabaks und der Empfindlichkeit des Individuums. Während ein mässiges Rauchen mit Schäden für die Gesundheit gewöhnlich nicht verknüpft zu sein pflegt, kann ein zu starkes Rauchen verschiedene Erkrankungen zur Folge haben: hochgradige Nervosität, Amaurose, Pharynx und Magenkatarrh u. s. w.

Noch intensiver als das Rauchen wirkt das Tabakkauen, während das Schnupfen gewöhnlich keine schädlichen Folgen nach sich zieht.

Die Verfälschungen des Tabaks bestehen auch nur in der ungefährlichen Beimischung minderwerthiger Blätter (Nuss, Rübe, Kartoffel), die mikroskopisch nachweisbar sind.

Schnupftabak, welcher in Bleifolien eingepackt ist, nimmt in Folge seines Säuregehalts, Blei auf (bis 2$^1/_2$%), wodurch schon mehrfach Vergiftungen entstanden sind. Die Gefahr ist bei Vermeidung von Blei zur Verpackung des Schnupftabaks leicht zu umgehen.

Die alkoholhaltigen Genussmittel

haben nachfolgende Zusammensetzung:

	Wasser	Alkohol-Gew. %	Extrakt	Eiweiss-stoffe	Zucker	Dextrin	Asche
Schenk- oder Winterbier	91.11	3.36	5.34	0.74	0.95	3.11	0.20
Lager- oder Sommerbier	90.08	3.93	5.79	0.71	0.88	3.73	0.23
Exportbier	89.01	4.40	6.33	0.74	1.20	2.47	0.25
Ale	89.42	4.73	5.65	0.61	1.07	1.81	0.31
Porter	88.49	4.70	6.59	0.65	2.62	3.09	0.36
Most			18.79	0.32	16.05		0.27
Moselwein		7.99	2.44			0.03	0.18
Rheinweine		8.00	2.60				0.23
Pfälzer-Weine		Vol. 10.07	2.43				0.21
Franken-Weine		7.75	2.31		0.16		0.22
Badische Weine		7.00			0.10		0.22
Französische Rothweine		9.71	2.56	0.27	0.30		0.25
Ungar-Weine (weiss)		10.48	2.33	0.17	0.07		0.20
Tokayer		12.16	23.64	0.44	19.73		0.34
Sherry		21.29	3.98	0.17	2.12		0.38
Deutscher Sekt		9.60	20.52		17.85		0.11

Unter den alkoholhaltigen Genussmitteln nimmt in Deutschland das Bier die erste Stelle ein.

Die Bierbrauerei zerfällt in vier verschiedene Processe.

1. Die Malzbereitung: Gerste wird mit Wasser angerührt »geweicht«, nach zwei bis sieben Tagen auf die Malztenne gebracht, wo bei 10 bis 15° der Keimprocess beginnt. Gleichzeitig wird ein Ferment,

die Diastase, gebildet, welches die Stärke in Zucker (Maltose) und Dextrin umzuwandeln anfängt. Durch die in den Stärkekörnern eingeleiteten Umsetzungen wird die Temperatur gesteigert. Der Keimprocess dauert acht bis neun Tage (Grünmalz); er wird nach dieser Zeit abgebrochen, indem das Grünmalz nach kurzem Trocknen auf eine Temperatur bis 70⁰ gebracht wird (Darrmalz). Hierbei werden die Würzelchen abgetödtet, die dann später noch durch besondere Vorrichtungen zu entfernen sind.

Durch das Darren nimmt das Dextrin zu; es werden ferner gewisse Röstprodukte gebildet.

2. Bereitung der Würze.

Das Malz wird zerkleinert, "geschrotet«, mit warmem Wasser aufgelöst, wobei der Rest der Stärke in Dextrin und Maltose übergeht. Die wässerige Lösung wird mit einer Abkochung von Hopfen (weibliche Blüthendolden von Humulus lupulus) versetzt, abgekocht, der Hopfen abfiltrirt und schnell auf grossen Kühlgefässen (Kühlschiffen) auf 7 bis 10⁰ abgekühlt. Durch den Zusatz von Hopfen erhält das Bier seinen eigenthümlichen Geschmack und wird haltbarer. Das Eiweiss wird beim Kochen abgeschieden, die Diastase vernichtet.

Die schnelle Abkühlung ist nothwendig, weil bei mittlerer Temperatur falsche Gährungen (besonders Milchsäurebildung) auftreten.

3. Durch Zusatz von Hefe (in neuerer Zeit Reinkulturen bestimmter Heferassen verwandt, pag. 16) wird die Gährung eingeleitet, bei welcher der Zucker in Alkohol und Kohlensäure ($C_6 H_{12} O_6 = 2 C_2 H_5 OH + 2 CO_2$) zerlegt wird. Je nach der bei der Gährung vorhandenen Temperatur unterscheidet man eine Unter- und eine Obergährung. Erstere verläuft langsamer und liefert ein haltbares Bier (die Hefezellen sammeln sich am Boden des Gährbottichs an), letztere verläuft bei 18 bis 25⁰ bedeutend schneller (die Hefezellen

schwimmen an der Oberfläche). Nach der Haupt-gährung kommt das Bier in die Lagerfässer, wo es noch bei einer niedrigen Temperatur von 0 bis 1⁰ einer sehr langsam verlaufenden Nachgährung unter-worfen ist.

Der quantitative Verlauf der chemischen Umbildungen bei der Bierbrauerei ist aus der folgenden instruktiven Tabelle von Schwackhöfer zu entnehmen.

Für 1 Liter Wiener Lagerbier sind erforderlich:

	Wasser	Stickstoff-substanz		Stickstofffreie Extract-stoffe				übrige N. freie Substanz	Aetherische Oele	Harz	Gerbsäure
		i. Wasser löslich	i. Wasser unlösl.	Maltose	Dextrin	Stärke	Milch-säure				
300 gr Gerste	36.0	19.4	4.5	4.4	7.1	190.6	0.4	12,0			

Hieraus werden durch den Keimungsprozess

	Wasser	i. Wasser löslich	i. Wasser unlösl.	Maltose	Dextrin	Stärke	Milch-säure	übrige N. freie Substanz	Aetherische Oele	Harz	Gerbsäure
420 gr Grünmalz	180.6	11.4	10.6	8.7	12.3	160.6	0.7	12.3			

Durch das Darren

	Wasser	i. Wasser löslich	i. Wasser unlösl.	Maltose	Dextrin	Stärke	Milch-säure	übrige N. freie Substanz	Aetherische Oele	Harz	Gerbsäure
240 gr Darrmalz	9.6	12.4	6.9	10.2	12.8	157.4	0.8	9.9			

Hierzu kommen beim Sudprozess

	Wasser	i. Wasser löslich	i. Wasser unlösl.	Maltose	Dextrin	Stärke	Milch-säure	übrige N. freie Substanz	Aetherische Oele	Harz	Gerbsäure
4 gr Hopfen		0.5		0.5				1.0	0.02	0.7	0.13

Es resultiren nach beendetem Sudprozess

	Wasser	i. Wasser löslich	i. Wasser unlösl.	Maltose	Dextrin	Stärke	Milch-säure	übrige N. freie Substanz	Hopfenextrakt und Röstprodukte	Harz	Gerbsäure
1.08 gr Würze	993.6			3.4	92.6	35.2		1.5	9.4		

Daraus entsteht nach beendeter Gährung mit 15 ccm Hefe

	Wasser	i. Wasser löslich	i. Wasser unlösl.	Maltose	Dextrin	Stärke	Al-kohol	übrige N. freie Substanz	Aetherische Oele	Harz	Gerbsäure
1 Liter Bier	918.8			3.4	20.0	31.1	36.8	1.9	2.0		

In normaler Weise gebraute Biere, zu denen, wie es in Bayern gesetzlich vorgeschrieben ist, nur Gerste, Hopfen, Wasser und Hefe verwandt wird, haben etwa 3—4 Gew.-Prozent Alkohol und im Uebrigen eine Zusammensetzung, wie sie aus der Tabelle (pag. 367) zu entnehmen ist.

Gutes Bier muss klar sein, es darf nicht Hefe in Suspension enthalten. Es muss weiterhin einen frischen, angenehmen Geschmack haben; saure, lange und schale Biere sind zu verurtheilen.

Als sauer muss ein Bier bezeichnet werden, dessen Acidität 3 cbcm Normalalkali, entsprechend 0.27 gr Milchsäure in 100 gr Bier überschreitet. Die vorhandene Essigsäure darf nicht mehr als 1 ccm $^1/_{10}$ Normalnatronlauge entsprechend 0.006 gr Essigsäure zur Neutralisation erfordern.

Schal ist ein Bier, welchem die Kohlensäure mangelt, das zu lange gestanden hat, oder mit Bierresten aus nur theilweise geleerten Gläsern vermischt ist. Der Nachweis ist nur dann zu führen, wenn hierbei gleichzeitig vermehrte Säurebildung aufgetreten ist.

Das Langwerden des Bieres ist die Folge der Thätigkeit gewisser noch nicht näher bekannter Mikroorganismen.

Lästige Beschwerden (der Harnblase und Harnröhre) kann zu junges Bier hervorrufen, d. i. ein Bier, das noch nicht genügend gegohren. Man erkennt dies durch Feststellung des Vergährungsgrades, nämlich derjenigen Zahl, welche angiebt, wieviel Prozent des ursprünglichen Extraktgehalts der Würze vergohren sind. Der Vergährungsgrad muss wenigstens 28% betragen.

Ungenügend vergohrene Biere können heftige Affektionen des Magen-Darmkanals hervorrufen, wenn mit ihnen Hefe aufgenommen wird, während der Genuss von Hefe allein, bei fehlender gährungsfähiger Substanz, unschädlich ist.

Die Untersuchung des Bieres

bestimmt zunächst das spezifische Gewicht bei 15⁰ C. (Westphal'sche Waage).

Den Extrakt, d. i. die Summe aller nichtflüchtigen Bestandtheile, also == Bier — (Wasser + Alkohol + Kohlensäure) erhält man, indem man 100 gr abgewogenes

Bier auf ungefähr 30 ccm abdampft, wobei der Alkohol sich verflüchtigt. Die erkaltete Flüssigkeit wird wiederum auf 100 gr aufgefüllt, ihr spezifisches Gewicht genommen und aus einer von Schultze-Ostermann berechneten Tabelle der Extraktgehalt ermittelt.

Den Alkoholgehalt bestimmt man

1. durch Rechnung, indem man zum spezifischen Gewicht des Bieres 1000 hinzuaddirt und das spezifische Gewicht des Extrakts subtrahirt. Mit dem so gefundenen spezifischen Gewicht der Alkohollösung kann man aus der Holzner'schen Tabelle den Alkoholgehalt entnehmen.

2. erhält man den Alkohol, indem man von 75 ccm Bier 50 ccm abdestillirt, in einem Piknometer auffängt und aus dem Gewicht des Destillats den Alkohol berechnet.

Zur Feststellung des Säuregrades (Acidität) werden 50 gr Bier zur Vertreibung von Kohlensäure auf 40° C. erwärmt und darauf mit $^1/_{10}$ Normalnatronlauge titrirt.

Neben dem auf diese Weise gewonnenen Gesammtsäuregehalt interessirt noch die Menge der Essigsäure, welche nur in verdorbenen Bieren vorkommt. Man destillirt von 50 gr Bier im Wasserdampfstrom 200 ccm Destillat über, wobei die Essigsäure mit dem Destillat übergeht, während die Milchsäure zurückbleibt. Der Essigsäuregehalt des Destillats wird dann ebenfalls durch Titration bestimmt.

Durch Rechnung erhält man weiterhin die Würzeconcentration und den wirklichen Vergährungsgrad. Da sich bei der Gährung der Zucker der Würze in Alkohol und Kohlensäure zerlegt und zwar in annähernd gleichen Gewichtsmengen, so muss die ursprüngliche Würze, ausser dem im Bier noch vorhandenen Extrakt, eine Zuckermenge enthalten haben, welche gleich ist der doppelten Alkoholmenge des Bieres: Würze = Bierextrakt + 2 Bieralkohohl.

Der wirkliche Vergährungsgrad giebt an, wie

viel Procent des ursprünglichen Würzeextrakts der vergohrene Zucker beträgt. Der letztere ist, wie oben auseinander gesetzt wurde, gleich der doppelten Menge des
vorhandenen Alkohols; es ist also der wirkliche Vergährungsgrad $= \dfrac{100 . 2 \text{ Alkohol}}{\text{Würzeextrakt}} \%$.

Die Fälschung des Bieres bezieht sich auf Verwendung von Surrogaten für die Bestandtheile des
Malzes (Stärke, Stärkezucker, Glycerin), auf Hopfen-
surrogate, Mittel zur Färbung des Bieres (Couleur), zum
Conserviren desselben (Salicylsäure, saurer, schwefelsaurer
Kalk) oder auf Zusatz von Stoffen, welche durch Entwickelung von Kohlensäure ein frisches Bier vortäuschen
sollen (Moussirpulver) u. s. w.

Die Fälschungen sind zumeist leicht nachzuweisen.
Wenn dieselben auch grossentheils ungefährlich sind, so
ist es doch auch vom hygienischen Standpunkte erwünscht, dass zur Bierbrauerei nur Hopfen und Malz
verwandt werden. Die Erfolge der bayerischen Brauerei,
welche jedes weitere Surrogat ausschliesst, haben zur
Genüge bewiesen, dass man zur Herstellung eines guten
Bieres nichts weiter gebraucht; die Surrogate sind also
zum mindesten überflüssig. Wo man Ausnahmen gestattet,
ist es sehr schwer, die richtige Grenze einzuhalten.

Das Ausschenken des Bieres

kann Krankheiten hervorrufen oder wenigstens das Bier
ungünstig beeinflussen, wenn hierzu bleihaltige Hähne
benutzt werden, wenn ferner das Bier nicht direkt aus
dem Fass verschenkt wird, sondern erst ein mehr oder
minder langes Röhrensystem zu passiren hat.

Derartige Bierschenkapparate sind dort nothwendig,
wo der Consum ein geringer und deshalb das einmal
geöffnete Fass mehrere Tage stehen muss, bis es entleert ist. Es ist dann nöthig, dass das Fass im Keller
aufbewahrt wird, und da das Heraufholen eines jeden
einzelnen Glases zu unbequem wäre, hat man vom Fass

aus eine Röhre in das Schanklokal gelegt, durch welche das Bier heraufgepumpt wird.

Solche Druckvorrichtungnn entsprechen nur dann den hygienischen Anforderungen, wenn sie leicht zu reinigen sind, durchaus sauber gehalten werden und als Motor nicht eingepumpte beliebig entnommene Luft verwandt wird, sondern der Druck durch flüssige Kohlensäure hervorgebracht wird, indem die Fässer mit einem Ballon flüssiger Kohlensäure verbunden werden.

Der Wein.

Während das Bier aus Wasser, Hefe, Hopfen und Malz hergestellt wird, so kann der Wein ohne jeden Zusatz nur durch alkoholische Gährung aus Traubensaft bereitet werden. Auch der Zusatz von Hefe zum Traubensaft ist bei der Weinbereitung ausgeschlossen; man überlässt ihn vielmehr der spontanen Gährung durch Hefepilze, welche in der Luft vorhanden, aus dieser in den Saft hereinfallen.

Neben dieser Darstellung von »Naturwein« darf gesetzlich auch noch Wein durch Chaptalisiren, Gallisiren und Petiotisiren bereitet werden, jedoch ist ein solcher Wein nicht mit dem Namen »Naturwein« zu bezeichnen, es muss vielmehr beim Verkauf die Art der Herstellung erkenntlich sein.

Unter Chaptalisiren versteht man den Zusatz von Marmorpulver zum Most, wodurch freie Säure gebunden wird.

Gallisiren ist eine Verdünnung des sauren Mosts mit Wasser bis zur normalen Acidität (etwa $1/2$%) und darauffolgendem Zusatz von Rohr- und Traubenzucker.

Unter Petiotisiren versteht man das nochmalige Ausziehen der schon ausgepressten Weintrester mit Zuckerwasser und weiterei Behandlung mit wirklichem Wein.

Um dem Wein eine bessere Beschaffenheit zu geben, ihn süsser und vollmundiger zu machen, wird er mit

Glycerin versetzt (Scheelisiren), oder mit Aetherarten (Essenzen, Weinölen, Bouquets).

Zur Herstellung einer feurigeren Farbe und schnelleren Klärung nimmt man Gyps.

Zur Färbung des Weins werden theils künstliche (Fuchsin u. s. w.), theils vegetabilische (Heidelbeeren, Malven) Farbstoffe verwandt, zur Conservirung Salicylsäure und schwefelige Säure.

Für den Kaufmann, den Consumenten und den Nahrungsmittelchemiker ist es von Wichtigkeit, diese Weinverbesserungs- und Fälschungsmethoden zu kennen und im gegebenen Fall entscheiden zu können, ob ein Naturwein oder ein Kunstprodukt vorliegt. Der hygienische Standpunkt ist jedoch ein anderer. Es wäre unrichtig, den Zusatz r e i n e n Trauben- oder Rohrzuckers zum sauren Most zu verbieten, da hierdurch das Getränk keinesfalls für die Gesundheit gefährlicher wird u. s. f.; hier kommt es nur darauf an, zu untersagen, was wirklich schädlich ist.

Dieser Standpunkt ist am klarsten ausgesprochen in dem ersten Paragraph des Gesetzentwurfs des Reichsgesundheitsamts, welcher lautet:

Wein, weinhaltige und weinähnliche Getränke, denen bei oder nach der Herstellung Baryumverbindungen, metallisches Blei oder Bleiverbindungen, Glycerin, Kermesbeeren, Magnesiumverbindungen, Salicylsäure, unreiner (freien Amylalkohol enthaltender) Sprit, unkrystallisirter Stärkezucker, Theerfarbstoffe oder Gemische, welche einen dieser Stoffe enthalten, zugesetzt worden ist, oder deren Gehalt an Schwefelsäure in einem Liter Flüssigkeit mehr beträgt, als sich in zwei Gramm neutralen schwefelsauren Kaliums vorfindet, dürfen, sofern sie bestimmt sind, Anderen als Nahrungs- und Genussmittel zu dienen, gewerbsmässig weder feilgehalten, noch verkauft werden. Dem gleichen Verbote unterliegen Getränke der vorbezeichneten Gattung, denen bei oder nach der Herstellung lösliche Aluminiumsalze (Alaun etc.), oder solche Stoffe enthaltende Gemische zugesetzt worden sind.

Schaumweine unterliegen diesem Verbot nur, insoweit in einem Liter mehr als 0.1 gr Alaun enthalten sind.

Das spezifische Gewicht, die Gesammtmenge der freien Säuren (Acidität), sowie der flüchtigen Säuren, der Mineralstoffe u. s. w. werden analog den beim Bier angegebenen Methoden bestimmt.

Den Nachweis der übrigen Bestandtheile, Zusätze und Fälschungsmittel zu führen, ist mehr Aufgabe des Nahrungsmittel-Chemikers als des Hygienikers, da der Wein in Deutschland als allgemeines Volksgetränk kaum aufgefasst werden kann. Die Beschreibung dieser Methoden gehört daher nicht in dieses Buch.

Vom Wein und Bier unterscheiden sich die nun noch zu besprechenden alkoholischen Getränke,

die Branntweine und Liqueure,

durch den bedeutend höheren Alkoholgehalt, wie dies aus der beigedruckten Tabelle hervorgeht.

	Alkohol Vol. %	Extrakt	Asche
Kirschbranntwein	50.2	1.85	8.5
Arrac	60.5	0.08	0.02
Cognac . . .	69.5	0.65	0.01
Rum	51.4	1.26	0.06
Bonekamp .	50.0	2.5	0.11
Kümmel . .	33.9	32.0	0.06.

Sie werden hergestellt durch Gährung zuckerhaltiger Flüssigkeiten oder durch Verdünnen concentrirten Alkohols mit Wasser unter Zusatz von Zucker und aromatischen Stoffen.

So entstehen die verschiedenen Branntweine durch Gährung von Roggen und Kartoffelmaische (Korn-, Kartoffelbranntwein), aus Weintrestern und Weinhefe (Cognac), aus Reismaische (Arrac), aus Zuckerrohrmelasse (Rum) u. s. f.

Die Schädlichkeit des Genusses von Branntweinen beruht in der dadurch bedingten Aufnahme relativ grosser und concentrirter Alkohollösungen, es wäre deshalb zu wünschen, dass höher als vierzig Volumprocent haltige Branntweine nicht hergestellt werden dürften (Baer).

Ob, wie vielfach angenommen wird, die in den meisten Trinkbranntweinen enthaltenen Fuselöle für den Organismus sehr schädlich sind, ist mit Sicherheit noch nicht erwiesen. Die Fuselöle, welche bei der Gährung von Traubenzucker als Nebenprodukte entstehen, sind Gemische von Propyl-, Isobutyl- und vorzüglich Amylalkohol, sowie deren Fettsäureester; sie haben einen höheren Siedepunkt als der Alkohol, weshalb sie bei der Destillation grossentheils zurückbleiben. In den Branntweinen sind sie in verschiedener Menge enthalten uud zwar fanden sich in 265 im Reichsgesundheitsamt untersuchten Branntweinen 33 ohne Fuselöl, 106 enthielten —0.1%, 82 0.1—0.2%, 23 0,2— 0.3%, 6 0.3—0.5%.

Wenn nun auch experimentell festgestellt ist, dass die verschiedenen Bestandtheile der Fuselöle, besonders der Amylalkohol, bedeutend schädlichere Wirkungen enthalten als der Hauptbestandtheil der Branntweine. der der Aethylalkohol, so ist es jedoch keineswegs sicher, dass sie dies in der Verdünnung thun, in welcher sie in den Branntweinen enthalten sind. Nach den oben erwähnten Untersuchungen des Reichsgesundheitsamtes waren in maximo auf Aethylalkohol berechnet 1.177 Vol. % Fuselöl enthalten.

Keinesfalls sind aber die Fuselöle eine erwünschte Beigabe der Branntweine und sind desshalb stark fuselhaltige Branntweine zu bekämpfen.

Der quantitative Nachweis der Fuselöle erfolgt durch eine zuerst von Roese angegebene Methode. In einem besonders hergestellten Schüttelapparat wird ein bestimmtes Volumen Branntwein mit einer ebenfalls bestimmten Menge Chloroform geschüttelt und aus der Volumenzunahme des Chloroform nach beigegebener Tabelle der Gehalt an Fuselölen berechnet.

Trunksucht.

Während ein mässiger Alkoholgenuss, worunter man die tägliche Aufnahme von 1—2 Liter Bier oder ¹/₂ bis ³/₄ Liter Wein verstehen kann, zumeist ohne nachtheilige Folgen für die Gesundheit bleiben wird, ist es mit absoluter Sicherheit erwiesen, dass der gewohnheitsmässige Genuss grosser Alkoholmengen (die Trunksucht) für den Organismus schädlich ist.

Zur Vertheidigung des Alkoholgenusses wird angeführt, dass der Alkohol nahrhaft sein soll, worüber schon pag. 320 gesprochen wurde. ·Er soll ferner zur Arbeit anregen, wenn die Kräfte erschöpft sind. Diese Fähigkeit kommt ihm sicherlich zu, es ist nur fraglich, ob diese Wirkung eine günstige. Berücksichtigt man, dass es für den erschöpften Organismus jedenfalls besser ist, wenn er ausruht, so wird man es keinesfalls für richtig erklären, durch chronische Zuführung von Reizmitteln ihn über Gebühr anzustrengen. Die überlastete Maschine versagt dann frühzeitig ihre Dienste.

Der Alkohol ist ein Wechsel, ausgestellt auf die Gesundheit, der immer prolongirt werden muss, weil er aus Mangel an Mitteln nicht eingelöst werden kann. Der Arbeiter verzehrt das Kapital anstatt der Zinsen, daher dann der unvermeidliche Bankerott des Körpers. (Graf Lippe).

Die Schädigungen des Alkohols erstrecken sich sowohl auf die Gesammtconstitution, als auch auf einzelne Organe. Dass der gesammte Organismus leidet, spricht sich in der verminderten Widerstandsfähigkeit der Gewohnheitstrinker aus, die wiederum dadurch dokumentirt wird, dass bei Ausbruch von Epidemien stets die Trinker zuerst in grösserer Menge erkranken und erliegen.

Von einzelnen Organen, die durch das »Trinken« angegriffen werden, sind das Herz, die Nieren, die Leber, das Centralnervensystem besonders zu nennen.

Der Nachweis, dass der Alkoholgenuss nicht nur bestimmte Erkrankungen hervorruft, sondern den ganzen

Organismus schädigt, was sich dann wieder in einem frühen Tode äussert, ist mit aller Sicherheit geführt worden. Dies zeigen die Resultate englischer Lebensversicherungen, in denen die Personen, welche sich vollkommen des Alkohols enthalten (Temperenzler, Teatotaler, Abstainers), in einer besonderen Abtheilung versichert sind.

So werden in der United Kingdom Temperance and General Provident Association in der einen Abtheilung nur die Personen versichert, welche keinerlei alkoholische Getränke zu sich nahmen (total absteiners), während in die andere Abtheilung alle übrigen Personen aufgenommen werden. In der Enthaltsamkeitsabtheilung traten in den Jahren 66—87 von 3937 erwarteten Todesfällen nur 2798 = 71%, in der andern von 6144 5984 = 97% ein, so dass also in der ersteren 26% weniger starben.

Aehnliche Resultate haben auch andere englische Versicherungsgesellschaften.

Auch die Sterblichkeitsziffer der verschiedenen Berufsarten, wie sie später bei Besprechung der Gewerbehygiene durch eine englische Statistik erläutert werden wird, zeigt mit absoluter Sicherheit, dass alle die Gewerbe, bei welchen viel Alkohol genossen wird, eine viel grössere Sterblichkeit haben, als die Berufsarten, bei welchen dies nicht der Fall ist.

Abgesehen von der Schädigung des Körpers übt auch der Alkoholismus einen sehr traurigen Einfluss auf die Moral des Trinkers aus. Unter den Verbrechern ist ein sehr grosser Prozentsatz dem Alkoholismus ergeben.

Eine sehr nachtheilige Wirkung des Alkoholismus liegt endlich in dessen relativ hohen Kosten. Bei einiger Einschränkung in der Aufnahme geistiger Getränke könnte ein grosser Theil der arbeitenden Bevölkerung die meist ungenügenden Wohnungs- und Ernährungsverhältnisse erheblich verbessern. —

Zur Bekämpfung der Trunksucht sind nun eine grosse Anzahl Maassregeln empfohlen, welche in präventive und repressive zerfallen.

Die ersteren versprechen einen viel sichereren Erfolg, als die letzteren. Es ist bedeutend leichter, einen
Menschen vor dem Alkoholismus zu schützen, als einen
Gewohnheitstrinker zu einem soliden Lebenswandel
zurückzubringen.

Zu den präventiven Maassregeln gehören eine
bessere Erziehung der Kinder der arbeitenden Klassen,
Einrichtung gesunder, behaglicher Wohnungen,
Beschaffung einer guten Ernährung durch Volks-
küchen, Consumanstalten, Haushaltungsschulen,
Volkskaffeehäuser, über welche bei Besprechung der
Gewerbehygiene noch nähere Angaben folgen. Die vor-
genannten Maassregeln bezwecken, durch gute Erziehung,
Herstellung erträglicher Verhältnisse und Kräftigung des
Organismus den Genuss des Alkohols als Sorgenbrecher
und Reizmittel zur Bewältigung der zugemutheten Arbeit
überflüssig zu machen.

. Eine sehr wirksame Agitation gegen die falschen
im Volke vielfach verbreiteten Ansichten über die guten
Wirkungen des Alkohols betreiben sodann die Mässig-
keitsvereine, deren Mitglieder durch ihre Enthaltsam-
keit den besten Beweis dafür geben, dass man ohne Alkohol recht gut existiren kann. (In England giebt es über
vier Millionen Personen. die solchen Vereinen angehören).

Die repressive Bekämpfung des übermässigen
Alkoholgenusses

kann zunächst durch Beschränkung des Alkoholconsums
ermöglicht werden. In dieser Beziehung haben Erfolg Einschränkung der Produktion, hohe Besteuerung der Branntweine, mässige Besteuerung der weniger gefährlichen
minder alkoholartigen Getränke, Verminderung der Zahl
der Schankstellen. strenge Controle der Schankwirthe und
Beaufsichtigung des Getränkehandels nach Ort und Zeit.

Direkt gegen die Trunksucht, zur Besserung der
ihr Ergebenen, wirken Maassregeln gegen die Gewohnheitstrinker, besonders Entmündigung des Trinkers und
Unterbringung in Trinkerasylen zu seiner Besserung. .

Gebrauchsgegenstände.

Im Anschluss an die Ernährung sind noch die Gebrauchsgegenstände zu besprechen, soweit sie hygienisches Interesse bieten.

Es gehören hierher vor Allem die Geschirre, in denen die Speisen und Getränke zubereitet (Kochgeschirre), aufbewahrt und zum Genuss verabreicht werden. Sie können schädlich werden, wenn zu ihrer Herstellung Substanzen verwandt werden, welche bei Benützung der Geschirre in die Nahrung übergehen.

Als gefährlich kommen besonders in Betracht Kupfer und Blei. Kupferne Geschirre sollten nur dann benützt werden, wenn sie einen unschädlichen Ueberzug haben (Zinn). Das Blei ist ebenfalls nur unter bestimmten Bedingungen zu verwenden, welche in dem deutschen Reichsgesetz vom 25. Juni 1887 genau angegeben sind.

Die wichtigsten Bestimmungen dieses Gesetzes sind folgende:

Ess-, Trink- und Kochgeschirre, sowie Flüssigkeitsmaasse dürfen nicht 1. ganz oder theilweise aus Blei oder einer in 100 Gewichtstheilen mehr als 10 Gewichtstheile Blei enthaltenden Metalllegirung hergestellt, 2. an der Innenseite mit einer in 100 Gewichtstheilen mehr als einen Gewichtstheil Blei enthaltenden Metalllegirung verzinnt oder mit einer in 100 Gewichtstheilen mehr als 10 Gewichtstheile Blei enthaltenden Metalllegirung gelöthet, 3. mit Email oder Glasur versehen sein, welche bei halbstündigem Kochen mit einem in 100 Gewichtstheilen 4 Gewichtstheile Essigsäure enthaltenden Essig an den letzteren Blei abgeben.

Zur Herstellung von Druckvorrichtungen zum Ausschank von Bier, sowie von Siphons für kohlensäurehaltigen Getränke und von Metalltheilen für Kindersaugflaschen dürfen nur Metalllegirungen verwendet werden.

welche in 100 Gewichtstheilen nicht mehr als einen Gewichtstheil Blei enthalten.

Zur Herstellung von Mundstücken für Saugflaschen, Saugringe und Warzenhütchen darf blei- oder zinkhaltiger Kautschuk nicht verwendet sein.

Zur Herstellung von Trinkbechern und von Spielwaaren, mit Ausnahme der massiven Bälle, darf bleihaltiger Kautschuk nicht verwendet sein.

Zu Leitungen für Bier, Wein oder Essig dürfen bleihaltige Kautschukschläuche nicht verwendet werden.

Geschirre und Gefässe zur Verfertigung von Getränken und Fruchtsäften, ebenso Conservenbüchsen dürfen in denjenigen Theilen, welche bei dem bestimmungsgemässen oder vorauszusehenden Gebrauche mit dem Inhalt in unmittelbare Berührung kommen, nicht mehr als 10% Blei enthalten.

Zur Aufbewahrung von Getränken dürfen Gefässe nicht verwendet sein, in welchen sich Rückstände von bleihaltigem Schrote befinden. Zur Packung von Schnupf- und Kautabak, sowie Käse dürfen Metallfolien nicht verwendet sein, welche in 100 Gewichtstheilen mehr als einen Gewichtstheil Blei enthalten.

Ein weiteres Reichsgesetz vom 5. Juli 1887 nennt ferner die Farben, welche zur Herstellung von Nahrungs- und Genussmitteln, die zum Verkauf bestimmt sind, nicht verwandt werden dürfen.

Gesundheitsschädliche Farben im Sinne dieses Gesetzes sind: Antimon, Chrom, Kupfer, Quecksilber, Uran, Zink, Zinn, Gummigutti, Korallin, Pikrinsäure.

Die Verwendung dieser Farben für Spielwaaren (einschliesslich der Bilderbogen, Bilderbücher und Tuschfarben für Kinder), Blumentopfgittern und künstlichen Christbäumen ist ebenfalls verboten.

Infektionskrankheiten.*)

1. Entstehung und Verbreitung.

Betrachtet man eine beliebige Morbiditäts- oder
Mortalitäts-Statistik, auf welcher die Erkrankungen
oder Todesfälle einer grösseren Menschengemeinschaft
für eine bestimmte Zeit zusammengestellt sind, so fällt
von vornherein das Vorwiegen der von Infektionskrankheiten Befallenen auf. Die folgende Tabelle zeigt eine
nach amtlichen Quellen zusammengestellte Mortalitäts-
Statistik des Königreichs Bayern für das Jahr 1888, in
welcher bei einer Gesammteinwohnerschaft von 5.490000
die durchschnittliche Sterblichkeit 28.19 pro mille betrug.
Es sind in der Tabelle der Kürze wegen nur die wich-
tigeren Krankheiten und Todesursachen, in Infektions-
und nicht infektiöse Krankheiten getheilt, (soweit dies
möglich ist) aufgeführt. Die angeführten Zahlen genügen
für den Nachweis, dass etwa 35% sämmtlicher Gestorbenen an Infektionskrankheiten (an Tuberkulose 12%)
erliegen. (Tabelle s. nächste Seite.)

Derartige Zahlen begründen daher zur Genüge das
grosse Interesse, welches von jeher öffentliche Gesundheitspflege und Hygiene der Entstehung, Verbreitung und
Verhütung der Infektionskrankheiten entgegengebracht
haben. Kein Theil der Hygiene ist mit solchem Fleiss

---

*) In diesem Kapitel werden die Infektionskrankheiten zunächst
von einem allgemeinen Gesichtspunkte aus besprochen; die spezielle
Erörterung der einzelnen Infektionskrankheiten folgt im zweiten Theil
des Kapitels.

Auf je 100,000 Einwohner trafen Gestorbene:

	Nicht infektiöse Erkrankungen	Infektions-Krankheiten
Angeborene Lebensschwäche	207	
Abzehrung der Kinder im ersten Lebensjahr	159	
Altersschwäche	255	
Blattern		0.38
Scharlach		27
Masern		30
Diphtherie		75
Kindbettfieber		10.3
Pyaemie, Septicaemie und andere Wundinfektions-Krankheiten		7.9
Typhus		12.9
Meningitis cerebrospinalis		3.2
Brechdurchfall, Cholera nostras		57
Ruhr		0.64
Keuchhusten		52
Tuberkulose incl. Basilarmeningitis . .		329
Gehirn- und Gehirnhauterkrankungen . .	112	
Gehirnschlagfluss	90	
Rückenmarks-Krankheiten	11	
Entzündungen der Nase, des Kehlkopfs und der Bronchien incl. Croup	142	
Croupöse Lungenentzündung		130
Andere Entzündungen der Lunge und des Rippenfells	96	
Andere Erkrankungen der Athmungsorgane (incl. Tuberkulose).	64	
Herz- und Herzbeutelerkrankungen . . .	130	
Darmkatarrh der Kinder excl. Brechdurchfall		251
Eingeweidebrüche	10.6	
Krankheiten der Leber incl. Gallensteinkrankheit	24	
Unglücksfälle	27.5	
Tod durch fremde Hand	3.17	
Selbstmord	13.7	
	1344.97	986.32

und solcher Energie bearbeitet worden, auf keinem Gebiete sind soviel Hypothesen aufgestellt, verfochten und
bekämpft worden, ohne dass die erhoffte Klärung der
zu untersuchenden Fragen, die erwünschte Einigung in
Bezug auf die geeignetsten Maassregeln der Bekämpfung
der für Mensch und Thier so verderblichen Seuchen erfolgt wäre.

Es ist dies Beweis genug, dass die Verhältnisse
sehr complicirt und schwierig liegen und dass glücklicher-
weise zum Entstehen einer Infektionskrankheit nicht nur
ein pathogener Mikroorganismus gehört, welcher ein
zufällig anwesendes Individuum zu befallen braucht, um
eine Infektionskrankheit (s. p. 22) bei diesem zu erzeugen.

Man unterscheidet die die Krankheiten verursachenden Mikroorganismen in endogene oder contagiöse
und ectogene oder miasmatische.

Die endogenen oder contagiösen können nur
im menschlichen resp. Thierkörper existiren, sich dort vermehren, sich ausserhalb des Körpers aber nicht erhalten,
und wirken also nur bei direkter Berührung oder wenigstens
kurze Zeit, nachdem sie den ersten Wirth verlassen haben,
ansteckend.

Die ectogenen oder miasmatischen wirken nie —
oder nur ganz ausnahmsweise — direkt contagiös, sie
treten nicht unmittelbar von einem Individuum auf ein
anderes über, sondern sie haben ihre Entwickelungsstätte
in der Umgebung, Luft, Wasser, Boden, von wo aus sie
unter bestimmten Umständen den Menschen befallen.*)

Zwischen diesen beiden Kategorien stehen diejenigen
Mikroorganismen, die sowohl auf die eine wie die andere
Weise sich verbreiten und inficiren können und die man
deshalb contagiös-miasmatische genannt hat.

---

*) Unter Miasma (μίασμα von μιαίνειν beflecken) verstand man
ursprünglich gasförmige anorganische Körper, welche von einer
Oertlichkeit ausgehend Infektionskrankheiten zu erzeugen im Stande
sein sollten; diese Annahme ist durch die Forschungen der letzten
Jahrzehnte als irrig erwiesen, der Name ist jedoch für die oben
definirten ectogenen Erkrankungen noch in Gebrauch.

Von einzelnen Autoren werden übrigens auch diejenigen contagiösen Krankheiten, deren Erzeuger überhaupt ausserhalb des Körpers existiren können, den ectogenen zugewiesen. Diese nennen dann endogen nur die Keime, welche ausschliesslich. im Innern des Thierkörpers leben, ausserhalb desselben aber nicht bestehen können.

Die Verbreitung der Infektionskrankheiten kann auf verschiedenen Wegen geschehen.

Zunächst kann der Kranke selbst den Infektionsstoff durch den Mund (Sputum, Speichel) mit den Faeces, durch die Haut bei deren Abschuppung oder Berührung direkt auf Andere übertragen (endogen). Oder aber er kann indirekt durch Verunreinigung der von ihm benutzten Geschirre, Wäsche, Kleider, Betten, durch Uebertragung der Keime auf die Wohnung (Luft, Tapeten, Fussboden, Fehlbodenfüllung) eine Infektion verursachen. Die Infektionsstoffe können dann in die weitere Umgebung des Menschen übergehen, sie gelangen mit den Abfallstoffen und Abwässern in den Boden und die vorüberziehenden Flüsse, wo sie je nach den dort gegebenen ihnen schädlichen oder günstigen Bedingungen bald zu Grunde gehen oder weiter existiren und zu neuen Erkrankungen Anlass geben können (ectogen).

Wie die Verbreitung der Infektionserreger eine mannigfaltige, so sind auch der Weg, auf welchem sie Mensch und Thier beschleichen und die Pforte, durch welche sie in diese eindringen, sehr verschiedene.

Diejenigen Mikroorganismen, welche durch die Luft ihre Verbreitung finden, werden mit dieser in die Lungen eingebracht, wo sie sich ansiedeln und zunächst dort, später aber auch sekundär an andern Organen des Körpers ihre pathogene Wirkung hervorbringen können.

Sie können, wenn sie von der Luft aus in den Mund gelangt sind, auch dort eingespeichelt werden und dann in den Magen-Darmkanal übergehen.

Mit der Nahrung — den Speisen und Getränken —

eingeführte Keime gelangen in den Magen-Darmkanal, von wo aus sie ihre inficirende Wirksamkeit entfalten. Eine grosse Anzahl von Infektionskrankheiten beginnt auf der Haut und kann von dieser auf die übrigen Körpertheile übergehen.

Es sind übrigens nicht alle pathogenen Mikroben auf nur eine Eintrittspforte angewiesen; einzelne vermögen an verschiedenen Stellen einzudringen, so kann die Tuberkulose in der Lunge (Phthise), im Darm (Darmtuberkulose), auf der Haut (Impftuberkulose und Lupus) ihren Anfang nehmen u. s. w. —

Die verschiedenen Individuen verhalten sich Krankheitsstoffen gegenüber ungleich. Manche Infektionserreger können bestimmten Thierarten oder Racen, sowie einzelnen Individuen gegenüber machtlos sein; man bezeichnet dann letztere als immun gegen diese Erkrankungen, oder aber sie werden bei Ausbruch der Krankheit leicht und schnell ergriffen, in welchem Fall man sie disponirt oder empfänglich für dieselbe nennt.

Die Immunität kann angeboren oder erworben sein.

Dass unter derselben Art verschiedene Abarten oder Racen für bestimmte Erkrankungen ungleich empfänglich sind, zeigen z. B. die Neger, welche für Malaria und Gelbfieber weniger, für Pocken und Tuberkulose bedeutend mehr disponirt sind, als die weisse Race. Für Cholera wiederum sind die Europäer bedeutend mehr disponirt, als die Hindus u. s. w.

Krankheiten, welche bei den Menschen häufig, bei Thieren gar nicht vorkommen, sind Syphilis, Scharlach, Cholera, Gonorrhoe, Typhus. Unter den Thieren sind weiterhin einzelne Arten gegen Infektionskrankheiten immun, für welche andere sehr empfänglich sind. So können Hunde den beim Weidevieh sehr verbreiteten Milzbrand nicht erwerben, Kaninchen den Rotz, Wiesel die Tuberkulose. Hausmäuse sterben nach Impfung mit dem von Koch gefundenen sog. Mäusesepticämiebacillus, gegen welche Feldmäuse immun sind. Der Micrococcus tetragenus tödtet weisse Mäuse, ist aber den grauen gegenüber unschädlich.

Die Immunität kann aber auch, wo sie noch nicht vorhanden ist, erworben werden, d. h. das Individuum kann gegen das Befallenwerden durch eine Infektionskrankheit geschützt und sogar nach schon begonnener Krankheit durch Behinderung der weiteren Entwicklung geheilt werden. Erworben wird die Immunität gegen bestimmte Krankheiten ohne besonderes Zuthun durch einmaliges Uebersteheu derselben (Pocken, Masern, Scharlach, Typhus). Der Körper ist dann gegen einen weiteren Angriff derselben Krankheit ganz oder eine Zeit lang gesichert.

Dieser Schutz kann aber auch künstlich hervorgerufen werden. Nach diesem Ziel, für die einzelnen Infektionskrankheiten erfolgreiche Immunisirungsverfahren zu erforschen, wird gerade in jüngster Zeit, seitdem die Bakteriologie ihren Aufschwung genommen hat, mit emsigem Fleiss und unendlicher Mühe gestrebt.

Der englische Arzt Jenner war der erste, welcher im vorigen Jahrhundert ein derartiges Verfahren zum Schutz gegen die Pocken eingeführt hat, welches heute noch mit Erfolg benützt wird. Er machte die Beobachtung, dass, wenn Menschen die Kuhpocken (cow pox) wahrscheinlich eine abgeschwächte Form der menschlichen Pocken (Variola, Small pox) überstanden haben, sie dann mit Variola inficirt werden können, ohne zu erkranken. Er wies ferner nach, dass die Kuhpocken auch von einem Menschen zum anderen immer wieder mit demselben Erfolge künstlich übertragen werden können.

Die zweite Schutzimpfung gegen eine für Menschen gefährliche Krankheit ist die Pasteur'sche Immunisirung gegen Hundswuth (Lyssa). Das Verfahren besteht darin, dass das Rückenmark von Kaninchen, welche der Wuthkrankheit erlegen sind, getrocknet und, nach einiger Zeit zu einer Emulsion verrieben, den gebissenen Menschen unter die Haut gespritzt wird. Der Ausbruch der Krankheit wird dann verhindert.

Ebenfalls von Pasteur und seinen Schülern sind
Schutzimpfungen gegen Hühnercholera, Milzbrand,
Schweinerothlauf und Rauschbrand angegeben worden, welche darauf beruhen, dass die spezifischen,
aber künstlich abgeschwächten Krankheitserreger
dem Organismus einverleibt werden.

Am genauesten ist die Schutzimpfung gegen Milzbrand studirt und auch praktisch schon vielfach verwerthet worden. Das hierbei von Pasteur geübte Verfahren soll zur allgemeinen Orientirung als ein Beispiel
hier kurz beschrieben werden. Virulente, bei höchstens
37° cultivirte Milzbrandbacillen tödten Mäuse, Meerschweinchen und Kaninchen. Züchtet man jedoch bei
42°, so wird ihre Virulenz derart abgeschwächt, dass sie
nur mehr Mäuse tödten, Meerschweinchen und Kaninchen
aber nicht. Mit den bei 42° gehaltenen Culturen (Vaccin I)
werden die Hammel, bei welchen das Verfahren zumeist
in der Praxis benützt wird, an der inneren unbehaarten
Fläche des Oberschenkels etwa 4 cm unterhalb der
Leistenbeuge subcutan geimpft. Die Thiere vertragen die
Impfung gut, ohne irgend welche Abnormitäten in ihrem
Verhalten zu zeigen. Nach zwölf bis vierzehn Tagen
werden sie wiederum mit einer Milzbrandbacillencultur
geimpft, welche jedoch nur so lange bei 42—43° gezüchtet wurde, bis sie ausser den Mäusen auch noch
Meerschweinchen, aber nicht Kaninchen tödtet (Vaccin II).
In dieser Weise behandelt, sind die Hammel gegen jede
spätere Impfung mit Milzbrandkulturen, die für ungeimpfte
Hammel sicher tödtlich sind, unempfänglich.

Die bisher aufgeführten Schutzimpfungen beruhen
also darauf, dass die Infektionserreger zunächst in ge-
schwächtem Zustande dem zu immunisirenden Organismus einverleibt werden, wodurch derselbe fähig wird,
später auch die Einverleibung der ungeschwächten
Art ohne Störung zu ertragen.

Durch Einimpfung mit einer Bakterienart (Erysipel)
ist es Emmerich gelungen, Immunität gegen eine
andere (Milzbrand) hervorzurufen.

Ohne die spezifische, abgeschwächte oder eine andere Bakterienart in den Organismus einzuführen, haben Salmon und Smith allein durch Injektion sterilisirter und filtrirter Culturen bei Hog Cholera, Roux und Chamberland bei malignem Oedem, Roux bei Rauschbrand, Gamaleia bei Cholera und C. Fraenkel bei Diphtherie Immunität hervorgerufen.

In der jüngsten Zeit ist es weiterhin gelungen, Immunität zu erzeugen gegen Tetanus, durch Injektion von Blutserum immunisirter Thiere (Behring und Kitasato) gegen Diphtherie ebenfalls durch das Blutserum immunisirter Thiere (Behring und Kitasato); gegen Milzbrand bei Mäusen, durch das Blutserum natürlich immuner Thiere Frosch und Hund (Ogata); gegen Schweinerothlauf durch das Serum und den Gewebssaft immunisirter Thiere (Emmerich).

Endlich ist noch zu erwähnen, dass durch Vorbehandlung mit anorganischen Stoffen Immunität erzeugt worden ist und zwar durch Jodtrichlorid gegen Tetanus (Behring und Kitasato), durch Wasserstoffsuperoxyd gegen Diphtherie (Behring).

Die wichtigsten der in dieser Richtung gewonnenen Thatsachen sind hier nur summarisch zusammengestellt, da ein näheres Eingehen auf dieselben der Raum dieses Buches nicht gestattet.

Ursachen der Immunität.

Die Immunität zu erklären, sind bisher schon verschiedene Hypothesen aufgestellt worden.

Natürliche wie künstliche Immunität soll nach Metschnikoff dadurch zu Stande kommen, dass Leukocyten und andere vom mittleren Keimblatt abstammende Zellen die Fähigkeit besitzen, die eingedrungenen Infektionserreger in sich aufzunehmen und durch intracellulare Verdauung zu vernichten. Wohl selten ist eine Hypothese mit solcher Energie vertheidigt und bekämpft worden, wie die von Metschnikoff aufgestellte Lehre von den Phagocyten oder Fresszellen. Nach dem heutigen Stande muss man ihr aber jedenfalls eine allgemeine Gültigkeit absprechen, wenn auch die Möglichkeit vorliegt, dass die fraglichen Zellen bei Erzeugung der Immunität einzelner Infektionskrankheiten betheiligt sind.

Die Phagocyten nehmen nämlich, wie von verschiedenen Forschern gezeigt wurde, zumeist nicht lebensfähige und infektionstüchtige, sondern schon abgestorbene Bakterien auf, welche für den Körper nicht mehr gefährlich sind. Sie treten deshalb auch nicht dort auf und zu einer Zeit, wo die Gefahr am grössten ist, sondern erscheinen erst, nachdem sich der Körper offenbar schon anderweitig geholfen hat; sie sind nicht die Sieger auf dem Schlachtfelde, sondern sorgen nur für die Bestattung der Besiegten.

Ebenfalls als widerlegt sind zwei Hypothesen zu bezeichnen, welche die durch einmaliges Ueberstehen einer Infektionskrankheit geschaffene Immunität gegen eine neue Erkrankung erklären sollten, die Retentions- und die Erschöpfungshypothese.

Nach der Retentionshypothese hält der Körper bei der ersten Erkrankung Stoffe zurück, welche einem zweiten Auftreten desselben Krankheitserregers hinderlich sind. Diese Annahme ist entstanden, weil man beobachtete, dass auf einem Nährsubstrat cultivirte oder natürlich wachsende Bakterien nach einer gewissen Zeit sich nicht mehr fortpflanzen können, weil die von ihnen gebildeten Stoffwechselprodukte eine weitere Entwickelung hindern. Die zur Aufklärung dieser Erscheinung ausgeführten Versuche haben nun aber gezeigt, dass nur die von den Mikroorganismen gebildete Säure beziehungsweise das Alkali, oder aber der Verbrauch der vorhanden gewesenen Nährstoffe das Wachsthum sistiren; wurde die ursprüngliche Reaktion wieder hergestellt und neue Nährstoffe zugefügt, so gediehen die Bakterien wie vorher. Man kann nun nicht annehmen, dass nach überstandener Krankheit im Körper irgend wie erhebliche Mengen von Säuren oder Alkali, oder anderen Stoffwechselprodukten zurückbleiben. Auch gelingt es deshalb, auf Nährböden, welche man aus derartig immun gemachten und nachher getödteten Thieren hergestellt hat, die Erreger der Krankheit fortzuzüchten.

Die Erschöpfungshypothese glaubt, dass bei der ersten Erkrankung die für das Wachsthum nothwendigen Nährstoffe verbraucht, »erschöpft« werden und dass dann die spezifischen Keime ein zweites Mal die für sie nothwendigen Bedingungen nicht mehr vorfinden. Dass auch diese an und für sich sehr unwahrscheinliche Annahme falsch, zeigt ebenfalls der Nachweis, dass auf den Organen der durch einmaliges Ueberstehen der Krankheiten immunisirten und dann getödteten Thiere, die Bakterien sehr gut weiter gezüchtet werden können.

Man muss vielmehr nach den bisher vorliegenden Untersuchungen, besonders denen von F l ü g g e und B u c h n e r und deren Schülern annehmen, dass die Ursache der natürlichen wie künstlichen Immunität in der Wirkung schützender Stoffe liegt, welche sich im Blutserum und den Gewebsäften des Körpers befinden.

Was die Herkunft und das Entstehen dieser in den Körpersäften vorhandenen Stoffe betrifft, so scheint nach den Versuchen und der Annahme E m m e r i c h s in den immunisirten Individuen eine Modifikation der cellularchemischen Prozesse zu bestehen, in Folge derer im immunisirten Organismus chemische Verbindungen gebildet werden, die für die Körperzellen unschädlich, für die Bakterien als Gifte wirken. Näheres über den Ort und die Art ihrer Bildung ist nicht bekannt.

Es ist hier nicht möglich, auf die zahllosen Arbeiten über Immunität und Immunisirung einzugehen, welche in der letzten Zeit über diese wichtigen Fragen entstanden sind.

Besonderes Interesse unter ihnen erwecken die planvoll durchgeführten Untersuchungen Buchners, welcher noch auf die Betheiligung bestimmter P r o d u k t e d e r Bakterienzelle bei der künstlichen Immunisirung aufmerksam gemacht hat. Dieselben sind Eiweisskörper und wurden zuerst von Nencki dargestellt und Proteine genannt. Ihre Wirkungen im Organismus sind jedoch erst von Buchner berücksichtigt worden. Sie unterscheidet sich von der der Toxine dadurch, dass letztere die nervösen Apparate in erster Linie beeinflussen, die Proteine dagegen das parenchymatöse Gewebe. Sie erzeugen Entzündung und Leukocytose.

Wie es bestimmte Eingriffe giebt, welche den Körper immunisiren, gegen eine Infektion unempfänglich machen, so kann andrerseits der Organismus auch für die Infektion empfänglich gemacht werden. Zu den Momenten, welche die Disposition für eine Erkrankung erhöhen, gehören alle Faktoren, die eine allgemeine Schwächung des Körpers verursachen, mangelhafte Ernährung, übermässiger Alkoholgenuss, schlechte Wohnung u. s. w.

Der Verlauf einer Epidemie, die Chancen für die Erkrankung des Einzelnen und der Ausgang der Krankheit sind von diesen Momenten in hohem Maasse abhängig. So hat man, um nur ein Beispiel anzuführen, gefunden, dass bei Cholera-Epidemieen die höchste Erkrankungszahl auf den Montag fiel, weil an diesem Tage die Excesse des vorangegangenen Sonntags ihren ungünstigen Einfluss auf die Widerstandsfähigkeit des Organismus ausüben.

In dem Kampfe, welchen das einzelne Individuum gegen die jeweiligen Infektionserreger zu bestehen hat, wird dasjenige am ehesten Sieger bleiben, welches die meisten Kräfte einzusetzen hat. Schwächliche Kinder und Greise stellen deshalb ein grosses Contingent zu den Opfern fast einer jeden Epidemie.

Zeitliche und örtliche Disposition.

Das Studium der Epidemieen lässt noch etwas Besonderes zu Tage treten, was man mit zeitlicher und örtlicher Disposition bezeichnet hat. Man versteht unter örtlicher Disposition das in verschiedenen Orten

ungleiche Auftreten derselben Krankheit. Man beobachtet
nämlich, dass bei Epidemieen einzelne Orte oder nur
Theile einer Oertlichkeit stets mehr oder minder heftig
ergriffen wurden, während andere theilweise oder ganz
verschont geblieben sind. Ebenso hat sich durch die
epidemiologischen Untersuchungen, mit denen sich Pettenkofer seit Jahrzehnten unermüdlich beschäftigt hat, ein
zeitlich verschiedenes Auftreten der epidemischen Krankheiten, besonders Cholera und Typhus, herausgestellt.
Buhl und Seidel und später Pettenkofer, Virchow und
Soyka konnten zunächst in München, dann aber auch
an anderen Orten, Berlin, Frankfurt am Main, Bremen
und Salzburg einen Zusammenhang zwischen dem Auftreten des Typhus und den Schwankungen des Grundwassers nachweisen, wie er aus der in pag. 143 wieder-
gegebenen Curve deutlich sichtbar wird; bei steigendem
Grundwasser Absinken der Epidemie und umgekehrt.
Pettenkofer hat aus diesem Verhalten auf die Abhängigkeit des Verlaufs der Epidemieen von meteorologischen Faktoren, die ja das Steigen und Fallen des
Grundwassers bedingen, und vom Boden geschlossen
und nimmt an, dass die pathogenen Mikroorganismen
im geeigneten Boden heranreifen und infektionsfähig
werden (örtliche Disposition) und dass sie bei günstigem (tiefem) Grundwasserstand dann den Boden verlassen (zeitliche Disposition).
Es ist hierüber auch unter Boden, Typhus und
Cholera nachzulesen.

2. Bekämpfung der Infektionskrankheiten.

Wie aus dem Vorhergehenden ersichtlich, gehören
zum Entstehen einer Infektionskrankheit drei Faktoren:

1. ein disponibles Individuum,

2. eine Anzahl infektionstüchtiger Mikroorganismen,

3. die Möglichkeit für die letzteren, das erstere zu
überfallen, zu inficiren.

Die Prophylaxe der Seuchen muss sich mit allen drei Faktoren beschäftigen.

Durch die Summe aller hygienischen Bestrebungen, die Sorge für eine ausreichende, gesunde Nahrung, reine Luft, gute Wohnung u. s. w. wird jeder Organismus, der sich ihrer zu erfreuen Gelegenheit hat, kräftig und widerstandsfähig werden, und zumeist mit Erfolg einer auftretenden Gefahr trotzen können, um so eher, wenn der Körper in Zeiten der Gefahr durch mässiges und vorsichtiges Leben jede Schädigung einzelner Organe (Lunge, Magen, Darmtraktus) vermeidet. Die allgemeine Disposition für ein Krankwerden wird durch ein verständiges Leben in hygienisch günstigen Verhältnissen stark eingeschränkt.

Zur Beseitigung der Disposition für einzelne, bestimmte Infektionskrankheiten zur Immunisirung gegen diese ist die pag. 387 schon definirte Schutzimpfung eingeführt worden. Unter den dort angeführten Schutzimpfungsverfahren finden für den Menschen zunächst nur zwei Verwendung, die Jenner'sche Vaccination gegen Pocken und die Pasteur'sche Schutzimpfung gegen Hundswuth, über die erstere wird bei Behandlung dieser Krankheit pag. 416 das Nähere angegeben werden.

Der Beseitigung des zweiten zum Entstehen einer Infektionskrankheit nöthigen Faktors, der pathogenen Mikroorganismen dient die Desinfektion.

Desinfektion

ist die Vernichtung der infektiösen, Krankheit erregenden Mikroorganismen. Bei der verschiedenen Widerstandsfähigkeit derselben äusseren Einflüssen gegenüber ist stets zu berücksichtigen, welche Infektionserreger abzutödten sind und auf Grund ihrer durch Versuche festgestellten Eigenschaften der passende Desinfektionsmodus zu wählen.

Das anzuwendende Verfahren wird weniger intensiv zu sein brauchen, wenn die Krankheit erregenden Mikroorganismen keine widerstandsfähigen Dauersporen bilden.

Die Prüfung von Desinfektionsmitteln wird vorgenommen, indem Material, an welchem die Infektionserreger haften — zumeist mit milzbrandsporenhaltiger Flüssigkeit getränkte und dann getrocknete Seidenfäden — der Einwirkung des Desinficiens ausgesetzt und nach verschieden langer Dauer die Lebensfähigkeit der Untersuchungsobjekte bestimmt wird.

In dieser Weise sind zuerst von Koch, später von vielen anderen Forschern eingehende systematische Versuche über die Wirksamkeit verschiedener Desinfektionsweisen gemacht worden. Nach diesen kommt eine sichere Wirkung nur wenigen zu.

Man unterscheidet Desinfektion durch

1. chemische,

2. physikalische Einwirkung.

Die Zahl der chemischen Präparate, welche die Krankheitserreger zu vernichten im Stande sind, ist unendlich. Von praktischer Bedeutung ist nur eine relativ geringe Zahl, nämlich diejenigen, welche in kurzer Zeit ihre Wirkung ausüben, ohne die zu desinficirenden Objekte zu beschädigen.

Sublimat ($HgCl_2$) ist wohl das beste Desinfektionsmittel, da es in kurzer Zeit und bei einer sehr starken Verdünnung — 1 : 1000 —, die für Menschen als unschädlich zu betrachten ist, auch sporenhaltige Mikroorganismen tödtet.

Die früher empfohlene Anwendung von Sublimatdämpfen zur Desinfektion von Wohnräumen ist jedoch zu verwerfen, weil es nur dort wirkt, wo der Dampf hindringt und sich condensirt.

Mit eiweisshaltigen Flüssigkeiten in Verbindung gebracht, bildet es Quecksilberalbuminate, welche nicht mehr desinficirend wirken. Ebenso verlieren einfach wässrige Lösungen bald ihre Wirksamkeit, weil sich aus ihnen ein Oxychlorid abscheidet. Beides (die Bildung von Quecksilberalbuminaten, sowie die Zersetzung in wässriger Lösung) ist jedoch zu vermeiden, wenn man

Verbindungen des Sublimats mit Kochsalz ($2\,Cl\,NH_4\,Hg\,Cl_2$) wählt. Derartige Quecksilberkochsalzverbindungen werden im Grossen als sog. Angerer'sche Sublimatpastillen dargestellt; die Pastillen enthalten 0.5 resp. 1 gr Sublimat und gestatten jederzeit ohne Wägung eine Sublimatlösung von bestimmtem Gehalt herzustellen.

Carbolsäure $C_6\,H_5\,(OH)$ ist in 2—5% wässriger Lösung ein wirksames Desinficiens. Die Verwendung concentrirterer Lösungen kann durch Anätzung der Haut u. s. w. gefährlich werden; verdünntere Lösungen sind unwirksam, weshalb das Eingiessen von einigen Cubikcentimetern einer verdünnten Carbolsäure in eine als Desinficiens zu benützende Flüssigkeit vollkommen werthlos ist.

Schweflige Säure (SO_2), durch Verbrennung von Stangenschwefel in loco bereitet, wurde früher vielfach zur Desinfektion von Wohnungen verwandt; in der Concentration, welche ohne Schädigung der Mobilien noch anwendbar, ist sie unwirksam.

Chlor und Brom, früher ebenfalls vielfach benützt, wirken nur günstig in feuchter Luft; auch ist ihre gleichmässige Vertheilung in grösseren Räumen schwierig und sind Cl und Br wegen der durch sie erfolgenden Beschädigung der Objekte nicht allgemein zu gebrauchen. Chlor wird durch Einwirkung von Salzsäure auf Chlorkalk frei gemacht (pro Cubikmeter Luft 0.25 Kilo Chlorkalk $+$ 0.35 rohe Salzsäure); Brom lässt man aus imprägnirten Kieselguhrklötzchen sich entwickeln.

Lösungen von Kaliumpermanganat sind nur in sehr starker Concentration wirksam.

Chlorkalk ($Ca\,(O\,Cl)_2 + Ca\,Cl_2 + 2\,H_2\,O$) ist ein sehr wirksames und für die Praxis zur Desinfektion von Fäkalien (Typhusstühle) zu empfehlendes Desinficiens. Bei dieser Verwendung genügt der Zusatz von 1 gr zu 100 gr. Fäces.

Aetzkalk ($Ca\,O$) oder bei Zusatz von Wasser $Ca\,(O\,H)_2$ Kalkmilch, Kalkwasser, steht in seiner Wirkung dem Chlorkalk nahe und ist ebenfalls ein für praktische Zwecke — Desinfektion von Fäkalien — gut brauchbares Desinficiens.

Borsäure (Bo[OH]₃), Jodoform (CHJ₃), Creolin (kein reines Präparat, sondern ein von verschiedenen Fabrikanten in ungleicher Zusammensetzung dargestelltes Gemisch von aromatischen Kohlenwasserstoffen, Phenolen (nur sehr wenig Carbolsäure) pyridinähnlichen organischen Basen und Asche). Pyoktanin, Methylviolett sind hygienisch von untergeordneter Bedeutung und finden, wie eine grosse Anzahl anderer hier nicht zu besprechender Desinfektionsmittel, zumeist nur bei der Wundbehandlung Verwendung.

Von physikalischen Desinfektionsmitteln kommt nur die Wärme in Betracht, welche in Form trockener Wärme oder als Wasserdampf Verwendung findet.

Die trockene Wärme wirkt bei sporenhaltigem Material nur langsam und bei sehr hoher Temperatur von 140° und darüber; sie dringt auch nur allmählich in dickere Schichten ein und schädigt die zu desinfizirenden Objekte meist sehr erheblich (Austrocknen, Brüchigwerden, Versengen).

Bei weitem günstiger, sicherer sowohl, als auch schneller, wirkt der Wasserdampf.

Er findet Verwendung als

1. strömender Wasserdampf von circa 100°;
2. überhitzter Wasserdampf ⎫
3. gespannter Wasserdampf ⎭ über 100°.

Der strömende Wasserdampf (s. pg. 46) von circa 100° ist das souveränste aller Desinfektionsmittel. Selbst sehr widerstandsfähige Sporen, welche relativ concentrirten Lösungen von Sublimat und Carbolsäure stundenlang trotzen, werden vom strömenden Dampf in wenigen Minuten getödtet, so Milzbrandsporen in fünf bis zehn Minuten.

Ein weiterer Vorzug ist seine allgemeine Verwendbarkeit; Möbel (soweit nicht geleimt und fournirt), Betten, Wäsche, Kleidung, Bücher werden bei der richtig aus-

geführten Desinfektion mit strömendem Dampf gar nicht
beschädigt; nur aus Leder bereitete Gegenstände vertragen seine Einwirkung nicht, da Leder im strömenden
Dampf schrumpft.

Ueberhitzter Dampf, welcher durch Ueberleiten
von Dampf über stark erwärmte Metallflächen auf eine
über 100⁰ hohe Temperatur gebracht wird, ist weniger
wirksam, als Wasserdampf von etwa 100⁰. Die Wirkung
des letzteren wird nur übertroffen — freilich nur wenig —
durch die Desinfektion mit gespanntem Wasserdampf,
welcher unter einem höheren, als Atmosphärendruck
steht. Dieser dringt schneller in die zu desinficirenden
Objekte ein, bedarf jedoch, sofern die höhere Spannung
irgend wie beträchtlich, also mehr als $^1/_{20}$—$^1/_{10}$ Atmosphärendruck betragen soll, besonders construirter Apparate. Abgesehen von den hierdurch erhöhten An-
schaffungskosten, kann dann auch die Bedienung des
Desinfektors nur durch einen geschulten Heizer vorgenommen werden; auch unterstehen derartige Anlagen
der Revisionspflicht.

Dringt der Wasserdampf in die kalten Desinfektions-
räume ein, so wird er zu Wasser condensirt, dieses schlägt
sich an den Wänden nieder und kann von diesen auf
die in den Desinfektor eingebrachten Gegenstände ab-
tropfen, wodurch bisweilen dauernde Flecke erzeugt
werden. Dies muss nach Möglichkeit vermieden werden,
um die so wie so schon vorhandene Abscheu des
grossen Publikums gegen die Vornahme der Desinfektion
nicht noch zu vergrössern. Es geschieht dies nun auf
zweierlei Art. Entweder befinden sich in dem Apparat
Heizkörper (Rohre mit grosser Metalloberfläche — Rippenrohre), durch welche die Luft vorgewärmt werden kann,
oder aber man versucht denselben Effekt — die Vor-
wärmung — dadurch zu erzielen, dass man das den
Dampf entwickelnde Wassergefäss mantelartig um den
Desinfektionsraum legt, wie in Fig. 133.

Ebenfalls zweckmässig ist es, wenn der Desinfektionsapparat nach erfolgter Desinfektion durch strömenden

Dampf noch eine Nachtrocknung der eingebrachten
Gegenstände gestattet. Wenn auch die meisten Objekte,
sobald sie nicht in allzu dicken
Schichten und zu fest aufein-
andergepackt eingeführt werden,
bei ihrer Ausbreitung nach der
Herausnahme sofort trocknen,
so ist doch für manche Gegenstände eine Nachtrocknung vortheilhaft, die dann durch Zufuhr trockener warmer Luft erreicht wird.

Nach diesen Gesichtspunkten
sind zur Desinfektion beweglicher Gegenstände eine grosse
Anzahl von Apparaten ausgeführt worden. Es giebt solche
mit rechteckigem, runden oder
ovalen Querschnitt, horizontal
liegende wie auch senkrecht stehende.

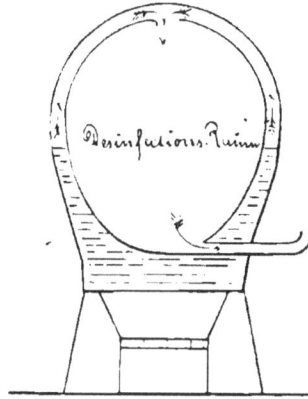

Fig. 133.

Desinfektionsapparat mit strömendem
Dampf, welcher von oben in den
Apparat eintritt.

Für einen grösseren Betrieb sind die mit rechteckigem Querschnitt (Fig. 134) vorzuziehen, weil der
Raum besser ausgenützt, ganze Bettstellen eingebracht
werden können; für die Desinfektion von Betten, Kleidern,
Wäsche u. s. w. werden natürlich auch die andern Formen
genügen.

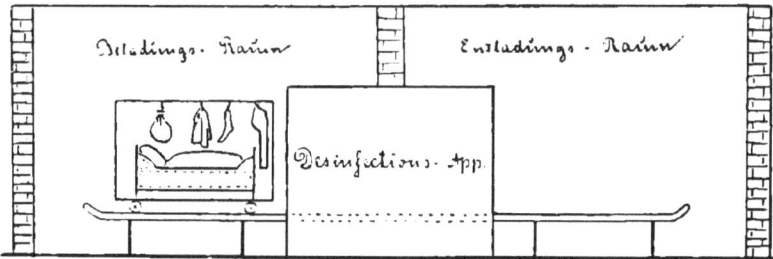

Fig. 134.

Desinfektionsanlage mit getrenntem Be- und Entladeraum nach Schimmel
(Längsschnitt).

Die Eintrittsstelle für den Dampf ist am zweckmässigsten am höchsten Punkte des Apparats (s. Fig. 133);
der allmählich eindringende Dampf presst dann die kalte
Luft vor sich her, ohne sich mit ihr ausgiebig zu ver-
mischen und sie erst erwärmen zu müssen; die Desinfektions-
dauer wird dadurch abgekürzt.

Die Anlage der Desinfektionsanstalt muss
geräumig sein und eine ausgiebige Ventilation gestatten.
Die Räume für die inficirten und desinficirten
Objekte sind vollständig zu trennen, damit die desinficirten Gegenstände nicht wiederum einer Reinfektion
ausgesetzt werden.

In grösseren Desinfektionsanstalten ist der ganze
Betrieb strenge zu scheiden. Die mit der Beladung der
Apparate beschäftigten Personen sollen den Apparat nach
beendeter Desinfektion nicht wieder entleeren; dies muss
durch eine andere Person geschehen. Diese vollkommene
Trennung ist nur möglich, wenn die Apparate eine doppelte
Thür besitzen; die eine muss in den Beladungsraum
münden und wird geöffnet, wenn der Apparat beschickt
wird, die andere führt zu dem Entladungsraum und
wird behufs Herausnahme der desinficirten Objekte geöffnet.

Der Apparat
wird, wie die Fig.
134 und 135
zeigen, in die Tren-
nungswand von Be-
und Entladungs-
raum eingesetzt,
die sonst keine
direkte Verbindung
besitzen.

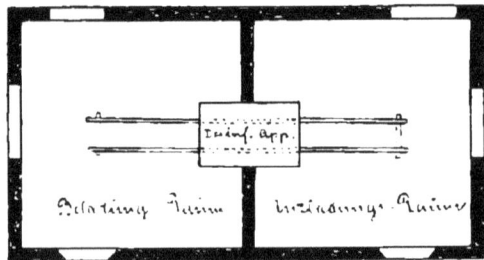

Fig. 135.

Desinfektionsanlage mit getrenntem Be- und Entladungsraum (Grundriss).

Zur Bedienung
der Apparate ge-
hört ein geschultes
Personal, welches über die Zwecke der Desinfektion,
ihre Bedeutung, die durch mangelhafte Besorgung ihrer
Obliegenheiten eventuell entstehenden Gefahren unter-

richtet sein muss. Bei einiger Erfahrung werden dann auch die anfangs zuweilen auftretenden Beschädigungen der zu desinficirenden Gegenstände vermieden.

Durch Neuschaffung von Desinfektionsanstalten und Einführung einer stets fungirenden Desinfektionsgelegenheit ist jedoch die erfolgreiche Bekämpfung der Infektionskrankheiten noch nicht genügend gewährleistet. Der Kampf gegen die Seuchenerreger muss zunächst an ihrer ursprünglichen Wirkungsstätte aufgenommen werden, **in den Wohnungen der Erkrankten nach beendeter Erkrankung.**

Die **Wohnungsdesinfektion** darf ebenso wenig wie die der Mobilien dem Belieben des Einzelnen anheimgestellt werden. Es ist vielmehr durch Gesetze oder polizeiliche Bestimmungen festzusetzen, bei welchen Erkrankungen desinficirt werden muss. Für ärmere Familien muss die Gemeinde die Kosten übernehmen.

Zur Wohnungsdesinfektion gehört, gleich wie zur Bedienung der Desinfektionsapparate, ein geschultes Personal; nur durch ein solches darf die Desinfektion der Wohnung vorgenommen werden, wenn sie erfolgreich und nicht schädlich sein soll.

Die Desinfektion wird sich zumeist nur auf das vom Kranken bewohnte Zimmer, sowie auf die während der Krankheit benutzten Gegenstände zu erstrecken brauchen.

Bei Beginn ihrer Arbeit haben die Desinfektoren*) ihren Anzug zu wechseln, d. h. während der Ausführung der Desinfektion ein bestimmtes Gewand anzulegen, das sie nach beendigter Arbeit vor Verlassen der fraglichen Wohnung wieder auszichen. Es werden dann die für die Desinfektion in den Anstalten bestimmten Gegenstände verpackt, in Tücher eingeschlagen, welche sodann mit 2% Carbolsäure anzufeuchten sind und in die Desinfektionsanstalt gefahren werden. Darauf werden die zurückgebliebenen Möbel, Bilder u. s. w. von der Wand ab-

---

*) Nach der Instruktion für die städtischen Wohnungsdesinfektoren in Berlin.

genommen, in die Mitte des Zimmers gestellt und dort desinficirt.

Tapezirte Wände werden am sichersten durch Abreiben mit nicht zu weichem Brod von den anhaftenden Infektionskeimen befreit. Gestrichene oder getünchte Wände sind mit 5% Carbolsäure abzuwaschen oder mit Kalkmilch frisch zu tünchen. Die herabfallenden Brodkrumen werden feucht zusammengefegt und sogleich verbrannt.

Die Möbel werden mit Lappen, welche in 2% Carbolsäure eingetaucht. dann ausgedrückt werden, sorgfältig abgerieben; sind sie sehr beschmutzt, so müssen sie vorher mit Seife heiss abgewaschen werden.

Oelgemälde werden mit 2% Carbolsäure abgewischt und abgetrocknet; nicht gerahmte Bilder, welche diese Behandlung nicht vertragen würden, sind nur trocken mit weichem Tuch abzuwischen.

Kleinere Gegenstände, besonders Kinderspielzeug, sind, wenn werthlos, zu verbrennen. Glas- und Metallsachen sind mit 2% Carbolsäure erst feucht abzureiben, dann zu trocknen.

Stiefel, Schuhe und Gummiwaaren, welche den strömenden Dampf nicht gut vertragen, werden ebenfalls mit 2% Carbolsäure abgewaschen.

Die Fussböden werden zuletzt behandelt; sie sind — wenn sehr unrein — mit Seife abzuwaschen, dann mit 5% Carbolsäure wiederholt abzuwischen. Parquetfussböden werden mit weichen in 2% Carbolsäure eingetauchten Lappen abgerieben und gleich darauf abgetrocknet.

Nach beendigter Desinfektion des Krankenzimmers werden die hierbei zur Desinfektion benützten Gegenstände (Besen u. s. w.) ebenfalls desinficirt und schliesslich Abort- und Ausgussbecken mit 5% Carbolsäurelösung ausgespült.

Die Desinfektoren reinigen sich dann selbst, indem sie Kleidung und besonders Stiefeln mit Bürsten, welche in 2% Carbolsäure eingetaucht sind, abbürsten, waschen

Gesicht und Hände mit Wasser und Seife, wechseln ihren Anzug und verlassen die Wohnung, um sich sofort und direkt in die Desinfektionsanstalt zu begeben, wo der vorher benutzte Arbeitsanzug im strömenden Dampf desinficirt wird.

Der Kampf gegen die Infektionserreger darf jedoch nicht erst nach beendeter Erkrankung begonnen werden; schon während des Verlaufs infektiöser Krankheiten ist ihre Verbreitung zu bekämpfen. Hier muss man jedoch bei verschiedenen Infektionskrankheiten auch verschieden vorgehen und diejenigen Absonderungen, beziehungsweise Ausscheidungen der Kranken desinfiziren, die den Infektiösen Stoff enthalten, worauf bei Besprechung der einzelnen Krankheiten aufmerksam gemacht werden wird.

Wie im Anfang dieses Abschnitts auseinandergesetzt wurde, soll eine rationelle Bekämpfung der Infektionskrankheiten auch nach Möglichkeit den pathogenen Mikroorganismen den Weg abschneiden, auf welchen sie sich zu den Menschen begeben können. Diese Pfade sind oft sehr verschlungen und, wie bei Erörterung der einzelnen Infektionskrankheiten auseinandergesetzt werden wird, sehr verschiedenartige. Hier ist zweierlei zu bedenken. Einmal muss auf Grund der durch die neueren Forschungen festgestellten Thatsachen alles geschehen, was die Verbreitung der Seuchen auf den ihnen nachgewiesenen Bahnen hindern kann. Andrerseits darf die Hygiene resp. die öffentliche Gesundheitspflege in ihren Forderungen auch nicht zu weit gehen, wenn diese durchgeführt werden sollen; sie darf nur nach praktisch Erreichbarem streben. Die Waffen gegen die Infektionskrankheiten sind zum Theil sehr kostspielige. Der Staat, die Gemeinden und der Privatmann, sie werden sich nur dann mit ihnen ausrüsten können, wenn die Hygiene nur die Einführung der wirklich nothwendigen empfiehlt und darauf verzichtet, auf Beseitigung auch jeder hypothetischen Möglichkeit einer Verbreitung der Infektionskrankheiten zu bestehen.

Die wichtigsten Infektionskrankheiten.

Die Verschiedenheit der Infektionskrankheiten
in Bezug auf ihr Entstehen und ihre Verbreitung bedingt
noch eine besondere Besprechung der wichtigsten derselben und der Art, wie sie zu bekämpfen sind.

Die Tuberkulose,

durch den Tuberkelbacillus (pag. 26) verursacht, ist die
bei weitem verbreitetste der bei uns herrschenden Erkrankungen; etwa 14% aller Menschen erliegen ihr und
bei ungefähr 70—80% (Bollinger) werden bei der Sektion
Spuren von ihrer früheren Gegenwart gefunden. Sie tritt
am häufigsten als Lungen-Tuberkulose oder Phthise
auf, bedeutend seltener sind die tuberkulösen Erkrankungen
der übrigen Organe.

Sie ist für das allgemeine Volkswohl besonders gefährlich, weil die ergriffenen Individuen Jahre bis Jahrzehnte lang krank zu sein pflegen und dabei lange Zeit
arbeitsunfähig, sich und ihrer Familie zur Last fallen.
Während der langen Krankheit wird vom Patienten in
grossen Mengen das durch seinen Bacillenreichthum
gefährliche Sputum ausgeschieden, welches, wenn nicht
mit Vorsicht behandelt, zu weiteren Erkrankungen Anlass
geben kann. So sind dort, wo dem Sputum keine
Aufmerksamkeit geschenkt und wo es ohne Bedenken
auf den Boden gespieen wird, oder auch, wo statt besonderer Spucknäpfe Taschentücher zur Aufnahme verwandt werden, in denen es eintrocknen und verstäuben
kann, Tuberkelbacillen am Fussboden und den Wänden
nachgewiesen worden. Hingegen hat man an anderen
Orten, auch wo viele Phthisiker zusammen leben, sofern
nur das Sputum mit der nöthigen Vorsicht behandelt
wurde, die Bacillen in der Umgebung der Kranken nicht
gefunden.

Zur Füllung der Spucknäpfe ist jedes leicht verstäubende Material zu verwerfen. Man hat deshalb vor-

geschlagen, die Näpfe mit desinficirenden Flüssigkeiten
zu füllen, wogegen jedoch einzuwenden ist, dass bei jeder
Benützung eines mit Flüssigkeit gefüllten Napfes dessen
Inhalt verspritzt wird und dass nur sehr starke Des-
inficientien ein Eindringen in die zähen Sputa und ein
Vernichten der zahllosen Keime erwarten lassen. Auch
bieten derartige Näpfe einen sehr unappetitlichen Ein-
druck, weshalb ihre allgemeine Einführung kaum zu
erwarten ist. Zweckmässiger scheint es als Füllung einen
Stoff zu nehmen, welcher nicht verstäubt, die Sputa
einsaugt, also das Eckelhafte des Anblicks nimmt und
schliesslich in toto verbrennbar ist; diese Bedingungen
erfüllt am ehesten die zu Verpackungen neuerdings vielfach benützte, nestartig verarbeitete Holzwolle, welche
sich für den fraglichen Zweck nach neueren Untersuchungen gut bewährt hat.

Ausser durch Sputa kann die Tuberkulose noch durch
den Genuss von Nahrungsmitteln erworben werden,
welche von tuberkulösen (perlsüchtigen) Thieren stammen.
(Vgl. hierüber Milch und Fleisch pag. 335 u. pag. 347).

Bei der grossen Verbreitung der Tuberkulose und
den enormen Mengen bacillenhaltigen Sputums, die von
den Phthisikern ausgeschieden werden, ist es wunderbar,
dass diese Krankheit nicht noch mehr Opfer fordert, da
ja doch ein jeder Mensch mehr oder minder häufig zur
Aufnahme der Krankheitserreger Gelegenheit hat. Man
nimmt deshalb ganz besonders für diese Erkrankung
eine »Disposition« an, welche den Körper für die
Entstehung der Krankheit geeignet macht. Als prä-
disponirt gelten Personen, deren Eltern an Phthise erkrankt oder gestorben sind, welche einen, wie man sagt,
phthisischen Habitus zeigen.

Die Disposition kann aber auch erworben wer-
den, wenn ungünstige hygienische Verhältnisse, schlechte
Ernährung, enge Wohnung mit staubiger Luft, eine die
Schleimhaut der Lungen angreifende Beschäftigung,
Mangel an geeigneter Bewegung im Freien die normale
Widerstandsfähigkeit des Körpers herabsetzen.

Man wird deshalb zur erfolgreichen Bekämpfung der Tuberkulose zweierlei Ziele im Auge haben müssen, erstens die Herabsetzung der Disposition durch geeignete hygienische Massnahmen, dann aber möglichste Verhinderung der Verbreitung des Tuberkelbacillus. Die Durchführung des ersten Postulats ist die entschieden schwierigere, während die Bekämpfung der Bacillen vielleicht eher Erfolg verspricht, da selbst ein prädisponirter oder durch ungünstige Verhältnisse in seiner Widerstandsfähigkeit herabgesetzter Organismus bei Abwesenheit der Bacillen niemals an Tuberkulose erkranken kann.

Auch in prophylaktischer Hinsicht von hoher Bedeutung sind die nunmehr allgemein in Aussicht genommenen Sanatorien für Lungenkranke, in welchen die Phthisiker nicht nur gesundheitlich gebessert, sondern auch dahin erzogen werden sollen, dass sie durch vorsichtiges Umgehen mit dem bacillenreichen Sputum nicht zu einer weiteren Verbreitung der Tuberculose beitragen.

Vor kurzer Zeit ist von Robert Koch zur Heilung schon ausgebrochener Tuberkulose die Schutzimpfung mit einem von ihm hergestellten Glycerinextrakt von Tuberkelbacillenculturen unter dem Namen Tuberkulin empfohlen worden. Die grossen Hoffnungen, welche die gesammte gebildete Welt diesem Mittel entgegengebracht, haben sich leider nicht bewährt. Das Mittel ist allerwärts, wie noch kein zweites, versucht und geprüft worden, es hat sich jedoch herausgestellt, dass bei der Lungentuberkulose nur in sehr günstigen Fällen eine Besserung des Allgemeinbefindens und ein Verschwinden der lokalen Symptome zu beobachten war. Um von einer definitiven Heilung zu sprechen, ist bisher die Beobachtungszeit eine noch zu kurze. In schwereren Fällen ist fast stets eine Verschlechterung des Zustandes eingetreten.

Ebenso ungünstig lauten die Resultate der von den Chirurgen mit Tuberkulin versuchten Heilungen von Knochen- und Gelenktuberkulose.

Bei der Verwendung gegen Lupus (Hauttuberkulose)

sind bisher stets auf kurz andauernde Besserung neue Recidive gefolgt.

Die Schutzimpfung mit Tuberkulin ist daher für eine allgemeine Einführung noch nicht reif.

Die Malaria

wird mit sehr grosser Wahrscheinlichkeit durch das p. 37 beschriebene Plasmodium Malariae hervorgerufen. Sie ist eine ectogene miasmatische Krankheit. Sie kommt nur in einzelnen Theilen des nördlichen Deutschlands vor, ist in Europa besonders in Holland, Ostfriesland, Südrussland, Norditalien und der Campagna di Roma sehr verbreitet und wüthet in den Tropenländern am schlimmsten; andrerseits sind ganze Länder, wo die für die Entwickelung des Keims günstigen Bedingungen im Boden fehlen, frei von ihr (Norwegen, nördliches Russland u. s. w.)

Für ihre Entwickelung sind besondere Eigenschaften des Bodens nothwendig. Seiner Struktur nach bevorzugt die Seuche einen porösen Alluvialboden, während sie auf compakten Felsen nicht vorkommt. Der Lage nach sind Niederungen, wo viel Wasser zusammenkommt und nicht leicht abfliessen kann, daher stagnirt, Teiche und Sümpfe bildet, für die Malaria geeignet, besonders wenn der Boden noch reich an organischen Substanzen ist. Endlich gehört für das Gedeihen des Infektionsstoffes noch eine bestimmte nicht zu niedrige Temperatur. Die Isotherme, welche die Punkte von gleicher mittlerer Sommertemperatur von 15—16° verbindet, bildet die nördliche Grenze ihres Auftretens.

In Orten, welche die eben geschilderte Beschaffenheit haben, pflegt Malaria zu herrschen. Sie zeigt in ihrem Auftreten eine zeitliche Disposition; im nördlichen Theil des Malariabezirks fallen die Maxima auf Frühling und Herbst, in Italien auf Sommer und Herbst, in den Tropen auf die Regenzeit.

Wie sie vom Boden auf den Menschen übertritt, darüber ist Sicheres nicht bekannt. Die Infektion verläuft häufig sehr schnell und kann schon wenige Stunden nach dem Betreten des Malariagebietes eintreten — ein Beweis für die geringe Incubationsdauer dieser Krankheit. Eine weitere Verschleppung auf andere Gegenden durch Menschen tritt sicher nicht ein.

Die Verhütung der Krankheit besteht in einer Besserung der örtlichen Verhältnisse, die in der Trockenlegung des Bodens gipfeln muss. Auch muss das Uebergehen des Keims in die Luft des bewohnten Gebiets durch ein dichtes Fundament der Häuser, durch Pflasterungen der Strasse verhindert werden.

Die Diphtherie

durch den Löffler'schen Diphtherie-Bacillus (pag. 29) hervorgerufen, wird in ganz Europa, Asien und Amerika beobachtet, ihre Verbreitung scheint noch in der Zunahme begriffen zu sein.

Sie befällt vorzüglich die Kinder vom zweiten bis zehnten Lebensjahr und ist in diesem Alter nächst der Tuberkulose die häufigste Krankheit. Von 500 Kindern, welche in den Jahren 81—88 in der Münchener Kinderklinik gestorben, waren 30% an Tuberkulose, 27,2% an Diphtherie erlegen. Die starke Verbreitung ist die Folge ihrer hochgradigen Infektiosität; in derselben Familie werden oft zwei oder drei Kinder hintereinander ergriffen.

Die Uebertragung geschieht durch die ausgehusteten Membranen, das Sputum und den Speichel, gegen welche sich die Prophylaxe richten muss. Die Verunreinigung aller Gebrauchsgegenstände, Spielsachen, Ess- und Trinkgeräthe ist möglichst zu verhindern, die verunreinigten sind alsbald zu reinigen und zu desinficiren. Den Kindern muss man es abzugewöhnen versuchen, alles, was sie in die Hand nehmen, auch in den Mund zu stecken. Die Hände der Kinder sind häufig zu säubern.

Die Cholera asiatica

ist eine in Indien endemisch existirende Krankheit. Europa war bis zu Anfang dieses Jahrhunderts von ihr verschont. In den Jahren 1829—37 hat sie den ersten verheerenden Zug durch Europa unternommen und ist seitdem in jedem Jahrzehnt verschieden heftig in einzelnen Staaten aufgetreten.

Ueber die Natur des Choleragiftes hat die im Jahre 1883—84 von der deutschen Regierung nach Aegypten und Indien unter Robert Koch's Leitung gesandte Choleraexpedition Aufklärung geschafft, deren Resultat die Entdeckung des pag. 34 näher beschriebenen Cholerabacillus war, welcher heute allgemein als Erreger der Cholera angesehen wird.

Ueber das Entstehen und die Verbreitung der Krankheit gehen die Ansichten jedoch noch weit auseinander. Während der Entdecker des Bacillus und seine Schule die Cholera für eine rein contagiöse Krankheit erklären, welche von Mensch zu Mensch durch Vermittelung feuchter Zwischenträger, Nahrung und Trinkwasser übertragen wird (Contagionisten), glaubt Pettenkofer auf Grund seiner epidemiologischen, besonders in Bayern ausgeführten, aber auch auf die andern europäischen und aussereuropäischen Länder ausgedehnten Untersuchungen, dass der Cholerakeim nicht contagiös wirkt, vielmehr erst im disponirten Boden ausreifen müsse, um von da aus unter für ihn günstigen Verhältnissen emporzusteigen und die Krankheit hervorzubringen (Lokalisten).

Die Pettenkofer'sche Lehre ist angegriffen worden, weil sie sich mit den bisher bekannten Eigenschaften des Kommabacillus nicht vereinbaren lässt. Die Bacillen können zwar unter günstigen Umständen in den oberen Schichten des Bodens leben und sogar sich vermehren, man weiss aber nicht, wie sie den von Pettenkofer angenommenen Weg der Uebertragung vom Boden durch die Luft nehmen können, weil es einmal experimentell nicht nachweisbar ist, dass Bakterien mit den Luftströmen aus dem Boden aufsteigen, weil ferner die Cholerabacillen gegen Austrocknung empfindlich sind, und weil drittens die Bacillen durch den Mund und die Lunge nach dem Darm nicht passiren können. Letzteres geht daraus hervor, dass man in den Organen von Choleraleichen nur im Darm, aber niemals in den übrigen Organen, besonders nicht in den Lungen und Blut, Bacillen nachweisen konnte und dass ferner die ad hoc angestellten Versuche die Unmöglichkeit der Existenz der Cholerabacillen im Blut nachgewiesen haben.

Pettenkofer beharrt, übrigens unter ausdrücklicher Anerkennung der hohen Bedeutung der bakteriologischen Errungenschaften der von Koch geführten Expedition, auf seinem lokalistischen Standpunkt und stützt sich dabei auf die von ihm nachgewiesenen epidemiologischen Thatsachen, welche im Einzelnen und in Kürze nicht wiederzugeben sind. Sie weisen darauf hin, dass die Cholera-Infektion durch Trinkwasser noch nicht bewiesen, dass die Verbreitung der Krankheiten innerhalb der infizirten Gebiete örtlich die grössten Verschiedenheiten zeigt, dass sie in deutlichster Weise von Witterung und Jahreszeit abhängig ist und dass man auf Grund dieser zeitlich-örtlichen Einflüsse die epidemische Ausbreitung der Cholera allein durch die Uebertragung vom Kranken auf den Gesunden nicht annehmen könne.

Die beiden bisher noch in extremer Stellung verharrenden Richtungen würden sich bedeutend nähern, der Kommabacillus würde in die Pettenkofer'sche Lehre besser hineinpassen, wenn bei ihm eine Dauerform nachzuweisen wäre. Eine solche ist jedoch bisher nur von einem Autor (Hüppe) beobachtet worden.

Hüppe hat ferner nachgewiesen, dass die Cholerabacillen in dem Moment, wo sie den Körper verlassen, zwar sehr wenig widerstandsfähig sind, dass ihre Widerstandsfähigkeit jedoch bald stark zunimmt und dass es daher doch möglich ist, dass sie auch im Boden unter für sie günstigen Verhältnissen eine Zeitlang existiren, ja sogar sich dort vermehren können.

Hiermit allein sind jedoch die epidemiologischen Beobachtungen noch nicht erklärt, man weiss immer noch nicht, welchen Weg die Bakterien vom Boden bis zum Munde des Menschen nehmen. Es ist daher noch weiteren Untersuchungen die Erklärung der Verbreitungsart der Cholera vorbehalten.

Die Differenz in den Ansichten hat nicht nur theoretisches Interesse, sondern eine grosse praktische Bedeutung, da von dieser Frage die Entscheidung über die gegen die Seuche zu ergreifenden prophylaktischen Maassregeln abhängig sind.

Von contagionistischer Seite wird die möglichste Absperrung des Cholerakeims durch Quarantainen angestrebt. Ist er aber eingedrungen, so muss der erste auftretende Fall möglichst frühzeitig erkannt und eine Verschleppung desselben dadurch verhindert werden, dass der Kranke von geschultem Personal gepflegt, die Fäces des Kranken, Wäsche u. s. w. richtig desinficirt werden. Bei Ausbruch der Epidemie ist für ein sicher nicht verunreinigtes Trinkwasser zu sorgen und die Bevölkerung über die Verbreitungsart der Cholera zu belehren und auf peinlichste Reinlichkeit besonders bei Bereitung der Speisen hinzuweisen. Auch auf die schädlichen Wirkungen etwaiger Excesse bei Aufnahme von Speise und Trank, durch die der Körper für die Erkrankung empfänglich gemacht wird, ist aufmerksam zu machen.

Die Lokalisten halten alle Quarantainen und Versuche, den Bacillus in seiner Verbreitung zu beschränken, für zwecklos und, weil sehr kostspielig, sogar für schädlich. Die Prophylaxe gegen die Cholera muss beginnen, ehe die Krankheit ausgebrochen ist. Durch gute Kanalisation ist der Boden rein zu halten und damit für die Entwicklung des Cholerakeims ungeeignet zu gestalten.

Der Typhus abdominalis

ist eine weit verbreitete, bei uns endemische Krankheit, deren Erreger der pag. 28 beschriebene Typhusbacillus ist.

Ueber seine Verbreitung gilt annähernd dasselbe, was über die der Cholera gesagt wurde.

Die Contagionisten glauben, dass der Bacillus, welcher mit den Faeces der Kranken ausgeschieden wird, durch direkte Uebertragung zur Ansteckung führen kann. Der in Bezug auf den Nährboden und die Temperatur nicht sehr wählerische Bacillus kann zunächst bei unvorsichtigem Manipuliren in der Umgebung des Kranken, welcher Wäsche, Betten, Kleidung mit den Faeces beschmutzt, schon dort verderblich werden. Er nimmt dann seinen Weg mit den Fäkalien. Wo schlechte Abtrittseinrichtungen, undichte Gruben u. s. w. existiren, kann er sich schon in der Umgebung des Hauses niederlassen und auch etwa vorhandene Kesselbrunnen inficiren. Mit der Entleerung der Gruben wandert er weiterhin auf das Feld, wo er im Boden sich längere Zeit lebend erhält und gelegentlich mit den dort gezogenen Früchten, Gemüsen u. s. w. wieder in die Stadt geschafft werden kann.

In der Milch gedeiht er vorzüglich; sie wird zum Verbreiter des Typhus, wenn der Typhusbacillus bei einer Erkrankung im Hause des Producenten durch dort herrschende Unreinlichkeit in die Milchgefässe gelangt, wo er die günstigsten Bedingungen für sein Wachsthum vorfindet. So werden Epidemien berichtet, bei denen zuerst die Milchproducenten, dann die von einander entfernt in typhusfreien Häusern wohnenden Abnehmer erkrankten.

Das Trinkwasser kann die Krankheit verbreiten, wenn die Typhuskeime in Brunnen gelangen oder in Flussläufe, welche mit den Faeces Typhuskranker inficirt und bald darauf zur Wasserversorgung verwendet werden.

Es ist gerade diese Art der Verbreitung durch das Trinkwasser, gegen welche sich Pettenkofer mit aller

Entschiedenheit wendet. Er macht auf die an verschiedenen Orten ausgeführten Untersuchungen aufmerksam, nach denen gerade dort, wo die Brunnen am stärksten verunreinigt sind, der Typhus am spärlichsten auftritt und umgekehrt. Er weist nach, dass die Einführung von Wasserleitungen, welche zweifellos reines, nicht inficirtes Wasser zuführen, keinen Einfluss auf den Verlauf der Epidemieen erkennen lassen, wie dies pag. 169 schon auseinandergesetzt wurde.

Pettenkofer schliesst aus der günstigen Einwirkung, welche die Kanalisation in verschiedenen Städten auf das Auftreten des Typhus gehabt, wie auch aus der pag. 143 erwähnten Coincidenz zwischen dem Steigen des Grundwassers und Nachlassen der Epidemie und umgekehrt auf die Betheiligung des Bodens, in welchem sich der Typhuskeim erst entwickeln muss, bis er fähig wird, die Krankheit hervorzurufen.

Den verschiedenen Anschauungen über die Verbreitung der Seuche entsprechen auch die vorgeschlagenen prophylaktischen Maassregeln. Die Contagionisten empfehlen, den Faeces der Wäsche und Kleidung des Kranken eine besondere Aufmerksamkeit zu schenken und möglichst zu verhindern, dass der Typhusbacillus lebend aus der Umgebung des Kranken entkommen kann. (Die Art der nothwendigen Desinfektion ist pag. 394 beschrieben.) Leicht inficirbare Kesselbrunnen sind zu schliessen, am besten eine allgemeine Wasserversorgung oder aber wo dies nicht durchführbar, die sicheren Röhrenbrunnen anzulegen.

Pettenkofer legt den Hauptwerth auf die Reinhaltung des Bodens durch eine gut eingerichtete Kanalisation.

Unter Cholera nostras ist nicht eine bestimmte, durch einen spezifischen Krankheitserreger[*]) hervor-

---

[*]) Das von Finkler-Prior als Ursache der Cholera nostras angegebene, p. 34 beschriebene Spirillum hat mit der Erzeugung dieser Krankheit nichts zu thun.

gebrachte Erkrankung zu verstehen. Man rechnet vielmehr hierher die besonders im Sommer bei grosser Hitze auftretenden, in ihrem klinischen Verlauf der Cholera asiatica sehr ähnlichen Magen-Darmkatarrhe.

Ihr Entstehen findet eine genügende Erklärung in der bei hoher Temperatur rascher vor sich gehenden Zersetzung der Nahrungs- und Genussmittel, durch Mikroorganismen, die sich auf ihnen reichlich vermehren und durch ihre Menge und die von ihnen producirten Stoffwechselprodukte die Krankheit erzeugen. Die durch sie bedingten Gefahren werden noch erhöht durch das unmässige Trinken häufig zu stark abgekühlter Getränke, wonach im Sommer ein grösseres Bedürfniss vorhanden ist.

Auch die Cholera infantum

ist keine einheitliche, von einem Mikroorganismus erzeugte Krankheit. Es gehören zu ihr alle unter den verschiedensten Namen: Darmkatarrh, Brechdurchfall, Diarrhoe u. s. w. aufgeführten, wahrscheinlich auch noch ein Theil der mit Atrophie, Krämpfe u. s. w. bezeichneten Erkrankungen.

Sie befällt in grosser Anzahl schlecht gepflegte Kinder im Säuglingsstadium. Die Art ihrer Ernährung und das zeitliche Auftreten der Erkrankung lassen deren Ursache deutlich erkennen.

Betrachtet man die Anzahl der Gestorbenen nach der Art der Ernährung, wie sie auf Grund der Erhebungen bei ber Volkszählung und durch die Mortalitätsstatistik 1885 in Berlin von Boeckh angegeben wird:

1885 in Berlin vor Ablauf des ersten Lebensjahres Gestorbenen
auf je 1000 in gleichem Alter lebender Kinder.
Art der Ernährung.

Muttermilch	7.6
Ammenmilch	7.4
halb Brustmilch, halb Thiermilch	23.6
Thiermilch	45.6
Thiermilch und Milchsurrogate	74.8

und die aus derselben Statistik berechnete relative

Sterblichkeit der Kinder unter einem Jahr, welche an Verdauungskrankheiten gestorben waren:

	ehel. Kinder	unehel. Kinder
Brustmilch	1.3	1.0
halb Brustmilch, halb Thiermilch . .	7,9	23,7
nur Thiermilch	18.7	29.9
Thiermilch und Milchsurrogate . .	51.1	71.9

so sieht man, dass die Ursache der hohen Todesziffer in der künstlichen Ernährung zu suchen ist.

Berücksichtigt man ferner das zeitliche Auftreten der Cholera infantum, wie dies in 'der nachfolgenden Tabelle geschehen ist:

die Sterblichkeit der Säuglinge an Brechdurchfall
betrug im Jahre 1889

im I. Quartal	1042
April und Mai	1253
Juni und Juli	10011
August	2469
September	1138
IV. Quartal	1082

so erkennt man, dass die durch die hohe Temperatur hervorgerufenen Zersetzungen der künstlichen Nahrungsmittel die Ursache dieser mörderischen Krankheit bilden. Nach Feststellung der Aetiologie ist auch die Prophylaxe gegeben. Sie besteht darin, die in den künstlichen Nährsubstraten, besonders also der Milch, vor sich gehenden Zersetzungen durch Sterilisation der Milch zu verhindern. Wie dies zu geschehen hat, ist auf pag. 348 näher angegeben. Die ungemein günstigen Erfolge, welche die Ernährung der Säuglinge mit sterilisirter und bis zum Genuss derselben steril aufbewahrter Kuhmilch, hauptsächlich auf Soxhlet's Anregung hin, ergeben haben, haben die richtige Erkenntniss der Aetiologie und Prophylaxe der Cholera infantum zur Genüge bewiesen.

Die Pocken, Blattern, Variola

stammen wahrscheinlich aus Indien und Zentralafrika, wo sie jetzt noch endemisch sind. Der Erreger der Variola

ist noch nicht bekannt; nach neueren Untersuchungen
scheint er zu den Protozoën (pag. 37) zu gehören.
Die Pocken werden von ihrer Heimath noch heute verbreitet und treten, überall zahllose Opfer fordernd, auf,
wo nicht durch die Einführung der Schutzimpfung die
Krankheit bekämpft wird. Alle übrigen prophylaktischen
Maassregeln, wie Quarantänen, Absonderungen gewähren
keinen sichern Schutz.

Die überaus günstigen Erfolge der pag. 387 schon
erwähnten Jenner'schen Schutzimpfung sind über jeden
Zweifel erhaben. Die vielen Untersuchungen und Statistiken haben mit Sicherheit ergeben, dass die Impfung
mit Vaccine einen ähnlichen Schutz gegen die Pocken
hervorruft, wie das einmalige Ueberstehen der Krankheit.

Die speciell im Reichsgesundheitsamt zur Informirung
des Reichstages ausgeführten Zusammenstellungen haben
folgende Resultate ergeben: Die Pocken haben seit dem
Inkrafttreten des Impfgesetzes in Deutschland in einer
früher nie gekannten Weise abgenommen. In den Nach-
barstaaten, welche bisher die Zwangsimpfung nicht eingeführt haben, herrschen die Pocken dagegen nach wie
vor in erheblichem Maasse. Die deutschen Grossstädte
haben von der Pockenkrankheit fast gar nicht mehr zu
leiden, während in den grossen Städten des Auslandes
die Pocken noch immer zahlreiche Opfer fordern. Die
deutsche Armee ist fast frei von Pocken, die öster-
reichische und französische leiden dagegen noch sehr
von dieser Krankheit.

Das deutsche Impfgesetz muss daher als eine ausser-
ordentlich nützliche und segensreiche Institution angesehen
werden. Seine beiden wichtigsten Bestimmungen bilden den
§ 1. Der Impfung mit Schutzpocken soll unterzogen
werden:

1. jedes Kind vor dem Ablaufe des auf sein Geburts-
jahr folgenden Kalenderjahres, sofern es nicht nach ärztlichem Zeugniss die natürlichen Blattern überstanden hat;

2. jeder Zögling einer öffentlichen Lehranstalt oder
einer Privatschule mit Ausnahme der Sonntags- und

Abendschulen innerhalb des Jahres, in welchem der Zögling das zwölfte Jahr zurückgelegt, insofern er nicht nach ärztlichem Zeugniss in den letzten fünf Jahren die natürlichen Blattern überstanden hat oder mit Erfolg geimpft worden ist.

Bei der Schutzimpfung sind zweierlei Verfahren zu unterscheiden, je nachdem Menschen- oder Thierlymphe verwandt wird.

Menschenlymphe ist die sich in den Jenner'schen Vaccinebläschen bildende klare, wasserhelle, glänzende Flüssigkeit, welche beim Aufstechen derselben, nachdem sie ein bestimmtes Alter (sieben Tage) erreicht haben, ausfliesst. Diese Lymphe wird in 3—5 kleine Schnitte oder Stiche eingebracht, die mit den sogenannten Impflanzetten ganz oberflächlich, ohne eine irgendwie bedeutende Blutung hervorzubringen, an jedem Oberarm gesetzt sind.

Bei erfolgreicher Impfung entsteht an den geimpften Stellen zunächst eine umschriebene Röthung, die am vierten Tage unter Verhärtung zunimmt. Am fünften bis sechsten Tage beginnt schwaches Fieber, welches in den nächsten Tagen noch in die Höhe geht und zuweilen von Erbrechen, Kopfschmerzen, Krämpfen begleitet ist. Die Impfpustel hat inzwischen an Grösse zugenommen und erscheint am fünften bis sechsten Tage als rundes, glattrandiges, mit centraler Einsenkung versehenes blassrothes Bläschen mit wenig Inhalt. Die Pustel vergrössert sich noch bis zum achten Tage, trocknet am zehnten bis zwölften Tage mit gelber Kruste ein, welch' letztere am fünfzehnten bis sechzehnten Tage unter Zurücklassung einer röthlichen Narbe abfällt.

In ähnlicher Weise verläuft die Impfung mit Thierlymphe, nur dauert der Prozess drei bis sechs Tage länger.

Bei den Revaccinanden sind die Allgemeinerscheinungen stets heftiger, der Prozess der Pustelbildung geht aber schneller vor sich.

Die Impfung mit humanisirter Lymphe hat, wenn

auch selten, Schäden hervorgerufen, wenn durch die Impfung Krankheiten mitübertragen wurden. Als solche sind besonders die Wundinfektionskrankheiten, unter diesen wieder am meisten das Erysipel, zu fürchten, welches bei seinem Auftreten leicht zu Masseninfektionen führen kann, dann Syphilis und Tuberkulose.

Um diese zu vermeiden, müssen die Impfärzte die Impflinge, von welchen Lymphe zum Weiterimpfen entnommen werden soll (Ab-, Stamm-, Mutterimpflinge) zuvor am ganzen Körper untersuchen und als vollkommen gesund und gut genährt befinden. Sie müssen von Eltern stammen, welche an vererbten Krankheiten (Tuberkulose oder Syphilis) nicht gestorben sind. Der Stammimpfling selbst muss frei sein von Geschwüren, Schrunden und Ausschlägen jeder Art, von Kondylomen u. s. w.; er darf überhaupt kein Zeichen von Syphilis, Skrophulosis, Rhachitis oder einer anderen konstitutionellen Krankheit haben.

Es dürfen fernerhin an Orten, in denen ansteckende Krankheiten eine allgemeinere Verbreitung haben, Impfungen nicht vorgenommen werden. Die zur Impfung erscheinenden Kinder sollen vorher sorgfältig gereinigt sein und reine Kleidung tragen; ferner müssen die zur Impfung bestimmten Instrumente rein sein und vor jeder Impfung eines neuen Impflings mit Wasser gereinigt und mit Karbol- oder Salicylwatte abgetrocknet werden. Es dürfen auch nur solche Instrumente gebraucht werden, die eine gründliche Reinigung gestatten.

Während nach Gesagtem die Impfung mit humanisirter Lymphe nur unter bestimmten Cautelen frei von Gefahren für Gesundheit und Leben der Impflinge ist, sind diese bei Verwendung von Thierlymphe zum Theil ganz ausgeschlossen (Syphilis), zum anderen Theil leichter zu vermeiden. Da ferner die Impfung mit Thierlymphe in der Neuzeit so vervollkommnet ist, dass man sie der mit Menschenlymphe als annähernd gleichwerthig betrachten kann, so ist die allgemeine Impfung mit Thierlymphe einzuführen. Das Gesetz schreibt deshalb auch

vor, dass, sobald die neubegründeten staatlichen Anstalten zur Gewinnung von Thierlymphe eine genügende
Menge herstellen können, die Impfung dann nur noch
mit animaler Lymphe geschehen darf.

Die Thierlymphe kann hergestellt werden durch
Impfung des Thieres (männliche Kälber eignen sich am
besten)

1. mit Variolablaseninhalt,
2. von Kalb zu Kalb,
3. Rückimpfung mit humanisirter Lymphe (Retrovaccine).

Da es bei der Kälberimpfung auf Erzielung einer
grossen Menge von Impfflüssigkeit ankommt, genügt es
nicht, die Vaccination analog der beim Menschen angewandten Methode auszuführen. Es muss vielmehr eine
möglichst grosse Fläche zur Aussaat benützt werden,
damit der Ertrag an Impfstoff ein entsprechend hoher
ist. Als solch' ausgedehnte Impfplätze haben sich die
Innenflächen der Schenkel, das Scrotum und die beiden
Seiten der Linea alba am geeignetsten erwiesen. Auf
diesen werden die Haare mit der Scheere abgeschnitten,
dann rasirt und die ganze zu impfende Fläche mit der
nächsten Umgebung gründlich gereinigt und mit Sublimat
($^1/_{1000}$) desinficirt.

Die Impfung erfolgt nicht durch kleine Stiche,
sondern die ganzen Flächen werden durch kleine
Schnitte scarificirt oder mit langen Schnitten eventuell mit einem dreiklingigen Messer vorbereitet. Die Haut
muss durch passende Lagerung des Thieres prall gespannt sein, damit die Schnitte weit klaffen. Nach Entfernung des austretenden Blutes wird die Fläche mit
Lymphe sorgfältig eingerieben. Die darauf sich bildende
Variola Vaccine wird dann nach vollständiger Reifung
der geimpften Stelle (ungefähr vier Tage) in geeigneter
Weise abgeimpft und giebt mit Glycerin gut verrieben
eine gelbe oder röthliche Emulsion (bei schwarzen
Kälbern ist sie mit schwarzem Pigment vermischt), welche
zum Versandt in Capillaren aufgesaugt oder in kleine
Grammfläschchen eingefüllt wird.

Die in dieser oder ähnlichen Weise bereiteten Impf-konserven halten sich etwa ein Jahr ohne zu faulen, wenn sie kühl aufbewahrt werden. Es nimmt jedoch ihre Impf-kräftigkeit stetig ab, weshalb es angezeigt ist, immer möglichst frische Lymphe zu verwenden. Am schlech-testen haltbar ist die im Sommer gewonnene Lymphe.

Obwohl die Impfkälber vor ihrer Verwendung unter-sucht werden müssen und nur die als gesund befundenen zu benützen sind, so schreibt dennoch das Impfgesetz vor, dass die Lymphe nicht eher an die Impfärzte ab-zugeben ist, als bis die Untersuchung der geschlach-teten Thiere, welche die Lymphe geliefert haben, deren Gesundheit erwiesen hat. (Verhütung der Tuberkulose-übertragung.)

Mit dieser Vorschrift hat der Gesetzgeber auch das letzte Bedenken gegen die animale Lymphe und die Einführung des allgemeinen Impfzwanges beseitigt.

Die Wuthkrankheit oder Lyssa

ist eine schon im Alterthum bekannte Krankheit, welche besonders Hunde und Wölfe, dann aber auch eine grössere Anzahl anderer Thierspecies befällt und gelegent-lich durch Biss auf den Menschen übertragen wird. Welcher Mikroorganismus der Erreger der Erkrankung, ist bisher noch nicht bekannt.

Bei ihrer Bekämpfung hat sich zunächst die strenge Beaufsichtigung der Hunde und die durch Steuer ein-geführte Reduktion im Halten der Hunde als eine äusserst günstige prophylaktische Massregel erwiesen. Die in den Städten eingeführten sehr hohen Steuern haben zur Folge gehabt, dass nur diejenigen Personen sich Hunde halten, welche sie nothwenig gebrauchen oder welche für die Thiere Interesse haben und ihnen eine gute Pflege an-gedeihen lassen. Da alle frei herumlaufenden herrenlosen Hunde, welche zur Verbreitung der Wuth den haupt-sächlichsten Anlass gaben, weggefangen und getödtet werden, ist die Krankheit in Deutschland fast ver-schwunden.

Gegen den Ausbruch der Krankheit bei gebissenen Menschen hat sich die pag. 387 beschriebene Pasteur'sche Schutzimpfung, welche bei ihrer Einführung vor wenigen Jahren in Deutschland mit unberechtigtem Misstrauen aufgenommen wurde, gut bewährt. Es sind deshalb in verschiedenen Ländern, Italien, Russland u. s. w. wo die Lyssa noch häufig, die Schutzimpfungen mit sehr günstigem Erfolg eingeführt worden.

Die Syphilis und Gonorrhoe,

welche man auch als venerische Krankheiten bezeichnet, werden fast ausschliesslich bei Vollzug des ausserehelichen Beischlafs verbreitet, sei es, dass dieser bei gegenseitiger Zuneigung oder unter pekuniärer Entschädigung des einen Theils für die Darbietung des Körpers (Prostitution) gewerbsmässig stattfindet.

Von der enormen Grösse der durch sie hervorgerufenen, gesundheitlichen Schäden kann man leider ein genaues Bild nicht machen, weil aus naheliegenden Gründen allgemeine statistische Untersuchungen fehlen.

Die Schwere der Gefahr beruht nicht in der akuten Erkrankung, wie dies bei Cholera, Diphtherie u. s. w. der Fall, sondern in deren chronischem Verlauf und den furchtbaren, oft erst spät sich einstellenden Folgen der stattgehabten Infektion.

Da der Weg bekannt ist, auf welchem die venerischen Krankheiten verbreitet werden, kann es sich nur noch darum handeln, denselben vollständig abzuschliessen, ihn einzuengen oder aber durch bestimmte Massregeln diejenigen, welche diesen Weg wandeln, vor den dabei auftretenden Schäden zu bewahren.

Die erste Möglichkeit ist absolut ausgeschlossen. Die Geschichte lehrt, dass die Prostitution zu allen Zeiten bestanden hat und man kann nicht annehmen, dass sie zu einer Zeit aufhören wird, in welcher die Erwerbsverhältnisse für das einzelne Individuum und damit auch die Begründung einer Ehe schwierigere geworden sind.

Die Prostitution durch bestimmte Gesetze in ihrer Verbreitung einzuschränken, ist möglich; es ist eine Aufgabe, der sich kein Kulturstaat entziehen wird.

Das sicherste Mittel aber, die sanitären Schäden der Prostitution zu verhüten, liegt darin, dass man ihre Nothwendigkeit anerkennt und geeignete Schutzmassregeln gegen die Entstehung der venerischen Krankheiten ergreift.

Als solche ist die »Kasernirung« der Prostitution zu bezeichnen, d. h. die Einrichtung von Bordellen*), in denen die Prostituirten wohnen, verpflegt werden und ihren bedauernswerthen Beruf ausüben.

Nur dann ist es möglich, durch Untersuchungen der Prostituirten und ihrer Gäste, durch Innehalten einer peinlichen Sauberkeit, durch zweckmässige Belehrung der Art der Verbreitung der Infektionskrankheiten und der aus ihnen resultirenden Gefahren, durch passende Gelegenheit, die zum Schutz vor Erkrankung geeigneten Objekte (Präservatifs und Desinfektionsmittel) zu erwerben (Automaten) — nur dann ist es möglich, die Verbreitung der venerischen Krankheiten wirksam zu bekämpfen.

Hierzu gehört ferner, dass allen denen, welche erkrankt sind, Gelegenheit geboten wird, sich von tüchtig geschulten Spezialärzten unentgeltlich behandeln zu lassen, damit sie bald geheilt werden und nicht weiter zur Verbreitung der venerischen Krankheiten beitragen.

Es muss deshalb vom hygienischen (übrigens auch vom humanen) Standpunkte aus auf's allerstrengste verurtheilt werden, wenn Krankenkassen den an venerischen Krankheiten leidenden Mitgliedern die Krankenunterstützung (ärztliche Behandlung u. s. w.) nicht gewähren.

Die venerischen Krankheiten sind Erkrankungen, wie andere auch, die erworben zu haben, für ein Unglück und nicht für eine Schande betrachtet werden sollte.

---

*) Die Einrichtung der Bordelle stammt von Solon dem Weisen.

Gewerbehygiene.

Wie es das Ziel der Hygiene ist, die Gesundheit des Menschen zu kräftigen und vor Schäden zu schützen, so strebt auch die Gewerbehygiene nach der Vermeidung aller Schädigungen, welche im Gewerbebetriebe (im weitesten Sinne des Wortes) entstehen und nach einer Kräftigung der hiebei betheiligten Personen. Wie richtig diese Bestrebungen sind, das zeigt die Betrachtung einer jeden nach Berufsarten zusammengestellten Mortalitätsstatistik.

Die nachfolgende Tabelle gibt über die Sterblichkeit der verschiedenen Berufsklassen nach einer englischen, die Jahre 1880—82, umfassenden Statistik Auskunft. Die Zahlen zeigen deutlich, dass im Gegensatz zu den unter sehr günstigen hygienischen Verhältnissen lebenden Geistlichen, Gärtnern, Landwirthen und ländlichen Arbeitern u. s. w. die meisten gewerblichen Betriebe viel grössere Anforderungen an die Gesundheit des Einzelnen stellen.

(Tabelle s. nächste Seite.)

Es muss daher das Bestreben aller maassgebenden Faktoren sein, auf die Besserung der hygienischen Verhältnisse der arbeitenden Bevölkerung hinzuwirken, was in den letzten Jahren von den Verwaltungen der Staaten und Gemeinden, von Vereinen und Privaten immer mehr anerkannt worden ist und schon zu den erfreulichsten Resultaten geführt hat.

Unter den Einrichtungen, welche die Gesundheit der Arbeiter kräftigen und sie widerstandsfähiger gegen Krankheiten machen und auch vor diesen schützen

No.	Auf je 1000 Lebende der betreffenden Berufsklasse starben jährlich	im Alter von 25 bis 45 Jahren	45 bis 65	Vergleichs- ziffern für die Sterblichkeit*)
1	Geistliche	4.64	15.93	556
2	Gärtner	5.52	16.19	599
3	Landwirthe, Pächter	6.09	16.53	631
4	Schullehrer	6.41	19.84	719
5	Stellmacher	6.83	19.21	—
6	Ländliche Arbeiter	7.13	17.68	701
7	Advokaten	7.54	23.13	842
8	Bergleute in Steinkohlenbergwerken .	7.64	25.11	891
9	Licht- und Seifenfabrikanten . .	7.74	26.19	920
10	Zimmerleute, Tischler . . .	7.77	21.74	—
11	Gerber, Fellhändler	7.97	25·37	911
12	Krämer (Gewürzkrämer) . . .	8.00	19.16	771
13	Bergleute in Eisenbergwerken . .	8.05	21.85	834
14	Seefischer	3.32	19.74	797
15	Maler, Bildhauer	8.39	25.07	921
16	Müller	8.40	26.62	957
17	Bäcker, Konditoren	8.70	26.12	958
18	Schmiede, Hufschmiede . . .	9.29	25.67	973
19	Schuhmacher	9.31	23.36	921
20	Apotheker, Droguisten . . .	10.58	25.16	1015
21	Schneider	10.73	26.47	1051
22	Tabakshändler	11.14	23.46	—
23	Aerzte	11.57	28.03	1122
24	Fleischer	12.16	29.08	1170
25	Friseure	13.64	33.25	1327
26	Schornsteinfeger	13.73	41.54	1519
27	Musiker	13 78	32.39	1314
28	Brauer	13.90	34.25	1361
29	Bergleute in Zinnbergwerken . .	14.77	53.69	1839
30	Feilenhauer	15.29	45.14	1667
31	Kutscher, Schaffner . . .	15.39	36.83	1482
32	Schankwirthe, Restaurateure . .	18.02	33.68	1521
33	Angestellte in Schenken, Herbergen etc.	22.63	55.30	2205
34	Hausierer, Kolporteure . . .	20.26	45.33	1879
35	Tagelöhner in London . . .	20.62	50.85	2020
36	Beschäftigungslose, männliche Personen	32.43	36 20	2182
37	Männliche Personen überhaupt . .	10.16	25.27	1000

*) Die Spalte giebt Zahlen der Sterblichkeit der verschiedenen Berufsarten für deren 25—65 Jahr alte Angehörige. Die Mortalität der gesammten männlichen Bevölkerung dieses Alters ist hierbei = 1000 gerechnet.

können, nehmen die Arbeiterwohnungen die erste
Stelle ein.

Die Arbeiterbevölkerung, besonders die dicht bewohnter Städte, lebt zumeist in schlechten und überfüllten
Wohnungen. Zur Beseitigung der Wohnungsnoth muss
für eine grössere Anzahl, den Bedürfnissen der arbeitenden
Klassen entsprechender Wohnungen gesorgt werden. Dies
kann durch Staat und Gemeinde geschehen, indem sie
durch Hergabe von Grund und Boden, durch Unterstützung
der bauenden Privaten, durch theilweise Enthebung von
den bei Aufführung von Bauten entstehenden Lasten
(Strassenbau, Kanalisations-Wasseranlagen u. s. w.) das
Bauen erleichtern und indem sie selbst für die von ihnen
Angestellten passende Wohnungen herstellen.

Was Staat und Gemeinde leisten können, reicht
jedoch nach den vielfach vorliegenden Erfahrungen bei
weitem nicht aus. Die Hauptaufgabe haben stets die
Privaten zu lösen und zwar auf verschiedenen Wegen.

Wo besser situirte Arbeiter vorhanden sind, welche
längere Zeit in Stellung bleiben, einen sicheren Verdienst
und damit Gelegenheit haben, Ersparnisse zu machen,
sind durch Genossenschaften geeignete Bauten aufzu-
führen, welche unter leichten Bedingungen von einzelnen
Arbeiterfamilien übernommen werden können.

Wo dies nicht durchführbar, haben die Arbeitgeber,
besonders grösserer Etablissements, die Verpflichtung,
das Wohnungsbedürfniss ihrer Arbeiter zu befriedigen.

Weiterhin müssen von Vereinen. (Baugesellschaften)
Wohnungen aufgeführt werden, welche von den Arbeiterfamilien gemiethet werden können. Nach den vielfachen,
jetzt schon vorliegenden Erfahrungen müssen sich solche
Gesellschaften auf einen streng geschäftlichen Standpunkt
stellen. Sie dürfen nicht nur Wohlthätigkeitsanstalten sein
wollen, sondern müssen auch die Nutzbarmachung vorhandener Kapitalien anstreben, wenn die für diese Zwecke
nothwendigen grossen Summen zusammenkommen sollen.

Was die Bauart der Arbeiterwohnungen betrifft,
so ist da, wo Platz vorhanden und für nicht zu hohen

Preis Baugrund zu erwerben ist, die Errichtung von kleinen Häusern für eine oder nur wenige Familien das Zweckmässigste. Ein kleiner am Hause liegender Garten soll dann noch Gelegenheit zum Aufenthalt im Freien, zum Spielen für die Kinder, zum Anbau von Gemüse, zur wirthschaftlichen Benützung (Trocknen der Wäsche u. s. w.) geben. Derartige Häuser werden einzeln errichtet oder zu zweien oder vieren zusammengelegt oder reihenweise aufgebaut und bilden dann, wenn sie in grösserer Menge vorhanden sind, die sogenannten Arbeiterkolonien.

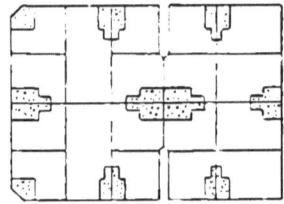

Fig 136.

Grundriss einer Arbeiterkolonie.

Fig. 136 zeigt einen Theil einer solchen Arbeiterkolonie (Chokoladenfabrik Menier). Jedes Grundstück hat seinen eigenen Garten mit besonderem Eingang von der Strasse, so dass die Familie ganz für sich selbst leben kann, was grosse Vorzüge bietet. In Fig. 137 ist dann der Grundriss der beiden Stockwerke des Einzelhauses aufgezeichnet. Im Parterre die Küche, daran anstossend ein Wohnzimmer. Nach hinten zu ein Raum für Holz u. s. w., dann ein kleiner Stall für eine Ziege oder eine Kuh, und schliesslich noch der Abort, von der Wohnung vollständig getrennt, nur vom Hof aus zu betreten. Im ersten Stock sind noch zwei Schlafzimmer, das eine für die Eltern, das andere für die Kinder bestimmt.

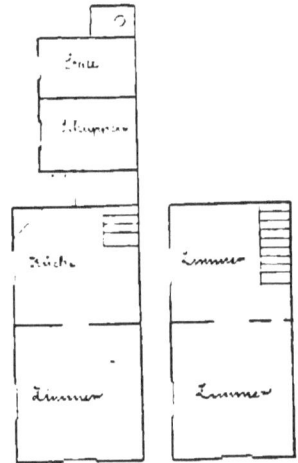

Fig. 137.

Erdgeschoss und erster Stock eines Arbeiterhauses.

In neuerer Zeit sind je nach den vorliegenden Bedürfnissen die verschiedenartigsten Arbeiterfamilienhäuser entstanden, worauf hier nicht näher eingegangen werden kann.

Wenn, wie in grösseren Städten, der Platz zu theuer ist, um Einzelhäuser mit Gärten zu errichten, so müssen mehrere Wohnungen in ein Haus zusammengelegt werden. Bei richtiger Anlage des Bauplans, besonders wenn jede Wohnung ihren separaten Eingang, Küche und Closet hat, wenn ferner das Haus unter einer tüchtigen, energischen Verwaltung steht, gewähren auch solche grosse Arbeiter-Familien-Miethshäuser grosse Vorzüge. Es existiren in London solche Arbeiterfamilienkasernen, in denen bis 200 getrennte Wohnungen vorhanden sind. Wie gut die hygienischen Verhältnisse in ihnen sein müssen, geht daraus hervor, dass sich die jährliche Mortalität nur auf 16 pro Mille stellte, während zur selben Zeit die mittlere Sterblichkeit in der Stadt 25, in den ungesunden Quartieren sogar 33 pro Mille betrug.

Ganze Wohnungen können nur von verheiratheten Arbeitern und deren Familien bezogen werden. Es ist aber nicht minder wichtig, die grosse Zahl der unverheiratheten jüngeren Arbeiter und Arbeiterinnen in geeigneter Weise mit Wohnungen zu versorgen und dies nicht nur im hygienischen, sondern auch im moralischen Interesse der Arbeiterbevölkerung. Diese werden zweckmässig in Logirhäusern untergebracht in welchen Schlafsäle oder auch Zimmer mit einem oder zwei Betten den allein stehenden Arbeitern und Arbeiterinnen für relativ geringes Geld eine ordentliche Unterkunft bieten.

Was die Einrichtung der Arbeiterhäuser betrifft, so ist auf das beim Bau von Wohnhäusern in einem früheren Abschnitt (pg. 72) Gesagte zu verweisen. Von grosser Wichtigkeit ist hier eine gut funktionirende Ventilation. Die Arbeiter werden in ihren immerhin engen Räumlichkeiten sich um so wohler fühlen, je besser die Luft in denselben ist. Eine ausreichende Ventilation ist daher besonders dort nothwendig, wo, wie in den meisten Arbeiterwohnungen, das Wohnzimmer gleichzeitig die Küche ist, wo nicht nur durch die anwesenden Menschen, sondern auch durch die Zubereitung der Speisen u. s. w. die Luft fortdauernd verschlechtert wird.

Endlich gilt auch von den Arbeiterwohnungen, was pg. 201 von den Wohngebäuden im Allgemeinen gesagt wurde. Ein hygienisch richtig erbautes Gebäude wird nur dann im Sinne seines Erbauers wirken, wenn seine Benützung eine entsprechende ist. Ein allen Anforderungen genügendes Arbeiterwohnhaus wird seinen Zweck verfehlen, wenn die Räume überfüllt sind und das für eine Familie bestimmte Haus von mehreren Familien eventuell noch mit Aftermiethern (Schlafburschen) bewohnt wird.*)

Es ist daher auch hier eine stete Controle nothwendig.

Auch in Bezug auf die Ernährung des Arbeiters muss zunächst auf das verwiesen werden, was im vorhergehenden Abschnitt im Allgemeinen über die Ernährung ausgeführt wurde.

Im Speziellen kann die gute Ernährung der arbeitenden Klassen, eine Grundbedingung für ihre Leistungsfähigkeit und ihr Wohlbefinden, durch Einrichtungen gefördert werden, welche für die Arbeiterfamilien den Einkauf reiner, unverfälschter Nahrungsmittel zu mässigen Preisen gestatten. Derartige Consumanstalten sind mit grossem Erfolg in Fabrikdistrikten eingerichtet worden.

Eine günstige Wirkung auf die Ernährung der Arbeiterfamilien haben sodann die sogenannten Haushaltungsschulen, in denen die Töchter von Arbeitern, die zukünftigen Arbeiterfrauen, in allen den zur Führung einer Wirthschaft nothwendigen Verrichtungen Unterricht erhalten. Eine Frau, welche in dieser Hinsicht gut ausgebildet ist, wird mit verhältnissmässig wenig Geld ihren Mann, sich selbst und ihre Kinder besser ernähren können, als alle die, welche unerfahren und ohne eine diesbezügliche Ausbildung die Leitung eines Haushalts übernehmen.

---

*) Grössere Etablissements verkaufen deshalb die von ihnen errichteten Arbeiterhäuser nicht, damit sie die Entscheidung über das Bewohnen der Räume sich stets vorbehalten und damit deren Ueberfüllung verhüten können.

Sehr wichtig ist es, dass in diesen Haushaltungsschulen die Schülerinnen über den Preis der Nahrungsmittel, die für Arbeiter nothwendigen Nahrungsmengen und die Form und Zusammenstellung, in welcher
diese am billigsten und rationellsten verabreicht
werden, Belehrung erhalten.

Man kann schon für relativ wenig Geld eine allen
Anforderungen genügende Kost zusammenstellen, wie
die folgenden Beispiele zeigen, Kochrezepte für die Verpflegung eines kräftigen Arbeiters bei mittlerer Arbeit.

250 gr gekauftes	Gewicht	Eiweiss	Fett	Kohlehydrate	Preis
Rindfleisch . .	200	42	11	—	35 Pf.
Fett	25	—	25	—	3 ,,
Brod . . .	750	45	3	350	20 ,,
Reis . . .	200	13	2	157	8 ,,
Milch . .	500	18	20	24	8 ,,
		118 gr	61 gr	531 gr	74 Pf.

Ersetzt man das verhältnissmässig theuere Fleisch
theilweise oder ganz durch billigere Eiweissträger, Fische,
Leguminosen oder Magerkäse u. s. w., so stellt sich die
Kost beträchtlich billiger.

250 gr	Gewicht	Eiweiss	Fett	Kohlehydrate	Preis
Schellfisch . .	200	42	1	—	25 Pf.
Kartoffeln . .	600	13	1	126	4 ,,
Fett	25	—	25	—	3 ,,
Brod . . .	750	45	3	350	20 ,,
Milch . . .	500	18	20	24	8 ,,
		118 gr	50 gr	500 gr	60 Pf.

100 gr	Gewicht	Eiweiss	Fett	Kohlehydrate	Preis
Rindfleisch . .	80	17	4	—	15 Pf.
Fett	25	—	25	—	3 ,,
Kartoffeln . .	500	10	1	105	3 ,,
Brod	750	45	3	350	20 ,,
Milch . . .	250	9	10	12	4 ,,
Magerkäse .	120	41	14	4	10 ,,
		122 gr	57 gr	471 gr	55 Pf.

	Gewicht	Eiweiss	Fett	Kohlehydrate	Preis
Bohnen . . .	250	63	4	121	10 Pf.
Fett	25	—	25	—	3 ,,
Brod	750	45	3	350	20 ,,
Milch . . .	500	18	20	24	8 ,,
		126 gr	52 gr	495 gr	41 Pf.

Bei diesen Rezepten sind die Genussmittel nicht
berücksichtigt, weil sie die Zusammensetzung der Kost
nur wenig beeinflussen. Eine Ausnahme hiervon würde
nur das Bier machen, wenn es in grösseren Mengen
genossen würde.

Nicht minder wichtig ist die passende Verpflegung
der unverheiratheten Arbeiter und Arbeiterinnen. Hier
handelt es sich besonders um Beschaffung einer ausreichenden Mittagsmahlzeit.

Dieselbe soll nach Voit ungefähr 60 gr Eiweiss,
35 gr Fett und 160 gr Kohlehydrate enthalten, wofür
hier ebenfalls einige Rezepte folgen:

1. Erbsensuppe, Kalbsbraten mit Kartoffelsalat.

	Gewicht	Eiweiss	Fett	Kohlehydrate	Preis
Erbsen	75 gr	16 gr	1 gr	39 gr	3 Pf.
Fett	20	—	19	—	3 ,,
200 gr Kalbfleisch	160	32	2	—	27 ,,
Kartoffeln . . .	350	6	—	67	2 ,,
Oel	12	—	12	—	1 ,,
Schwarzbrod . .	120	7	—	59	3 ,,
		61 gr	34 gr	165 gr	39 Pf.

2. Semmelsuppe, Rindfleisch und Gemüse aus weissen Bohnen und Kartoffeln.

	Gewicht	Eiweiss	Fett	Kohlehydrate	Preis
feine Semmel . .	50 gr	3 gr	— gr	25 gr	3 Pf.
Fett	5	—	5	—	1 ,,
200 gr Rindfleisch	160	34	9	—	30 ,,
weisse Bohnen .	80	20	—	38	3 ,,
Mehl	10	1	1	7	1 ,,
Kartoffeln . . .	150	3	—	32	1 ,,
Fett	20	—	20	—	3 ,,
Schwarzbrod . .	80	9	—	39	2 ,,
		70 gr	35 gr	141 gr	44 Pf.

Der Preis der Mittagsmahlzeiten bei Ausführung der beiden eben ausgeführten oder ähnlich zusammengestellter Rezepte ist deshalb verhältnissmässig hoch (39 und 44 Pf.), weil in beiden Fällen 200 gr (Rohgewicht) Fleisch verwandt sind.

Die Beschaffung der übrigen Mahlzeiten, Frühstück und Abendbrod ist bedeutend billiger, weil zu diesen dann das theuere Fleisch nicht mehr, oder nur in Form von etwas Wurst oder dergl. gegeben werden braucht.

Zur Herstellung der Mittagsmahlzeiten haben sich in vielen grossen Städten Volksküchen sehr gut bewährt. Die Kost wird in ihnen meist schmackhaft bereitet und zum Selbstkostenpreis abgegeben. Die Arbeiter haben dann bei sachverständiger Leitung derselben die Garantie, eine ausreichendes und billiges Mahl zu erhalten.

Viel leichter sind die übrigen Mahlzeiten zu beschaffen. Auch für deren Herstellung und Verabreichung sind Anstalten von Vortheil, die nur den Zweck haben, dem Wohl der arbeitenden Klassen zu dienen.

So sind in England Volks-Kaffeehäuser (Public Coffee-houses) begründet worden, es sind dies behaglich eingerichtete Räume (für Männer und Frauen getrennt) in denen Arbeitern und Personen aus minder begüterten Ständen billige Nahrungs- und vorzügliche Genussmittel verabreicht werden (Kaffee, Thee, Cacao, Chokolade, Bouillon etc. etc.).

Diese Volkskaffeehäuser sind mit demselben günstigen Erfolge in einer grösseren Anzahl deutscher Städte eingeführt worden; man erhält in ihnen gewöhnlich ausser den obengenannten Getränken auch eine einfache, gute und billige Nahrung, in vielen auch ein leichtes Bier.

Es ist diesen Kaffeeschänken auch deshalb eine weite Verbreitung zu wünschen, weil sie ein wirksames Mittel gegen den Alkoholmissbrauch (die Trunksucht) bilden. Der unverheirathete Arbeiter, welcher kein behagliches Heim besitzt und ebenfalls der verheirathete, welcher des Abends eine Zeit lang mit seinen Kameraden zusammen sein will, ist dann nicht gezwungen, Restaurationen aufsuchen, in denen er alkoholische Getränke zu sich nehmen muss. Die Kaffeeschänken bieten ihm einen angenehmen Aufenthalt, welchen die bei weitem grösste Anzahl der Arbeiter bei den zumeist traurigen Wohnungsverhältnissen sonst entbehren.

Was nun die Gefahren betrifft, die durch die Beschäftigung der Arbeiter hervorgerufen werden, so können diese allgemeiner Natur sein. Um sie zu verhindern, ist erst vor kurzer Zeit ein neues Reichsgesetz fertig gestellt worden, welches sich mit dem Arbeiterschutz beschäftigt. Aus diesem sollen hier die wichtigsten der Bestimmungen, welche spezielles hygienisches Interesse haben, soweit sie auf die Regelung der Arbeitszeit für die erwachsenen, für die jugendlichen Arbeiter und Arbeiterinnen und die Arbeitsräume Bezug haben, im Folgenden wiedergegeben werden.

Zum Arbeiten an Sonn- und Festtagen können die Gewerbetreibenden die Arbeiter nicht verpflichten (abgesehen von gewissen Ausnahmen).

Die den Arbeitern zu gewährende Ruhe hat mindestens für jeden Sonn- und Festtag 24, für zwei aufeinander folgende Sonn- und Festtage 36, für das Weihnachts-, Oster- und Pfingstfest 44 Stunden zu dauern.

Die Gewerbeunternehmer sind verpflichtet, die Arbeitsräume, Betriebsvorrichtungen, Maschinen und Geräthschaften so einzurichten und zu unterhalten und den Betrieb so zu regeln, dass die Arbeiter gegen Gefahren für Leben und Gesundheit soweit geschützt sind, wie es die Natur des Betriebes gestattet.

Insbesonders ist für genügendes Licht, ausreichenden Luftraum und Luftwechsel, Beseitigung des bei dem Betriebe entstehenden Staubes, der dabei entwickelten Dünste und Gase, sowie der dabei entstehenden Abfälle Sorge zu tragen.

Ebenso sind diejenigen Vorrichtungen herzustellen, welche zum Schutze der Arbeiter gegen gefährliche Berührungen mit Maschinen oder Maschinentheilen oder gegen andere in der Natur der Betriebsstätte oder des Betriebes liegende Gefahren, namentlich auch gegen die Gefahren, welche aus Fabrikbränden erwachsen können, erforderlich sind.

Endlich sind diejenigen Vorschriften über die Ordnung des Betriebes und das Verhalten der Arbeiter zu erlassen, welche zur Sicherung eines gefahrlosen Betriebes erforderlich sind.

Kinder unter 13 Jahren dürfen in Fabriken nicht beschäftigt werden. Kinder über 13 Jahre dürfen in Fabriken nur beschäftigt werden, wenn sie nicht mehr zum Besuche der Volksschule verpflichtet sind.

Die Beschäftigung von Kindern unter 14 Jahren darf die Dauer von 6 Stunden täglich nicht überschreiten.

Junge Leute zwischen 14 und 16 Jahren dürfen in Fabriken nicht länger als 10 Stunden täglich beschäftigt werden.

Die Arbeitsstunden der jugendlichen Arbeiter dürfen nicht vor 5½ Uhr Morgens beginnen und nicht über 8½ Uhr Abends dauern. Zwischen den Arbeitsstunden müssen an jedem Arbeitstage regelmässige Pausen gewährt werden. Für jugendliche Arbeiter, welche nur 6 Stunden täglich beschäftigt werden, muss die Pause mindestens eine halbe Stunde betragen. Den übrigen jugendlichen Arbeitern muss mindestens Mittags eine einstündige, sowie Vormittags und Nachmittags je eine halbstündige Pause gewährt werden.

Während der Pausen darf den jugendlichen Arbeitern eine Beschäftigung in dem Fabrikbetriebe überhaupt nicht und der Aufenthalt in den Arbeitsräumen nur dann gestattet werden, wenn in denselben diejenigen Theile des Betriebes, in welchen jugendliche Arbeiter beschäftigt sind, für die Zeit der Pausen völlig eingestellt werden, oder wenn der Aufenthalt im Freien nicht thunlich und andere geeignete Aufenthaltsräume ohne unverhältnissmässige Schwierigkeiten nicht beschafft werden können. An Sonn- und Festtagen dürfen jugendliche Arbeiter nicht beschäftigt werden.

Arbeiterinnen dürfen in der Fabrik nicht in der Nachtzeit von $8^1/_2$ Uhr Abends bis $5^1/_2$ Uhr Morgens und am Sonnabend, sowie an Vorabenden der Festtage nicht nach $5^1/_2$ Uhr Nachmittags beschäftigt werden.

Die Beschäftigung von Arbeiterinnen über 16 Jahre darf die Dauer von 11 Stunden täglich, an den Vorabenden der Sonn- und Festtage von 10 Stunden, nicht überschreiten.

Zwischen den Arbeitsstunden muss den Arbeiterinnen eine mindestens einstündige Mittagspause gewährt werden.

Arbeiterinnen über 16 Jahre, welche ein Hauswesen zu besorgen haben, sind auf ihren Antrag eine halbe Stunde vor der Mittagspause zu entlassen, sofern diese nicht mindestens ein und eine halbe Stunde beträgt.

Wöchnerinnen dürfen während vier Wochen nach ihrer Niederkunft überhaupt nicht und während der folgenden zwei Wochen nur beschäftigt werden, wenn das Zeugniss eines approbirten Arztes dies für zulässig erklärt.

Die spezielle Gewerbehygiene

beschäftigt sich mit Verhütung der bei Ausübung der verschiedenen Gewerbe für die betreffenden Arbeiter entstehenden Schäden.

Ein jeder Betrieb birgt entweder dadurch, dass einzelne Organe (Auge, Muskulatur, Skelett u. s. w.) zu stark angestrengt werden, oder weil bei demselben die äussere Umgebung (die Arbeitsräume, Luft, Wasser, Boden) in nachtheiliger Weise verändert wird. Gefahren in sich, die eingeschränkt, aber kaum ganz vermieden werden können.

Die nervösen Centralorgane

werden afficirt, wenn deren Anstrengung eine zu hochgradige, besonders wenn Arbeiter in verantwortungsvollen Stellungen beschäftigt werden, ohne dass ihnen durch genügende Ruhepausen Gelegenheit zur Erholung gegeben ist (Nachtarbeiten, Ueberstunden).

Die Centralorgane können ferner durch die Einwirkung giftiger Substanzen, Arsen, Kupfer, Blei gefährdet werden.

Erkrankungen bestimmter Nervenbezirke werden beobachtet, wenn in der Ausübung des Berufes eine einseitige Ueberanstrengung bestimmter Nervenbahnen schwer zu vermeiden ist, Krämpfe bei Klavier- und Violinspielern, Schreibern, Blumenmacherinen u. s. w.

Bei einer Beschäftigung, welche einen steten Aufenthalt im Freien bedingt, treten rheumatische Affektionen auf (Kutscher, Conducteure, Briefträger, Jäger).

Unter
den Sinnesorganen

leidet das Auge am häufigsten.

Direkte Verletzung durch Abspringen kleiner Theile kommen bei Schlossern, Steinarbeitern, Eindringen ätzender Flüssigkeiten bei Maurern und vielen Zweigen der chemischen Industrie vor.

Anstrengende Naharbeit führt zu Myopie oder professioneller Asthenopie bei Stickerinnen, Juwelieren, Schreibern, Graveuren, Setzern, besonders wenn durch ungenügende Beleuchtung die Anstrengung der Augen erhöht wird. Noch gefährlicher für das Auge können Arbeiten bei intensiver Einwirkung von Licht und strahlender Wärme werden (Heizer, Metallarbeiter, Glasbläser).

Das Gehörorgan kann erkranken bei allen geräuschvollen Arbeiten (Schmieden, Schlossern, Arbeitern in Walzwerken), bei Sprengungen und Explosionen (Minenarbeiter, Bergleute), bei Arbeiten unter erhöhtem Luftdruck (Taucher).

Die Respirationsorgane

werden geschädigt bei Einwirkung der verschiedenartigsten Staubarten, durch welche Catarrhe des Kehlkopfs und der Lungen, ausgedehnte Ablagerungen des Staubes in den Lungen und schliesslich schwerere Lungenerkrankungen (Emphysem, Pneumonie, Phthise) hervorgerufen werden.

Zu den in metallischem Staub Arbeitenden gehören (nach Hirt): Formstecher, Maler, Uhrmacher, Klempner, Feilenhauer, Kupferschmiede, Schleifer, Graveure, Buchdrucker, Lithographen, Messer-, Nagel-, Zeugschmiede, Gürtler, Zinkweissarbeiter, Siebmacher, Schmiede, Gelbgiesser, Färber, Schlosser, Lackierer. Nadler, Vergolder, Nähnadelschleifer, Schriftgiesser;

in mineralischem Staub: Feuersteinarbeiter, Mühlsteinarbeiter, Steinhauer, Anstreicher, Porcellanarbeiter, Töpfer, Zimmerleute, Maurer, Diamantarbeiter, Cementarbeiter;

in vegetabilischem Staub: Müller, Kohlenhändler, Weber, Schornsteinfeger, Bäcker, Conditoren, Tischler, Seiler, Stellmacher, Kohlengrubenarbeiter, Cigarrenarbeiter;

in animalischem Staub; Bürstenbinder, Friseure, Tapezierer, Kürschner, Drechsler, Sattler, Knopfmacher, Hutmacher, Tuchscheerer, Tuchmacher;

in Staubgemischen: Glasschleifer, Glaser, Strassenkehrer und Tagearbeiter.

Die Ablagerung des Staubes in den Lungen nennt man Pneumonokoniosis (πνεύμων die Lunge, κόνις der Staub). Beobachtet sind bisher folgende Staubinhalationskrankheiten (nach Merkel).

1. Die Einlagerung von Kohlenstaub (Stein- und Holzkohlen), Anthracosis pulmonum — Pneumonokoniosis anthracotica — Russ und Graphit.

2. Die Einlagerung von Metallstaub — Siderosis pulm. — Pn. siderotica — in Form von Eisenoxyd, Eisenoxyduloxyd, phosphorsaurem Eisenoxyd, Staubgemisch von Stahl- und Sandsteinstaub (Schleifstaub).

3. Die Einlagerung von Steinstaub und verwandten Staubarten — Chalicosis pulm. und Thonerdestaub — Aluminosis pulm.

4. Einlagerung von Tabakstaub.

5. Einlagerung von Baumwollenstaub — Pneumonie cotonneuse.

Viel gefährlicher noch als die Einathmung der meisten Staubarten ist die schädlicher Gase, wie sie in den verschiedensten chemischen Fabriken theils hergestellt werden, theils als Nebenprodukte entstehen. Die wichtigsten derselben sind mit Angabe der Concentration, in welcher sie schädlich sind, in der nachfolgenden Tabelle (nach Lehmann) aufgeführt.

	Concentrationen, die rasch gefährliche Erkrankungen bedingen.	Concentrationen, die nach einhalb bis einer Stunde ohne schwerere Störungen zu ertragen sind.	Concentration, die bei mehrstündiger Einwirkung nur minimale Symptome bedingt.
Salzsäuregas	1.5—2.0°/oo	0.05 bis höchstens 0.1°/oo	0.01°/oo
Schweflige Säure	0.4—0.5°/oo	0.05°/oo oder weniger	
Kohlensäure	c. 30°/o	bis 8°/o	1°/o
Ammoniak	2.5—4.5°/oo	0.3°/oo	0.1°/oo
Chlor und Brom	0.04—0.06°/oo	0.004°/oo	0.001°/oo
Jod	—	0.003°/oo	0.0005-0.001°/oo
Schwefelwasserstoff	0.5—0.7°/oo	0.2—0.3°/oo	
Schwefelkohlenstoff	10—12 mg in 1 lit.	1.2—1.5 mg in 1 lit.	
Kohlenoxyd	2—3°/oo	0 5--1.0°/oo	0.2°/oo unschädlich für den Menschen.

Zu erwähnen ist ferner, dass einige Berufsarten die Lungen überanstrengen, wobei häufig Asthma beobachtet wird (Musiker).

Die Möglichkeit einer Uebertragung von Infektionskrankheiten durch Einathmung infektiösen Staubes ist bei Arbeitern in Papierfabriken, Wollfabriken, Lumpensortirern u. s. w. vorhanden.

Die Muskulatur

des Arbeiters leidet bei allzu grosser Anstrengung einzelner Muskelgruppen, wie bei Ueberanstrengung der Gesammtmuskulatur. Im ersteren Falle können Zerreissungen einzelner Muskelbündel vorkommen oder Abtrennungen der Sehnen von den Knochen, sowie Entzündungen der Sehnen.

Die Gewerbe, welche sich solchen Schäden aussetzen, sind Schlosser, Schmiede, Bereiter, Kutscher, Briefträger, Glasbläser u. s. w.

Das Skelett

wird afficirt, wenn die Arbeiten andauernd bestimmte Theile des Knochensystems in unnatürlicher oder zu anstrengender Stellung verharren lassen, oder aber wenn durch die Thätigkeit ein schädlicher Einfluss auf einzelne Knochen (Phosphor) oder Gelenke ausgeübt wird. Begreiflicherweise werden jugendliche Individuen in dieser Hinsicht eine geringere Widerstandsfähigkeit zeigen als ältere.

Zur ersten Kategorie gehören die »Bäckerbeine«, die Verkrümmungen der Wirbelsäule bei Arbeiten, welche ein stetes Krummsitzen bedingen, Schuhmacher, Schneider u. s. w.

Einzelne Gelenke werden geschädigt bei Bäckern (Teigkneten), Schuhmachern (Druck der Ahle), Schreinern (Arbeiten an der Hobelbank).

Die Haut

kann erkranken, wenn durch Handhabung des Werkzeugs bestimmte Hautbezirke einem steten Druck ausgesetzt werden, wobei sich zunächst Verdickungen, Schwielen, schliesslich aber auch Entzündungen bilden können.

Gefährlicher noch ist eine Beschäftigung, bei welcher die Haut mit scharfen, ätzenden Substanzen oder infektiösem Material in Berührung kommt.

Der Verdauungsapparat

zeigt Erkrankungen bei Einwirkung gewerblicher Gifte, unter denen besonders das Blei zu nennen ist. Die „Bleikolik" wird beobachtet bei den Arbeitern, welche sich mit der Bleigewinnung, Bleiverarbeitung und mit bleihaltigem Material beschäftigen (Hüttenarbeiter, Maler und Lackirer, Glaser, Schriftsetzer, Rohrleger, Töpfer u. s. f.)

Störungen des Verdauungsapparates sind fernerhin ausgesetzt Angestellte in Betrieben, welche eine regelmässige Verpflegung nicht gestatten, so die Eisenbahnschaffner, Bremser, Lokomotivführer u. s. w.

Endlich stellen zu diesen Erkrankungen noch alle bei der Brauerei und dem Ausschank alkoholischer Getränke Beschäftigten ein grosses Contingent.

Die Circulationsorgane (incl. Herz)

leiden bei allen Beschäftigungen, welche zeitweise oder andauernd an sie zu hohe Anforderungen stellen. Angestrengte Muskelarbeit der verschiedensten Art führt zu Hypertrophie des Herzens u. s. w.

Bei stehender Beschäftigung treten Erkrankungen im Gefässsystem der unteren Extremitäten auf, Krampfadern, Unterschenkelgeschwüre u. s. f.

Im Vorhergehenden ist ein Ueberblick über die hauptsächlichsten Schäden der Gesundheit gegeben, welche in technischen Betrieben beobachtet werden. Die Aufzählung ist, wie leicht erklärlich, eine unvollständige. Es wird überhaupt keinen Beruf geben, der nicht besondere Gefahren für den Gesammtorganismus oder einzelne seiner Theile in sich schliesst.

Wie alle diese zu vermeiden sind, ist in Kürze zu schildern nicht möglich. Ein grosser Theil wird sich überhaupt niemals ganz vermeiden, sondern immer nur einschränken lassen, es sind dies alle die Affektionen, welche durch die Art der Arbeit und die Anstrengung einzelner Körpertheile selbst bedingt sind.

Viel bessere Resultate hat die Gewerbehygiene in allen den Betrieben zu erwarten, in welchen durch unvorsichtiges Umgehen mit dem die Gefahren bedingenden Material früher häufig Krankheiten erzeugt werden. Durch Einrichtungen, welche das Uebergehen der giftigen Gase oder des giftigen Staubes in die Luft der Arbeitsräume hindern, ausgiebige Ventilation, zweckdienliche Arbeiterkleidung, passende technische Vorkehrungen, Sauberkeit in den Werkstätten, Körperpflege der Arbeiter können dann diese Gefahren auf ein Minimum beschränkt werden.

Den Beweis für die Möglichkeit einer Besserung der hygienischen Verhältnisse in dieser Richtung liefern die günstigen Resultate in den Spiegelbelegen Fürths, in welchen früher durch das dort verwandte Quecksilber ein grosser Theil der Arbeiter erkrankte, während jetzt, nach Einführung der oben bezeichneten Einrichtungen, der Gesundheitszustand ein sehr guter ist.

Eine Gefährdung der Umgebung durch Gewerbebetriebe

kann eintreten, wenn die bei den Betrieben entstehenden schädlichen Nebenprodukte u. s. w. aus dem eigentlichen Fabriksraum heraus in die Umgebung übergehen.

Es wird häufig schwer zu entscheiden sein, ob eine Gefährdung oder nur eine Belästigung der Nachbarschaft vorliegt.

Hierher gehören zunächst die Verunreinigungen der Luft durch Ueberführung des Rauchs in die Atmosphäre, welche in Fabrikdistrikten und dicht bewohnten Städten zu erheblichen Missständen führt, die jedoch durch zweckmässige Heizanlagen, wie schon pag. 106 angegeben, bedeutend gebessert werden können.

Die Verarbeitung besonders der Rohmetalle (Rösten) beeinflusst die Umgebung sehr stark. Die hiebei gebildete schweflige Säure vernichtet auch die An-pflanzungen in weitem Umkreise des fraglichen Betriebs.

Ueble Gerüche treten in die Atmosphäre bei Leim- und Seifenfabriken, überhaupt bei vielen der Betriebe, in denen organisches Material (Thierkadaver u. s. w.) verarbeitet werden (s. pag. 292).

Ebenfalls in einem früheren Capitel (pag. 282) wurde schon auf die starke Verunreinigung der Flüsse durch Einleitung der Fabriksabwässer aufmerksam gemacht. Bei der vielseitigen Verwendung, welche die Flüsse haben, muss deshalb auch vom hygienischen Standpunkte die Reinigung der Abwässer vor Einführung in die öffentlichen Gewässer gefordert werden, sofern ohne diese eine deutlich nachweisbare und nachtheilige Verunreinigung eintritt.

Sehr lästig endlich sind all' die Anlagen, bei welchen andauernd ein in die Umgebung dringendes Geräusch erzeugt wird (Hammerwerke, Schmieden, Schlossereien, electrische Beleuchtung u. s. w.).

Die Aufsicht über die Anlagen und den Betrieb von Fabriken

obliegt nach deutschem Reichsgesetz, neben den ordentlichen Polizeibehörden, besonderen von den Landesregierungen zu ernennenden Beamten, den sog. Fabrik-Inspektoren. Dieselben haben die Betriebe zu besichtigen und zu controliren, ob die erlassenen gesetzlichen zum Schutze der Arbeiter wie der Umgebung erlassenen Bestimmungen erfüllt werden.

Die Beamten haben alljährlich über ihre amtliche Thätigkeit Berichte einzureichen, welche ein werthvolles Material für gewerbehygienische Fragen bilden.

Litteratur.

Ausser sämmtlichen Theilen des Handbuchs der Hygiene von Pettenkofer und Ziemssen, den Lehrbüchern von Flügge und Rubner wurden bei Bearbeitung vorliegenden Buches noch folgende Werke, Broschüren und Aufsätze benützt: Lehmann, Emmerich und Trillich, hygienische Untersuchungsmethoden; Dammer, Handwörterbuch der Gesundheitspflege; Börner, Bericht über die Hygiene-Ausstellung; Fischer und Wagner, chemische Technologie; Hirsch, historische Entwicklung der öffentlichen Gesundheitspflege; Flügge, die Mikroorganismen; Fraenkel, Bakterienkunde; Eisenberg, bakteriologische Diagnostik; Mohn, Grundriss der Meteorologie; Hann, Hochstetter und Pokorny, allgemeine Erdkunde; Gärtner-Tiemann, Untersuchung des Wassers; Stübben, der Städtebau (Handbuch der Architektur); Baumeister, moderne Städteerweiterungen; deutsches Bauhandbuch; Fanderlik, Lüftung und Heizung; Goppelsroeder, Feuerbestattung; Rembold, Schulhygiene; Menke, Krankenhaus der kleinen Städte; Voit, Physiologie der Ernährung; Moeller, Mikrokospie der Nahrungs- und Genussmittel; Baer, Trunksucht; Pettenkofer, Cholera-Epidemiologisches. Ferner wurden Arbeiten berücksichtigt von: Bitter, Bollinger, Buchner, Calle, Denke, Emmerich, v. Esmarch, Fermi, Flügge. Fränkel, Frisch, Hofmann, Hüppe, Lehmann, Nocht, Nussbaum, v. Pettenkofer, Recknagel, Schuster, Schwackhoefer, E. Voit, welche in den letzten Jahren in verschiedenen medicinischen, hygienischen und technischen Zeitschriften veröffentlicht wurden.

Druckfehler-Verzeichniss.

Statt:	pag.	Zeile	lies:
Verdienst, ist	6	4	Verdienst ist,
Ustilaginiae	14	16	Ustilagineae
Drüse	15	16	Druse
Milchzucker	22	3	Milchsäure
Alkoloiden	23	3	Alkaloïden
rothbraunen	24	25	rostbraunen
letzteren	39	3	letzterem
müssen	54	3	muss
einmal	73	34	ein- und
in	94	4	im
Bochem	216	35	Bechem
den	319	12	in den

Druck von Fr. X. Seitz, München,
Buttermelcherstrasse 16.

www.ingramcontent.com/pod-product-compliance
Lightning Source LLC
Chambersburg PA
CBHW031823270326
41932CB00008B/520